精准医学出版工程·精确麻醉系列

丛书主审　罗爱伦　曾因明　**总主编**　于布为

博极

肿瘤和
精确麻醉

主编　缪长虹　王国年

TUMOR AND
PRECISION ANESTHESIA

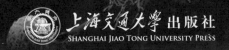

上海交通大学出版社
SHANGHAI JIAO TONG UNIVERSITY PRESS

内容提要

近年来，对于肿瘤患者预后，围手术期麻醉因素的影响逐渐受到关注。麻醉因素对围手术期抗肿瘤免疫功能和术后转移复发的影响及其机制远比人们想象的要复杂，这对麻醉医师也提出了更高的要求，精确评估、精确麻醉用药、精确监测、精确麻醉期管理及围手术期管理可最大程度上保护患者的抗肿瘤免疫功能，从而改善肿瘤患者术后的转归和预后。

本书共分13章，第一章介绍肿瘤和精确麻醉概论，第二到十三章分别从术前评估、神经外科肿瘤、头颈颌面部肿瘤、乳腺癌、胸外科肺及纵隔肿瘤、胸外科食管肿瘤、泌尿外科肿瘤、妇科肿瘤、胃肠道肿瘤、腹膜转移癌、肝胆肿瘤及胰腺肿瘤等方面对精确麻醉评估与管理策略进行了详细的阐述，包含了最新麻醉技术和前沿知识，同时密切结合临床实践。本书层次清晰，内容丰富，适合作为麻醉科、外科、肿瘤科医师及研究人员的参考书籍。

图书在版编目（CIP）数据

肿瘤和精确麻醉 / 缪长虹，王国年主编. -- 上海：上海交通大学出版社，2025.2 -- ISBN 978-7-313-32035-3

Ⅰ. R730.5

中国国家版本馆CIP数据核字第202487Q87V号

肿瘤和精确麻醉
ZHONGLIU HE JINGQUE MAZUI

主　　编：缪长虹　王国年
出版发行：上海交通大学出版社　　　　　地　　址：上海市番禺路 951 号
邮政编码：200030　　　　　　　　　　　电　　话：021-64071208
印　　制：上海万卷印刷股份有限公司　　经　　销：全国新华书店
开　　本：787 mm×1092 mm　1/16　　　印　　张：22
字　　数：519 千字
版　　次：2025 年 2 月第 1 版　　　　　印　　次：2025 年 2 月第 1 次印刷
书　　号：ISBN 978-7-313-32035-3
定　　价：158.00 元

"精准医学出版工程——精确麻醉系列"
编委会

本书编委会

主　　编　缪长虹　复旦大学附属中山医院
　　　　　王国年　哈尔滨医科大学附属第四医院

副 主 编　潘灵辉　广西医科大学附属肿瘤医院
　　　　　李天佐　首都医科大学附属北京世纪坛医院
　　　　　郑　晖　中国医学科学院肿瘤医院
　　　　　韩　非　哈尔滨医科大学附属肿瘤医院
　　　　　卢锡华　河南省肿瘤医院

编　　委（按姓名笔画排序）
　　　　　王立萍　哈尔滨医科大学附属肿瘤医院
　　　　　王丽娟　中南大学湘雅医学院附属肿瘤医院
　　　　　尹毅青　天津医科大学附属肿瘤医院
　　　　　任　瑜　复旦大学附属肿瘤医院
　　　　　刘红亮　珠海市人民医院
　　　　　杨金凤　中南大学湘雅医学院附属肿瘤医院
　　　　　吴晓红　哈尔滨医科大学附属第四医院
　　　　　张　宇　中国医学科学院肿瘤医院
　　　　　张　军　复旦大学附属肿瘤医院
　　　　　陈　蔚　复旦大学附属肿瘤医院
　　　　　庞倩芸　重庆大学附属肿瘤医院
　　　　　荆　忍　广西医科大学附属肿瘤医院

贾慧群　河北医科大学第四医院

顾连兵　江苏省肿瘤医院

翁梅琳　复旦大学附属中山医院

黄媛媛　河南省肿瘤医院

曹汉忠　南通大学附属肿瘤医院

盛崴宣　首都医科大学附属北京世纪坛医院

葛晓娜　哈尔滨医科大学附属肿瘤医院

董长江　北京大学肿瘤医院

雍芳芳　河北医科大学第四医院

谭宏宇　北京大学肿瘤医院

潘　倩　天津医科大学附属肿瘤医院

总　序

　　无论中西方，医学发展的早期都基于朴素的自然主义哲学思想。在远古时期，人类的生存主要依赖于狩猎活动。由于生产力低下，那时人类还无法制造高效率的生产工具和武器，只能依赖人海战术去围猎动物，因此受伤乃至死亡都是不可避免的，这就促使人们探索如何去救治这些伤者。人们发现，指压身体某个部位会产生酸麻胀感，以及镇痛作用，因而萌发了经络学说的基础。而在采集野生植物以果腹的同时，人类又对其药用价值有了体会，产生了中医药学的基础。在几乎同一时期，中国出现了扁鹊而古希腊出现了希波克拉底，这显然不是偶然。后来，火的发现以及冶炼技术的发展，使医疗器械的发展迈上了快车道。我在希腊博物馆里看到的据称是希波克拉底用过的手术器械，已与现代手术器械几无二致。这些都说明，在医学发展的早期，东西方走的几乎都是相同的路。

　　然而，在随后的历史岁月中，中医逐渐趋于以针灸、汤药、外敷为主要治疗手段，更加强调调理机体内部各脏腑间的功能平衡以及维持与外界的平衡关系。而西方医学的发展之路，则更加偏重于基于理论指导的所谓科学化的发展之路，如对人体解剖结构的研究，魏尔肖细胞病理学概念的提出，培根科学方法论的建立，基于解剖学的外科手术技术的发展，以及现代医院组织形式的确立及在全世界范围的推广。这些都使得西医这种所谓现代医学，在近代逐渐发展成为医学的主流。而在中华人民共和国成立后，有感于西医人才匮乏和广大农村地区缺医少药的现实，毛泽东特别强调要努力发掘中医药这座宝库，大力培养中医人才，把医疗卫生工作的重点放到农村去。这一系列的指示，使得中医药的发展得到了保证。尽管如此，相较于西医系统而言，中医中药学的发展仍然滞后，特别是在麻醉学领域更是如此。以上对中医和西医这两个大类系统进行了简单的比较。

其实，从医学发展的趋势来看，无论西医还是中医，目前大体上仍然都处于经验医学为主的阶段，处于由经验医学向精准医学转化的进程中。精准医学，就我的理解而言，是一个相对于经验医学的概念；其需要被准确地定义，仍有待发展和完善。仔细回忆，"精准"这个词，在20年前，中国大陆是不太常用的。那时常用的词是什么呢？是精确。随着两岸交流的日益增多，一些来自中国台湾的惯用词开始在大陆流行，精准就是其中之一。特别是在美国前总统奥巴马提出发展"precise medicine"后，大陆的医学专家就将其译为精准医学。相对于以患者的症状体征和主诉为主要诊断依据的经验医学，精准医学更加强调客观证据的获取，这样的进步与循证医学的兴起不无关系。其实，精准医学也有不足的一面，很多问题有待进一步厘清。比如，我们经常需要抽取患者一定量的血液来做检查，将化验结果当作患者当前的状态，殊不知这个化验结果，不过是患者抽血时的状态而已。再比如，我们给患者口服用药，每日口服三次的药物，本应间隔8小时，却分别在白天的早、中、晚用药，这样真的合理吗？但大家很难改变现状。毕竟在半夜叫醒患者服药，对于患者和值班护士都是折磨。千里之行，始于足下，我们应当从最细微之处做起。

长久以来，麻醉界一直以心率、血压是否平稳，或者再加上苏醒是否迅速等，作为评判麻醉好坏的标准。这就导致在麻醉诱导后，使用小剂量血管收缩药来维持血压成为一种普遍的做法。近年来，以美国为代表的所谓干派麻醉，更是要求麻醉诱导后的整个手术期间都不允许输入较大量的液体，以避免体内液体超负荷，影响术后恢复；随着循证医学的强势崛起，以及国内规范化培训的全面铺开，这种理论和做法成为每一个接受培训的年轻医生都必须掌握的权威。但从结果来看，很多规培毕业生在临床麻醉的实践中"险象环生"，科室不得不对他们进行再培训，甚至强制他们短期脱岗接受再培训。因而，欧美主流麻醉理论在临床科学性方面是有待商榷的。

关于精确麻醉，1999年，我首次提出了"理想麻醉状态"这一中国麻醉的独创理论。理想麻醉状态，是对麻醉过程中所有可监测到的人体指标，都规定它们的正常值范围；在麻醉和手术过程中，只要将这些指标都控制在正常值范围内，就能杜绝患者发生意外的可能性。"理想麻醉状态"理论和欧美主流麻醉理论的最大区别，就在于前者是以人体各脏器的良好灌注为目标，而并非仅以血压这一相对表象的指标为判断标准。在1999年到2009年，我担任中华医学会麻醉学分会第十届委员会主任委员的十年间，就"理想麻醉状态"这一理论进行了全国巡讲，并举办了几十期的县级医院麻醉科主任培训班。约有数千人参加了这些培训，使得中国麻醉的整体安全水平得到迅速改善。在2018年国家卫生健康委新闻发布会上，国家卫生主管部门领导就中国何以能在短短十几年的时间里，将医疗可及性和医疗质量指数排名从110位快速提升到48位做了回答，其中就特别提到麻醉学科的进步所做的贡献。这是卫生主管部门领导对我们努力的高度肯定。在新冠病毒流行期间，应用这一理论指导新冠肺炎危重症患者的救治，也取得了良好的成绩。以上是精确麻醉在临床实际应用方面的贡献。

"精确麻醉系列"是"精准医学出版工程"丛书的一个组成部分。本系列目前已有13个分册,其内容涵盖了产科、儿科、骨科、胸外科、神经外科、整形外科、老年患者、肿瘤患者、手术室外及门诊手术的精确麻醉,以及中西医结合的精确麻醉、疼痛精确管理、精确麻醉护理、精确麻醉中的超声技术等。各分册的主编均为国内各相关麻醉领域的知名专家,均有扎实的理论基础和丰富的临床实践经验,从而保证了本系列具有很高的专业参考价值。本系列可作为临床专科医生工作中的参考书,规培医生和专培医生的自学参考书,对于已经获得高级职称的专业人员,也有望弥补经验方面的某些不足。总体而言,这是一套非常有意义、值得推荐的参考书籍。

精确麻醉今后将走向何方?以我个人之愚见,大概率有两个目标。其一是以人工智能为基础的自动化麻醉,这一突破,可能就在不远的将来。其二则是以遗传药理学为基础、完全个体化的、基于患者自身对药物不同敏感性所做出的给药剂量演算以及反馈控制计算机的给药系统,真正实现全自动的精确麻醉管理。只有完成了这两个目标,我们才真正意义上实现了完整的精确麻醉。

于布为

2024年6月20日

草于沪上寓所

前　言

　　恶性肿瘤已成为威胁人类健康的最严重疾病之一，也是当今全球突出的公共卫生问题之一，各种新的治疗方法及理念也应运而生。目前治疗肿瘤的手段包括手术切除、化疗、放疗、介入治疗和靶向治疗等；然而，在临床实践中，手术切除依然是治疗肿瘤（尤其是实体肿瘤）最主要的方法，而如影随形的麻醉方法（区域阻滞、硬膜外麻醉、全身麻醉），麻醉药物（静脉麻醉药、吸入麻醉药、阿片类药物等）及围手术期管理（疼痛、应激控制、低氧、低体温、低血容量、输血、营养等）对肿瘤生物学特性的影响，已越来越得到国内外研究者的重视，并成为新的关注方向。为此，我们集结国内优秀的麻醉同道共同整理最新的文献，将肿瘤与精确麻醉的主要观点呈现给大家，供大家参考，并期待批评指正，共同探讨及携手共进。

　　本书编委会成员是从国内肿瘤麻醉学界知名度较高，学术造诣较深的中青年专家中遴选组成，由中国抗癌协会麻醉与镇痛专业委员会聘任。他/她们都是我国肿瘤麻醉领域，临床一线中青年业务骨干，他/她们具有扎实的基础理论和丰富的临床经验，精力充沛，思维敏捷，具有很强的学习与总结能力。

　　本书第一章系统梳理了肿瘤与精确麻醉的概论，通过12个方面的内容，着重就肿瘤精确麻醉术前评估，神经外科肿瘤手术精确麻醉，头颈颌面部肿瘤手术精确麻醉，乳腺肿瘤手术精确麻醉，胸外科肺、纵隔肿瘤手术精确麻醉，胸外科食管肿瘤手术精确麻醉，泌尿外科肿瘤手术精确麻醉，妇科肿瘤手术精确麻醉，胃肠道肿瘤手术精确麻醉，腹膜转移癌手术精确麻醉，肝胆肿瘤手术精确麻醉，胰腺肿瘤手术精确麻醉进行了详细的回顾，这些章节的内容都具有很强的系统回顾性，能帮助读者迅速把握肿瘤麻醉学的前沿进展。

书成之余，我们要感谢的是孜孜不倦地奋战在医教研一线的中国麻醉学者，他们的辛苦和付出凝结成了一篇篇宝贵的知识总结，从而成为本书的"源头活水"，也让本书的编撰成为可能。感谢所有为本书撰稿的麻醉学界同仁，他们大多为国内肿瘤医院的中青年专家，在繁忙的临床与科研工作中细心归纳、总结与撰稿。感谢所有为本书撰写点评的麻醉专家们，他们的言简意赅、真知灼见更为本书增光添彩。特别感谢上海交通大学出版社的编辑们的辛勤而高效的工作，正是他们的努力才让本书得以在较短时间内圆满完成编辑，如期与读者见面。

本书参考了众多文献，多角度、全方位地反映了肿瘤麻醉学的进展。这是我们的第一次尝试。本书在内容上力求精准，聚集了国内肿瘤麻醉学者的洞见，既追踪了肿瘤麻醉学界的研究热点，也及时总结了本学科研究进展。因此，本书可作为麻醉学及肿瘤相关专业从业者的临床和科研指导用书，也可供卫生管理人员参考。

由于本书编撰工作启动较晚，时间紧迫，可能不少重要研究成果未能反映在本书中，敬请相关学者谅解。承载着肿瘤麻醉学界前辈和同道的殷切期望，我们将不断总结本书编撰过程中的经验与不足，通过不懈的努力与坚持，力求将《肿瘤和精确麻醉》及时、准确地呈现给广大读者朋友，以进一步促成我国肿瘤麻醉学科的全面发展。

缪长虹

2024 年 11 月 24 日

目 录

第一章
肿瘤和精确麻醉概论

第一节　肿瘤的流行病学特征

　　中国的肿瘤模式是世界公共卫生的一个重要焦点，原因有几个：首先，中国是世界上人口最多的国家之一，有近 14.2 亿人口，在 2020 年已有大约 451 万肿瘤病例和 304 万肿瘤死亡病例，这无疑将影响肿瘤患者和亲属的功能状态、心理健康和生活质量。其次，由于社会和经济的快速发展，肿瘤类型的转变在中国最为突出——肿瘤数量的增加伴随着常见肿瘤类型的变化，这增加了中国庞大人口中肿瘤控制的难度，因为不同类型的肿瘤和地区的控制策略差异很大。第三，由于当地的生活习惯，中国某些地区更容易患某些特定类型的肿瘤，更多地了解这些危险因素可能有助于改善肿瘤负担。例如，江苏省启东地区肝癌发病率较高，这可能与当地的乙型肝炎病毒（hepatitis B virus，HBV）感染率高有关；中国南方鼻咽癌的发病风险非常高，可能与咸鱼的高摄入量和爱波斯坦-巴尔病毒（Epstein-Barr virus，EBV）的高感染率有关。在 GLOBCAN 2018 的报告中，西方国家的肿瘤发病率和病死率通过几十年的预防和控制工作呈现下降趋势。然而，近年来中国的肿瘤负担虽然稳定，但仍处于较高水平。

一、年龄标准化肿瘤发病率和病死率

　　据估计，2018 年全球有 1810 万新增肿瘤病例和 960 万死亡病例，其中，近 24%（430 万）的肿瘤病例和 30%（290 万）的死亡病例发生在中国。中国的年龄标准化肿瘤发病率（201.7/10万）与全球总发病率（197.9/10 万）相当，但低于英国（319.2/10 万）和美国（352.2/10 万）。然而，中国的肿瘤病死率相比其他国家要高得多（中国为 130.1/10 万，而英国为 102.6/10 万，美国为 91.0/10 万），这可能是由于各国的肿瘤模式不同、中国早期肿瘤检出率较低以及中国不同地区提供的治疗策略不同。据观察，2018 年我国 50% 的消化道肿瘤（包括胃癌、肝癌和食

管癌等）其 5 年总生存率相当低，小于 35%。

二、中国五大主要肿瘤类型

2018 年，中国男性最常诊断的肿瘤主要是肺癌（占总病例的 21.9%）、胃癌（13.5%）、结直肠癌（12.8%）、肝癌（12.4%）和食管癌（9.0%）；而对于中国女性来说，是乳腺癌（占总病例的 19.2%）、肺癌（13.3%）、结直肠癌（11.3%）、甲状腺癌（7.7%）和胃癌（7.1%）。就男女合计而言，中国的肺癌、结直肠癌和女性乳腺癌（占总病例的 38.9%）与英国（34.8%）和美国（29.0%）的肿瘤病例数量相当，但与感染相关肿瘤的比例更高（17.8% 是肝癌和胃癌）。

消化道肿瘤主要发生在胃（13.6%）、肝（12.9%）和食管（9.9%），占中国肿瘤相关死亡的 36.4%，而在美国或英国该肿瘤病死率低于 5%。对于中国男性而言，肿瘤相关死亡的 5 个最常见原因是肺癌（占肿瘤死亡总数的 26.4%）、肝癌（15.2%）、胃癌（15.1%）、食管癌（11.0%）和结直肠癌（8.0%）；而在女性中，常见的是肺癌（占肿瘤死亡总数的 20.3%）、胃癌（11.1%）、结直肠癌（9.8%）、乳腺癌（9.1%）和肝癌（8.9%）。中国正在经历一个从发展中国家向发达国家的过渡时期，结直肠癌、前列腺癌、女性乳腺癌的负担也日益增加。此外，与感染相关的肿瘤和消化道肿瘤的发病率也很高。与英国和美国相比，中国肿瘤患者的 5 年总生存率相对较低。例如，尽管中国和美国的肺癌发病率（约 35/10 万）相似，但中国的肺癌病死率是美国的 1.4 倍。对于女性乳腺癌和结直肠癌，英国的发病率是中国的 2.6 倍和 1.4 倍，但中国女性乳腺癌和结直肠癌病死率分别是英国的 1.6 倍和 0.9 倍。

三、肿瘤发病率和病死率的时间趋势

根据《2015 年中国肿瘤统计数据》，2000—2011 年间，中国总的年龄标准化肿瘤发病率和病死率保持稳定，但在同一时期，主要肿瘤或最常见被诊断的肿瘤在时间趋势上存在明显的异质性。男性和女性结直肠癌的发病率和病死率增加，但食管癌、胃癌和肝癌的发病率和病死率下降。同时，"西方化生活方式相关肿瘤"（即男性前列腺癌和膀胱癌），以及女性肥胖和激素暴露相关肿瘤（即甲状腺癌、乳腺癌和卵巢癌）的发病率呈上升趋势。

相比之下，2000—2012 年间，美国所有肿瘤类型的总体肿瘤发病率和病死率呈明显下降趋势。然而，尽管 2000—2012 年间英国的发病率略有上升，但所有肿瘤类型的总体肿瘤病死率在女性中下降了约 11%，在男性中下降了约 15%，同时男性肺癌、结直肠癌和前列腺癌的病死率分别下降了 25%、18% 和 13%，而女性乳腺癌和结直肠癌的病死率分别下降了 24% 和 13%，女性胰腺癌和肺癌的病死率分别上升了 9% 和 3%。

2000—2012 年间，美国所有肿瘤类型的发病率和病死率在男性（16% 和 21%）中的下降速度快于女性（2% 和 17%）。男性肺癌和结直肠癌病死率分别下降了 33% 和 27%，女性乳腺癌、肺癌和结直肠癌的病死率分别下降了 21%、17% 和 27%。

四、总结

　　2018 年，中国新增肿瘤病例 430 万例，新增肿瘤死亡病例 290 万例。与美国和英国相比，中国的肿瘤发病率较低，但肿瘤病死率比英国和美国高 30%～40%，其中 36.4% 的肿瘤相关死亡来自消化道肿瘤（胃癌、肝癌和食管癌），预后相对较差。相比之下，在美国和英国，消化道肿瘤病死率仅占肿瘤死亡总数的 5% 以下。中国病死率较高的原因可能是早期肿瘤的低诊断率和不同地区不统一的临床肿瘤治疗策略。中国正处于肿瘤过渡阶段，肿瘤谱正在从发展中国家向发达国家疾病谱方向转变，结直肠癌、前列腺癌、女性乳腺癌的肿瘤负担迅速增加，此外，与感染相关的肿瘤和消化道肿瘤的发病率也很高。在中国，与西方生活方式相关的肿瘤（如结直肠癌、前列腺癌、膀胱癌）的发病率有所上升，但 2000—2011 年，消化系统肿瘤的发病率有所下降。在中国或其他发达国家，估计有 40% 的风险因素可归因于环境和生活方式因素。吸烟是中国最重要的致癌危险因素，约占男性肿瘤的 24.5%。慢性感染是另一个重要的可预防肿瘤因素，约占肿瘤的 17%。中国的综合防控战略应包括有效的控烟政策、推广更健康的生活方式，以及扩大有效筛查、教育和疫苗接种计划的覆盖面，以更好地提高公众对肿瘤防控的认识。

（翁梅琳　任瑜　缪长虹）

1

第二节　肿瘤患者综合评估

目前关于肿瘤患者的术前评估方法有很多，但这些方法尚未经过严格的临床验证。常用的术前评估方式见表1-2-1。

表1-2-1　老年肿瘤患者术前常用评估方法

评估方法	评估内容	评估结果
Charlson指数	综合评估已确定的并发症数量和严重程度	较准确预测乳腺癌患者的一年病死率；评估的疾病谱较少，无法评估各种疾病间的相互作用
Satariano–Ragland	综合评估7种并发疾病（心肌梗死、其他类型心脏病、糖尿病、除乳腺癌以外的其他肿瘤、呼吸系统疾病、胆结石、肝脏疾病）	可用于预测40～84岁乳腺癌患者的术后3年存活率；评估方法简单；适用范围较小
综合预后指数（comprehensive prognostic index）	评估年龄、肿瘤分期和并发症情况	评估的并发症种类较多，可用于预测术后1年病死率
老年综合评估（comprehensive geriatric assessment, CGA）	详细评估并发症、患者术前情况、认知功能和抑郁指数	可有效评估术后预后；使用较复杂且耗时，还需进一步验证有效性
Karnofski行为状态（Karnofski performance status）	广泛用于评估各年龄段的肿瘤患者	有效预测多种肿瘤术后病死率，使用简便；对于有多种术前并发症的老年患者不敏感
美国麻醉医师协会（American Society of Anesthesiologists, ASA）	广泛用于评价各个年龄的手术患者	最广泛使用的术前评估工具；对于术前并发症较多的第二级和第三级老年患者敏感性较低；被广泛使用，但不是针对肿瘤患者的评估工具
功能状态（functional status）	评估ADL和IADL	评估非肿瘤患者术后病死率时准确率较高

一、老年综合评估

老年综合评估（CGA）是由美国的肿瘤学家与老年病学专家共同推出的一个多维评估工具，以评估老年患者的综合功能状态。与以往的临床评估相比，CGA可以更精确地评估患者的有效生存预期和功能储备，减少住院和在家护理时间，降低医疗费用。另外，CGA可以帮助确定老年患者的日常活动是否需要帮助，并提供有效观察以更细致地选择药物治疗。其内容包括并发症、功能、生理状态、认知、营养、情感状态、多重用药、社会支持和生存环境等，主要分三个部分：①功能评估；②并发症评估；③复合用药评估。

（一）功能评估

功能依赖和损伤程度往往反映了老年人的真实健康和身体功能的实际情况，是 CGA 评估的核心，也是选择治疗的重要依据。功能评估主要是 Katz 日常生活能力（the Katz index of activities of daily living，ADL）及 Lawton 日常生活工具使用能力（the Lawton instrumental activities of daily living，IADL）。

ADL 代表日常生活自理的能力，主要为室内正常生活的基本功能，包括吃饭、穿衣、洗澡等自理能力；而 IADL 代表更复杂的活动能力，是指能在社区保持行动独立的复杂功能，包括乘交通工具、理财、服药、购物、打电话、打扫卫生等。

ADL 及 IADL 量表相比其他常规的功能评估在老年肿瘤患者方面具有更高的敏感性。例如，具有独立 IADL 与可耐受化疗及生存时间延长相关。评估同时还可结合实验室检查评估患者功能降低和死亡增加的风险，例如，研究发现白细胞介素-6（IL-6）和 D-二聚体升高与 71 岁以上的社区独居者的功能依赖及死亡相关；70 岁以上、IL-6 和 C 反应蛋白升高与行走缓慢和握力下降相关，D-二聚体升高与认知功能下降有关。今后，炎性标志物（IL-6、D-二聚体）的检测也许能预测老年患者的生理年龄。

（二）并发症评估

随着患者年龄的增加，并发症如心脏疾病、肾衰竭、痴呆、抑郁、贫血、骨质疏松等也会明显增加，显著影响肿瘤的治疗及耐受性，须注意老年患者并发疾病与肿瘤之间的相互影响。以往的研究已经显示出一些实体肿瘤如乳腺癌、结直肠癌、前列腺癌和头颈部肿瘤等其生存率与并发症的严重程度呈相关性。

并发症通过以下 3 条途径影响肿瘤的疗效：①严重的并发症使治疗的不良反应过于明显；②并发症与肿瘤治疗间的相互作用影响患者功能；③并发症使肿瘤治疗没有延长患者生存期。对并发症的评估可以用来评估患者对肿瘤各项治疗如手术、化疗、放疗等的耐受程度。因此，肿瘤治疗前应对患者并发疾病进行评估。

肿瘤治疗可能干扰并发症而影响患者功能状况（如肾功能不全）；因严重并发症而导致肿瘤治疗风险增加（如心肌病）；肾功能不全、糖尿病、肺部疾病、吸烟和心功能不全会降低预期寿命。有研究发现，合并糖尿病的结直肠癌患者术后五年无病生存率（disease free survival，DFS）低于无糖尿病患者。评估并发症还要对其严重程度进行评价，特别须注意消化道问题、肾功能不全、心脏病、糖尿病、贫血、痴呆、抑郁症、骨质疏松症、肺部疾患、吸烟和饮酒。

（三）复合用药评估

药物与药物、药物与患者间的相互作用也是老年患者治疗中的重要问题，在传统的医疗模式中，老年患者常在多个专科就诊，并发症较多的患者，其复合用药越明显，药物不良反应和药物间的相互作用也越多。除了处方药品外，还要记录非处方药、中药及保健品，临床医师和麻醉医师可以通过询问并核查老年患者完整的用药记录并追问其服药史以及主要不良反应，避免发生"处方瀑布"，并注意药物包括化疗药物的相互影响。

此外，CGA 体系还包括对营养状况、认知功能、社会经济状况、老年综合征特别是痴呆、抑郁、跌倒、谵妄和骨质疏松等的评估。

二、肿瘤患者的衰弱评估

衰弱的概念越来越被认为是医疗保健中最重要的问题之一，对于接受手术、化疗和放疗治疗的肿瘤患者尤为重要。因为肿瘤本身以及提供的治疗都可能是挑战患者生理储备的额外压力，所以老年肿瘤患者的衰弱发生率特别高——据估计，超过一半的老年肿瘤患者有衰弱或前驱症状。然而，定义衰弱可能具有挑战性。简而言之，衰弱是一种对导致不良预后的压力源极度脆弱的状态。事实上，衰弱是一种复杂、多维、周期性的生理储备减少状态，导致患者的耐受性和适应能力下降，更加容易受到应激的影响。此外，目前临床上已经提出了 70 多种不同的衰弱衡量标准，证明衰弱患者的术后并发症、化疗不耐受、疾病进展和死亡的风险增加。虽然衰弱临界值需要国际标准化，但肿瘤内科医师和外科医师继续努力识别衰弱和促进多学科决策将有助于制定更个性化的管理策略和优化肿瘤患者的护理。

（一）衰弱的定义

目前已经提出了几个衰弱的定义，虽然没有一个单一的定义可以满足所有的需求，但是临床科研人员已经为衰弱建立了一个清晰的概念框架。简而言之，衰弱是一种对导致不良预后的应激源极度脆弱的状态。然而，在现实中，衰弱是一种复杂、多维、周期性的生理储备减少的状态，导致患者耐受性和适应能力降低，容易受到应激影响。这是一种以多种生理系统衰退为标志的状态，通常以与年龄相关的方式出现，并被描述为可预测状态。

（二）衰弱的测量

目前的建议指出，所有 70 岁以上的患者和那些因慢性疾病而体重显著下降（＞5%）的患者都应该进行衰弱筛查。现有 70 多种不同的工具来衡量衰弱程度，其中很少得到验证，它们的范围从单个被测项目到 90 多个项目。它们的预期目的也各不相同，一些衰弱度测量被设计为对患者进行风险分层的筛查工具，而另一些被设计为更正式的衰弱评估，旨在指导治疗策略和改善预后。

（三）个人评估工具

使用单项评估工具是一种快速、简单的量化患者衰弱程度的方法。最常用的单项工具已被证明可以可靠地预测衰弱和其他特定结果，这些工具是步态速度（患者行走 5 米距离所需的测量时间）、定时起身-行走评分［患者从椅子上站起来、行走 10 英尺（1 英尺 =0.304 8 米）、转身并返回座位所需的测量时间〕和肌肉减少症（基于形态测量的肌肉消耗，包括瘦肌肉面积、体积和密度）。虽然这些单项测量构成了其他更强大评估工具的一些组成部分，并且在繁忙和时间有限的环境中使用可能很有吸引力，但它们也可能缺乏敏感性和特异性，在单独使用时，应谨慎使用。

（四）衰弱量表

衰弱量表（The FRAIL Scale）由国际营养和衰老学会老年咨询小组开发，是一个经过验证的筛查工具，由 5 个简单的问题组成。因为它可以自我管理，不需要面对面检查，所以这个工具可以是筛查大量患者衰弱的一种高效且经济的方法。然而，FRAIL 量表在初级保健或社区环境中使用更频繁，并且它还没有作为肿瘤患者的筛查工具进行广泛研究。

（五）衰弱性老年人调查问卷 -13

衰弱性老年人调查问卷-13（vulnerable elders survey-13，VES-13）是一项自我管理的调查，由 13 个项目组成：1 个项目针对年龄，12 个项目评估健康、功能能力和身体表现。 VES-13 是一个实用的筛查工具，已被报告为肿瘤患者衰弱的可靠标志，尽管有时患者高估了自己的能力，它可能不准确。

（六）衰弱表型

衰弱表型（frailty phenotypic，FP）是肿瘤学中使用最广泛的衰弱测量工具之一，已被美国外科医师学会（American College of Surgeons，ACS）和美国老年学会确认为术前评估老年患者的最佳策略之一。衰弱表型，也称为身体衰弱是跨多个领域（如营养和能量代谢）的与年龄相关的生物学变化的结果。当这些变化表现为临床症状和体征时，如体重减轻和能量水平下降，它们会导致衰弱表型的发展。衰弱表型集中在 5 个标准上——尺寸（重量）、力量、能量、速度和活动，需要问卷调查和办公室评估相结合。

（七）衰弱指数和修正衰弱指数

衰弱指数（the frailty index）由加拿大健康和衰老衰弱指数（Canadian Study of Health and Aging Frailty Index，CSHA-FI）发展而来，基于累积缺陷模型。该模型提出，一个人一生中医疗、社会和功能缺陷的累积会导致非特异性的、与年龄相关的衰弱。最初提出的衰弱指数包括 70 个项目，范围从模糊到非常具体的迹象、症状、疾病和残疾。将存在的缺陷（即健康问题或异常特征）的数量相加，然后除以评估的总数，以获得衰弱评分。尽管许多包含的项目可以在量表中找到，但一些项目需要更繁琐的评估，这使得衰弱指数在常规临床实践中不太有吸引力。最近，Obeid 等人提出了一种改进的衰弱指数（the modified frailty index，mFI），它将原始衰弱指数中的 70 个变量映射到美国国家外科手术质量改善计划（National Surgical Quality Improvement Program，NSQIP）数据库中的 11 个预先存在的变量，并且已经得到了 ACS 的认可。

（翁梅琳　任瑜　缪长虹）

第三节　肿瘤患者术前准备

一、评估是否适合手术治疗

尽管目前大多数实体肿瘤患者接受手术治疗的比例正逐年增加，但仍有一些患者，尤其是对手术耐受较差的老年患者并不适合接受手术治疗。目前尚缺乏术前评估患者能否耐受手术并预测肿瘤患者术后预后的统一指南。因此，对于每一位接受治疗的老年肿瘤患者，需要根据其健康程度和并发症的情况来具体分析。

针对肿瘤患者，复旦大学附属中山医院在术前评估时，提出个体化多因素的术前评估原则。这是由于，年轻肿瘤患者除了肿瘤情况不同之外，一般状况基本相似，而老年肿瘤患者群体本身就存在着多样性的特点。但这并不意味着，所有的老年肿瘤患者都是高危患者。虽然老年肿瘤患者的衰弱程度随着年龄的增长而增加，但我们的统计数据表明，超过 70 岁的老年肿瘤患者中，只有少于三分之一的患者是较衰弱的患者。针对此类患者，我们在常规评估的基础上，还会重点综合评估每位患者接受术前化疗后的状态、复合用药情况、是否合并严重心血管疾病（冠心病、充血性心力衰竭、肥厚型心肌病等）/糖尿病/肺部疾病并关注重要器官的储备功能。

二、手术风险评估

目前可用的评估工具包括著名的美国麻醉医师协会（American Society of Anesthesiologists，ASA）身体状况评分。ASA 身体状况评分的目的不是测量手术风险，而是在麻醉和术前全面评估疾病程度或身体状况。

高盛心脏风险指数（Goldman's index of cardiac risk, Goldman CRI）对心脏风险进行了评估，这是一种用于评估非心脏手术心脏风险的工具，但外科医师很少使用。麻醉医师将修改后的心脏风险指数和美国医师学会制定的心脏风险评估算法作为预后的关键因素。

Keoenke 分析了呼吸系统并发症，他描述了以下与胸部和腹部大手术后呼吸系统并发症相关的情况：①年龄超过 70 岁；②围手术期支气管扩张剂的使用；③胸部 X 线片异常；④高 ASA 分级。Lawrence 等人确定了与术后呼吸并发症相关的四个术前变量：①异常的呼吸检查；②异常胸部 X 线片；③Goldman CRI；④Charlson 共病指数。但这些还没有被正式确定为评估指数或得以有效验证。

营养不良在"健康"老年人口中很高，因为它可能影响多达 12% 的男性和 8% 的女性。此外，欧洲 60% 的住院老年受试者存在营养缺乏。据报道，术前营养不良的患者手术并发症增加了 6 倍。APACHE Ⅱ评分（acute physiology and chronic health evaluation Ⅱ score）可能是最著名的生理评分系统（急性生理和慢性健康评估）。它基于 34 个生理变量，取患者从入院到重症监护室前 24 h 的最差值。APACHE Ⅱ 使用了 12 个生理变量，目前正被用于普通外科患者和外科重症监护患者。它在重症监护室中的应用似乎非常合适，但是对在重症监护室中可能不需要呼吸支持的普通外科患者价值有限。

另一个源于英国的生理评分系统是病死率和发病率计数的生理学和手术严重性评分（physiological and operative severity score for the enumeration of mortality and morbidity, POSSUM）。Portsmouth 病死率和发病率的生理学和手术严重程度评分系统（Portsmouth physiological and operative severity score for the enumeration of mortality and morbidity, 简 称 P-POSSUM 评分系统）是 POSSUM 的一个修改方案；这是试图矫正在使用 POSSUM 时对某些疾病病死率的过度预测。这两种评分系统都由两部分组成——生理评分和手术评分，手术评分与最终结果高度相关。

三、术前营养支持

（一）术前营养不良的原因

营养不良常发生在肿瘤患者中，晚期患者较多地出现恶病质，这在胃癌、胰腺癌、结肠癌等消化系肿瘤中尤为常见。恶性肿瘤患者的营养不良发生率高达 40% ~ 80%，其程度与肿瘤类型、部位、大小、分期等有关，有 31% ~ 87% 的恶性肿瘤患者在确诊之前已经出现体重下降。肿瘤患者营养不良的原因包括肿瘤的局部作用、肿瘤导致代谢改变、术前抗肿瘤治疗的不良反应以及患者负性情绪增加等。营养不良在老年患者中也更常见，主要原因包括分泌功能下降及消化道平滑肌张力降低导致老年人食欲下降、消化吸收功能降低、营养摄取不足、社交孤立、活动减少等。

营养不良不仅损害机体组织、器官的生理功能，降低机体的免疫功能，减弱机体对应激反应的抵抗能力，还会增加术后并发症和病死率。已有证据显示，营养不良与手术患者临床结局不良、住院时间延长、术后恢复期延长、生活质量下降、发病率提高以及病死率增加有关。而术前营养支持可以降低术后并发症的发生率和术后病死率。

（二）术前营养支持的方法

老年肿瘤患者术前营养支持的目的是逆转营养不良，减少恶病质，纠正负氮平衡，使之能够适应手术的创伤，顺利度过围手术期。老年肿瘤患者从入院开始，就应及早进行营养支持。

营养支持的方法包括：肠内营养（enteral nutrition，EN）和全肠外营养（total parenteral nutrition，TPN）。在营养方法的选择上，肠内营养支持比肠外营养支持更符合生理，更有利于维持肠道黏膜细胞的结构与功能完整性，并发症也更少且价格低廉。此外，肠内营养和肠外营养相比更有利于改善肿瘤患者的身体功能，尤其是消化道肿瘤患者的免疫功能，降低感染并发症的发生率。因此，只要患者有一定肠道功能存在，应首选 EN，可经口给予匀浆膳、整蛋白制剂或要素膳。但此类患者，术前营养是为手术做准备，多数需给予 PN 补充。营养支持方案应根据营养评估状况，从低热量开始，可按 20 ~ 25 kcal/（kg·d）的热量和 1 ~ 2 g/（kg·d）的蛋白质，糖：脂比例按 3：2 给予。对中、重度营养不良的患者，术前可给 7~10 d 的 TPN，以提高对手术的耐受性。如营养状况极差或伴有多脏器功能障碍，营养支持时间需要更长。对这类患者，一般多选择中心静脉通路，根据个体需要配制成混合营养液匀速输入，有利于充分利用。对于老年患者，术前在纠正营养状况的同时，一定要对各重要脏器功能做全面评估及支持。

四、其他方面准备

老年肿瘤患者术前应完善各项检查，并重点关注患者水、电解质代谢和酸碱平衡情况。针对老年体弱患者，术前可进行血气检测。此外，肿瘤患者常伴有胸腔积液或腹水，如患者已出现腹胀、消化不良、腹围增大甚至影响患者呼吸，应在术前进行穿刺排液治疗。

（翁梅琳　任瑜　缪长虹）

第四节　围手术期抗肿瘤免疫与术中管理

围手术期是包含术前、术中及术后的一段时间，具体是指从确定手术治疗时起，直到与这次手术有关的治疗基本结束为止，时间在术前 5~7 天至术后 7~12 天。围手术期是肿瘤转移复发的关键时期，此时患者的抗肿瘤免疫功能与术后感染、肿瘤的转移复发密切相关，可以影响到患者最终的转归和预后。

一、肿瘤患者的抗肿瘤免疫功能

Burnet 在 1967 年提出的"免疫监视"（immune surveillance）学说认为，机体免疫系统能识别并清除突变细胞，使突变细胞在未形成肿瘤之前即被清除，从而防止肿瘤的发生，保持机体内环境的稳定。

肿瘤细胞在其发生、发展的过程中，由于细胞基因的突变等原因，会表达一些新的抗原。这些新抗原作为"非己"物质，可以被机体的免疫系统识别和杀伤，机体可以通过天然和获得性免疫抵抗肿瘤。然而肿瘤在人体免疫功能作用下仍能发展、转移，表明肿瘤细胞也有本身的保护机制。肿瘤细胞可以通过对自身表面抗原的修饰及改变肿瘤组织周围的微环境来逃避机体的免疫识别与攻击，这就是肿瘤的"免疫逃逸"。

机体抗肿瘤免疫的机制十分复杂，涉及多种免疫成分，包括体液免疫和细胞免疫。两种机制并非独立发挥作用，而是相互协同杀伤肿瘤细胞。一般认为，抗肿瘤免疫以细胞免疫为主。细胞免疫是人体免疫系统的重要组成部分，在清除癌变组织和病原菌入侵中发挥重大作用。其中，NK 细胞和单核巨噬细胞等介导非特异性细胞免疫，T 细胞介导特异性细胞免疫。T 细胞在细胞免疫中居中心地位。按照表面标志，又可以将 T 细胞分为 CD8$^+$ 细胞毒 T 细胞（cytotoxic T cell，CTL）和 CD4$^+$ 辅助 T 细胞（helper T cell，T helper）。

二、手术对肿瘤患者的影响

对于大多数实体肿瘤，手术切除仍然是首选的治疗方法。虽然定期体检、内镜技术和影像诊断水平不断发展，手术方式不断改进，术前新辅助化疗、术后放疗及靶向治疗的开展也越来越普遍，但肿瘤患者术后的五年生存率仍未出现显著提高。术后肿瘤的局部复发和远处转移是肿瘤患者死亡的主要原因。

手术创伤促进肿瘤转移有几条途径：① 在手术切除实体肿瘤后，在阴性切缘以及基质中仍然存在的微小转移称为微小残留病变（minimal residual disease，MRD），虽然目前无瘤手术方法已成为临床实践中的常规，但仍无法完全避免手术操作本身在处理瘤体时对肿瘤的破坏，促使 MRD 进入淋巴系统、循环系统等，进而导致远处播散；②手术可以损伤脉管系统和腹膜，这会导致一些黏附分子表达上调，因此，播散的肿瘤细胞可以更容易地黏附在腹腔和肝血窦中；③围手术期，循环中血管生成素和生长因子的增加也可以刺激肿瘤细胞的生长并抑制肿瘤细胞的凋亡；④手术本身引起全身性的代谢、内分泌、血液、免疫学和炎症反应，这些被总称为手术应激反应和创伤性系统炎症反应，手术应激是影响患者围手术期免疫功能的主要因素，过度的应激反应和系统性炎症反应可导致肿瘤患者的抗免疫功能抑制，使得播散的肿瘤细胞不能被有效地清除，从而促使术后复发、转移的发生。

相对于原发性肿瘤发展的时间跨度，甚至相对于转移过程的时间框架，围手术期——肿瘤切除前几天到肿瘤切除后几周——是很短的。然而，有多项研究报道，这一段时间对于确定术后转移疾病的风险至关重要。尽管外科医师在切除原发性肿瘤时通常会获得阴性切缘，但残留恶性细胞的风险很高。残留的肿瘤细胞可能以单个肿瘤细胞或微转移的形式存在于切除部位附近、淋巴系统（阳性淋巴结内）或血液循环中，或远端器官中。重要的是，尽管手术切除原发性实体瘤至关重要且可挽救生命，但该过程也可通过多种机制促进这些残留恶性细胞的转移。对患者组织不可避免的损伤，以及在手术过程中对原发性肿瘤及其脉管系统的切除和操作已被证明会增加肿瘤细胞向血液和淋巴循环中的脱落，增加生长因子的局部和全身水平，并降低原发性肿瘤相关的抗血管生成因子（如内皮抑素）的全身水平。此外，患者对手术的旁分泌和神经内分泌反应，包括前列腺素和儿茶酚胺的释放，可直接作用于原发肿瘤和残留的恶性细胞，促进恶性细胞的存活、运动、侵袭、增殖和血管生成因子的释放，抑制抗肿瘤免疫，使残留的恶性细胞的微环境更加肥沃。

然而，如果人们能够阻止这些围手术期的原发性转移过程，那么紧接着的术后时期也将成为一个独特的机会窗口，以便在残留的恶性细胞向全身生长和扩散之前根除和（或）控制它们。具体地说，切除大部分原发性肿瘤终止了许多原发性肿瘤的促炎和免疫抑制作用，并阻止了恶性细胞持续释放到血液和淋巴循环中。在这种改善的条件下，单个肿瘤细胞和微转移比原发肿瘤和转移过程更容易被细胞介导的免疫控制，使得最后残留的恶性细胞能够被消除或保持在休眠状态。在此基础上，应利用围手术期来减少转移和改善肿瘤预后。这一时期在治疗上相对未被探索，传统的化疗和放射治疗在此期间不能使用，因为它们对免疫系统和组织愈合有抑制作用。然而，在围手术期的时间范围内，许多其他干预措施是可行的，并且有些具有很大的发展应用前景。

三、儿茶酚胺和前列腺素的关键作用

手术应激引起患者免疫抑制的主要原因是机体的交感神经系统（sympathetic nervous system，SNS）和下丘脑-垂体-肾上腺（hypothalamic-pituitary-adrenal，HPA）轴的激活而产生的神经内分泌应激。手术患者的很多免疫功能改变主要是手术创伤和神经内分泌反应的结果。手术应激通过刺激交感神经系统和 HPA 轴，引起儿茶酚胺（去甲肾上腺素和肾上腺素）、促肾上腺皮质激素和皮质醇等激素的释放增加，从而介导免疫功能抑制作用。手术应激程度与手术创伤程度呈正相关。

儿茶酚胺和前列腺素水平通常在围手术期增加。由于患者对疾病和医疗程序的焦虑和恐惧，儿茶酚胺大量释放。组织损伤直接诱导前列腺素的局部释放。儿茶酚胺分泌是对组织损伤和相关炎症、伤害感受和疼痛的突出神经内分泌反应。许多肿瘤也释放前列腺素，或招募巨噬细胞释放前列腺素，可能是为了促进肿瘤血管化或抑制免疫识别和破坏。其他可溶性因子也在围手术期循环系统中升高，包括糖皮质激素和阿片类药物。然而，它们在促进转移中的独立作用似乎不太一致。儿茶酚胺和前列腺素对恶性组织的直接作用直到最近才被承认。许多人类恶性肿瘤表达儿茶酚胺和前列腺素的受体，激活可以通过几种分子机制促进肿瘤的转移潜能，包括促进肿瘤细胞增殖、黏附、运动、细胞外基质入侵、抵抗凋亡和失巢凋亡，分泌促血管生成因子如血管内皮生长因子（vascular endothelial growth factor，VEGF）。这些过程对于恶性组织的亚稳态播散和生长至关重要；因此，关注它们可能会阻止肿瘤的复发。儿茶酚胺和前列腺素的间接作用是通过多种机制介导的，包括围手术期对抗肿瘤免疫，肿瘤促进残留恶性细胞微环境的改变和潜在的淋巴介导的恶性细胞扩散。

四、麻醉对肿瘤患者的影响

长期以来，人们就发现麻醉因素对于手术患者免疫功能有影响。在 21 世纪初，麻醉医师发现围手术期免疫功能的抑制或失调可以引起术后并发症，如伤口愈合障碍、引起败血症以及多器官功能衰竭的感染甚至死亡。对于肿瘤患者，人们越来越关注围手术期麻醉因素的影响。一些回溯性研究和 meta 分析发现，与单纯全身麻醉（简称"全麻"）相比，全身麻醉联合区域阻滞可以减少术后肿瘤的转移复发；但也有一些研究结论与之相反。这说明麻醉因素对围手术期抗肿瘤免疫功能和术后转移复发的影响及其机制远比人们想象的复杂。接受手术的患者的围手术期的特点是有无数不同的因素；值得注意的是，这些因素中的每一个都会改变肿瘤学的结果。

（一）麻醉方式

对于肿瘤患者，包括蛛网膜下腔阻滞（简称"腰麻""脊麻"）和硬膜外阻滞在内的区域阻滞麻醉是否可以减少手术后的复发和转移，一直以来就存在争议。支持复合麻醉者认为，由于全麻只能抑制大脑皮质、边缘系统和下丘脑等向大脑皮质的投射系统，因此单纯全麻不能完全抑制应激反应，不能有效阻断手术区域伤害性刺激向中枢传导，在手术刺激强烈时交感兴奋，儿茶酚胺分泌增加。而全麻复合区域麻醉，尤其是硬膜外阻滞时，由于硬膜外阻滞不仅可以阻滞交感肾上腺髓质的传出冲动，使肾上腺素和去甲肾上腺素的分泌减少，还可以抑制伤害性刺激导致的 HPA 兴奋，从而使皮质醇分泌减少，进而对于保护肿瘤患者的心血管系统、呼吸系统以及抗肿瘤免疫功能有好处。更重要的是，区域麻醉复合全麻可以减少全身麻醉药物，尤其是阿片类药物的用量，这可以减少由阿片类药物引起的免疫抑制作用，肿瘤手术患者可能会因此受益。

硬膜外阻滞，尤其是胸段硬膜外阻滞（thoracic epidural anesthesia，TEA）可以减少术中以及术后镇痛药物中阿片类药物的用量，提供更好的术后镇痛，减少呼吸系统并发症的发生率，促进肠蠕动恢复，因此全麻复合硬膜外阻滞方法已经成为肿瘤患者接受胸部及腹部手术的首选麻醉方式。

长期以来，临床医师和研究者一直建议通过合理制定手术和围手术期使用的麻醉和镇痛方法来影响肿瘤复发。总的来说，似乎全身麻醉和使用大量的阿片类镇痛药都会增加复发率。相比之下，通过使用局部或区域麻醉来有效缓解疼痛——使用或不使用全身麻醉的镇痛，可改善长期肿瘤患者的预后。遗憾的是，关于特定麻醉和镇痛药物和技术的效果，以及它们对肿瘤影响的已有证据，是不确定的。区域麻醉-镇痛是否真的能改善肿瘤预后的问题仍然没有解决。此外，大多数针对这一问题的研究都是回顾性的，有些研究有不可避免的方法学限制，这可能会妨碍它们精确定位区域麻醉-镇痛效应的能力。几个较大的临床试验正在进行中（NCT00684229、NCT00418457、NCT01179308），可能会产生更明确的数据。麻醉剂可直接影响恶性组织及其细胞微环境，并能以复杂的方式影响神经内分泌系统和免疫系统；因此，根据具体情况，特异性药物和方法可能具有复杂和潜在的相反效果，麻醉和镇痛方法的选择应与其他方法一起仔细规划。

（二）麻醉药物

1. 阿片类药物

阿片类药物是麻醉使用的主要药物，是治疗疼痛的基础药物，也是公认的免疫抑制剂。免疫系统的很多细胞上都发现了阿片受体，如多核白细胞、巨噬细胞、T淋巴细胞、脾细胞等。包括体内和体外实验、动物和人体实验在内的大量研究表明，阿片类药物具有免疫抑制作用。阿片类药物可以间接影响HPA轴和交感神经系统，也可以直接通过免疫细胞表面的阿片类受体影响免疫功能。快速或者长期注射外源性阿片类药物可以抑制细胞和体液免疫功能，如抗体的生成、NK细胞活性、细胞因子的表达、淋巴细胞的扩增以及吞噬活性。长时间大剂量使用吗啡能抑制NK细胞、T细胞和B细胞的增殖，降低细胞因子如IL-2、IL-4、IL-6的产生。然而，阿片类药物与机体抗肿瘤免疫各种成分相互作用的机制仍不完全清楚，内源性和外源性阿片类物质的免疫调节作用也不同，这可能是由于不同药物与阿片类受体的亲和力不同。

大剂量的阿片类药物［在动物和（或）人类中］主要表现为：① 激活应激反应，增加血管生成，增加肿瘤细胞的前转移性特征和促进转移的进展。② 通过使用非阿片类药物（如曲马多、环氧化酶抑制剂）或低剂量阿片类药物（如芬太尼）抑制疼痛和伤害感受已被证明可降低患者的应激反应和交感神经活性，并且似乎减少了小鼠模型中的肿瘤细胞转移。值得注意的是，使用环氧化酶抑制剂可能是这种干预的重要补充，这可能有助于在组织损伤和残留恶性细胞的情况下最大限度地获益。③ 使用挥发性和非挥发性麻醉剂（如氯胺酮，而非丙泊酚）激活交感神经系统和（或）肾上腺素受体与通过刺激肾上腺素能反应增加啮齿动物的转移进展有关。④ 肿瘤患者的区域麻醉和脊髓阻滞有效地减少了术中和术后交感神经反应，有研究显示区域麻醉可有效改善肿瘤患者的长期预后，也有研究提示区域麻醉对肿瘤患者的长期预后没有影响，但没有研究证实区域麻醉会增加肿瘤的转移与复发风险。因此，在通过专门的临床试验获得进一步证据之前，在可行的情况下，用区域麻醉/镇痛、曲马多和（或）非阿片剂代替全身麻醉和阿片剂似乎是有利的，或者在对患者进行手术时，在全身麻醉中加入区域麻醉/镇痛。

曲马多不仅是μ受体激动剂，还可以抑制神经元对去甲肾上腺素和5-羟色胺的重摄取，具有双重镇痛机制。动物实验发现，曲马多可以减轻手术应激引起的NK细胞活性下降并减少肿瘤的肺转移。通过研究曲马多和吗啡作为子宫癌患者术后镇痛药物对T细胞增殖抑制作用的影响，发现给予曲马多对术后细胞免疫抑制有改善作用。

2. 吸入麻醉药

吸入麻醉药可以抑制机体细胞免疫。一项人体实验发现，与丙泊酚相比，异氟烷可以明显降低Th1/Th2细胞的比例，这提示异氟烷可以抑制机体的抗肿瘤免疫功能。体外实验还发现，暴露在氟烷、异氟烷、七氟烷和地氟烷中的人外周血淋巴细胞可出现剂量相关性的DNA损伤。此外，吸入麻醉药还可以上调低氧诱导因子（hypoxia-inducible factors, HIF）的表达，HIF的高表达与肿瘤形成和不良预后相关。

3. 静脉麻醉药

相对于其他全麻药物，丙泊酚对细胞免疫功能的抑制作用较小。丙泊酚还可以通过激活环氧化酶（cyclooxygenase, COX）来抑制单核细胞产生前列腺素-2（prostaglandin E 2, PGE 2），而肿瘤组织具有较强的分泌PGE 2的能力，PGE 2还可以促进肿瘤血管生成，抑制肿瘤细胞凋亡，因此肿瘤患者可能因此受益。

其他静脉麻醉药如氯胺酮、硫喷妥钠等，在动物实验中发现可以抑制NK细胞活性并促进肿瘤细胞转移。

4. COX抑制剂

COX是体内催化花生四烯酸转化为前列腺素（PG）的关键酶。目前发现环氧化酶有两种COX-1和COX-2同工酶，前者为结构型，主要参与血管舒缩、血小板聚集、胃黏膜血流及肾功能等的调节；后者为诱导型，当细胞受到各种刺激因素作用时，其表达迅速上调。在结直肠癌、乳腺癌、膀胱癌、宫颈癌等多种肿瘤中可以出现COX-2高表达的现象。流行病学研究发现，长期使用COX抑制剂的患者结肠癌的发病率降低69%。

5. 局部麻醉药

体外实验表明，局部麻醉药（local anaesthetic, LA）可以通过抑制表皮生长因子来抑制肿瘤细胞的增殖作用。此外，利多卡因、布比卡因和罗哌卡因也可以抑制间质干细胞增殖和转录通路来减少肿瘤的形成和转移。然而，还有体外实验发现，LA对T淋巴细胞具有细胞毒作用，并且不同麻醉药物，根据其亲脂性和作用强度的不同，细胞毒作用的程度也不相同。

（三）围手术期的其他因素对肿瘤患者的影响

除了肿瘤本身生物学特性、临床分期、手术和麻醉因素以外，围手术期的其他因素也可通过改变患者免疫功能，从而间接影响肿瘤患者术后的转归和预后。

1. 疼痛

疼痛可激活HPA轴和交感神经系统，急性疼痛可以抑制NK细胞活性，并加快淋巴细胞凋亡，从而导致免疫抑制。目前对于肿瘤患者围手术期镇痛的重要原则之一就是减少使用阿片类药物（opioid-sparing）。这可以减少阿片类药物的不良反应，加快患者术后恢复。建议肿瘤患者，尤其是老年肿瘤患者，术后镇痛联合使用区域阻滞以及联合使用 COX 抑制剂。

2. 低温

围手术期低温可以影响淋巴细胞迁移、中性粒细胞的吞噬作用，抑制 NK 细胞的活性以及减少细胞因子和抗体的生成。体外实验还发现，低温孵育的单核细胞可以减少白细胞抗原的表达，延迟 TNF-α 的清除并增加 IL-10 的释放。这些都可以损伤机体的抗肿瘤免疫功能。因此，防止肿瘤患者出现围手术期低温可以降低术后复发转移的风险。

术中轻度低体温（比正常体温降低最多 2℃）通常由手术引起，具有免疫抑制和其他不良后果。例如，手术后 24 h，低温导致白细胞介素-1β 和白细胞介素-2 产生减少，抑制了有丝分裂原诱导淋巴细胞增殖和皮质醇水平升高。此外，低温还激活交感神经系统（SNS），导致去甲肾上腺素水平升高，并由于血小板功能和凝血级联的损伤而增强血液转运融合的需求。总的来说，考虑到低温导致各种生理指标的波动并导致有害的临床结果，还应怀疑它会恶化肿瘤预后。事实上，在结肠癌大鼠模型中，肿瘤生长因围手术期低体温而增加，且严重低体温（比正常体温降低 3~7℃）显著抑制自然杀伤细胞活性，并危及宿主对乳腺癌转移的抵抗，β 肾上腺素能阻断可减弱这种作用。然而，没有进行足够有力的临床研究或随机试验来阐明低体温对肿瘤复发的影响。现在，大多数医疗中心严格要求手术期间保持正常体温；在一些没有实施这一要求的医院，我们建议在接受肿瘤切除术的患者中严格避免体温过低。

3. 输血

如手术患者需要围手术期输血，本身就表明该患者体弱，预示术后预后不良。目前已有超过 200 项研究表明围手术期同种异体输血（allogeneic blood transfusion，ABT）的患者术后感染以及肿瘤转移比例较高。ABT 具有独特的免疫调节作用，称为输血相关性免疫调节（transfusion-related immunomodulation，TRIM）。目前 ABT 抑制受血者免疫功能的机制尚不明确，这可能部分由于 Treg 细胞引起的，Treg 细胞可以抑制树突状细胞、CD4$^+$ 和 CD8$^+$T 细胞。因此，对于老年肿瘤患者，应避免术中不恰当的 ABT，并考虑给少量失血的老年肿瘤患者使用促红细胞生成素。

在外科手术中经常需要输血，已经反复证明输血通过增加前列腺素的产生和其他生理变化引起免疫抑制或免疫紊乱，这导致 NK 细胞活性的抑制和无效的免疫反应性或免疫耐受。这些生理和免疫调节被认为是与输血相关的肿瘤致死率增加的基础，这在几种类型的肿瘤中有报道，如直肠癌。然而，需要输血的医学环境，而不是过程本身，可能是肿瘤病死率增加的原因，因为所有测试输血效果的临床研究大都是队列研究（大多数是回顾性的），因为不能随机选择接受或不接受输血的患者。为了克服这种方法上的逻辑障碍，几项研究纳入了考虑到所有已知潜在影响肿瘤预后因素（如肿瘤分期和手术持续时间）的设计，但在肿瘤病死率方面得出了相同的结论，即输血具有独立的影响。值得注意的是，研究还表明了特定输血方案的优势。例如，输注浓缩红细胞，而不是全血，显示出将融合的有害影响降至最低（也在一项前瞻性研究中），表明输注的同种异体白细胞可能成为影响宿主免疫系统的额外因素，是输血相关免疫抑制因子的

肿瘤和精确麻醉

潜在来源，也是导致宿主围手术期应激反应的额外原因。输血的血液单位数量与生存率明确相关，即使在调整其他风险因素时也是如此。除了输血的特定成分之外，其他因素，如血细胞的储存，也对肿瘤预后有影响。事实上，在啮齿类动物中已经表明，使用输血前储存超过 9 天的红细胞增加了对各种循环恶性细胞的易感性，而同种异体白细胞或其分泌因子的储存间隔只有很小的影响。总的来说，通过使用不输血外科技术来减少输血的可能性，将血液单位的数量减到最少，和使用少浆的红细胞而不是全血进行输血本身似乎是有利的。临床上还应评估输血的最佳储存间隔。

4. 心理压力

肿瘤患者由于对社会孤立、疾病复发和死亡的持续斗争，自然会受到情绪困扰。并且值得注意的是，心理因素如压力和焦虑，会引发明显的内分泌和免疫反应，在围手术期和随后的时间里，这些因素会影响肿瘤的进展和长期生存率，这与生理因素的影响类似。事实上，在许多动物研究中，以及在一些临床试验中，与组织损伤无关的应激反应被证实为肿瘤转移进展的危险因素。具体而言，首次诊断为肿瘤时表现出高主观应激水平的患者表现出较低水平的 NK 细胞活性。因此，认知行为应激管理在降低全身皮质醇水平方面是有效的。

尽管如此，对肿瘤患者的心理干预似乎并不能有效地改善肿瘤患者的长期预后。不一致的发现，以及积极结果的总体缺乏，几十年的研究表明，普通的心理干预对长期肿瘤预后可能有中度改善的作用，也有报道不具有改善的效果。我们认为，尽管压力在整个疾病中占主导地位，但它对生存的影响主要发生在短短的围手术期，这段时间很少包括心理干预。事实上，仅在住院期间提供的心理治疗已被证明可提高存活率，而术后治疗则没有效果。此外，由于心理和生理因素都会在围手术期激活大多数神经内分泌应激反应，因此仅规避心理应激的干预措施可能是不够的，而且效果不如预期可抵消任何来源（情绪或生理）的应激反应的药物干预，如 β 受体阻滞剂。因此，如果可行的话，我们鼓励在整个疾病期间，尤其是围手术期对患者进行心理干预。然而，在围手术期，心理干预不能代替药物干预，应该谨慎地引入，而不要让患者为自己的压力反应承担后果。

5. 营养状况和营养支持

营养干预被反复证明会影响手术后的近期结果；然而，它们在确定肿瘤结果中的作用仍不清楚。一方面，来自临床前研究的报告提出了这样的担忧，即过度的营养支持，特别是肠外营养，可能会通过促进肿瘤细胞增殖而导致更差的肿瘤预后。另一方面，表现为低血清白蛋白预处理水平的营养缺乏，已经反复被证实与胃肠道、肺部和其他恶性肿瘤更差的肿瘤学结果相关。只有一项随机试验测试了营养干预对术后住院期间以外的肿瘤预后的影响；在这项对 32 名患者的研究中，围手术期补充精氨酸显著改善了营养不良的头颈癌患者的长期生存率，中位生存期为 20.7～34.8 个月。另一项评估营养、生活方式因素和结直肠癌复发之间关系的综合性多中心前瞻性队列研究正在进行中（COLON 研究）。

（翁梅琳　任瑜　缪长虹）

第五节 肿瘤患者术中和术后管理

一、术中管理

（一）常规使用硬膜外麻醉及区域阻滞麻醉

包括脊麻和硬膜外阻滞在内的区域阻滞麻醉既可以单独使用，也可以与全麻复合使用。目前的证据表明，这一麻醉方式具有保护肿瘤患者免疫功能、提供较满意的术后镇痛、减少术后血栓形成风险、促进腹部手术后肠道功能恢复等优点。目前全麻复合硬膜外麻醉，尤其是胸段硬膜外麻醉已经成为笔者所在医院胸、腹部手术的首选麻醉方式。针对接受乳腺肿瘤手术的老年患者，笔者所在医院也已广泛开展全麻复合肋间神经阻滞的麻醉方式。

（二）防止围手术期低体温

老年患者在围手术期常会发生轻度的低体温（核心体温 34～36℃）。以往的研究表明，围手术期低体温会增加术中出血量、围手术期心血管不良事件的发生率、患者苏醒后的不适感以及患者住院天数。麻醉后第一个小时的热量丢失主要是由于麻醉引起血管收缩功能降低从而导致核心-外周温度的再分布。腹腔长时间暴露、大量输液以及长时间的手术也是患者围手术期体温降低的原因。因此，对于老年肿瘤患者，术中可以使用加温毯和输液加温等措施以使患者保持正常体温。

（三）优化液体管理

对于老年患者，尤其是接受较大手术的老年患者，优化围手术期液体管理尤为重要。在围手术期需要通过补液来补充由于禁食、失血以及非功能性细胞外液（第三间隙）丢失而导致的有效循环血量不足，从而维持心排血量、血压以及尿量的正常。补液量不足会引起低血容量以及组织灌注不足；而过量补液会引起组织水肿，影响患者心肺功能，抑制肠道功能恢复和伤口愈合。对于老年肿瘤患者，应当监测术中液体平衡从而调整补液策略。对于老年肿瘤患者，应多采用个体化的液体管理策略以及目标导向液体管理（goal-directed fluid therapy）。目标导向液体管理可以显著增加组织供氧并可以增加健康组织和手术部位组织的微循环灌注。由于实际操作和经济的原因，无法广泛开展食管多普勒超声监测。目前针对老年肿瘤患者，多通过监测每搏变异度（stroke volume variation）和脉搏压变异度（pulse pressure variation）来指导术中液体管理。

二、快通道患者的术后管理

自从 2000 年起，人们开始关注给予肿瘤患者采用加速康复外科（enhanced recovery after

surgery，ERAS）的管理策略，也称为快通道管理（fast-track surgery）。目前这一管理策略主要应用于结直肠癌手术，还未完全推广至所有的肿瘤手术。这一策略在术后主要包括早期活动和早期进食。手术后早期肠内营养可以促进肠蠕动的恢复，即使给予少量的低于热量需求的膳食亦是有益的。这可能是由于早期的肠内营养具有局部营养作用，能刺激肠黏膜上皮细胞生长，促进胃肠激素的分泌，有效促进胃肠功能的恢复，还可以早期拔除胃管避免肺部感染等并发症的发生。此外，快通道管理策略还可以减少患者住院天数，降低术后病死率。目前的几项针对老年肿瘤患者的研究发现，快通道管理策略对老年肿瘤患者有益。

尽管与30年前相比，手术和麻醉都发生了显著的进步，管理肿瘤患者的成功率已显著增加。但麻醉救治方面仍有许多问题亟待解决。对某些特殊病例，可能需要包括外科医师、麻醉医师以及肿瘤内科医师的多学科团队共同应对。

（翁梅琳　任瑜　缪长虹）

参考文献

[1] FENG RM, ZONG YN, CAO SM, et al. Current cancer situation in China：good or bad news from the 2018 Global Cancer Statistics［J］. Cancer Commun(Lond), 2019, 39(1): 22.

[2] SAHAI SK. Perioperative assessment of the cancer patient［J］. Best Pract Res Clin Anaesthesiol, 2013, 27(4): 465-480.

[3] ALAM A, RAMPES S, PATEL S, et al. Anesthetics or anesthetic techniques and cancer surgical outcomes：a possible link［J］. Korean J Anesthesiol, 2021, 74(3): 191-203.

[4] VERDUZCO-AGUIRRE HC, GOMEZ-MORENO C, CHAVARRI-GUERRA Y, et al. Predicting life expectancy for older adults with cancer in clinical practice：implications for shared decision-making［J］. Curr Oncol Rep, 2019, 21(8): 68.

第二章
肿瘤精确麻醉术前评估

所有的麻醉方法和麻醉药物都可对患者的生理状态造成影响，肿瘤患者因肿瘤本身的作用、内科合并症以及抗肿瘤治疗对器官功能的影响，加上手术创伤、出血等应激会导致或加重并存的内科疾病或器官损伤，从而造成机体生理功能承受巨大负担。为减轻机体负担，降低围手术期并发症，提高肿瘤患者围手术期手术麻醉安全性，麻醉医师应该在手术麻醉前对肿瘤患者全身情况和各个器官的生理功能进行充分评估，对需要进行术前治疗的症状和疾病提出建议，并尽可能平衡肿瘤进展的风险和优化机体功能之间的关系，与外科医师和患者取得一致的处理意见。

第一节　总体评估

肿瘤患者由于肿瘤直接或间接的作用，术前抗肿瘤治疗以及抗焦虑、抗抑郁、癌痛治疗等药物不良反应，影响肿瘤患者的各器官功能状态，使得肿瘤患者在术前评估和管理上与非肿瘤患者相比更复杂。

患者接受肿瘤外科手术治疗的时机和目的会影响术前评估。恶性肿瘤手术极少为紧急手术，但通常也不是择期手术，因此将患者的相关状态调整到最佳的时间可能有限。研究显示，在癌症手术患者制定围手术期加速康复手术管理计划，不仅可以促进术后辅助化疗的按时启动和完成，还可能改善患者的肿瘤远期预后。因此，对癌症患者进行术前评估，目的是根据评估结果来制定相应策略降低风险，将其术前状态调整到比较合适同时又能尽快手术，避免因等待导致肿瘤发展，同时减少围手术期并发症，提高患者生存质量。

对于一些并存疾病或肿瘤治疗相关病理改变，以及肿瘤患者的用药情况，常常需要肿瘤内科、肿瘤心脏病学科、放疗科、外科以及麻醉科等多学科沟通，共同评估并制定相应的检查和处理策略，来优化术前一般状况。

1. 一般临床和风险评估

根据患者的临床症状、体格检查、实验室检查和影像学检查对患者进行一般临床和风险评估。评估内容包括患者的气道、各器官功能和病变、合并症、用药情况、心肺储备、活动耐量等病理生理改变和一般功能状态，以及围手术期各种并发症的风险。

2. 肿瘤患者特殊评估

除了一般的临床评估，还需要特别关注肿瘤患者术前的精神心理状态、营养状况、癌痛以及其治疗情况，肿瘤本身压迫、侵犯器官引起的病变，抗肿瘤治疗引起的心血管、肺、肝、肾等器官毒性，内分泌和电解质改变，以及血液系统、中枢神经系统的功能状态等。

（庞倩芸　刘红亮）

第二节 精神心理状态

一、肿瘤患者精神心理障碍的发病率和风险

肿瘤患者常合并精神心理障碍，不仅影响生活质量，还影响肿瘤治疗的依从性，从而影响康复。恶性肿瘤患者合并精神障碍的比例很高，为32%～38%。癌症诊断、后续治疗、复发等应激事件都可能会诱发患者的心理痛苦。痛苦并不属于精神障碍，但有临床意义的痛苦是诊断适应障碍、抑郁障碍和焦虑障碍的标准之一。共病精神障碍和有临床意义的心理痛苦可使癌症患者肿瘤复发转移率和病死率增加。高达85%的癌症患者可能共病精神障碍和有临床意义的心理痛苦，但其中得到识别并接受治疗的患者估计不足50%。

癌症患者并发的心理问题通常表现为适应障碍、抑郁、焦虑、生活满意度下降或丧失自尊，认知损害和谵妄也很常见，有小部分还可能存在自杀倾向。这些影响了患者的治疗和恢复，延长住院时间，增加治疗费用。因此，癌症患者术前应接受精神心理筛查评估，并由精神心理专科医师进行评估和治疗，来优化患者的术前精神心理状态。

二、不同精神心理疾病的评估

1. 适应障碍和心理痛苦

如果癌症导致的心理痛苦或行为症状不符合其他特定疾病的诊断标准，例如重性抑郁或广泛性焦虑障碍，则常诊断为适应障碍。研究显示，在癌症患者中，适应障碍的时点患病率为10%～20%，而有临床意义的非特异性心理痛苦至少为40%。

我们常用自评式"心理痛苦温度计（distress thermometer，DT）"来筛查癌症患者的心理痛苦（图2-2-1）。DT使用一个视觉模拟（Likert）量表评估患者在过去一周的痛苦程度，范围为0（无痛苦）至10（极度痛苦），得分≥4分提示有临床意义的痛苦。

2. 抑郁

活动性癌症患者的单相重性抑郁时点患病率为2%～20%，癌症患者发生重症抑郁的风险是非癌症人群的2～4倍。抑郁障碍的一些症状与癌症及其治疗导致的症状相重叠，包括缺乏精力、厌食、认知功能障碍和失眠。抑郁障碍与临床不良结局相关，包括躯体痛苦、住院时间延长、治疗依从性差、生存质量下降、全因和癌症病死率增加。

建议临床医师采用自评式2条目患者健康问卷（two-item patient health questionnaire，PHQ-2）筛查抑郁障碍（表2-2-1），同时保证后续诊疗和定期筛查，尤其是治疗状态发生变化时。如果筛查结果呈阳性，自评式9条目患者健康问卷（nine-item patient health questionnaire，PHQ-9）对诊断有帮助（表2-2-2），此时应由精神心理专科医师进行诊断和治疗。

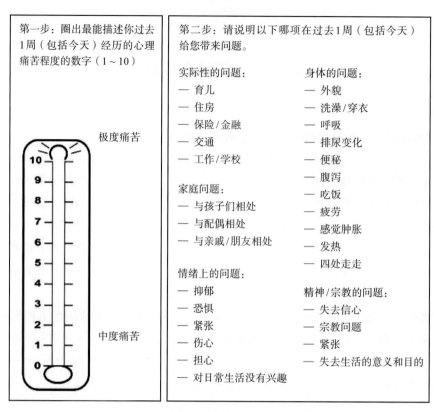

第一步：圈出最能描述你过去1周（包括今天）经历的心理痛苦程度的数字（1～10）

极度痛苦

中度痛苦

第二步：请说明以下哪项在过去1周（包括今天）给您带来问题。

实际性的问题：
— 育儿
— 住房
— 保险/金融
— 交通
— 工作/学校

家庭问题：
— 与孩子们相处
— 与配偶相处
— 与亲戚/朋友相处

情绪上的问题：
— 抑郁
— 恐惧
— 紧张
— 伤心
— 担心
— 对日常生活没有兴趣

身体的问题：
— 外貌
— 洗澡/穿衣
— 呼吸
— 排尿变化
— 便秘
— 腹泻
— 吃饭
— 疲劳
— 感觉肿胀
— 发热
— 四处走走

精神/宗教的问题：
— 失去信心
— 宗教问题
— 紧张
— 失去生活的意义和目的

图 2-2-1　心理痛苦温度计（DT）和问题清单

［图片来自：MERGENTHALER U，HEYMANNS J，KÖPPLER H，et al. Evaluation of psychosocial distress in patients treated in a community-based oncology group practice in Germany［J］. Ann Oncol，2011，22（4）：931-938.］

表 2-2-1　PHQ-2 抑郁症筛查量表

在过去的两周内,出现以下情况的频率	完全没有	某些时候(＜7天)	超过7天	几乎每天都有
兴趣及快感下降	0分	1分	2分	3分
情绪低落及无望	0分	1分	2分	3分

总分范围0～6分。作为筛查手段，≥3分即为病态。

［表2-2-1由Robert L Spitzer、Janet BW Williams、Kurt Kroenke及其同事在辉瑞公司的资助下开发，摘自KROENKE K，SPITZER RL，WILLIAMS JB. The patient health questionnaire-2: validity of a two-item depression screener［J］. Med Care，2003，41（11）：1284-1292.］

表 2-2-2　PHQ-9 抑郁症筛查量表

姓名：		日期：		
在过去的两周内,出现以下情况的频率	完全没有	某些时候 （＜7天）	超过7天	几乎每天 都有
1. 做什么事都没兴趣，没意思	0	1	2	3
2. 感到心情低落、抑郁、没希望	0	1	2	3
3. 入睡困难，总是醒着，或睡得太多（嗜睡）	0	1	2	3
4. 常感到很疲倦，没劲	0	1	2	3

在过去的两周内，出现以下情况的频率	完全没有	某些时候（＜7天）	超过7天	几乎每天都有
5. 口味不好，或吃得太多	0	1	2	3
6. 自己对自己不满，觉得自己是个失败者，或让家人丢脸了	0	1	2	3
7. 无法集中精力，即便是读报纸或看电视时；记忆力下降	0	1	2	3
8. 行动或说话缓慢到引起别人的注意，或刚好相反，坐立不安，烦躁易怒，到处走动	0	1	2	3
9. 有不如一死了之的念头，或想怎样伤害自己一下	0	1	2	3
总分 ___ =	___	+ ___	+ ___	+ ___

抑郁评分范围：5~9，轻度；10~14，中度；15~19，中重度；≥20，重度；PHQ-9评分≥10，严重怀疑抑郁。

［表2-2-2由Robert L Spitzer、Janet BW Williams、Kurt Kroenke及其同事在辉瑞公司的资助下开发，摘自THEKKUMPURATH P, WALKER J, BUTCHER I, et al. Screening for major depression in cancer outpatients: the diagnostic accuracy of the 9-item patient health questionnaire［J］. Cancer, 2011, 117（1）: 218-227.］

3. 焦虑

焦虑常与抑郁并存，癌症患者的焦虑障碍时点患病率约为10%。临床特征是对社交、执业或其他重要功能领域造成有临床意义的痛苦或损害。这种痛苦和损害有助于区分焦虑障碍和正常焦虑。

建议临床医师采用自评式7条目广泛性焦虑障碍（seven-item generalized anxiety disorder, GAD-7）自评量表对焦虑障碍进行筛查（**表2-2-3**）。如果筛查结果阳性（总分≥5分），则应由精神心理专科医师进行诊断和治疗。

表2-2-3　GAD-7焦虑自评量表

	没有	有几天	一半以上的时间	几乎每天
在过去的两周里，你生活中以下症状出现的频率有多少？				
1. 感觉紧张，焦虑或急切	0	1	2	3
2. 不能够停止或控制担忧	0	1	2	3
3. 对各种各样的事情担忧过多	0	1	2	3
4. 很难放松下来	0	1	2	3
5. 由于不安而无法静坐	0	1	2	3
6. 变得容易烦恼或急躁	0	1	2	3
7. 感到似乎将有可怕的事情发生而害怕	0	1	2	3
总分* ___ =		___ +	___ +	
如果发现自己有如上症状，它们影响到你的家庭生活、工作、人际关系的程度是				
选择其中一项	没有困难	有些困难	很困难	非常困难

★总分分类：5~9分 = 轻度焦虑；10~14分 = 中度焦虑；15~21分 = 重度焦虑。

［表2-2-3出自SPITZER RL, KROENKE K, WILLIAMS JB, et al. A brief measure for assessing generalized anxiety disorder: the GAD-7［J］. Arch Intern Med, 2006, 166（10）: 1092-1097.］

4. 谵妄和认知功能障碍

谵妄和认知障碍在癌症患者中很常见，并与病死率增加有关。癌症住院患者谵妄的患病率为10%~30%，认知障碍的患病率高达75%。

在癌症患者中，谵妄和认知功能障碍通常是由于化疗、免疫治疗和（或）控制疼痛、焦虑和躁动的药物所致。此外，癌症的直接或间接影响可导致谵妄和认知功能障碍，包括原发性脑肿瘤、脑转移、脱水、电解质失衡、感染、主要器官功能衰竭、副肿瘤综合征和血管并发症。

建议临床医师使用精神错乱评估方法（confusion assessment methods，CAM）谵妄诊断量表来筛查谵妄（**表2-2-4**），美国精神病学协会精神障碍诊断和统计手册第五版（Diagnostic and Statistical Manual of Mental Disorders，Fifth Edition，DSM-5）用于帮助诊断谵妄。

表2-2-4　CAM 谵妄诊断量表

特征	评估
1. 急性发作和波动的过程	通常从家庭成员或护士获得，并表现为对以下问题的肯定回答： "患者的精神症状有急性变化的证据吗？" "患者的异常行为活动在一天中有波动吗？趋向于发作/消失，或严重程度增加/减少？"
2. 注意障碍	表现为对以下问题的肯定回答： "患者是否难以集中注意力，例如，容易分心或难以记录所说的内容？"
3. 无组织思维	表现为对以下问题的肯定回答： "患者的思维是否杂乱无章或不连贯，例如漫无目的或不相关的谈话、不清楚或不符合逻辑的想法流动，或不可预知的、从一个主题到另一个主题的转换？"
4. 意识水平变化	除"警告"以外的任何回答都会显示以下内容： "总的来说，您如何评价患者的意识水平？" 正常 = 机敏 轻度 = 警觉 中度 = 嗜睡 重度 = 难以唤醒的昏迷 非常严重 = 无法唤醒的昏迷

谵妄的诊断需要特征1和2加上特征3或4。

[表2-2-4出自 BREITBART W, ALICI Y. Evidence-based treatment of delirium in patients with cancer［J］. J Clin Oncol，2012，30（11）：1206-1214.]

5. 自杀倾向和其他精神症状

自杀意念在癌症患者和一般人群中的发生率相近，但癌症患者企图自杀及因自杀死亡的概率更高。现有自杀行为筛查工具的敏感性和特异性不足，无法准确预测自杀企图及自杀死亡。

患者存在被动或主动自杀意念时，应立即评估其自杀行为的风险；有主动自杀意念的患者常需紧急转诊给精神心理专科医师评估。

癌症患者可能出现其他精神症状和障碍，包括疲劳、悲痛、失眠、疼痛、人格特质和障碍、创伤后应激障碍、精神病性障碍、性功能障碍等。

（庞倩芸　刘红亮）

第三节　营养状态

一、恶病质

与单纯的营养不良不同，癌症患者的负能量平衡和骨骼肌损失主要因为食物摄入减少和代谢紊乱，临床上称之为癌症相关营养不良或恶病质。

晚期癌症中恶病质发生率高达 85%，尤其是在某些类型的癌症（如胰腺癌、胃癌和肺癌）中。癌症患者体重指数越低和（或）体重减轻量占比越多，整体生存率就越低。癌症患者恶病质进展的风险取决于多种因素，如癌症类型、分期、进食情况、全身性炎症、缺乏身体活动、全身性癌症治疗缺乏疗效或引起并发症、手术后遗症。

癌症恶病质患者计划行手术治疗前，应由营养科医师进行营养评估和治疗。通过采集详细的病史，评估有无"营养影响症状"，做详细的体格检查，评估有无皮下脂肪减少、肌肉消耗、水肿或腹水等。

二、肿瘤患者营养状态的评估和治疗

所有癌症患者在诊断时均应进行营养不良和肌肉减少症筛查，并随着临床情况和治疗的变化而重复。目前许多营养不良筛查工具已被证明是有效和可靠的，包括营养不良筛查工具（malnutrition screening tool，MST）（表 2-3-1）、营养不良通用筛查工具（malnutrition universal screening tool，MUST）（图 2-3-1）、癌症患者营养不良筛查工具（malnutri-tion screening tool for cancer patients，MSTC）、营养风险筛查 2002（nutritional risk screening 2002，NRS 2002）等。MST 和 MUST 评分 ≥ 2，则需要专业营养治疗干预。简易五项评分问卷（simple five-item scoring questionnaire，SARC-F）是一种肌肉减少症筛查工具（表 2-3-2），在老年人中得到了良好的研究和验证。SARC-F 也被证实用于癌症患者单独或结合测量小腿圆周，可提高诊断敏感性。

所有在筛查后被确定为"营养不良风险"和"肌萎缩减少风险"的癌症患者，或具有已知导致营养不良高风险的癌症患者，行手术治疗前，应由营养科医师使用在肿瘤人群中验证的工具进行全面的营养评估。

目前没有任何筛选工具被公认是在癌症中检测营养不良的最佳方法。常用的患者自评主观整体评估量表（patient-generated subjective global assessment，PG-SGA）和主观整体评估量表（subjective global assessment，SGA）是经过验证的评估工具，可用于评估和诊断癌症患者的营养不良。

表 2-3-1　营养不良筛查工具（MST）

MST筛查	
①你最近是否有没试着减肥但出现体重下降？	
没有	0
不确定	2
如果是，体重下降了多少？	
2～13磅	1
14～23磅	2
24～33磅	3
≥34磅	4
不确定	2
体重下降评分：	
②你是否因为食欲下降而吃得差？	
没有	0
是	1
食欲评分：	
体重下降和食欲相加后评分：	

MST ≥ 2分提示营养不良高风险；1磅 = 0.454 kg。

［来自FERGUSON M，CAPRA S，BAUER J，et al. Development of a valid and reliable malnutrition screening tool for adult acute hospital patients［J］. Nutrition，1999；15（6）：458-464］

表 2-3-2　简易五项评分问卷（SARC-F）

序号	检测项目	询问方式
1	S（Strenth）：力量	搬运10磅重物是否困难，无困难记0分，偶尔有记1分，经常或未完全不能记2分
2	A（Assistance in walking）：行走	步行走过房间是否障碍，计分同上
3	R（Rise from a chair）：起身	从床上或者椅子起身是否困难，计分同上
4	C（Climb stairs）：爬楼梯	爬10层楼梯是否困难，计分同上
5	F（Falls）：跌倒	过去一年跌倒次数，从未记0分，1～3次记1分，≥4次记2分

［来自MALMSTROM TK，MORLEY JE. SARC-F: a simple questionnaire to rapidly diagnose sarcopenia［J］. J Am Med Dir Assoc，2013，14（8）：531-532.］

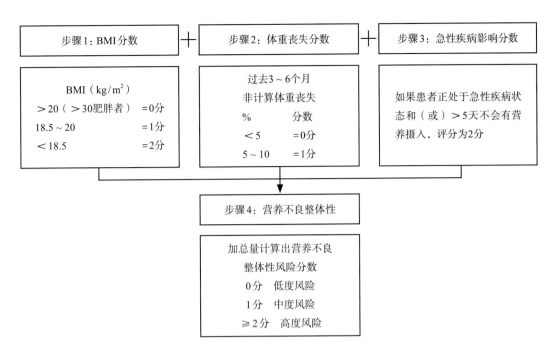

图 2-3-1　**MUST 评估步骤和计分方式**

［ 来自 STRATTON RJ，HACKSTON A，LONGMORE D，et al. Malnutrition in hospital outpatients and inpatients：prevalence，concurrent validity and ease of use of the 'malnutrition universal screening tool'（'MUST'）for adults ［ J ］. Br J Nutr，2004；92（5）：799-808. ］

（庞倩芸　刘红亮）

第四节　癌性疼痛

一、癌性疼痛的全面评估

癌症患者疼痛的患病率差异很大，受多种因素的影响，包括所评估的人群、癌症的具体类型、严重程度和治疗情况。接受癌症治疗的人群中，估计慢性疼痛的患病率为33%～59%，且在晚期癌症患者中更高（64%～74%）。疼痛严重影响患者的精神心理和生存质量。重视癌痛的全程管理，有助于改善癌症患者的生存质量及预后。因此癌症患者应该常规接受疼痛筛查、全面评估和治疗。

对癌症患者疼痛及相关病情的全面评估，包括疼痛的病因及类型、疼痛发作情况、疼痛治疗情况、重要器官功能状态、心理精神状态、家庭及社会支持情况以及既往史（如精神病史、药物滥用史）等。

二、癌性疼痛的分类和评估

疼痛按病理生理学机制主要分为两种类型：伤害感受性疼痛、神经病理性疼痛。癌症疼痛可以是单纯伤害感受性疼痛或单纯神经病理性疼痛，但以两者均存在的混合性疼痛为主。

癌性疼痛综合征按发病持续时间可分为急性和慢性两种。大多数急性癌痛综合征是医源性的，与诊断检查和治疗有关，部分与疾病本身相关，如肿瘤内出血、病理性骨折以及中空结构急性阻塞或穿孔引起的内脏痛等，而慢性疼痛综合征常与肿瘤本身或抗肿瘤治疗直接相关。

患者对疼痛的描述、体格检查结果、影像学和其他检查的客观数据、恶性疾病严重程度及其治疗的信息都可用于评估疼痛的可能病因和基础病理生理机制，还可用于识别具体的癌症疼痛综合征。癌症疼痛评估应当遵循"常规、量化、全面、动态"评估的原则。评估内容包括疼痛强度、时间特征、疼痛放射的位置和模式、疼痛性质以及诱发或缓解疼痛的因素。

临床上常通过数字评定量表（number rating scare，NRS）、视觉模拟评分（visual analogue scale/score，VAS）或面部表情疼痛评分量表法进行疼痛强度评估。目前也已开发出可从多角度描述疼痛的正式评估工具，如简明疼痛评估量表（brief pain inventory，BPI）以及简化版的简明疼痛评估量表（the short form of brief pain inventory，BPI-SF），通过这些患者自评量表，可评估疼痛强度和疼痛对多方面功能的影响。

疼痛时间特征评估包括以下信息：发作的类型、持续时间、过程和日常波动情况。这有助于区别急性和慢性疼痛。疼痛性质（如钝痛、锐痛、刺痛、烧灼痛等）的相关信息可能有助于区分伤害感受性与神经病理性疼痛综合征。明确病因即可确定疾病状态，可能改变疾病预后或为诊疗计划提供相关信息。此外，明确疼痛的病因后有时可给予病情修正治疗，这可能提供一定镇痛作用。

三、癌性疼痛治疗相关并发症的评估

癌症疼痛患者往往需要使用药物控制疼痛，包括阿片类药和非阿片类药（如对乙酰氨基酚和非甾体类抗炎药）以及其他辅助用药。这些镇痛药物在治疗中可产生不良反应，因此在使用这类药物的癌症患者进行评估时，还要注意评估不良反应，以及术后控制疼痛的问题。

（庞倩芸　刘红亮）

第五节　心脏与血栓风险评估

一、肿瘤患者心血管病变及其危险因素

胸腔内肿瘤如肺癌或纵隔肿瘤等由于肿瘤本身压迫或侵犯心脏和大血管，围手术期可造成严重并发症甚至心搏骤停。肿瘤患者和心血管系统疾病（cardiovascular disease，CVD）患者存在相同的危险因素（如高血压、糖尿病、肥胖、吸烟等），因此肿瘤患者常合并 CVD，且在抗肿瘤治疗过程中，也可产生不同程度的心血管功能损害，加重并存的 CVD 或增加传统意义上的 CVD 相关风险。目前因 CVD 和肿瘤导致死亡的人口占全部死亡人口的 2/3 以上，肿瘤患者治疗过程中 CVD 导致的死亡居所有死因首位。因此，术前识别肿瘤患者心血管病变及其危险因素极为重要。

1. 肿瘤本身心血管系统病变

胸腔内肿瘤可挤压心脏以及大血管，压迫上腔静脉可出现上腔静脉阻塞综合征，侵犯心包可引起心包积液和心包压塞等，这些在全身麻醉的任何阶段都可能导致危及生命的并发症或心搏骤停。术前评估应包括详细的临床症状尤其是体位依赖性症状，以及有无颈部或胸部静脉怒张等心包压塞表现，或面颈部、手部肿胀等血管受压表现。通过 CT 或 MRI 以及超声心动图对胸部进行影像学检查，以寻找有无心脏或大血管受压的情况。最常见累及心包的原发性癌症为肺癌，且肺癌与院内病死率和主要不良心脑血管并发症相关。

2. 抗肿瘤药物的心血管毒性

目前的抗肿瘤药物治疗包括化疗、靶向治疗和免疫治疗均被发现具有心血管毒性。肿瘤患者治疗过程中带来的直接心血管毒性作用可导致或加重原有 CVD，也可因机体内环境紊乱（如呕吐导致的电解质紊乱）或其他用药（抗组胺药物、止吐药物、抗感染药物、抗精神病药物）诱发。肿瘤心脏病患者心血管病变危险因素主要包括已经存在的 CVD、既往心脏毒性药物应用情况、不良生活习惯和个体易感性（表 2-5-1）。

抗肿瘤药物的心血管毒性作用常发生在使用蒽环类药物和曲妥珠单抗的患者。不同的抗肿瘤药物可造成不同程度的心力衰竭、心肌缺血、心肌梗死、心律失常、QT 间期延长、高血压、血栓栓塞等心血管毒性作用（表 2-5-2）。一些抗肿瘤药物的心血管毒性作用在出现后会持续存在，表现为慢性心血管毒性作用，比较典型的有蒽环类药物、抗血管生成药物、酪氨酸蛋白酶抑制剂等，特别是蒽环类药物。

蒽环类药物（如多柔比星、阿霉素、表柔比星等）容易产生心力衰竭，其症状性心肌炎病死率很高。对于使用蒽环类药物的肿瘤患者术前必须行心脏超声检查，评估心脏毒性。曲妥珠单抗是一种靶向作用于人类表皮生长因子受体 2（HER2）的单克隆抗体，在使用过程中可导致轻度的心脏毒性风险，常表现为无症状性左室射血分数下降，有时表现为临床心力衰竭。氟尿

肿瘤和精确麻醉

嘧啶、波纳替尼和卡培他滨引起的心肌缺血发生率分别高达68%、20%和9%；克唑替尼、达沙替尼、艾日布林、艾伏尼布、威罗非尼和血管内皮生长因子的小分子抑制剂等可延长QT间期，使用这些药物的患者有可能发生致命的心律失常的风险。心电图监测在观察心肌缺血和心律失常上具有重要价值，心脏彩超可识别早期心功能改变。建议同时监测心肌标志物肌钙蛋白、超敏肌钙蛋白（hsTnT）和前体脑钠肽（NT-proBNP）。这些生物标志物检测可用于整个治疗中持续筛查，随访期间的明显升高可能预示着接受潜在心脏毒性治疗的心血管高危患者的无症状心功能不全和心肌缺血。

表2-5-1 肿瘤患者心血管病相关风险

已经存在的心血管病	年龄和其他健康状况
• 心力衰竭（包括射血分数保留和降低的心力衰竭） • 无症状的心血管病（LVEF ＜ 50%，或 B 型利钠肽升高*） • 已经诊断/潜在的冠状动脉疾病（既往心肌梗死、心绞痛、PCI 或 CABG 术、心肌缺血） • 中/重度心脏瓣膜病合并左室肥厚或左室功能损害 • 高血压心脏病合并左室肥厚 • 肥厚型心肌病 • 扩张型心肌病 • 限制型心肌病 • 心脏淀粉样变累及心肌 • 症状明显的心律失常（例如：心房颤动、室性心律失常等）	• 年龄（18～50 岁应用曲妥珠单抗；＞65 岁应用蒽环类药物） • 早发心血管病家族史（＜ 50 岁发病） • 高血压 • 糖尿病 • 高胆固醇血症
既往心脏毒性药物应用情况	**不良生活习惯**
• 既往蒽环类药物应用 • 既往胸腔/纵隔腔放疗	• 吸烟 • 酗酒 • 肥胖 • 缺乏运动

注：LVEF，左室射血分数；PCI，经皮冠状动脉介入治疗；CABG，冠状动脉旁路移植术。*：无其他原因的 B 型利钠肽＞ 100 pg/ml 或 N 末端 B 型利钠肽 ＞ 400 pg/ml。

［来自：李道博，刘基巍，夏云龙. ANMCO/AIOM/AICO 肿瘤心脏病学临床对策共识解读［J］. 中国循环杂志，2017，32（z2）：162-168.］

表2-5-2 抗肿瘤药物与心血管毒性

药物种类	心血管毒性					
	心律失常	QT间期延长	心功能不全	心肌缺血	高血压	血栓栓塞
蒽环类						
多柔比星	++/+++	√	+	–	–	–
阿霉素	+/++	√	++/+++	–	–	√
阿霉素脂质体	+	√	++/+++	+/++/+++	–	√
表柔比星	-	√	+/++	–	–	√
去甲氧柔红霉素	++/+++	√	++/+++	–	–	√
米托蒽醌	++/+++	√	++/+++	++	++	–

药物种类	心血管毒性					
	心律失常	QT间期延长	心功能不全	心肌缺血	高血压	血栓栓塞
烷化剂：顺铂	√	√	√	√	√	++
环磷酰胺	-	-	√	-	-	+
异环磷酰胺	√	-	+++	-	-	+
抗微管合成类						
多西他赛	+/++	√	++	++	++	√
结合型紫杉醇	+/++	√	-	-	-	+
紫杉醇	++	√	+	-	+	-
抗代谢药						
卡培他滨	√	√	√	-	++	+/++
5-氟尿嘧啶	√	√	+	-	++/+++	√
激素类						
阿比特龙	++	-	++	++/+++	++	-
阿那曲唑	-	-	-	++/+++	++	++
依西美坦	-	-	-	-	++	+
来曲唑	-	-	-	++	++/+++	++
他莫昔芬	-	√	-	++/+++	++	++
抗体靶向药物						
贝伐单抗	++	√	+/++	++/+++	+/++	++/+++
维布妥昔单抗	-	-	-	-	+	++
西妥昔单抗	++	-	√	++	√	+/++
伊匹单抗	-	-	-	-	-	-
帕尼单抗	√	-	-	++	++	+
帕妥珠单抗	-	-	++			
利妥昔单抗	√	-	-	++	++	++/+++
曲妥单抗	++	-	++/+++	++	=	+/++
小分子靶向药物						
硼替佐米	+	-	+/++	+	+	+
达沙替尼	++/+++	+/++	++	++	++	+/++
埃罗替尼	√	-	-	-	++	++
吉非替尼	√	√	-	-	+/++	√
伊马替尼	-	-	+/++	-	+++	+
拉帕替尼	√	+++	++	-	-	-
尼洛替尼	++	++	++	++	√	+
帕唑帕尼	-	-	+	+++	+/++	++

药物种类	心血管毒性					
	心律失常	QT间期延长	心功能不全	心肌缺血	高血压	血栓栓塞
小分子靶向药物						
索拉非尼	+	√	+	+++	++	++
舒尼替尼	+	+	++/+++	+++	++	+/++
威罗非尼	++	√	+	++	++	++
其他类						
依维莫司	-	-	-	++	-	+
来那度胺	+/++	+	++	++	++	++/+++
西罗莫司	-	√	-	++	+++	++

注：+++，＞10%；++，1%～10%；+，＜1%或罕见；√，有病例报道但因罕见无法计算概率；-，尚无有关报道。

[来自：李道博，刘基巍，夏云龙. ANMCO/AIOM/AICO肿瘤心脏病学临床对策共识解读［J］. 中国循环杂志，2017，32（z2）：162-168.]

3. 放疗相关性心血管毒性

胸部疾病的放疗，如霍奇金淋巴瘤、肺癌和乳腺癌，具有辐射诱发心血管毒性的风险。治疗性辐射对心血管的不良反应包括心包炎、冠状动脉疾病（coronary artery disease，CAD）、心律失常、心肌病、瓣膜功能障碍和心力衰竭等。颈部接受过放疗的患者可能出现颈动脉狭窄；胸部的放疗可加重冠脉粥样硬化，并增加心肌缺血和心肌梗死的风险。CAD、瓣膜功能障碍、心律失常和心力衰竭常发生在数月或数年后；心包炎和心包积液可在放疗后最初几周或几个月内出现，以心包增厚和纤维化的延迟性心包炎可发生在数月或数年后，可导致心包缩窄和舒张性心功能衰竭。如果体格检查显示有符合心包压塞或者缩窄性心包炎的发现，要完善心脏超声检查，且在术前尽可能地治疗心包压塞和缩窄性心包炎。

放疗相关性心血管毒性的危险因素还包括：剂量过大、治疗时年龄较早、左侧胸腔放疗、同时使用曲妥珠单抗或蒽环类药物、既往存在心血管疾病及心血管疾病危险因素。因此，放疗治疗期间及后期要做好心脏毒性评估。目前认为心脏MRI是评估放疗性心脏毒性的最佳影像学检查选择。有肿瘤心脏病高危因素的患者术前应常规行心脏超声检查。

4. 血栓栓塞和肺栓塞

大约1/5的静脉血栓栓塞症（venousthrombo-embolism，VTE）与肿瘤有关。与非肿瘤患者相比，患有VTE的肿瘤患者发生复发性VTE的风险更高。肿瘤患者血栓栓塞疾病的危险因素包括：①肿瘤相关因素：如肿瘤部位（常见于胰腺、脑、胃、肾、肺、卵巢、淋巴瘤等）、组织类型（肺腺癌＞肺鳞癌）、临床分期（进展期）等；②治疗相关因素：如盆腹腔大手术、化疗药物应用（常见于抗血管生成剂如来那度胺、他利度胺、贝伐珠单抗等）、放疗和激素治疗、使用红细胞生成刺激因子、输血、中心静脉置管等；③患者相关因素：如高龄、女性、肥胖、既往曾患血栓-栓塞疾病、遗传性促血栓形成、合并感染、肾功能不全、肺疾病、高血压、糖尿病、动脉粥样硬化等；④血液检查白细胞和血小板升高，D-二聚体、C反应蛋白升高等。

下肢深静脉血栓（deep venous thrombosis，DVT）是最常见的VTE，也最容易导致肺栓塞

（pulmonarythrombo-embolism，PTE），占肿瘤患者死亡原因第二位。肿瘤患者受中心静脉置管和静脉内化疗的影响，来源于上腔静脉路径的栓子也有增多趋势。PTE 根据栓子的大小、阻塞血管的程度，有不同的临床表现，轻者无症状，重者可出现血流动力学不稳定、呼吸功能不全和心功能不全，甚至心搏骤停。因此术前需要对肿瘤患者 VTE 和 PTE 进行风险分层，并根据分层结果做好术前准备和围手术期管理策略。

术前常用 Caprini 评分对手术患者 VTE 进行风险评估，按照不同 Caprini 评估分值将术后 VTE 发生风险分为：低危（0～1分）、中危（2分）、高危（3～4分）和极高危（≥5分）（见表 2-5-3），分别对应 VTE 的发生率为＜10%、10%～20%、20%～40% 和 40%～80%。根据 Caprini 评分，恶性肿瘤患者行手术治疗为高危人群，围手术期应注意预防 VTE 的发生。中危患者建议药物预防或机械预防，高危患者推荐药物预防，或药物预防联合机械预防，使用抗凝药时注意排除使用禁忌。

常见的 PTE 临床预测评分包括简化 Wells 评分和修订版 Geneva 评分量表（表 2-5-4）。多普勒超声和静脉加压超声是诊断 DVT 的首选方法，对于怀疑可能存在 PTE 的患者推荐联合 D-二聚体检测进一步筛查。如 D-二聚体检测阳性，建议行确诊检查，包括下肢血管超声、心脏超声和肺动脉 CT 检查。如果确诊 VTE 和 PTE，则需要多学科会诊讨论决定术前治疗策略，尤其是血管外科，来决定术前是否需要安置滤网或取栓治疗。围手术期抗血栓栓塞治疗和管理可参考《非心脏外科手术围手术期心血管疾病管理中国专家共识（2023）》和《围手术期抗凝药物的使用和肺血栓栓塞症诊治与预防指南（2018 版）》。

表 2-5-3 手术患者 VTE 风险评估表（Caprini 评分）

1分	2分	3分	5分
年龄 41～60 岁	年龄 61～74 岁	年龄＞75 岁	脑卒中（＜1个月）
小手术	关节镜手术	VTE 史	择期关节置换术
体重指数＞25 kg/m²	大型开放手术（＞45分钟）	VTE 家族史	髋、骨盆或下肢骨折
下肢肿胀	腹腔镜手术（＞45分钟）	凝血因子 VLeiden 突变	急性脊髓损伤（＜1个月）
静脉曲张	恶性肿瘤	凝血酶原 G20210A 突变	多发性创伤（＜1个月）
妊娠或产后	卧床＞72小时	狼疮抗凝物阳性	
有不明原因的或者习惯性流产史	石膏固定	抗心磷脂抗体阳性	
口服避孕药或激素替代疗法	中央静脉通路	血清同型半胱氨酸升高	
感染中毒症（＜1个月）		肝素诱导的血小板减少症	
严重肺病，包括肺炎（＜1个月）		其他先天性或获得性血栓形成倾向	
肺功能异常			
急性心肌梗死			

1分	2分	3分	5分
充血性心力衰竭（＜1个月）			
炎性肠病史			
卧床患者			

注：VTE，静脉血栓栓塞。

[来自：CAPRINI JA. Thrombosis risk assessment as a guide to quality patient care［J］. Dis Mon，2005，51（2-3）：70-78.]

表2-5-4　PTE临床可能性评分表

简化Wells评分计分		修订版Geneva评分计分	
PTE或DVT病史	1	PTE或DVT病史	1
4周内制动或手术	1	1个月内手术或骨折	1
活动性肿瘤	1	活动性肿瘤	1
心率（次/分）≥100	1	心率（次/分）	
咯血	1	75～94	1
DVT症状或体征	1	≥95	2
其他鉴别诊断的可能性低于PTE	1	咯血	1
临床可能性		单侧下肢疼痛	1
低度可能	0～1	下肢深静脉触痛及单侧下肢水肿	1
高度可能	≥2	年龄＞65岁	1
		临床可能性	
		低度可能	0～2
		高度可能	≥3

注：PTE，肺栓塞；DVT，深静脉血栓栓塞；简化Wells评分＜2分或修订版Geneva评分＜3分为低度怀疑PTE；简化Wells评分2～6分或修订版Geneva评分3～10分为中度怀疑PTE；简化Wells评分＞6分或修订版Geneva评分＞10分为高度怀疑PTE。

[来自：CERIANI E，COMBESCURE C，IE GAL G，et al. Clinical prediction rules for pulmonary embolism：a systematic review and meta-analysis［J］. J ThmmbHaemost，2010，8（5）：957-970]

二、心脏风险评估和准备

1. 术前心脏风险评估

　　所有拟行非心脏手术的患者，术前均应评估围手术期心血管事件的风险，并优化手术时机。具体评估流程可参考2022年欧洲心脏病学会/欧洲麻醉学会（ECC/EHA）关于非心脏手术的指南，以及非心脏外科手术围手术期心血管疾病管理中国专家共识（2023）。

术前评估心脏风险时，推荐使用RCRI评分和美国外科医师协会国家外科质量改进项目（ACS-NSQIP）的风险模型计算器。RCRI相对简单，对术后心血管并发症和病死率等预测性好；ACS-NSQIP计算器可在线使用，包括了20种患者因素和手术操作，风险因素更全面。

患者的功能状态是心脏风险的重要决定因素，可应用代谢当量（MET）来表达，能达到4METs的活动且无症状预示预后良好。

2. 术前准备

心脏病非心脏手术患者术前的把控和药物管理，包括术前是否需要血管重建，术前心血管药物的使用、停用或更换药物等情况，可参考非心脏外科手术围手术期心血管疾病管理中国专家共识（2023）。对这些合并严重血管病变的肿瘤患者、抗肿瘤治疗后的患者以及肿瘤压迫、侵犯气管、心脏和大血管的患者，围手术期治疗决策需要麻醉医师、肿瘤学、心血管介入专家和外科医师等多学科会诊讨论，平衡手术、癌症预后、出血和血栓事件的风险。

（庞倩芸　刘红亮）

第六节　呼吸系统状态

一、肿瘤治疗相关肺毒性

化疗、靶向治疗、免疫治疗和放疗等抗肿瘤治疗都具有肺毒性，同时进行两种治疗时毒性可能会增加。与可能存在肺损伤的其他患者一样，对于肿瘤患者术前应获取全面病史包括抗肿瘤治疗史，进行系统回顾和体格检查，通过胸片/胸部 CT、肺功能和血气检测等识别风险，做好肺功能评估。

1. 抗肿瘤药物肺毒性

研究显示采用抗肿瘤药物治疗的患者有 10% ～ 20% 会产生肺毒性，发生率受具体药物、剂量和其他因素的影响。抗肿瘤药物诱发肺毒性的患者预后较差。

抗肿瘤药物诱导的肺疾病的临床表现多样，已经被报道了多种临床综合征。大多数这些综合征的临床表现不具特异性，包括咳嗽、呼吸困难、低热和低氧血症。还可能出现全身症状，如体重减轻。这些临床综合征出现的时间不定，可出现于第一个治疗周期的早期，也可出现在后续治疗疗程。

最常见的肺毒性形式包括：急性支气管收缩、间质性肺炎、机化性肺炎、弥漫性肺泡损伤、机会性感染、毛细血管渗漏综合征、非心源性肺水肿、放射性肺炎、嗜酸性粒细胞性肺炎、肺泡出血、肺血栓栓塞性疾病等（**表 2-6-1**）。不同抗肿瘤药物引起的症状、程度和时间不同。如使用博来霉素的患者多达 10% 会出现显著肺脏毒性损伤，并且博来霉素治疗后数年辅助吸氧时（如全麻中的吸氧）仍可能诱发肺脏毒性。

对于抗肿瘤治疗导致肺炎的患者，肺功能测定常显示一氧化碳弥散量（carbon monoxide diffusing capacity，DLCO）降低。晚期病例中或急性肺损伤后的长期随访中可能发现限制性肺功能障碍，即肺总量（total lung capacity，TLC）降低及用力肺活量（forced vital capacity，FVC）降低。

表 2-6-1　常见抗肿瘤药物及其肺毒性临床综合征

临床综合征	抗肿瘤药物
急性支气管收缩	卡铂、环磷酰胺、依托泊苷、紫杉醇、利妥昔单抗、长春瑞滨
间质性肺炎	硼替佐米、蒽环类和蒽环类药物类似物、氟达拉滨、吉西他滨、异环磷酰胺、伊立替康、奥沙利铂、沙利度胺和来那度胺、长春花碱类
机化性肺炎	多柔比星、奥沙利铂
弥漫性肺泡损伤	吉西他滨、奥沙利铂、依托泊苷
机会性感染	硼替佐米、氟达拉滨
非心源性肺水肿	阿糖胞苷、吉西他滨、长春碱

临床综合征	抗肿瘤药物
放疗唤起性肺炎	卡莫司汀、阿霉素、依托泊苷、吉非替尼、吉西他滨、紫杉醇和曲妥珠单抗
嗜酸性粒细胞性肺炎	吉西他滨、奥沙利铂、丙卡巴肼、来那度胺、氟达拉滨
肺泡出血	吉西他滨、全反式维甲酸、贝伐单抗、环唑替尼、多西他赛、厄洛替尼、依托泊苷、氟达拉滨、吉非替尼、吉西他滨、伊立替康、来那度胺、索拉非尼、舒尼替尼
毛细血管渗漏综合征	多西紫杉醇，白细胞介素-2
急性肺损伤（ARDS）	达克霉素、博莱霉素、阿糖胞苷、吉西他滨、丝裂霉素
肺静脉阻塞性疾病	博莱霉素、卡莫司汀、顺铂、环磷酰胺、吉西他滨、丝裂霉素
肺血栓栓塞	沙利度胺和来那度胺

［来自：VAHID B，MARIK PE. Pulmonary complications of novel antineoplastic agents for solid tumors［J］. Chest，2008，133（2）：528-538.］

2. 放疗相关肺毒性

接受胸部放射治疗的胸壁或胸腔内恶性肿瘤的患者可出现放射性肺损伤（radiotherapy-induced lung injury，RILI），包括放射性肺炎、放射性纤维化、胸腔积液、肺血管损伤、气道梗阻、气胸等，并可伤及肺部之外的胸腔内其他结构，如心脏、食管、胸壁和臂丛神经等。

在接受立体定向体放疗治疗的非小细胞肺癌患者中，放射性肺炎发生率的剂量-体积分析约为9.4%。当紫杉醇联合放疗治疗乳腺癌时，发病率从1.1%增加到14%。放射性肺炎与癌症患者总体生存率有关，一项回顾性研究显示未发生、轻症和重症放射性肺炎的患者3年生存率分别为33.4%、38.2%和0%。

多种因素会影响放射诱发肺部疾病的发生，包括照射方法、肺受照体积、照射频率和总剂量、相关的化疗等。肺受照体积和肺平均照射剂量是重要的危险因素，患者自身的危险因素也会影响放射性肺炎的严重程度（表2-6-2）。

表2-6-2　放疗相关肺毒性危险因素

治疗相关危险因素	患者自身危险因素
总辐射剂量	年龄
剂量分数和剂量率	性别
肺受照体积	吸烟
辐射技术	合并肺疾病如COPD、间质性肺炎
化疗	肿瘤的类型、位置和大小
免疫治疗	

注：COPD，慢性阻塞性肺疾病。

［来自：RAHI MS，PAREKH J，PEDNEKAR P，et al. Radiation-Induced Lung Injury-Current Perspectives and Management［J］. Clin Pract，2021，11（3）：410-429.］

具有肿瘤放疗史及典型的临床症状和体征，通过肺血管造影排除血栓栓塞，结合胸部 CT，排除感染、心力衰竭、药物性肺炎、原有肿瘤病变以及慢性阻塞性肺疾病（chronic obstructive pulmonary disease，COPD）等，并且 CT 显示位于放射区的斑片状肺泡磨玻璃影或实变影即可诊断放射性肺炎。放射性肺损伤的阶段从急性放射性肺炎到慢性肺纤维化。亚急性放射性肺炎的症状通常发生于放疗后 4~12 周，而迟发性或纤维化放射性肺炎的症状出现于 6~12 个月后。

肺功能测定有助于区分症状是否由 COPD 发作还是肺间质性病变引起，也有助于确定呼吸功能受损的严重程度。DLCO 下降预示放射性肺炎的发生。结合血气分析和 6 min 步行试验进行动态评估有助于帮助诊断及评估肺功能。

二、胸腔积液

术前呼吸系统评估旨在预测术后呼吸并发症的发生，对于肿瘤患者，除了评估可能存在的肺不张、肺部感染、COPD、哮喘、抗肿瘤治疗相关肺毒性外，胸腔积液也是需要评估的内容，因为 15% 的癌症患者出现恶性胸腔积液（malignant pleural effusion，MPE）。MPE 可由转移病变、淋巴瘤及其他血液系统恶性肿瘤或原发性胸膜恶性肿瘤引起，恶性胸腔积液是肿瘤通过支气管阻塞、纵隔淋巴结浸润、血栓栓塞、上腔静脉综合征等对胸膜腔造成间接影响所致。胸腔积液患者不仅可出现呼吸困难，术后呼吸并发症的发生率也大大增加。

术前评估存在胸腔积液的肿瘤患者，是否需要采取措施治疗胸腔积液，取决于患者有无呼吸系统症状，其中呼吸困难是最常见且最突出的。大量胸腔积液的患者术前行治疗性胸膜腔穿刺术可能有益。对于术前留置胸腔引流管的患者，要注意评估肺粘连、肺不张以及复张性肺水肿等问题。

三、气道评估

口咽部肿瘤、喉癌、颈部肿瘤、纵隔占位、气道肿瘤、食管肿瘤及肺癌侵犯气道、胸腔内占位压迫气道等可导致气道阻塞、气管支气管软化或气管支气管食管瘘等。最常见的容易导致中央气道阻塞的是气道肿瘤。长期使用人工气道的患者，发生声门下或气管狭窄的风险增加，气管支气管软化的风险亦会增加。另外，上腔静脉综合征患者可能会出现口咽喉部和气道的水肿，导致整个气道狭窄、呼吸困难。

中央气道阻塞可危及患者生命，气管的病变在围手术期尤其是麻醉诱导和拔管期发生严重并发症的风险很高，因此及时识别和治疗至关重要。颈部、胸部 CT 以及喉镜、纤维支气管镜检查可帮助医师对气道的病变和阻塞程度进行判断。此类患者术前必须做好充分的气道评估和准备工作。根据病变的位置，决定不同的术前准备措施，如术前安置气道 / 食管支架，术前气管切开，或采用特殊的麻醉诱导方式，如清醒状态下纤支镜气管插管等。

（庞倩芸　刘红亮）

第七节　内分泌和电解质状态

一、糖皮质激素和高血糖

17%以上的肿瘤患者伴有糖尿病和血糖异常。一些抗肿瘤治疗也可诱发糖尿病或高血糖，如免疫检查点抑制剂，化疗药如顺铂、紫杉醇、环磷酰胺等，具有直接或间接地导致血糖升高的作用。一些化疗药易出现全身过敏反应、输液反应或恶心、呕吐，在使用这些化疗药时，常常需要使用糖皮质激素来预防或治疗不良反应。

糖皮质激素的使用可导致血糖升高，可能会使隐匿的糖尿病显露出来，也可能会使之前得到控制的血糖水平恶化，导致糖尿病患者病情加重。糖尿病会使癌症患者全因病死率和癌症特异性病死率增加30%～50%。因此术前需要注意监测血糖水平，评估控制血糖的用药情况，以及高血压、慢性肾病、心脑血管病和自主神经病变等其他糖尿病相关疾病的情况，因为这些疾病可能导致围手术期管理变得更复杂。

二、低钠血症和高钙血症

低钠血症的原因很多，癌症患者可能会因副肿瘤综合征或某些治疗而出现术前低钠血症。小细胞肺癌可异位生成抗利尿激素（antidiuretic hormone，ADH）；大剂量使用环磷酰胺或使用一些抗精神类药物如卡马西平能增强ADH释放，导致抗利尿激素分泌异常综合征（syndrome of inappropriate antidiuretic hormone，SIADH）；垂体功能减退或甲状腺功能减退也可引起低钠血症；肿瘤患者化疗引起呕吐或腹泻，也可导致低血容量性低钠血症。严重低钠血症可导致意识变化，影响呼吸和心跳；术前低钠血症也可能引起术后并发症风险升高。因此术前如检测出低钠血症，应进行全面的病史查询和体格检查，行电解质、血糖、血清渗透压和尿渗透压等实验室检查，评估低钠血症的急缓程度和严重程度，并根据结果做好术前准备。

高钙血症在癌症患者中相对常见，发生率为20%～30%，与不良预后有关。恶性肿瘤体液性高钙血症（humoral hypercalcemia of malignancy，HHM）主要是由甲状旁腺激素相关蛋白（parathyroid hormone-related protein，PTHrP）的分泌引起，在恶性肿瘤高钙血症患者中占比高达80%。HHM最常见于鳞状细胞癌（肺部、头部和颈部）、肾癌、膀胱癌、乳腺癌或卵巢癌患者。约20%的恶性肿瘤高钙血症病例是由溶骨性转移所致。肿瘤细胞诱导局部骨质溶解常见于发生骨转移的实体瘤及多发性骨髓瘤。因此术前往往需要筛查血清钙。如果发现患者存在高钙血症，则术前应尽量将补液方案调整到最佳并使血钙水平恢复正常。

三、肾上腺功能不全

癌症患者有可能出现肾上腺功能不全，原因大多是长期应用糖皮质激素使肾上腺受到抑制，少数情况下是因为癌症转移到双侧肾上腺。检查点抑制剂免疫治疗也可能引起肾上腺功能减退症，但这种并发症较罕见。

术前评估患者使用的糖皮质激素剂量和持续时间，可预测有无肾上腺抑制，从而明确是否需要在围手术期给予"应激剂量"的糖皮质激素。

四、甲状腺功能减退

某些化疗药及颈部放疗可引起甲状腺功能减退。研究显示，头颈癌或淋巴瘤颈部淋巴结放疗患者因放射诱发甲状腺功能减退的发生率为23%～53%，接受靶向药物及免疫治疗的肿瘤患者甲状腺功能减退的发生率为20%～30%。如长期使用酪氨酸激酶抑制剂舒尼替尼和索拉非尼等可能引起甲状腺功能减退症。甲状腺功能减退症患者可出现术中心动过缓、低血压，术后苏醒延迟、手术部位愈合不良等并发症。因此，接受颈部放疗以及长期使用酪氨酸激酶抑制剂的肿瘤患者，术前应该行甲状腺功能检查。

五、神经内分泌肿瘤

神经内分泌肿瘤（neuroendocrine tumor，NET）是一组具有异质性的恶性肿瘤，常见于消化系统、泌尿系统和肺部，根据分泌的物质不同从而表现为不同的临床症状。

1. 类癌综合征

类癌综合征是指某些NET产生的多种激素所介导的一系列症状，最常见的表现是皮肤潮红和腹泻。超过90%的类癌综合征患者有转移性病变（通常为肝转移）和小肠远端或结肠近端（中肠）原发性肿瘤。类癌危象是一种危及生命的类癌综合征形式，常见于有产生5羟色胺的高分化神经内分泌瘤的患者，可能因针对肿瘤的操作（床旁触诊、活检或手术操作时）或麻醉诱导而激发。5羟色胺长期升高还可导致类癌心脏病。类癌心脏病影响着50%的类癌综合征患者，严重影响预后。对于此类患者，术前可行CT/MRI/生长抑素受体成像/超声内镜检查，以及相应的血和尿的激素水平检测，术前备好奥曲肽。

2. 嗜铬细胞瘤和副神经节瘤

嗜铬细胞瘤和副神经节瘤是分泌儿茶酚胺的神经内分泌瘤，嗜铬细胞瘤来源于肾上腺髓质和交感神经节的嗜铬细胞，副神经节瘤来源于肾上腺外的自主副神经节。嗜铬细胞瘤/副神经节瘤诱发的儿茶酚胺危象是一种罕见的内分泌急症，可导致危及生命的血流动力学不稳定，导致终末器官损伤或功能障碍，与大约15%的显著病死率相关。因此识别症状和体征并做出适当的诊断，术前做好充分的准备至关重要。

（庞倩芸　刘红亮）

第八节 肿瘤及抗肿瘤相关治疗的其他影响

一、血液系统

1. 贫血

癌症患者常存在贫血，且通常未得到充分治疗。贫血和体能状态受损与术后结局较差相关。此外，贫血是癌症患者预后不良的独立预测因素。缺铁通常会促进癌症患者发生贫血，尤其是胃肠道恶性肿瘤患者。因此，癌症患者术前应接受全血细胞计数和分类计数及血清铁蛋白相关检查。

异体输血可抑制免疫系统，可能对癌症患者术后并发症及远期预后有不良影响。限制性输血策略可能使结局更好。如果术前需要输血，则应在使血红蛋白水平 ≥ 70 g/L 的情况下尽量减少输血量。如果缺铁，术前可给予口服铁补充剂和静脉铁补充治疗，以减少围手术期对输血的需求，改善患者的力量和耐力，还可能改善其生存质量。

2. 中性粒细胞减少及淋巴细胞减少

接受化疗或者血液系统恶性肿瘤的患者有骨髓抑制，感染风险增加，许多伴有中性粒细胞减少性发热。中性粒细胞减少和淋巴细胞减少的持续时间越长，则感染风险越高。女性患者、年龄大、肥胖、营养差、吸烟、合并糖尿病等疾病会导致术后感染的风险增加。如果患者术前发现中性粒细胞减少，则应尽可能推迟非急诊手术，行积极的诊断和治疗干预。

血液系统肿瘤患者（如慢性淋巴细胞白血病）由于免疫效应细胞的功能缺陷而存在细胞及体液免疫应答异常，这类患者更容易发生感染，尤其在使用嘌呤类似物、苯丁酸氮芥和阿仑单抗治疗时。无脾及脾功能下降患者或脾切除术后也易发生感染。术前注意评估这些危险因素，做好血常规中白细胞、中性粒细胞及淋巴细胞的检测。

3. 血小板减少

癌症患者会因为癌症自身因素或针对癌症的相关治疗而出现血小板减少。一般来说，血小板计数不低于 50 000/μL 时可行大多数外科手术操作，但是也必须考虑具体的手术操作以及血小板功能。如果血小板减少由治疗引起，则应考虑推迟手术直到血小板计数恢复正常。

术前应停用影响血小板功能的药物（阿司匹林、氯吡格雷、非甾体抗炎药）足够长时间，以使血小板功能充分恢复。停用时间取决于具体的抗血小板药物、手术以及患者的其他临床疾病和所用药物。术前对于患者血小板功能的评估，除了检测血小板计数外，还应使用血栓弹力图等检测血小板功能。

二、肝肾功能

1. 肝毒性

绝大部分抗肿瘤治疗药可直接导致肝毒性或加重基础肝脏疾病，尤其是传统细胞毒药物、分子靶向制剂和免疫治疗药物。免疫抑制治疗还可导致乙肝病毒再激活。肝肿瘤的放疗也会产生肝毒性，放疗结合化疗还导致放疗唤起性肝毒性损伤。肝功能异常可能改变药物代谢，增加肝外毒性的风险。因此，术前要仔细评估肝功能和凝血功能。

2. 肾毒性

癌症患者可发生多种肾脏并发症，包括急性肾损伤、慢性肾脏病、蛋白尿、肾病综合征以及电解质紊乱。一些胃肠道、泌尿系统或妇科肿瘤患者可压迫或侵犯输尿管导致输尿管梗阻，引起肾功能异常。癌症患者的肾功不全会影响预后，使病死率升高、住院时间延长以及花费增加。

许多抗肿瘤治疗药如顺铂、环磷酰胺、其他传统化疗药物、检查点抑制剂免疫治疗以及靶向血管内皮生长因子（vascular endothelial growth factor，VEGF）等可通过多种机制引起肾毒性，其中肾毒性发生率最高的是顺铂。对于近期接受化疗的患者，术前都应测定血尿素氮、肌酐和电解质浓度。

三、中枢神经系统

1. 脑转移筛查

对于容易发生脑转移的癌症如黑色素瘤、小细胞肺癌、绒癌、肾细胞癌、乳腺癌、肺腺癌或者甲状腺癌，以及其他癌症患者如果出现了任何提示脑转移的症状（如头痛、精神状态改变、癫痫发作或其他神经系统症状），术前应当考虑脑放射影像学检查。如果计划预防性使用抗凝治疗，那么对于那些肿瘤易发生自发出血的患者，术前也应行脑放射影像学筛查（首选 MRI）。存在未治疗的脑转移灶是全身抗凝治疗的相对禁忌证，而活动性颅内出血为绝对禁忌证。

2. 副肿瘤综合征

影响神经肌肉功能的副肿瘤综合征相对罕见，但是在围手术期要尤其注意，因为麻醉药物会加重神经肌肉功能异常，造成呼吸功能衰竭或延迟拔管。虽然很多类型的肿瘤都可能发生影响神经肌肉功能的副肿瘤综合征，但是很多都发生于小细胞肺癌患者。癌症治疗可能会减轻这些症状。

（庞倩芸　刘红亮）

参考文献

［1］ LU D, ANDERSSON TM, FALL K, et al. Clinical diagnosis of mental disorders immediately before and after cancer diagnosis：a nationwide matched cohort study in Sweden［J］. JAMA Oncol, 2016, 2(9)：1188-1196.

［2］ WU C, LIN D, MA F, et al. New progress in elucidating the relationship between cancer therapy and cardiovascular toxicity［J］. Biosci Trends, 2021, 15(4)：211-218.

［3］ GUPTA K, UCHEL T, KARAMIAN G, et al. Pulmonary complications of tyrosine kinase inhibitors and immune checkpoint inhibitors in patients with non-small cell lung cancer［J］. Cancer Treat Res Commun, 2021, 28：100439.

［4］ PORTENOY RK . Treatment of cancer pain［J］. The Lancet, 2011, 377(9784)：2236-2247.

［5］ PANG Q, DUAN L, JIANG Y, et al. Oncologic and long-term outcomes of enhanced recovery after surgery in cancer surgeries - a systematic review［J］. World J Surg Oncol, 2021, 19(1)：191.

［6］ MITCHELL AJ, CHAN M, BHATTI H, et al. Prevalence of depression, anxiety, and adjustment disorder in oncological, haematological, and palliative-care settings：a meta-analysis of 94 interview-based studies［J］. Lancet Oncol, 2011, 12(2)：160-174.

［7］ SINGER S, DAS-MUNSHI J, BRÄHLER E. Prevalence of mental health conditions in cancer patients in acute care—a meta-analysis［J］. Ann Oncol, 2010, 21(5)：925-930.

［8］ American Psychiatric Association. Diagnostic and Statistical Manual of Mental Disorders, Fifth Edition (DSM-5). American Psychiatric Association, Washington DC, 2013.

［9］ CHEN SJ, CHANG CH, CHEN KC, et al. Association between depressive disorders and risk of breast cancer recurrence after curative surgery［J］. Medicine(Baltimore), 2016, 95(33)：e4547.

［10］ GOODWIN JS, ZHANG DD, OSTIR GV. Effect of depression on diagnosis, treatment, and survival of older women with breast cancer［J］. J Am Geriatr Soc, 2004, 52(1)：106-111.

［11］ HAMER M, CHIDA Y, MOLLOY GJ. Psychological distress and cancer mortality［J］. J Psychosom Res, 2009, 66(3)：255-258.

［12］ WIKMAN A, LJUNG R, JOHAR A, et al. Psychiatric morbidity and survival after surgery for esophageal cancer：a population-based cohort study［J］. J Clin Oncol, 2015, 33(5)：448-454.

［13］ GRASSI L. Psychiatric and psychosocial implications in cancer care：the agenda of psycho-oncology［J］. Epidemiol Psychiatr Sci, 2020, 29：e89.

［14］ MERGENTHALER U, HEYMANNS J, KÖPPLER H, et al. Evaluation of psychosocial distress in patients treated in a community-based oncology group practice in Germany［J］. Ann Oncol, 2011, 22(4)：931-938.

［15］ HOLLAND JC, ANDERSEN B, BREITBART WS, et al. Distress management［J］. J Natl Compr Canc Netw, 2013, 11(2)：190-209.

［16］ BAKEN DM, WOOLLEY C. Validation of the distress thermometer, impact thermometer and combinations of these in screening for distress［J］. Psychooncology, 2011, 20(6)：609-614.

［17］ WALKER J, HANSEN CH, MARTIN P, et al. Prevalence of depression in adults with cancer：a systematic review［J］. Ann Oncol, 2013, 24(4)：895-900.

［18］ WALKER J, HANSEN CH, MARTIN P, et al. Prevalence, associations, and adequacy of treatment of major depression in patients with cancer: a cross-sectional analysis of routinely collected clinical data [J]. Lancet Psychiatry, 2014, 1(5): 3433-3450.

[19] KREBBER AM, BUFFART LM, KLEIJN G, et al. Prevalence of depression in cancer patients: a meta-analysis of diagnostic interviews and self-report instruments [J]. Psychooncology, 2014, 23(2): 121-130.

[20] JIM HS, SUTTON SK, JACOBSEN PB, et al. Risk factors for depression and fatigue among survivors of hematopoietic cell transplantation [J]. Cancer, 2016, 122(8): 1290-1297.

[21] HONDA K, GOODWIN RD. Cancer and mental disorders in a national community sample: findings from the national comorbidity survey [J]. Psychother Psychosom, 2004, 73(4): 235-242.

[22] RASIC DT, BELIK SL, BOLTON JM, et al. Cancer, mental disorders, suicidal ideation and attempts in a large community sample [J]. Psychooncology, 2008, 17(7): 660-667.

[23] POLSKY D, DOSHI JA, MARCUS S, et al. Long-term risk for depressive symptoms after a medical diagnosis [J]. Arch Intern Med, 2005, 165(11): 1260-1266.

[24] DALTON SO, LAURSEN TM, ROSS L, et al. Risk for hospitalization with depression after a cancer diagnosis: a nationwide, population-based study of cancer patients in Denmark from 1973 to 2003 [J]. J Clin Oncol, 2009, 27(9): 1440-1445.

[25] BRINTZENHOFE-SZOC KM, LEVIN TT, LI Y, et al. Mixed anxiety/depression symptoms in a large cancer cohort: prevalence by cancer type [J]. Psychosomatics, 2009, 50(4): 383-391.

[26] ANDERSEN BL, ROWLAND JH, SOMERFIELD MR. Screening, assessment, and care of anxiety and depressive symptoms in adults with cancer: an american society of clinical oncology guideline adaptation [J]. J Oncol Pract, 2015, 11(2): 133-134.

[27] KROENKE K, SPITZER RL, WILLIAMS JB. The Patient Health Questionnaire-2: validity of a two-item depression screener [J]. Med Care, 2003, 41(11): 1284-1292.

[28] THEKKUMPURATH P, WALKER J, BUTCHER I, et al. Screening for major depression in cancer outpatients: the diagnostic accuracy of the 9-item patient health questionnaire [J]. Cancer, 2011, 117(1): 218-227.

[29] SPITZER RL, KROENKE K, WILLIAMS JB, et al. A brief measure for assessing generalized anxiety disorder: the GAD-7 [J]. Arch Intern Med, 2006, 166(10): 1092-1097.

[30] BREITBART W, ALICI Y. Evidence-based treatment of delirium in patients with cancer [J]. J Clin Oncol, 2012, 30(11): 1206-1211.

[31] AHLES TA, ROOT JC, RYAN EL. Cancer- and cancer treatment-associated cognitive change: an update on the state of the science [J]. J Clin Oncol, 2012, 30(30): 3675-3686.

[32] DE LA CRUZ M, FAN J, YENNU S, et al. The frequency of missed delirium in patients referred to palliative care in a comprehensive cancer center [J]. Support Care Cancer, 2015, 23(8): 2427–2433.

[33] NORTHOUSE L, WILLIAMS AL, GIVEN B, et al. Psychosocial care for family caregivers of patients with cancer [J]. J Clin Oncol, 2012, 30(11): 1227-1234.

[34] BLUM K, SHERMAN DW. Understanding the experience of caregivers: a focus on transitions [J]. Semin Oncol Nurs, 2010, 26(4): 243-258.

[35] MOSHER CE, BAKAS T, CHAMPION VL. Physical health, mental health, and life changes among family caregivers of patients with lung cancer [J]. Oncol Nurs Forum, 2013, 40(1): 53-61.

[36] FEARON K, STRASSER F, ANKER SD, et al. Definition and classification of cancer cachexia: an international consensus framework [J]. Lancet Oncol, 2011, 12(5): 489-495.

［37］ JENSEN GL, MIRTALLO J, COMPHER C, et al. Adult starvation and disease-related malnutrition: a proposal for etiology based diagnosis in the clinical practice setting from the international consensus guideline committee［J］. J Parenter Enter Nutr, 2010, 34(2): 156-159.

［38］ VON HAEHLING S, ANKER SD. Cachexia as a major underestimated and unmet medical need: facts and numbers［J］. J Cachexia Sarcopenia Muscle, 2010, 1(1): 1-5.

［39］ EBNER N, SPRINGER J, KALANTAR-ZADEH K, et al. Mechanism and novel therapeutic approaches to wasting in chronic disease［J］. Maturitas, 2013, 75(3): 199-206.

［40］ VON HAEHLING S, LAINSCAK M, SPRINGER J, et al. Cardiac cachexia: a systematic overview［J］. Pharmacol Ther, 2009, 121(3): 227-254.

［41］ MARTIN L, SENESSE P, GIOULBASANIS I, et al. Diagnostic criteria for the classification of cancer-associated weight loss［J］. J Clin Oncol, 2015, 33(1): 90-99.

［42］ ROELAND EJ, BOHLKE K, BARACOS VE, et al. Management of Cancer Cachexia: ASCO Guideline［J］. J Clin Oncol, 2020, 38(21): 2438-2453.

［43］ DEL FABBRO E, HUI D, DALAL S, et al. Clinical outcomes and contributors to weight loss in a cancer cachexia clinic［J］. J Palliat Med, 2011, 14(9): 1004-1008.

［44］ FERGUSON M, CAPRA S, BAUER J, et al. Development of a valid and reliable malnutrition screening tool for adult acute hospital patients［J］. Nutrition, 1999, 15(6): 458-464.

［45］ STRATTON RJ, HACKSTON A, LONGMORE D, et al. Malnutrition in hospital outpatients and inpatients: prevalence, concurrent validity and ease of use of the 'malnutrition universal screening tool' ('MUST') for adults［J］. Br J Nutr, 2004, 92(5): 799-808.

［46］ KONDRUP J, RASMUSSEN HH, HAMBERG O, et al. Nutritional risk screening (NRS 2002): a new method based on an analysis of controlled clinical trials［J］. Clin Nutr, 2003, 22(3): 321-336.

［47］ KISS N, LOELIGER J, FINDLAY M, et al. Clinical Oncology Society of Australia: Position statement on cancer-related malnutrition and sarcopenia［J］. Nutr Diet, 2020, 77(4): 416-425.

［48］ MALMSTROM TK, MORLEY JE. SARC-F: a simple questionnaire to rapidly diagnose sarcopenia［J］. J Am Med Dir Assoc, 2013, 14(8): 531-532.

［49］ FU X, TIAN Z, THAPA S, et al. Comparing SARC-F with SARC CalF for screening sarcopenia in advanced cancer patients［J］. Clin Nutr, 2020, 39(11): 3337-3345.

［50］ OTTERY F. Definition of standardized nutritional assessment and interventional pathways in oncology［J］. Nutrition, 1996, 12(1 Suppl): S15-S19.

［51］ DETSKY AS, MCLAUGHLIN JR, BAKER JP, et al. What is subjective global assessment of nutritional status［J］? JPEN J Parenter Enteral Nutr, 1987, 11(1): 8-13.

［52］ VAN DEN BEUKEN-VAN EVERDINGEN MH, DE RIJKE JM, KESSELS AG, et al. Prevalence of pain in patients with cancer: a systematic review of the past 40 years［J］. Ann Oncol, 2007, 18(9): 1437-1449.

［53］ FALLON M, GIUSTI R, AIELLIi F, et al. Management of cancer pain in adult patients: ESMO Clinical Practice Guidelines［J］. Ann Oncol, 2018, 29(Suppl 4): iv166-iv191.

［54］ 李萍萍, 吴晓明, 刘端祺, 等. 北京市癌症疼痛管理规范(2017年版)［J］. 中国疼痛医学杂志, 2017, 12(23): 7-15.

［55］ PORTENOY RK, AHMED E. Cancer Pain Syndromes［J］. Hematol Oncol Clin North Am, 2018, 32(3): 371-386.

［56］ DAUT RL, CLEELAND CS, FLANERY RC. Development of the Wisconsin Brief Pain Questionnaire to assess pain in cancer and other diseases［J］. Pain, 1983, 17(2): 197-210.

［57］ MOZAFFARIAN D, BENJAMIN EJ, Go AS, et al. Heart disease and stroke statistics--2015 update: a report from the American Heart Association［J］. Circulation, 2015, 131(4): e29-322.

［58］ ZAMORANO JL, LANCELLOTTI P, RODRIGUEZ MD, et al. 2016 ESC position paper on cancer treatments and cardiovascular toxicity developed under the auspices of the ESC committee for practice guidelines: the Task Force for cancer treatments and cardiovascular toxicity of the European Society of Cardiology(ESC)［J］. Eur Heart J, 2016, 37(6): 2768-2801.

［59］ MACKIE AM, WATSON CB. Anaesthesia and mediastinal masses. A case report and review of the literature［J］. Anaesthesia, 1984, 39(9): 899-903.

［60］ MAISCHh B, RISTIC A, PANKUWEIT S. Evaluation and management of pericardial effusion in patients with neoplastic disease［J］. Prog Cardiovasc Dis, 2010, 53(2): 157-163.

［61］ SAHAI SK. Perioperative assessment of the cancer patient［J］. Best Pract Res Clin Anaesthesiol, 2013, 27(4): 465-480.

［62］ BHARADWAJ A, POTTS J, MOHAMED MO, et al. Acute myocardial infarction treatments and outcomes in 6.5 million patients with a current or historical diagnosis of cancer in the USA［J］. Eur Heart J, 2020, 41(23): 2183–2193.

［63］ 李道博, 刘基巍, 夏云龙. ANMCO/AIOM/AICO肿瘤心脏病学临床对策共识解读［J］. 中国循环杂志, 2017, 32(z2): 162-168.

［64］ FELKER GM, THOMPSON RE, HARE JM, et al. Underlying causes and long-term survival in patients with initially unexplained cardiomyopathy［J］. N Engl J Med, 2000, 342(15): 1077-1084.

［65］ DOBSON R, GHOSH AK, KY B, et al. British Society for Echocardiography and British Cardio-Oncology Society guideline for transthoracic echocardiographic assessment of adult cancer patients receiving anthracyclines and/or trastuzumab［J］. Echo Res Pract, 2021, 8(1): G1-G18.

［66］ KEEFE DL. Trastuzumab-associated cardiotoxicity［J］. Cancer, 2002, 95(7): 1592-1600.

［67］ PEREZ EA, RODEHEFFER R. Clinical cardiac tolerability of trastuzumab［J］. J Clin Oncol, 2004, 22(2): 322-329.

［68］ TARANTINI L, MASSIMO GM, DI LENARDA A, et al. ANMCO/AIOM/ AICO consensus document on clinical and management pathways of cardio-oncology: executive summary［J］. Eur Heart J, 2017, 19(Suppl D): D370-D379.

［69］ LENNEMAN CG, SAWYER DB. Cardio-oncology: an update on cardiotoxicity of cancer-related treatment［J］. Circ Res, 2016, 118(6): 1008-1020.

［70］ DREYFUSS AD, VELALOPOULOU A, AVGOUSTI H, et al. Preclinical models of radiation-induced cardiac toxicity: Potential mechanisms and biomarkers［J］. Front Oncol, 2022, 12: 920867.

［71］ GUJRAL DM, CHAHAL N, SENIOR, et al. Radiation-induced carotid artery atherosclerosis［J］. Radiother Oncol, 2014, 110(1): 31-38.

［72］ MENEZES KM, WANG H, HADA M, et al. Radiation Matters of the Heart: A Mini Review［J］. Front Cardiovasc Med, 2018, 5: 83.

［73］ LANCELLOTTIi P, NKOMO VT, BADANO LP, et al. Expert consensus for multi-modality imaging evaluation of cardiovascular complications of radiotherapy in adults: a report from the European Association of Cardiovascular Imaging and the American Society of Echocardiography［J］. Eur Heart J Cardiovasc

Imaging, 2013, 14(8): 721-740.

［74］ARMENIAN SH, LACCHETTI C, BARAC A, et al. Prevention and Monitoring of Cardiac Dysfunction in Survivors of Adult Cancers: American Society of Clinical Oncology Clinical Practice Guideline［J］. J Clin Oncol, 2017, 35(8): 893-911.

［75］VEDOVATI MC, GIUSTOZZI M, BECATTINI C. Venous thromboembolism and cancer: Current and future role of direct-acting oral anticoagulants［J］. Thromb Res, 2019, 177: 33-41.

［76］TIMP JF, BRAEKKAN sK, VERSTE HH, et al. Epidemiology of cancer-associated venous thmmbosis［J］. Blood, 2013, 122(10): 1712-1723.

［77］LIEBMAN HA, O'CONNELL C. Incidental venous thromboembolic events in cancer patients: what we know in 2016［J］. Thromb Res, 2016, 140 Suppl 1: S18-S20.

［78］CAPRINI JA.Thrombosis risk assessment as a guide to quality patient care［J］.Dis Mon, 2005, 51(2-3): 70-78.

［79］中华医学会心血管病学分会 中华心血管病杂志编辑委员会. 非心脏外科手术围手术期心血管疾病管理中国专家共识［J］. 中华心血管病杂志, 2023, 51(10): 1043-1055.

［80］CERIANI E, COMBESCURE C, IE GAL G, et al.Clinical prediction rules for pulmonary embolism: a systematic review and meta-analysis［J］.J Thromb Haemost, 2010, 8(5): 957-970.

［81］中华医学会呼吸病学分会肺栓塞与肺血管病学组, 中国医师协会呼吸医师分会肺栓塞与肺血管病工作委员会, 全国肺栓塞与肺血管病防治协作组. 肺血栓栓塞症诊治与预防指南［J］. 中华医学杂志, 2018 (14): 1060-1087.

［82］HALVORSEN S, MEHILLI J, CASSESE S, et al. 2022 ESC Guidelines on cardiovascular assessment and management of patients undergoing non-cardiac surgery［J］. Eur Heart J, 2022, 43(39): 3826-3924. Erratum in: Eur Heart J. 2023, 44(42): 4421.

［83］KRISTENSEN SD, KNUUTI J, SARASTE A, et al. 2014 ESC/ESA Guidelines on non-cardiac surgery: cardiovascular assessment and management: The Joint Task Force on non-cardiac surgery: cardiovascular assessment and management of the European Society of Cardiology (ESC) and the European Society of Anaesthesiology (ESA)［J］. Eur Heart J, 2014, 35(35): 2383-2431.

［84］DUCEPPE E, PARLOW J, MACDONALD P, et al. Canadian Cardiovascular Society Guidelines on Perioperative Cardiac Risk Assessment and Management for Patients Who Undergo Noncardiac Surgery［J］. Can J Cardiol, 2017, 33(1): 17-32.

［85］LEE TH, MARCANTONIO ER, MANGIONE CM, et al. Derivation and prospective validation of a simple index for prediction of cardiac risk of major noncardiac surgery［J］. Circulation, 1999, 100(10): 1043-1049.

［86］BILIMORIA KY, LIU Y, PARUCH JL, et al. Development and evaluation of the universal ACS NSQIP surgical risk calculator: a decision aid and informed consent tool for patients and surgeons［J］. J Am Coll Surg, 2013, 217(5): 833-842.e1-3.

［87］CAMUS P, FANTON A, BONNIAUD P, et al. Interstitial lung disease induced by drugs and radiation［J］. Respiration, 2004, 71(4): 301-326.

［88］SPAGNOLO P, BONNIAUD P, ROSSI G, et al. Drug-induced interstitial lung disease［J］. Eur Respir J, 2022, 60(4): 2102776.

［89］CAMUS P. Interstitial lung disease from drugs, biologics, and radiation. In: Interstitial Lung Disease, 5th, Schwarz M, King TE Jr (Eds). People's Medical Publishing House-USA, Shelton CT 2011. p.637.

［90］FUJIMOTO D, KATO R, MORIMOTO T, et al. Characteristics and Prognostic Impact of Pneumonitis during Systemic Anti-Cancer Therapy in Patients with Advanced Non-Small-Cell Lung Cancer［J］. PLoS One, 2016, 11(12): e0168465.

［91］VAHID B, MARIK PE. Pulmonary complications of novel antineoplastic agents for solid tumors［J］. Chest, 2008, 133(2): 528-538.

［92］LIMPER AH. Chemotherapy-induced lung disease［J］. Clin Chest Med, 2004, 25(1): 53-64.

［93］O'SULLIVAN JM, HUDDART RA, NORMAN AR, et al. Predicting the risk of bleomycin lung toxicity in patients with germ-cell tumours［J］. Ann Oncol, 2003, 14(1): 91-96.

［94］SLEIJFER S. Bleomycin-induced pneumonitis［J］. Chest, 2001, 120(2): 617-624.

［95］YERUSHALMI R, KRAMER MR, RIZEL S, et al. Decline in pulmonary function in patients with breast cancer receiving dose-dense chemotherapy: a prospective study［J］. Ann Oncol, 2009, 20(3): 437-440.

［96］CAMUS P, FANTON A, BONNIAUD P, et al. Interstitial lung disease induced by drugs and radiation［J］. Ann Oncol, 2009, 20(3): 437-440.

［97］WARDLEY AM, HILLER L, HOWARD HC, et al. tAnGo: a randomised phase III trial of gemcitabine in paclitaxel-containing, epirubicin/cyclophosphamide-based, adjuvant chemotherapy for early breast cancer: a prospective pulmonary, cardiac and hepatic function evaluation［J］. Br J Cancer, 2008, 99(4): 597-603.

［98］DIMOPOULOU I, GALANI H, DAFNI U, et al. A prospective study of pulmonary function in patients treated with paclitaxel and carboplatin［J］. Cancer, 2002, 94(2): 452-458.

［99］LEO F, SOLLIi P, SPAGGIARI L, et al. Respiratory function changes after chemotherapy: an additional risk for postoperative respiratory complications［J］?Ann Thorac Surg, 2004, 77(1): 260-265.

［100］BOSSI G, CERVERI I, VOLPINI E, et al. Long-term pulmonary sequelae after treatment of childhood Hodgkin's disease［J］. Ann Oncol, 1997, 8 Suppl 1: 19-24.

［101］CASTRO M, VEEDER MH, MAILLIARD JA, et al. A prospective study of pulmonary function in patients receiving mitomycin［J］. Chest, 1996, 109(4): 939-944.

［102］BARRIGER RB, FORQUER JA, BRABHAM JG, et al. A dose-volume analysis of radiation pneumonitis in non-small cell lung cancer patients treated with stereotactic body radiation therapy［J］. Int J Radiat Oncol Biol Phys, 2012, 82(1): 457-462.

［103］TAGHIAN AG, ASSAAD SI, NIEMIERKO A, et al. Risk of pneumonitis in breast cancer patients treated with radiation therapy and combination chemotherapy with paclitaxel［J］. J Natl Cancer Inst, 2001, 93(23): 1806-1811.

［104］INOUE A, KUNITOH H, SEKINE I, et al. Radiation pneumonitis in lung cancer patients: A retrospective study of risk factors and the long-term prognosis［J］. Int J Radiat Oncol Biol Phys, 2001, 49(3): 649-655.

［105］RAHI MS, PAREKH J, PEDNEKAR P, et al. Radiation-Induced Lung Injury-Current Perspectives and Management［J］. Clin Pract, 2021, 11(3): 410-429.

［106］LOPEZ GUERRA JL, GOMEZ D, ZHUANG Y, et al. Change in diffusing capacity after radiation as an objective measure for grading radiation pneumonitis in patients treated for non-small-cell lung cancer［J］. Int J Radiat Oncol Biol Phys, 2012, 83(5): 1573-1579.

［107］BIBBY AC, DORN P, PSALLIDAS I, et al. ERS/EACTS statement on the management of malignant pleural effusions［J］. Eur Respir J, 2018, 52(1): 1800349.

［108］HEFFNER JE, KLEIN JS. Recent advances in the diagnosis and management of malignant pleural effusions

[J]. Mayo Clin Proc, 2008, 83(2): 235-250.

[109] FERREIRO L, SUÁREZ-ANTELO J, VALDÉS L. Pleural procedures in the management of malignant effusions [J]. Ann Thorac Med, 2017, 12(1): 3-10.

[110] ABDEL RAHIM AA, AHMED ME, HASSAN MA. Respiratory complications after thyroidectomy and the need for tracheostomy in patients with a large goitre [J]. Br J Surg, 1999, 86(1): 88-90.

[111] RODRIGUEZ AN, DIAZ-JIMENEZ JP. Malignant respiratory-digestive fistulas [J]. Curr Opin Pulm Med, 2010, 16(4): 329-333.

[112] CHHAJED PN, EBERHARDT R, DIENEMANN H, et al. Therapeutic bronchoscopy interventions before surgical resection of lung cancer [J]. Ann Thorac Surg, 2006, 81(5): 1839-1843.

[113] BLACKLEDGE FA, ANAND VK. Tracheobronchial extension of recurrent respiratory papillomatosis [J]. Ann Otol Rhinol Laryngol, 2000, 109(9): 812-818.

[114] COSÍO BG, VILLENA V, ECHAVE-SUSTAETA J, et al. Endobronchial hamartoma [J]. Chest, 2002, 122 (1): 202-205.

[115] AN HS, CHOI EY, KWON BS, et al. Airway compression in children with congenital heart disease evaluated using computed tomography [J]. Ann Thorac Surg, 2013, 96(6): 2192-2197.

[116] TRIVEDI S, KARNA ST, BAGHEL KS, et al. Undiagnosed laryngocele: an airway emergency [J]. BMJ Case Rep, 2022, 15(3): e248126.

[117] KLEIN-WEIGEL PF, ELITOK S, RUTTLOFF A, et al. Superior vena cava syndrome [J]. Vasa, 2020, 49(6): 437-448.

[118] SRIVASTAVA SP, GOODWIN JE. Cancer biology and prevention in diabetes [J]. Cells, 2020, 9(6): 1380.

[119] BANERJI A, LAX T, GUYER A, et al. Management of hypersensitivity reactions to Carboplatin and Paclitaxel in an outpatient oncology infusion center: a 5-year review [J]. J Allergy Clin Immunol Pract, 2014, 2(4): 428-433.

[120] DILLMAN RO. Infusion reactions associated with the therapeutic use of monoclonal antibodies in the treatment of malignancy [J]. Cancer Metastasis Rev, 1999, 18(4): 465-471.

[121] HESKETH PJ, KRIS MG, GRUNBERG SM, et al. Proposal for classifying the acute emetogenicity of cancer chemotherapy [J]. J Clin Oncol, 1997, 15(1): 103-109.

[122] LIPSCOMBE LL, GOODWIN PJ, ZINMAN B, et al. The impact of diabetes on survival following breast cancer [J]. Breast Cancer Res Treat, 2008, 109(2): 389-395.

[123] STEIN KB, SNYDER CF, BARONE BB, et al. Colorectal cancer outcomes, recurrence, and complications in persons with and without diabetes mellitus: a systematic review and meta-analysis [J]. Dig Dis Sci, 2010, 55(7): 1839-1851.

[124] BARONE BB, YEH HC, SNYDER CF, et al. Long-term all-cause mortality in cancer patients with preexisting diabetes mellitus: a systematic review and meta-analysis [J]. JAMA, 2008, 300(23): 2754-2764.

[125] KIM JK, SUMMER SN, WOOD WM, et al. Osmotic and non-osmotic regulation of arginine vasopressin (AVP) release, mRNA, and promoter activity in small cell lung carcinoma (SCLC) cells [J]. Mol Cell Endocrinol, 1996, 123(2): 179-186.

[126] SALIDO M, MACARRON P, HERNÁNDEZ-GARCÍA C, et al. Water intoxication induced by low-dose cyclophosphamide in two patients with systemic lupus erythematosus [J]. Lupus, 2003, 12(8): 636-639.

[127] VAN AMELSVOORT T, BAKSHI R, DEVAUX CB, et al. Hyponatremia associated with carbamazepine

and oxcarbazepine therapy: a review[J]. Epilepsia, 1994, 35(1): 181-188.

[128] 张绍夫. 2014欧洲低钠血症诊疗临床实践指南解读[J].中国呼吸与危重监护杂志, 2015, 14(1): 103-106.

[129] LEUNG AA, MCALISTER FA, ROGERS SO JR, et al. Preoperative hyponatremia and perioperative complications[J]. Arch Intern Med, 2012, 172(19): 1474-1481.

[130] STEWART AF. Clinical practice. Hypercalcemia associated with cancer[J]. N Engl J Med, 2005, 352(4): 373-379.

[131] RATCLIFFE WA, HUTCHESSON AC, BUNDRED NJ, et al. Role of assays for parathyroid-hormone-related protein in investigation of hypercalcaemia[J]. Lancet, 1992, 339(8786): 164-167.

[132] GOLDNER W. Cancer-Related Hypercalcemia[J]. J Oncol Pract, 2016, 12(5): 426-432.

[133] IKEDA K, OHNO H, HANE M, et al. Development of a sensitive two-site immunoradiometric assay for parathyroid hormone-related peptide: evidence for elevated levels in plasma from patients with adult T-cell leukemia/lymphoma and B-cell lymphoma[J]. J Clin Endocrinol Metab, 1994, 79(5): 1322-1327.

[134] GRUNBAUM A, KREMER R. Parathyroid hormone-related protein (PTHrP) and malignancy[J]. Vitam Horm, 2022, 120: 133-177.

[135] HORWITZ MJ. Non-parathyroid hypercalcemia. In: Primer on the Metabolic Bone Diseases and Disorders of Mineral Metabolism, 9th ed, Bilezikian JP(Ed). Wiley-Blackwell, Hoboken, NJ 2018. p.639.

[136] BARROSO-SOUSA R, BARRY WT, GARRIDO-CASTRO AC, et al. Incidence of Endocrine Dysfunction Following the Use of Different Immune Checkpoint Inhibitor Regimens: A Systematic Review and Meta-analysis[J]. JAMA Oncol, 2018, 4(2): 173-182.

[137] HANCOCK SL, COX RS, MCDOUGALL IR. Thyroid diseases after treatment of Hodgkin's disease[J]. N Engl J Med, 1991, 325(9): 599-605.

[138] ZHOU L, CHEN J, TAO CJ, et al. Research progress of radiation-induced hypothyroidism in head and neck cancer[J]. J Cancer, 2021, 12(2): 451-459.

[139] TAMASKAR I, BUKOWSKI R, ELSON P, et al. Thyroid function test abnormalities in patients with metastatic renal cell carcinoma treated with sorafenib[J]. Ann Oncol, 2008, 19(2): 265-268.

[140] WALKO CM, AUBERT RE, LA-BECK NM, et al. Pharmacoepidemiology of Clinically Relevant Hypothyroidism and Hypertension from Sunitinib and Sorafenib[J]. Oncologist, 2017, 22(2): 208-212.

[141] PERCIK R, CRISENO S, ADAM S, et al. Diagnostic criteria and proposed management of immune-related endocrinopathies following immune checkpoint inhibitor therapy for cancer[J]. Endocr Connect, 2023, 12(5): e220513.

[142] KULKE MH, MAYER RJ. Carcinoid tumors[J]. N Engl J Med, 1999, 340(11): 858-868.

[143] DATTA S, WILLIAMS N, SUORTAMO S, et al. Carcinoid syndrome from small bowel endocrine carcinoma in the absence of hepatic metastasis[J]. Age Ageing, 2011, 40(6): 760-762.

[144] MATON PN. The carcinoid syndrome[J]. JAMA, 1988, 260(11): 1602-1605.

[145] TÖRNEBRANDT K, NOBIN A, ERICSSON M, et al. Circulation, respiration and serotonin levels in carcinoid patients during neurolept anaesthesia[J]. Anaesthesia, 1983, 38(10): 957-967.

[146] MARSH HM, MARTIN JK JR, KVOLS LK, et al. Carcinoid crisis during anesthesia: successful treatment with a somatostatin analogue[J]. Anesthesiology, 1987, 66(1): 89-91.

[147] LASKARATOS FM, DAVAR J, TOUMPANAKIS C. Carcinoid Heart Disease: a Review[J]. Curr Oncol Rep, 2021, 23(4): 48.

［148］MEIJS AC, SNEL M, CORSSMIT EPM. Pheochromocytoma/paraganglioma crisis: case series from a tertiary referral center for pheochromocytomas and paragangliomas［J］. Hormones (Athens), 2021, 20(2): 395-403.

［149］WILSON MJ, DEKKER JWT, HARLAAR JJ, et al. The role of preoperative iron deficiency in colorectal cancer patients: prevalence and treatment［J］. Int J Colorectal Dis, 2017, 32(11): 1617-1624.

［150］PANG QY, R AN, LIU HL. Perioperative transfusion and the prognosis of colorectal cancer surgery: a systematic review and meta-analysis［J］. World J Surg Oncol, 2019, 17(1): 7.

［151］TOWE CW, GULACK BC, KIM S, et al. Restrictive Transfusion Practices After Esophagectomy Are Associated With Improved Outcome: A Review of the Society of Thoracic Surgeons General Thoracic Database［J］. Ann Surg, 2018, 267(5): 886-891.

［152］OZBEN V, STOCCHI L, ASHBURN J, et al. Impact of a restrictive vs liberal transfusion strategy on anastomotic leakage and infectious complications after restorative surgery for rectal cancer［J］. Colorectal Dis, 2017, 19(8): 772-780.

［153］WILSON MJ, DEKKER JWT, BUETTNER S, et al. The effect of intravenous iron therapy on long-term survival in anaemic colorectal cancer patients: Results from a matched cohort study［J］. Surg Oncol, 2018, 27(2): 192-199.

［154］TANG GH, DHIR V, SCHEER AS, et al. Intravenous iron versus oral iron or observation for gastrointestinal malignancies: a systematic review［J］. Eur J Gastroenterol Hepatol, 2019, 31(7): 799-808.

［155］QUINN EM, MELAND E, MCGINN S, et al. Correction of iron-deficiency anaemia in colorectal surgery reduces perioperative transfusion rates: A before and after study［J］. Int J Surg, 2017, 38: 1-8.

［156］FLOWERS CR, SEIDENFELD J, BOW EJ, et al. Antimicrobial prophylaxis and outpatient management of fever and neutropenia in adults treated for malignancy: American Society of Clinical Oncology clinical practice guideline［J］. J Clin Oncol, 2013, 31(6): 794-810.

［157］RAPOPORT BL, STEEL HC, THERON AJ, et al. Role of the Neutrophil in the Pathogenesis of Advanced Cancer and Impaired Responsiveness to Therapy［J］. Molecules, 202, 25(7): 1618.

［158］RIDDERSTOLPE L. GILL H, GRANFELD H, et al. Superial and deep sternal wound complications: incidence, risk factors and mortality［J］. Eur J Cardiaothorac Surg, 2001, 20(6): 1168-1175.

［159］HILAL T, GEA-BANACLOCHE JC, LEIS JF. Chronic lymphocytic leukemia and infection risk in the era of targeted therapies: Linking mechanisms with infections［J］. Blood Rev, 2018, 32(5): 387-399.

［160］CHONG J, JONES P, SPELMAN D, et al. Overwhelming post-splenctomy sepsis in patients with asplenia and hyposplenia: a retrospective cohort study［J］. Epidemiol Infect, 2017, 145(2): 397-400.

［161］EIKELBOOM JW, HIRSH J, SPENCER FA, et al. Antiplatelet drugs: Antithrombotic Therapy and Prevention of Thrombosis, 9th ed: American College of Chest Physicians Evidence-Based Clinical Practice Guidelines［J］. Chest, 2012, 141(2 Suppl): e89S–e119S.

［162］BORGES JMDM, DE CARVALHO FO, GOMES IA, et al. Antiplatelet agents in perioperative noncardiac surgeries: to maintain or to suspend［J］? Ther Clin Risk Manag, 2018, 14: 1887-1895.

［163］PERRILLO RP, GISH R, FALCK-YTTER YT. Ameican gastroenterological association institute technical review on prevention and treatment of hepatitis B virus reactivation during immunosuppressive drug therapy ［J］. Gastroenterology, 2015, 148(1): 221-244.

［164］KOAY EJ, OWEN D, DAS P. Radiation-Induced Liver Disease and Modern Radiotherapy［J］. Semin Radiat Oncol, 2018, 28(4): 321-331.

［165］KHOZOUZ RF，HUQ SZ，PERRY MC. Radiation-induced liver disease［J］. J Clin Oncol，2008，26(29)：4844-4845.

［166］ROSNER MH，JHAVERI KD，MCMAHON BA，et al. Onconephrology：The intersections between the kidney and cancer［J］. CA Cancer J Clin，2021，71(1)：47-77.

［167］JAMES MT，BHATT M，PANNU N，et al. Long-term outcomes of acute kidney injury and strategies for improved care［J］. Nat Rev Nephrol，2020，16(4)：193-205.

［168］ROSNER MH，PERAZELLA MA. Acute Kidney Injury in Patients with Cancer［J］. N Engl J Med，2017，376(18)：1770-1781.

［169］LAUNAY-VACHER V，OUDARD S，JANUS N，et al. Prevalence of renal insufficiency in cancer patients and implications for anticancer drug management：the renal insufficiency and anticancer medications(IRMA) study［J］. Cancer，2007，110(6)：1376-1384.

［170］MANOHAR S，LEUNG N. Cisplatin nephrotoxicity：a review of the literature［J］. J Nephrol，2018，31(1)：15-25.

［171］LYMAN GH，BOHLKE K，FALANGA A，et al. Venous thromboembolism prophylaxis and treatment in patients with cancer：American Society of Clinical Oncology Clinical Practice Guideline Update［J］. J Oncol Pract，2015，11(3)：e442-444.

［172］周立新，关鸿志，刘洪生，等.小细胞肺癌相关神经副肿瘤综合征的临床特点及治疗［J］.中华医学杂志，2015，95(37)：3023-3026.

第三章
神经外科肿瘤手术精确麻醉

中枢神经系统是决定意识与生命中枢的重要器官，是神经外科疾病的主要发病部位，同时也是外科手术和全身麻醉药物的共同作用靶点。此外，许多神经外科手术需要患者术中采取特殊体位（如坐位、俯卧位等），对于颅内高压和脑灌注处于边缘的患者，要调整麻醉方法，加大了麻醉管理的难度。因此，麻醉医师应熟练掌握中枢神经系统相关的病理、生理和药理学基础理论知识，认真地进行麻醉前评估及麻醉前准备，注意根据患者病情特点制定最佳的麻醉方案。

第一节　神经系统生理及神经系统肿瘤病理生理

一、神经系统生理

1. 脑血流

脑组织血流非常丰富，正常情况下，脑组织重量约为 1 400 g，占体重的 2%，但脑血流（cerebral blood flow，CBF）却达心排血量的 12% ~ 15%［相当于 50 ml/（100 ml·kg）］，因此高灌注及高代谢是脑循环的显著特征。脑组织的血供来源于颈内动脉系统和椎-基底动脉系统，二者在枕骨大孔上方吻合形成基底动脉环（Willis 环），然后再分出大脑前、中、后动脉，其分支与颅外血管吻合。这种解剖上的特点可以确保即使营养血管的一支甚至两支功能障碍时，仍能维持大脑的基本血供。

CBF 由脑灌注压（cerebral perfusion pressure，CPP）和脑血管阻力（cerebral vascular resist，CVR）共同决定，即 CBF = ［平均动脉压（MAP）- 颅内压（ICP）］/CVR。正常生理状态下 ICP 基本保持恒定，对 CBF 影响不大。当 MAP 波动于 50 ~ 150 mmHg 时，脑血流量可由于脑血管的自动收缩与舒张而保持恒定，这称为脑血管的自动调节机制（autoregulator mechanism）。此外，机体还可以通过化学物质如 CO_2、O_2 等对脑血流进行调节。二氧化碳（carbon dioxid，

CO_2）是强效的血管扩张剂，它主要通过改变脑脊液的 pH 值来发挥对颅脑脉管系统的作用，也有证据显示脑脊液中 PCO_2 也对颅内血管平滑肌有直接作用。当血压在正常范围内、$PaCO_2$ 在 $20 \sim 80$ mmHg 时，CBF 与 $PaCO_2$ 存在线性关系，$PaCO_2$ 每改变 1 mmHg，CBF 改变 2% ~ 4%。超出 $20 \sim 80$ mmHg，血管直径已达极限，限制了 CBF 进一步改变。在低血压或者吸入挥发性麻醉药时，该代偿机制减弱。脑血管对血中 CO_2 变化的反应是迅速的，但在 $PaCO_2$ 变化和脑血流变化之间还是有一个短暂的潜伏期，一般为 $20 \sim 30$ s，原因可能是 $PaCO_2$ 通过改变脑血管周围间隙的成分来影响脑血流。而长时间低碳酸血症或高碳酸血症（超过 $6 \sim 8$ h）对脑血管阻力影响较小，因为脑脊液会通过主动运输碳酸盐透过血脑屏障调节其 pH 值到正常值。此外，随后纠正 $PaCO_2$ 很可能造成反弹式颅内低灌注或高灌注。与血管肌源性自身调节和化学调节相比，自主神经系统在脑血流自身调节方面只起到微弱的作用。在重度高血压、低氧血症和高碳酸血症时支配颅内小动脉的交感神经和循环中的拟交感物质都减弱了 CBF 的增加。

2. 脑代谢

脑的功能复杂，活动频繁，所以能量消耗特别多。成人脑组织仅占总体重的 2%，却在静息状下通过颈动脉和椎动脉接受 15% 的心排血量。与重量不匹配的丰富血液供应是由于脑组织对于氧的代谢需求（cerebral metabolic requirement of oxygen，$CMRO_2$）较大，每 100 g 脑组织消耗 O_2 约 3.5 ml/min，约为全身氧耗的 20%。脑耗氧占全身氧供的比例大于脑血流占心排血量的比例，脑组织从血流中摄取氧的比例较身体其他部分高，而氧的储备功能相对低下。生理状态下，大脑所需能量几乎全由葡萄糖有氧氧化供给，后者主要由肝糖原分解而来，能量储备也有限，故对缺氧耐受性极差。无论是在正常生理状态下或是脑缺血时，低温均能降低 CBF 和 $CMRO_2$，通常体温每下降 1 ℃，$CMRO_2$ 降低 6% ~ 7%。

3. 颅内压

颅腔周壁是坚硬的颅骨，颅骨没有伸缩性，颅腔内包括脑组织、血液和脑脊液 3 种内容物。正常情况下，成人颅内容量约为 1 400 ml，其中脑组织容量占 80% ~ 85%，脑脊液占 7% ~ 10%，颅内血容量占 5% ~ 8%。颅腔内的总容量形成一定的压力，称为颅内压。成人颅内压的正常值是 $5 \sim 15$ mmHg（$7 \sim 20$ cmH_2O）。颅内压超过 15 mmHg 时称颅内压增高。由于颅腔伸缩性差，颅内容量少量增加即可引起颅内压明显增高。病理情况下，当脑组织容量增加时，为了保持颅内压正常，脑脊液容量或脑血容量必须代偿性减少，然而，这样的代偿是有限的，尤其是在颅内容物体积迅速增大，到达代偿机制的临界值时，即使颅腔内容物的体积少量增加，也将导致颅内压明显升高。

二、神经系统肿瘤的病理生理

颅腔顺应性有限的特点，使颅内占位性病变均可能引起颅内压的改变。颅内占位通过其本身体积和周围水肿产生影响。在相对固定的颅腔内，任意占位病变首先通过减少其他颅腔内容物的体积来代偿。颅内容物容量不断增长则会引起颅内压的增高。在颅内容物容量增长的开始阶段，因颅腔内的调节作用，颅内压并不明显升高，随着内容物容量的继续增多，颅内空间调节作用逐渐耗尽，颅内压才快速增高，也即颅内压此时已发展到一个临界点，此后少量容量增加，也可引起颅内压显著上升。颅内占位性病变使脑脊液流动通路受压或阻塞时也可以引起颅内压增高。

颅内压增高时，颅内各分腔间出现压力梯度，脑组织从压力较高的分腔向压力较低的分腔移位，进而形成脑疝。缓慢增长的肿块，尤其是幕上的周边占位，由于代偿性容积重构，可以表现为占位体积很大而临床表现轻微。幕上的占位性病变可将颞叶的海马旁回、钩回通过小脑幕切迹挤向幕下，压迫动眼神经和中脑，引起同侧瞳孔散大、光反应消失，对侧偏瘫和昏迷，称为小脑幕切迹疝或颞叶疝。幕下空间容纳着生命中枢，其被第四脑室和枕骨大孔之间的脑脊液包裹：第四脑室连通幕上脑室和蛛网膜下池；枕骨大孔与脊柱延续。幕下很小的占位病变可以阻塞第四脑室，快速引起显著的颅内高压，所以，幕下占位最易出现肿瘤相关颅内压改变。幕下的占位性病变可将小脑扁桃体疝入枕骨大孔，压迫延髓而导致突然昏迷和呼吸停止，称枕骨大孔疝或小脑扁桃体疝。

（黄媛媛　卢锡华）

第二节　麻醉选择

一、麻醉方法

应根据患者的具体情况和病情，以及麻醉仪器设备情况选择合适的麻醉方法。颅脑手术大多考虑选择全身麻醉，但是选择哪一种麻醉药物，如何诱导和维持，都要慎重考虑。对于严重颅脑创伤、脑疝晚期、生命已经处于垂危状态的患者，可视具体情况不用或少用全身麻醉药，或仅给予小剂量肌肉松弛药即行气管插管，术中再根据病情恢复情况酌情确定麻醉药的种类和用量。对于创伤小、持续时间短暂而患者身体情况又许可的手术操作，如脑室钻孔引流、颅骨修补术等，可在局部麻醉下进行。

二、麻醉药物

1. 吸入麻醉药

挥发性麻醉药物在剂量依赖性降低 $CMRO_2$ 的同时，有直接扩张脑血管的特性，增加了脑血流量和脑血容量，使颅内压升高。扩张血管作用的强弱顺序约为氟烷＞恩氟烷＞地氟烷＞异氟烷＞七氟烷，地氟烷、异氟烷和七氟烷引起脑血流量改变的差异性并无临床意义。吸入麻醉药还抑制脑血管自身调节，干扰其对 CO_2 的反应。当浓度高达 1 MAC 时，大脑自身调节能力维持大部分的完整性；在大于等于 1 MAC 时，自身调节能力丧失，脑血管扩张效应占主导；而在低于 1 MAC 时，由于保留了脑血管对 CO_2 的反应性，正常脑组织可通过低二氧化碳完全逆转脑血容量和颅内压的升高，但是在病理状态下，这种代偿机制被损害或者完全不存在。

与氟类挥发性麻醉药降低脑代谢不同，N_2O 可增强脑代谢，增加脑血流量。单独使用一氧化二氮（N_2O）麻醉时对脑血流量的影响最大；在已使用麻醉药物丙泊酚或苯二氮䓬类的情况下，再应用 N_2O 时对脑血流量的影响最小；与其他强效挥发性麻醉药物合用时对脑血流量的影响中等。

此外，所有的挥发性麻醉药均有神经保护作用。

2. 静脉麻醉药

通过 GABA 能机制起作用的静脉麻醉药（如巴比妥类药物、丙泊酚和依托咪酯）剂量依赖性地降低 $CMRO_2$、CBF、CBV 和 ICP。与挥发性麻醉药不同，静脉麻醉药没有增加血管舒张作用。药物如丙泊酚的直接作用是降低 $CMRO_2$，而 CBF、CBV 和 ICP 的降低源于正常的生理反射。此外，丙泊酚还可抑制兴奋性氨基酸的释放，减少钙离子内流和清除氧自由基，从而减少兴奋性氨基酸的神经毒性，保护细胞膜，对脑缺血再灌注损伤有防治作用。丙泊酚靶控输注是神经外科较理想的麻醉维持用药。大剂量应用依托咪酯对循环功能尤其是脑灌注压影响轻微，而且能减少脑血流、脑氧耗和颅内病变患者的 ICP，是神经外科较好的全麻诱导药物。

使用静脉麻醉药时，脑血管对 CO_2 的反应性得以保留。如果进行过度通气，会对静脉麻醉药引起的 CBF 降低产生附加效应，其结果是 CBF 不足和低灌注缺血的高风险。

NMDA 受体阻断剂氯胺酮是静脉麻醉药物中唯一可以增加 CMR 和 CBF 的药物，具有独特的脑功能激活作用。氯胺酮麻醉中，CBF 的自动调节机制保持完整，但脑血管对 $PaCO_2$ 的反应性增加约 60%。氯胺酮具有直接扩张脑血管的作用，能迅速增加 CBF 和 $CMRO_2$，氯胺酮促进脑代谢的机制尚不清楚。氯胺酮显著增加颅内压，这种增加能被过度通气、硫喷妥钠或苯二氮草类药物阻断或减弱。但是也有研究证明，氯胺酮引起的颅内压升高并不能被巴比妥类、地西泮或咪达唑仑所阻断。因此，氯胺酮不被推荐用于神经外科患者的麻醉，特别是对于颅内压升高或颅内顺应性降低的患者。由于氯胺酮的镇痛作用强，而对呼吸无明显的抑制作用，适用于需要保留自主呼吸的脑干手术患者的术中麻醉维持。

3. 肌松药

肌松药不能通过血脑屏障，从而对脑血管无直接作用。但肌松药对 CBF 有间接作用，如组胺释放作用，可降低脑血管阻力和静脉回流阻力，从而使 ICP 降低。肌松过程中患者血压升高，也可进一步增加颅内高压患者的 ICP。大多数临床情况中非去极化肌松药对 CBF 和颅内压影响很小。琥珀酰胆碱可引起颅内压增高，但作用轻微且短暂，在神经外科患者中，如果需要应用琥珀胆碱，建议先用小剂量的非去极化肌松药，可防止琥珀酰胆碱引起的颅内压增高。

（黄媛媛　卢锡华）

第三节　神经外科肿瘤手术麻醉的特殊问题

一、颅内压的调控

颅腔顺应性有限，颅腔内脑组织、血液和脑脊液这 3 种内容物任一成分的增加都可能引起颅内压增加。颅内占位性病变可直接增加颅内容量、病变周围脑水肿或阻塞脑脊液循环通路致梗阻性脑积水都会引起颅内压增加；脑脊液吸收障碍或分泌过多导致脑积水也可引起颅内压增加；此外，引起颅内血容量增加的因素如颈内外静脉机械阻塞、头低位、通气障碍、呼气末正压过高、颈托过紧等使静脉回流减少，$PaCO_2$ 过高、缺氧、酸中毒、代谢水平增高、下丘脑或脑干部位手术刺激血管运动中枢等使脑血流量增加均可引起颅内压升高。颅内压升高的治疗取决于病因、颅内高压的程度和持续时间。颅内压升高的程度与颅内病变的部位和范围密切相关。处理颅内压增高的主要目的是使颅内容量的增加不要超过代偿所允许的临界点，使其不发生脑疝和颅内高压危象，以争取时间进行病因治疗，从根本上解决问题。

1. 病因治疗

如切除占位性病变，及时清除外伤性颅内血肿等即可降低颅内压。

2. 保持呼吸道通畅及过度通气

颅内压增高患者常有昏迷，呼吸道难以保持通畅而导致高碳酸血症，高碳酸血症可引起脑血管扩张、脑血容量增加，以致颅内压急剧增高，从而使脑灌注压下降，引起脑组织缺血/缺氧。颅内高压患者应及时清除口腔及呼吸道分泌物，必要时行气管切开，行机械通气，维持 PaO_2 在 100 mmHg 以上，$PaCO_2$ 在 40 mmHg 以下。

动脉血二氧化碳分压对脑血流有调节作用。控制性低碳酸血症曾是颅脑外科手术中控制颅内压增高的常规方法之一。其基本原理是：低碳酸血症常伴有脑血流量和脑血容量的减少，从而导致颅内压的降低或"脑松弛"。二氧化碳分压每降低 1 mmHg 可使脑血流量减少 2%～4%。临床上常通过呼吸机实施过度通气，将动脉血二氧化碳分压或呼气末二氧化碳分压维持于 25～30 mmHg，以有效控制颅内压。但是，长时间持续过度通气或动脉血二氧化碳分压过于降低可使乳酸产生增多，这有可能加重脑水肿或抑制循环功能。因此，一般认为不应将二氧化碳分压降至 25 mmHg 以下，每次过度通气时间以不超过 1 h 为宜，可采用间断过度通气措施。鉴于低碳酸血症的脑血管收缩效应在某些情况下可导致脑缺血及低碳酸血症降低脑血流量和颅内压的效应短暂，过度通气的使用应有确切的适应证（如颅内压增高和颅内压不确定，或需要改善手术野的状况，以及同时存在这两种情况），不应将过度通气列为"神经外科手术麻醉"的常规方法。

3. 渗透性脱水药和利尿药

在神经外科手术和神经外科危重症治疗中，临床上广泛使用高渗剂和利尿剂来减少脑组织的细胞内液和细胞外液的容量，常用的有渗透性利尿剂和袢利尿剂。

甘露醇因其应用于神经外科手术的历史悠久且降低脑容量的效果确切而快速，在神经外科术中最为常见。甘露醇静脉输注后在脑血管和脑组织间产生渗透压梯度，使脑组织间隙水向血管内移动，脑组织体积缩小，颅内压降低。但这一作用只在血脑屏障完整时有效。当血脑屏障受损时，甘露醇不仅存在于血管内，还可以进入脑组织，使脑组织与血液间无渗透压差存在，因此水不再自脑组织转移至血管内。针对这一推测，大部分临床医师采取的态度是凭经验使用甘露醇，即如果使用以后可以有效地降低颅内压，改善手术野条件，则继续重复给药。甘露醇用药剂量为 0.25～1 g/kg，成人剂量为 20% 甘露醇 125～250 ml 静脉输注，输注时间 10～15 min。如输注过快，颅内血管突然暴露于极端高渗的环境中，可出现血管扩张效应，导致脑组织充血和颅内压增高，而在缓慢给药时则不会发生。用药前颅内压越高，甘露醇的降颅内压效果越明显，一般用药后 10～20 min 颅内压开始下降，30 min 降至最低水平，1 h 后颅内压逐渐回升，4～8 h 恢复到用药前水平。1 g 甘露醇约排尿 10 ml，用药后应适当输液。

袢利尿剂（通常是呋塞米）有时与渗透性利尿剂联合使用。甘露醇能形成渗透压梯度，使脑实质脱水，而呋塞米则通过加速血管内水的排出而维持该梯度。甘露醇与呋塞米合用可增强降低颅内压效果、延长作用时间，除利尿作用外，呋塞米还可使脑脊液生成降低 40%～70%。呋塞米用量为 0.5～1 mg/kg，静脉注射。

脱水药及利尿药均可引起血容量降低及低血压，而低血压时脑灌注压下降，增加脑缺血性损害的危险性，故治疗时要严密监测血压。脱水药和利尿药只宜作为治疗脑水肿、颅内压增高的临时性措施，或用于预防和治疗脑疝，不适宜用于长期治疗。

4. 肾上腺皮质激素

肾上腺皮质激素可减轻脑水肿及降低肿瘤引起的血脑屏障通透性增加。临床上肾上腺皮质激素对脑肿瘤伴发的脑水肿疗效较好，疗效与肿瘤的病理类型及病灶周围水肿的严重程度有关。肾上腺皮质激素的降颅压作用开始较慢，虽然使用肾上腺皮质激素在 24 h 内即可改善手术条件，但降低颅内压的作用可能在应用激素后的 48～72 h 也不会出现，且其对脑水肿的预防作用强于逆转脑水肿的作用，故应及早用药。临床上治疗脑水肿首选地塞米松，一般 10～30 mg 静脉注射或滴注，也可以选择氢化可的松 100～300 mg 静脉滴注。在创伤性颅脑损伤的患者中使用类固醇激素虽然没有明显的不良反应，但也没有任何有利的作用，所以在这类患者中不建议使用。

5. 低温疗法

低温可降低代谢率，体温每降低 1 ℃，脑耗氧量降低约 5%，同时脑血流量减少，脑容积缩小和颅内压下降。低温还降低细胞通透性，从而减轻脑水肿。临床上用头部冰帽、四肢大血管处放冰袋，使体温下降至 32～35 ℃。为防止御寒反应发生，低温应与神经安定类药合用，以避免代谢增加。

6. 体位

头高足低位可减少脑血容量，并使颅内脑脊液向脊髓蛛网膜下腔转移，对颅内压升高有辅助治疗作用。

7. 脑室外引流

通过脑室引流放出脑脊液可迅速降低颅内压，比任何药物的作用更为明显。但是应用腰椎穿刺引流脑脊液降低颅内压有引起脑疝的危险，目前很少采用。对脑室引流应保持密闭无菌，应控制脑脊液引流速度，以免引起脑室塌陷而出现颅内血肿，同时要防止脑脊液反流。治疗期间应预防感染和保持引流管通畅，并应监测颅内压。

8. 对症支持治疗

如维持循环稳定，避免血压剧烈波动；疼痛患者可给予镇痛药；烦躁患者给予镇静药；有抽搐发作的患者应给予抗癫痫药物治疗等。

二、动脉血压的管理

适当降低患者血压可减少手术出血，减少输血机会。尤其是对于颅脑深部手术，可以提供清晰的手术视野，有利于手术的进行。但是在大多数颅脑手术中，脑灌注压应当维持正常，甚至高于正常水平。因为长时间的血压降低有可能引起脑灌注压下降而导致脑组织缺血，因此要注意低血压的程度和持续时间，一般在关键操作步骤结束后即尽量使血压恢复至接近正常状态。

过去最常用硝普钠和挥发性麻醉药来控制性降压，硝普钠在很短的时间内可取得很好的降压效果，但它可引起脑血管舒张，同样，高浓度挥发性麻醉药也有直接舒张脑血管的作用，所以它们控制性降压的作用都很不理想。

多数情况下，应用大剂量瑞芬太尼（或其他阿片类药物）和丙泊酚就可以达到所需的降压水平，有时可能需要辅助使用 β_1-肾上腺素受体阻滞剂。瑞芬太尼不会引起 CBF 增加和脑血管舒张，可迅速达到临床麻醉深度并且可以快速代谢消除。同样，丙泊酚可舒张全身血管而产生降压效果，但不会引起脑血管舒张，同样可以快速代谢消除。辅助应用 β-肾上腺能受体阻滞剂拉贝洛尔常能达到很好的降压效果。钙通道阻滞剂尼卡地平是最通用的降压药物，虽然可能影响机体的自身调节，但其短时起效，特别适用于不宜使用阿片类药物和麻醉药物患者的降压（例如麻醉苏醒期间或在重症监护室中）。

三、体位的选择

患者的体位随手术区域的不同而不同，可有仰卧位、侧卧位、侧俯卧位、俯卧位及坐位等。如何更好地暴露手术视野是决定患者体位的主要因素。麻醉医师应清楚某些体位的特殊情况，预期可能出现的生理损伤并确保其能够得到充分的治疗。如果存在明显的麻醉风险，麻醉医师应当与神经外科医师共同讨论替代的手术体位。小脑幕上开颅手术一般采用仰卧位、侧卧位或侧俯卧位；小脑幕下开颅手术一般采用侧卧位、侧俯卧位或坐位等。

术前要根据手术部位及患者的特点，如年龄、身高、体重等选择好合适的体位及翻身用具。摆体位时动作轻柔，体位垫的放置及约束带松紧合适。注意保护好气管导管、导尿管及动静脉通道，以防拔出。术中麻醉医师及巡回护士要密切观察患者情况，以确保手术顺利进行。

1. 仰卧位

仰卧位时头部可位于中间位或适当偏转，通常用于额部、颞部或顶部入路的手术。这是

肿瘤和精确麻醉

对循环影响最小的手术体位。头下放一头圈或以头架固定。偏一侧的手术可取头转向健侧的仰卧位；经额底入路，颈部轻度后仰；经纵裂入路，颈部轻度屈曲，能到达侧脑室或第三脑室，注意颈部勿过度屈曲，以免压迫气管导管和发生气栓，尤其是双额开颅术，有损伤上矢状窦的风险。

2. 侧卧位

侧卧位适用于顶骨后部、枕部和颅后窝的手术，包括脑桥角的肿瘤以及脊柱和基底动脉处的动脉瘤。在腋下放置卷垫可防止臂丛神经损伤。

3. 俯卧位

俯卧位适用于脊髓、枕叶、颅骨连接处和颅后窝的手术。俯卧位的潜在并发症很多，如：从仰卧位转为俯卧位时导致血流动力学的变化，术中通气障碍和脊髓损伤。为了减轻对腹部和股静脉回流的影响，同时保证膈肌移动充分，软垫应足够大并有充分的厚度，以减少对腹部的压迫。下颌内收，可引起气管导管受压，应使用钢丝加强管。采取俯卧位时应注意防止舌损伤。口腔存在的异物（如气管导管、食管听诊器、经口通气道）可能导致舌根（包括软腭及咽后壁）缺血。拔除气管导管后，缺血组织再灌注后的水肿可很快导致"巨舌症"，从而引起气道梗阻。因此，应避免使用口咽部不必要的设备或用纱布卷牙垫代替。视网膜缺血或失明是俯卧位的一个罕见的并发症，这是由于眼球受压导致视网膜中央血管血流受阻所致。每隔一段时间（如每15 min）以及术中改变头颈部位置后都应确保眼睛未受压迫。

4. 坐位

颅后窝手术，如小脑幕下入路有时使用坐位。合适的坐姿应是一种斜躺姿势而不是真正意义上的坐位，应将腿部尽可能地抬高（用软垫垫在膝盖下）以促进静脉回流。采用坐位时，临床医师应注意测量和维持手术野的灌注压。应以头部水平进行校正和测量平均动脉压才能真实地反映脑灌注压，压力换能器的基点以外耳道的水平为准。健康人脑灌注压（平均动脉压——估计的颅内压）的低限应维持在60 mmHg，以保证正常脑血流灌注。老年患者、高血压或脑血管疾病、颈椎退行性病变或颈椎管狭窄的患者（在这些患者可能出现脊髓灌注不足），以及在撑开器强力或持续压迫脑和脊髓时，脑灌注压的低限值应适度提高。如果在臂部用袖带测压，则需要对手臂和手术野之间的流体静压差进行校正（32 cm高的血液可产生25 mmHg的压力）。

坐位存在以下危险因素：

（1）静脉空气栓塞（venous air embolism，VAE）：坐位是VAE发生风险最高的体位。尽管VAE也见于典型的头略高于心脏水平的俯卧位或者侧卧位开颅术，但在坐位后颅窝手术中，经心前区多普勒监测其发生率为40%，用经食管超声监测则发生率高达76%，而在非坐位颅后窝手术中，其发生率要低得多，每次进入的气体量可能也较少。因为颅后窝包含一些引流至颈内静脉的主要的硬脑膜静脉窦及其汇合处，这些静脉无法压闭，所以，任何颅后窝的手术，无论什么体位，都需要进行VAE监测。心前区多普勒是将探头放置在胸骨左侧或右侧的第二与第三或第三与第四肋间处，监测到气体栓塞的概率极高。经食管超声监测静脉空气栓塞比心前区多普勒更加灵敏，并可确定空气有无右向左分流，但考虑到其有创性及价格昂贵等缺点，联合应用心前区多普勒和呼气末二氧化碳是临床上创伤最小且最简单有效的监测VAE的手段。

（2）颅内积气：在颅后窝开颅手术中，当出现脑膜越来越紧时，应考虑颅内积气的可能性。采取头高位时，由于低碳酸血症、静脉回流良好、渗透性利尿的使用和手术野脑脊液丢失等综合性因素使颅内容积减少，空气进入颅内。而关颅后，患者体位变为接近仰卧位，脑脊液、静脉血和细胞外液重新聚集于颅内，颅内空气压缩可引起组织广泛损伤。在头高位经颅后窝手术中，在手术缝合、颅内腔室完全与外界隔绝后，应停用 N_2O，因为 N_2O 可导致张力性颅内积气。然而，因为气体室中的 N_2O 可使气体室的收缩更快，所以在硬脑膜未关闭前使用 N_2O 对患者是有利的。

（3）巨舌症：有报道称在颅后窝手术后出现了上呼吸道梗阻，并观察到咽部结构水肿，包括软腭、咽后壁、咽部和舌根部。这是由于采用颈部屈曲位长时间手术时，异物（一般为口咽通气道）压迫使口咽部组织发生损伤以及长时间缺血后再灌注而引起的水肿。为了防止口咽部前后径过度减少，常保持颏部和胸骨间至少两横指宽或用纱布卷放置于上、下齿之间用作牙垫以减少压迫。在神经外科手术中，如常规使用经食管超声，应尽量采用小儿探头以避免咽喉部结构损伤。

（4）四肢麻痹：坐位本身即可引起罕见、不明原因的术后截瘫。原因可能为颈部屈曲可导致颈部脊髓受牵拉或受压。所以，存在颈椎退行性病变，尤其是伴有脑血管疾病的患者，可能是坐位的相对禁忌证。

四、液体管理

临床上液体治疗争议颇多。以往认为特意维持开颅术患者低血容量，有利于水分从血脑屏障受损部位的脑组织转移，然而，最近的证据表明，低血容量并不能使脑组织间隙水分减少，并可引起严重的机体血液灌注不足和低血压。因此，围手术期液体的补充首先要达到血流动力学和脑灌注压稳定的目的，在此前提下才能考虑为手术提供适当的脑松弛。所以，限制入量应根据具体病情来分析。

围手术期液体的补充包括术前额外缺失量、生理需要量、术中额外损失量（失血量、第三间隙丢失量、术野蒸发量）及麻醉后血管扩张造成的补偿性扩容量。麻醉后血管扩张造成的补偿性扩容量目前多主张以胶体液补充，剂量为 $5 \sim 7$ ml/kg。大多数神经外科手术的第三间隙和术野蒸发丢失量很小，可以忽略不计，而术中生理需要量和失血量必须给予 100% 补充，目前争议的焦点在于因术前禁食水造成的液体缺失量的补充。对于颅外手术和不存在脑水肿及颅内高压的颅内手术患者，应当补充这一部分液体。对于存在脑水肿及颅内高压的患者，可以考虑不予补充这一部分液体。但是对于术前存在严重脑水肿及颅内高压，且已限制入量，或已使用甘露醇数日的患者，术前已存在明显的脱水。麻醉后的血管扩张会引起血流动力学不稳定，导致低血压和 CBF 减少，脑和其他器官面临缺血损害。因此，对于这些患者，不仅要补充这一部分液体，还要部分补充术前脱水造成的缺失量。

目前普遍认为，胶体液对 ICP 的影响较小，更适用于神经外科患者，但大量输注仍要警惕对凝血功能的影响。液体补充除了维持正常血浆渗透压外，还应防止胶体渗透压明显降低。多

肿瘤和精确麻醉

数择期开颅术患者的补液量不大，可不必补充胶体液。但在需要大量输液的情况下（如多发伤、动脉瘤破裂、脑静脉窦撕裂、巴比妥类药物所致昏迷时需要补充液体以维持充盈压），联合应用等张晶体液和胶体液可能更为合适。一般认为，除非用于预防或治疗低血糖，神经外科手术中不应输入含糖溶液。血糖管理的合理目标是将血糖控制在 < 10.0 mmol/L，同时谨慎监测，避免低血糖。

（黄媛媛　卢锡华）

第四节　常见神经外科肿瘤手术的麻醉

一、幕上肿瘤手术麻醉

幕上肿瘤主要是指小脑幕以上包含的所有脑组织中生长的肿瘤。幕上肿瘤开颅切除术或活检术是神经外科最常见的手术。幕上肿瘤以胶质瘤最多，脑膜瘤次之，再次为神经纤维瘤、脑血管畸形、脑转移瘤等。根据位置不同，幕上肿瘤包括位于额叶、颞叶、顶叶、枕叶、中央区、丘脑、脑室内和鞍区的广泛部位的肿瘤，其中额叶肿瘤发生率居幕上肿瘤的首位。肿瘤位置不同，临床表现各异。幕上肿瘤临床表现主要包括局灶性症状和 ICP 升高症状两大类。

1. 麻醉前评估及麻醉前用药

幕上肿瘤患者的麻醉前评估与其他患者相类似，不同的是还要对神经系统进行评估。术前详细了解患者病史、体格检查、实验室检查及相关的影像学检查；确定肿瘤的位置、大小及其对颅内压的影响；评估患者意识水平及已经存在的永久性和可恢复的神经损害；了解患者药物治疗情况，特别注意皮质醇、利尿剂和抗惊厥药物；了解采用的手术体位、手术入路和手术计划，进行术前讨论并制定麻醉方案。

如果有颅内高压，术前用药最好避免镇静类或阿片类药物，因为呼吸抑制导致的高碳酸血症会加重颅内高压。皮质激素和抗惊厥药继续应用至手术前。

2. 监测

除常规监测外，还需要进行有创动脉压和尿量监测。呼气末 CO_2 监测本身不足以作为精确调节通气设置的标准，应注意血液和呼气末 CO_2 的差值及其动态变化。除了有创血压外，对手术中可能出现大出血（肿瘤侵犯矢状窦或大血管的肿瘤）的患者，如果外周静脉开放不够，应放置中心静脉导管。如果没有其他指征，术中一般不需要进行颅内压监测。

3. 麻醉诱导

麻醉诱导和气管插管对患者是关键阶段，应尽量维持血流动力学稳定，避免升高颅内压。最常用的诱导方法是，应用丙泊酚、非去极化肌松药以及阿片类药物如舒芬太尼提供充分的镇静、镇痛肌松，同时适度过度通气，以降低颅内压，减少置入喉镜和气管插管引起的刺激。实际诱导方法可以根据患者的反应和并发症有所调整。诱导过程中出现高血压，可以给予 β_1 受体阻滞剂或者给予丙泊酚加深麻醉。还可以给予 $0.5 \sim 1.0\ \mu g/kg$ 的艾司洛尔预防插管引起的心动过速。

4. 麻醉维持

麻醉维持的基本原则在于维持血流动力学稳定，维持 CPP，避免升高 ICP；通过降低 $CMRO_2$、CBF 来降低脑部张力。麻醉维持可以选择吸入麻醉、全凭静脉麻醉或者静脉给予阿片类、丙泊酚联合低剂量吸入麻醉药维持。即使手术刺激少，也推荐使用神经肌肉阻滞剂，除非要进行神经生理监测，以防患者肌肉过度疲劳和运动。麻醉手术刺激较强时需要加深麻醉，如上头架钉、切皮、打开硬脑膜、处理骨膜和关颅。上头架时疼痛刺激最强，充分镇痛、加深麻醉和局部麻醉浸润可有效抑制血流动力学的波动。固定好气管导管，以防意外脱管或因导管活动引起的气道损伤。术中根据需要选择性使用过度通气，使 $PaCO_2$ 维持在 30～35 mmHg，$PaCO_2$ 过低可能导致脑缺血和血红蛋白释放氧气障碍。液体治疗目标在于维持正常的血容量、血管张力、血糖，维持血细胞比容约 30%，轻度高渗（术毕 < 320 mOsm/L）。静脉补液应限于不含葡萄糖的等张晶体液或胶体液。预计大量出血的患者进行血液回收，对良性肿瘤患者可以将回收的血液清洗后进行回输。

5. 麻醉苏醒

大多数行择期开颅手术的患者如果神经功能没有受损，在术毕即可拔管。麻醉苏醒期应维持颅内或颅外稳态，避免诱发脑出血和影响 ICP、CBF 的因素，如咳嗽、气管内吸引、呼吸机对抗、高血压等。需要保留气管插管的患者应该维持镇静以防躁动。在持续使用超短效镇痛药（如瑞芬太尼）或吸入麻醉药时，停药前注意镇痛药的衔接。在术毕前追加长效镇痛药，如芬太尼、舒芬太尼或者曲马多，待患者呼吸及反射恢复后拔出气管导管。神经外科手术的术后镇痛对于避免患者躁动、减轻痛苦有着重要的意义，可以选择多模式镇痛的方式。在头皮神经阻滞及局部切口浸润麻醉的基础上，以阿片类药物为主，根据患者一般状态和手术入路可采用不同的配方。同时应注意药物用量，以避免影响患者的意识水平和神经功能评估。

经额叶下入路开颅术的患者有时表现为术后即刻出现意识障碍。牵拉和刺激额叶表面可导致患者嗜睡和清醒不彻底，表现为苏醒延迟或一定程度的去抑制化，这种现象有时又称为"额叶分裂"。这种现象在双侧额叶受牵拉时比单侧更常见。因此麻醉医师在拔管前应确保患者意识恢复。

二、颅后窝肿瘤手术麻醉

颅后窝包括脑干和颅底部位的手术麻醉。颅后窝接近生命中枢，病变部位有可能压迫呼吸和循环中枢，麻醉前访视过程中要详细了解患者的全身情况（包括重要器官的功能）、占位性病变的位置、血供的来源、侵犯的程度以及与重要神经和比邻血管的关系等，评估手术难度、出血量和危险系数等，预估术中可能发生的意外与并发症，制定适当的麻醉方案。

颅后窝肿物切除术存在一系列特殊问题：梗阻性脑积水、脑干生命中枢可能受损、颅内积气、特殊体位和静脉空气栓塞等。幕下肿瘤可以挤压第四脑室或者中脑导水管造成脑脊液梗阻。位置特殊的肿物尽管体积很小，但也可以引起颅内压显著升高，对于这种情况，通常在全麻诱导前，在局麻下行脑室切开引流。

刺激脑桥下部、延髓上段和第 V 对脑神经的轴外部分可导致一系列的心血管反应。在第四脑室底部手术时常刺激脑桥下部和延髓上段；在脑桥小脑角或邻近部位手术时，如听神经瘤、第 V 对脑神经（如三叉神经痛）、第 VII 对脑神经（如半侧面部痉挛）或第 IX 对脑神经（如舌咽神经痛）行微血管减压术时，常刺激脑桥下部和延髓上段。心血管反应包括心动过缓和低血压、心动过速和高血压、心动过缓和高血压以及室性心律失常。其中，迷走神经张力急性增高最为常见，有时会导致长时间的心脏停搏，且可能紧接着出现交感张力反射性增加。对这些部位进行手术操作时，必须仔细观察心电图的变化并行有创动脉血压监测，以便及时提醒外科医师，防止损伤邻近脑神经核和呼吸中枢。因为呼吸中枢和心血管中枢距离很近，呼吸中枢受损通常都会导致循环改变，可以通过心血管的反应来反映呼吸中枢的受损情况，所以现在已经很少保留自主呼吸。由于颅后窝手术存在损伤脑神经和其他结构的风险，可采用多种电生理监测技术，包括体感诱发电位、脑干听觉诱发电位和面神经肌电图监测。面神经肌电图监测要求患者处于无肌松或不完全肌松状态。

大多数后颅凹手术可以在侧卧位或俯卧位下完成，但是一些外科医师还是倾向于坐位手术。颈部过度屈曲可能导致上呼吸道水肿（静脉回流受阻导致），罕见四肢麻痹（颈髓受压所致）。术前合并颈椎狭窄可能发生四肢麻痹，应谨慎选择坐位手术。坐位手术时发生颅内积气的风险增加。关闭硬脑膜后，颅内气体压迫脑组织。术后颅内积气可以导致苏醒延迟并损伤神经功能。坐位开颅手术发生静脉空气栓塞的风险比其他体位高 20% ~ 40%，其临床表现取决于空气体积、进入血管的速度以及患者是否存在心脏右向左分流。手术中应使用最灵敏的仪器如经食管超声和心前区多普勒超声来监测静脉空气栓塞。即便监测到少量静脉空气栓塞也是有重要意义的，因为可以及时提醒外科医师处理进气的部位，以免过多空气继续进入静脉。

颅后窝的空间相对较小，其代偿空间比幕上空间更为有限，相对较轻的水肿即可导致意识、呼吸和心脏运动功能异常。麻醉医师应与神经外科医师充分合作，就可否拔管以及术后监护的地点（PACU 或 ICU）等进行协商。

三、垂体瘤手术麻醉

垂体腺瘤是常见的颅内肿瘤之一，占颅内肿瘤的 8% ~ 15%，发病率仅次于胶质瘤和脑膜瘤，占颅内肿瘤的第三位。垂体腺瘤按照分泌激素类型可分为高功能腺瘤和无功能腺瘤，最常见的病变是分泌催乳素的微小腺瘤和无分泌功能的巨大腺瘤。无分泌性腺瘤一般在就诊时肿瘤就较大，表现出明显的压迫症状（如头痛、视物模糊和垂体功能减退症状）。其他 3 种不常见的垂体肿瘤是：分泌生长激素的肿瘤，可导致肢端肥大症；分泌促肾上腺皮质激素（adrenocorticotropichormone，ACTH）的肿瘤，可导致库欣病；罕见的分泌促甲状腺刺激素释放激素的肿瘤，可导致甲状腺功能亢进。

术前应慎重地评估患者的内分泌功能和视力情况。术前应对严重的肾上腺皮质功能低下及其合并的低钠血症予以纠正。甲状腺功能低下并不常见，但如术前发现严重的甲状腺功能低下则应予纠正，因为甲状腺功能低下的患者常不能耐受麻醉药物的心血管抑制作用，同时也应注意垂体分泌功能亢进的表现。进行性肢端肥大症的患者可出现舌体肥大和声门狭窄，应进行充分的气道评估并准备困难气道的应对措施；此外，随着病程的延长，此型患者均伴有不同程度的血压增高、心律失常，出现左心室肥厚、瓣膜关闭不全等心脏器质性改变。

手术通常采用经鼻腔入路，但在某些患者，两侧的海绵窦由一片宽大的静脉窦相连，可以覆盖整个蝶鞍区的硬脑膜，使经蝶窦的蝶鞍区手术风险极高，会选择开颅手术入路。经蝶窦入路的切口位于上唇内侧或鼻孔内，术中对鼻黏膜表面用局部麻醉药和肾上腺素浸润，此时应注意观察有无心律失常的发生。术中对 CO_2 管理的要求视情况而定。有些情况下，要求使用低碳酸血症以减少脑容积，从而最大限度地减轻蛛网膜凸入蝶鞍的程度。而蝶鞍上的肿瘤在 CO_2 正常的情况下有助于病变组织进入蝶鞍更便于切除。

麻醉苏醒应力求平稳，尤其是对脑脊液腔隙被打开过（随后用纤维胶封闭或用脂肪或肌肉充填蝶窦）的患者，应避免咳嗽或呕吐等动作，因其可导致脑脊液漏口重新开放，从而增加继发性脑膜炎的风险。拔管前应将气道内的血凝块等清理干净，以免拔管后引起气道梗阻。

四、术中唤醒麻醉

随着神经外科手术模式的转变，神经外科手术已经发展至精准外科阶段，并且追求最大化切除、最小化神经精神损害、最大程度回归社会的目标。为了达到最大限度切除肿瘤而不损害神经功能的目的，脑功能区手术对功能区的精确定位是手术成功的关键。但是由于个体差异及病变推移，不同患者的脑功能区解剖存在差异，因此术中唤醒再次定位已成为目前神经外科脑功能区手术的核心技术手段和标准。

术中唤醒麻醉是指在术中唤醒的状态下，结合电生理定位技术和神经功能检测，以尽可能在切除脑功能区病灶的同时保护脑功能。其关键步骤包括：①开、关颅过程中镇痛充分，能够耐受手术；②麻醉与清醒过程平稳过渡；③患者术中皮质电刺激时足够清醒，配合神经功能测试；④维持患者呼吸循环等生命体征的安全与稳定。

1. 术中唤醒麻醉适应证和禁忌证

（1）术中唤醒麻醉适应证：①术中需进行皮质脑电图或精细电生理监测的开颅手术，该类手术要尽量避免麻醉药对电信号的干扰，包括癫痫手术、治疗帕金森病的深部电极植入术及难治性中枢性疼痛；②临近或位于脑皮质运动、感觉、语言、认知等功能性区域的占位病变；③脑内重要功能区供血血管的手术；④颅内微小病变手术，主要包括脑室切开术、立体定向下脑内活检术及脑室镜手术等。当然手术医师和麻醉医师还要充分权衡利弊，决定患者是否适宜施行唤醒开颅手术。

（2）术中唤醒麻醉禁忌证。

绝对禁忌证：①术前严重颅内高压，已有脑疝者；②术前有意识、认知障碍者；③术前沟通交流障碍，有严重失语，包括命名性、运动性以及传导性失语，造成医患之间沟通障碍，难以完成术中神经功能监测者；④术前未严格禁食水和饱胃患者，可能造成术中胃内容物反流误吸；⑤合并严重呼吸系统疾病和长期大量吸烟者；⑥枕下后颅凹入路手术需要俯卧位者；⑦无经验的外科医师和麻醉医师。

相对禁忌证：①对手术极度焦虑、恐惧者；②长期服用镇静药、镇痛药，已成瘾者；③病理性肥胖，$BM > 35 \, kg/m^2$，合并有肥胖性低通气量综合征；④合并有阻塞型睡眠呼吸暂停综合征（obstructive sleep apnea syndrome，OSAS）患者；⑤肿瘤与硬膜粘连明显，手术操作可能引起硬膜疼痛刺激明显的；⑥不能耐受长时间固定体位的，如合并脊柱炎、关节炎患者；⑦有全身或重要器官感染者；⑧重要脏器功能严重受损，如严重肝肾功能不全。

2. 麻醉前访视与麻醉前用药

首先进行麻醉前评估，排除术中唤醒禁忌证，并制定个体化的麻醉方案：根据患者的气道解剖结构和病史，判断是否为困难气道；了解患者是否存在癫痫病史及其日常治疗方案、体内抗癫痫药物的血药浓度，患者癫痫发作频率和程度；了解患者既往麻醉史及是否患有晕动病；通过影像学检查及临床表现，评估颅内病变对 ICP 的影响；了解颅内病变的部位和性质、是否服用过抗血小板药物以及既往是否有出血病史；了解患者焦虑状态、对疼痛的耐受性及是否已存在神经功能缺陷等。

麻醉医师术前必须访视患者，与其进行充分的沟通，要让患者了解术中一些必要的手操作及其可能会造成的患者不舒适感（如要保持固定体位、监测皮质脑电图时可能造成暂时性失语），取得患者的理解和配合，这也是唤醒手术成败的关键。

麻醉前用药旨在解除患者焦虑情绪，充分镇静并产生遗忘；抑制呼吸道腺体分泌；稳定血流动力学指标；提高痛阈；降低误吸胃内容物的风险及预防术后恶心、呕吐等。满足上述各项要求，需联合应用具有不同药物作用机制的药物，常用药物包括苯二氮䓬类药物、止吐药和抗胆碱类药等。

3. 手术体位

患者体位摆放原则为：患者舒适，保持呼吸道通畅。多采用侧卧位或半侧卧位，铺放手术单后要保证患者视野开阔，以减少其焦虑情绪；同时确保术中神经监测时患者面向麻醉医师，便于及时观察并处理可能发生的各种情况，以配合手术操作，同时要注意加温毯的应用和体位保护。

4. 头部神经阻滞与切口局部浸润麻醉

（1）头部神经支配与分布：头部伤害性知觉传入纤维主要源于三叉神经，也有发自面神经、舌咽神经和迷走神经，颈神经也参与其中。与唤醒麻醉技术有关的头部感觉神经包括枕大神经、枕小神经、耳颞神经、眶上神经、滑车上神经和额支，见**图3-4-1**。

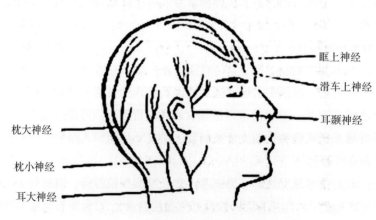

图 3-4-1　与唤醒麻醉技术有关的头部感觉神经

（2）头皮神经阻滞和局部浸润麻醉的药物选择：良好的头皮神经阻滞是唤醒的基础。阻滞枕大神经、枕小神经时，穿刺针需直达颅骨骨质，注入局麻药；阻滞耳颞神经时，应扪及颞浅动脉，定位神经位置后注入局麻药，然后可使外耳道及颞区皮肤痛觉减退或消失；阻滞框上神经时，要注意保护眼球，触及框上切迹后再注入局麻药；阻滞滑车上神经和额支时，头皮神经阻滞的关键需要足够浓度的局麻药（略高于局麻水平）、充分的作用时间，同时给予切口局部浸润麻醉，必要时使用利多卡因行硬膜表面麻醉。常用的局部麻醉药有利多卡因、布比卡因、左旋布比卡因以及罗哌卡因。唤醒麻醉中常用局部麻醉药浓度、剂量与用法见**表3-4-1**。

表 3-4-1　常用局部麻醉药浓度、剂量与用法

局部麻醉药	用法	浓度(%)	起效时间(min)	作用时效(min)	一次最大剂量(mg)	产生中枢神经系统症状的阈剂量(mg/kg)
利多卡因	头皮局部浸润	0.25～0.5	1	90～120	400	7
	头皮神经组织	1.0～1.5	10～20	120～240	400	7
	硬膜表面贴敷麻醉	2.0～4.0	5～10	60	400	7
布比卡因	头皮局部浸润	0.25～0.5		120～240	150	2
	头皮神经组织	0.25～0.5	15～30	360～720	200	2
罗哌卡因	头皮局部浸润	0.25～0.5	1～3	240～400	300	3.5
	头皮神经组织	0.5～1.0	2～4	240～400	300	3.5

5. 麻醉实施

神经外科麻醉的基本原则是维持颅内压稳定，唤醒麻醉也不例外。除了保持颅内压稳定，唤醒麻醉还需要一些特殊的技术策略，如头皮神经阻滞、高级气道管理、特有的镇静方案、完善的血流动力学管理。

目前常用的方法主要有两种。一种是麻醉监护下镇静（monitored anesthesia care，MAC），是指在整个手术过程中使用较低剂量的镇静和镇痛药物，并保留自主呼吸，通常无须侵入性气道设备。另一种是睡眠-清醒-睡眠（asleep-awake-asleep，AAA），即在唤醒期前采用全麻的方法控制气道，一般选择喉罩（laryngeal mask airway，LMA），唤醒期时待患者出现稳定的自主呼吸后拔除LMA，唤醒结束后患者重新进入全麻状态并重置LMA。

1）麻醉监护下镇静

MAC由传统意义上的神经安定镇痛术发展而来，指在临床诊疗过程中，在对患者严密监测下，麻醉医师通过注射镇静、镇痛药物来消除患者的焦虑恐怖情绪，减轻疼痛和其他伤害性刺激，从而提高手术的安全性和舒适性。在神经外科唤醒麻醉MAC中，常用丙泊酚-瑞芬太尼组合，或联合右美托咪定。由于以上药物均为超短效药物，具有起效快、消除迅速、不干扰电生理监测的优点。同时，MAC要求术前对患者进行充分的头皮神经阻滞和切口浸润麻醉，以减少术中阿片类药物用量，减少发生呼吸抑制的危险。唤醒麻醉MAC中，丙泊酚全凭

静脉麻醉（total intravenous anesthesia，TIVA）的常用剂量为 $0.8 \sim 1 \, mg/(kg \cdot h)$，TCI 时效应室靶浓度（Ce）是 $0.25 \sim 0.5 \, \mu g/ml$；瑞芬太尼 TIVA 输注速度为 $0.05 \sim 0.1 \, \mu g/(kg \cdot min)$，TCI 时 Ce 为 $1 \sim 3 \, ng/ml$。通常应在进行脑电图监测 15 min 以前停止使用丙泊酚，瑞芬太尼 $0.01 \sim 0.025 \, \mu g/(kg \cdot min)$ 背景剂量输注，可以有效地缓解患者的疼痛与不适，从而顺利实施神经功能学检查及肿瘤切除，且对呼吸和血流动力学均无明显影响。在关闭硬脑膜时重新开始输注丙泊酚。

唤醒期呼叫患者与其交流，获取患者主诉。术者常规准备冰盐水；麻醉医师应在患者周围，预测和处理有可能发生的任何情况，例如应准备可视喉镜、喉罩、纤支镜等困难气道设备。术中持续滴注丙戊酸钠，降低癫痫风险，准备咪达唑仑和丙泊酚（发生癫痫时使用）。临床对患者施行 MAC 应达到的标准：①患者镇静、保留自主呼吸、唤之能应；②清醒镇静评分（observer's assessment of alertness/sedation scale，OAA/S）≥ 3 或脑电双频谱指数（bispectralIndex，BIS）> 60；③患者完全不依赖或仅部分由呼吸机供氧。

OAA/S 标准：5 分，对正常语调的呼唤名字反应迅速（清醒）；4 分，对正常语调的呼唤名字反应冷淡；3 分，仅对大声或反复呼唤名字有反应；2 分，仅对轻度到摇推肩膀或头部有反应；1 分，对轻度摇推无反应；0 分，对挤捏斜方肌无反应。BIS 用于辅助判断唤醒麻醉中的意识恢复情况，当患者 BIS < 60 时，意识恢复 < 5%；BIS > 60 时，意识随 BIS 同步恢复；BIS > 80 时，50% 以上患者唤醒；BIS > 90 时，所有患者都可唤醒。

2）睡眠-清醒-睡眠

AAA 模式是深度镇静甚至接近于全身麻醉的一种临床麻醉技术。患者 OAA/S < 3 或 BIS < 60，可以保留自主呼吸，但往往需要放置气道辅助工具以便必要时施行机械通气。

在摆放体位、消毒及开颅钻孔时，需给予丙泊酚 $1.5 \sim 2 \, mg/kg$ 及瑞芬太尼 $0.1 \, \mu g/(kg \cdot min)$ 进行麻醉诱导。麻醉维持时丙泊酚靶控输注（TCI）效应室浓度为 $2.5 \sim 3 \, \mu g/ml$，泵注瑞芬太尼 $0.15 \sim 0.2 \, \mu g/(kg \cdot min)$。在监测前 $15 \sim 20$ min 停止输注，以配合检测和手术操作，在肿瘤切除或电极植入后继续诱导直至术毕。瑞芬太尼输注速度与药效直接相关，由于其独特的药代动力学特点，适用于静脉持续输注。由于代谢过于迅速，停药后镇痛作用很快消失，可能造成麻醉唤醒期的患者躁动。应用瑞芬太尼也应采用头部神经阻滞和（或）切口局部麻醉，在瑞芬太尼停药前 10 min 给予小剂量的芬太尼（$1 \sim 2 \, \mu g/kg$）或曲马多（$50 \sim 100 \, mg$）。

当然，术中并不局限于丙泊酚（P）+ 瑞芬太尼（R）的应用，年轻患者可以适当加用苯二氮䓬类药物，有利于术后遗忘；右美托咪定可以减少呼吸抑制和心血管不良反应的发生，减少阿片类药物的用量；二次诱导时可以使用肌松药及长效阿片类药物，降低术后不适感和疼痛发生率。

唤醒麻醉全程力求维持循环系统稳定，保持适宜的镇静水平，避免焦虑紧张，避免唤醒期疼痛刺激，保持呼吸道通畅，避免镇痛药和全麻药抑制呼吸，警惕麻醉唤醒过程的高血压与心动过速，加强监测和对因处理，必要时使用艾司洛尔、尼卡地平控制血流动力学改变。

MAC 法与 AAA 法各有优缺点。总体而言，AAA 法术中循环波动更明显，但缺氧、高碳酸血症等呼吸系统并发症低于 MAC 法。在唤醒质量方面，MAC 法明显优于 AAA 法，表现为唤醒时间和手术时间明显更短，唤醒期不良反应或唤醒失败概率更低。两种麻醉方式下，患者术后神经功能恢复情况类似，提示麻醉方式对患者长期转归没有明显差别。在具体选择麻醉方式时，应当根据肿瘤大小和部位、手术医师的熟练程度以及麻醉医师的偏好进行选择。若手术时间预计＞4 h，建议采用 AAA 法。

6. 术中唤醒麻醉可能出现的并发症

（1）麻醉唤醒期躁动：诱发唤醒期躁动的因素包括镇痛不全，定向力恢复不当，催醒不当，缺氧和二氧化碳蓄积，尿潴留和尿管刺激，束缚制动，血流动力学异常等。术前应与患者沟通，消除焦虑和恐惧；术中完善镇痛，留置导尿管，避免尿潴留；维持血流动力学平稳，避免知晓；避免缺氧和二氧化碳蓄积，避免使用拮抗剂，尤其是镇痛药拮抗剂，放松强制制动。

（2）呼吸抑制：麻醉期间最易发生急性气道阻塞，尤其是发生完全性气道梗阻时，如不即刻解除梗阻可危及生命。气道梗阻的原因主要有舌后坠、误吸和窒息、喉痉挛和支气管痉挛。唤醒麻醉呼吸抑制的重点在于预防和加强监测。术前对呼吸功能障碍或合并睡眠呼吸暂停综合征患者呼吸代偿能力进行重点评估。在低氧血症和二氧化碳蓄积发生时实施辅助和控制呼吸。

（3）高血压与心动过速：高血压与心动过速是麻醉唤醒期较为常见的心血管系统并发症。唤醒过程保持适宜的镇静水平，避免患者焦虑紧张；保持适宜的镇痛水平，避免麻醉唤醒期疼痛刺激；保持呼吸道通畅，避免镇痛药和全身麻醉药抑制呼吸，必要时采用有效的辅助呼吸。对于麻醉唤醒过程中发生的高血压与心动过速，在加强监测和针对原因处理的同时，可给予艾司洛尔、尼卡地平、乌拉地尔等有效地控制血流动力学改变。

（4）癫痫发作：术前有癫痫病史的患者在皮质功能区定位时可诱发癫痫大发作与局限性发作，个别病例可出现癫痫的持续状态或持续性癫痫发作。除了术前与患者沟通、消除焦虑和恐惧之外，还应在术中持续给予抗癫痫药，术中癫痫发作时用冰生理盐水冲洗脑组织局部，并经静脉给予咪达唑仑及丙泊酚。

（5）颅内压增高：术中颅内压增高时，应及时输注甘露醇，给予呋塞米、肾上腺皮质激素（首选地塞米松）；暂停吸入麻醉药，改用全凭静脉麻醉；适当加深麻醉，避免支气管痉挛导致气道压增高，影响静脉回流；适当过度通气，将动脉血二氧化碳分压维持于 $25 \sim 30$ mmHg，每次过度通气不超过 1 h 头高足低位利于静脉和脑脊液回流。

（6）恶心与呕吐：恶心与呕吐是唤醒麻醉中可能出现的一种危险并发症。持续性干呕可引起静脉压升高，增加颅内压力；全身麻醉状态或深度镇静可抑制保护性气道反射，一旦胃内容物反流或呕吐易误吸进入气管，引起支气管痉挛或淹溺、缺氧、肺不张、心动过速、低血压，甚至可窒息死亡。术中麻醉唤醒引起的恶心、呕吐与患者年龄、性别、焦虑情绪，使用喉罩或带套囊口咽通气道通气可能引起胃腔扩张，或术中使用已知具有催吐作用的药物如阿片类药物有关。因此，麻醉中应采取头侧位使分泌物或反流物便于吸除，同时声门处于最高位避免误吸；对于高危患者，术前推荐预防性应用止吐药；术中一旦出现呕吐反应，应充分保护呼吸道畅通，避免误吸的发生。

（7）低温与寒战：术中低温可造成患者强烈的不适感、血管收缩、寒战、组织低灌注和代谢性酸中毒等，以及损害血小板功能、心脏复极，并可降低多种药物的代谢过程。寒战可使患者代谢率增加，最高时可达300%，由此而引起的心排血量和通气需要量增加；同时还可使眼内压和颅内压增加。对低温的预防比对并发症的处理更为重要，应根据体温监测情况及时采取保温和其他相应措施。维持正常体温可使用热温毯、维持适宜的室温静脉输入液体和术野冲洗液体适当加温。曲马多（50 mg）在终止寒战和降低氧耗中非常有效。

（8）术中麻醉唤醒后的心理障碍：术中麻醉唤醒技术作为一种特殊的心理和躯体体验，可诱发心理障碍，在保护患者运动和语言功能的同时是否会导致术后心理障碍，值得重视。患者在极度压抑情绪下引起的精神改变，可产生创伤后应激障碍，可以是来自躯体的或情感的，也可以是单独或重复的。在发生令人恐惧或不愉快的经历时，这种症状会进一步发展。所以应该采取措施加以预防，术前充分沟通，使患者与手术医师、麻醉医师建立信任，增强其对手术成功的信心；手术过程中保持手术室环境舒适安静；术中唤醒阶段应给予适当浓度的镇静、镇痛药物，以减轻患者焦虑情绪，还可以考虑应用有遗忘作用的药物。

术中唤醒麻醉技术在切除脑功能区病灶的手术中对于最大程度切除病灶的同时保留脑功能至关重要，因此越来越成为常规操作。目前术中唤醒麻醉技术的最佳麻醉方案仍未达成共识，应用最为广泛的包括 AAA 及 MAC 方案。AAA 和 MAC 技术的核心差别在于前者一般用喉罩控制气道，后者不控制气道、保留患者自主呼吸。两种方法使用的关键药物均为丙泊酚、瑞芬太尼和右美托咪定，术中应通过严格的剂量滴定以达到不同的镇静深度。无论应用哪种技术，术前都应向患者充分宣教，掌握适应证和禁忌证，术中应用合理的药物管理策略和气道保护策略，密切监测 $PETCO_2$ 和 BIS 等指标，这一点至关重要，同时离不开麻醉科医师与神经外科医师以及电生理监测人员的密切沟通包括多学科合作。

（黄媛媛　卢锡华）

参考文献

［1］ ARICAN Ş, BAKDIK S, HACIBEYOĞLU G, et al. The effects of sevoflurane anesthesia on hemodynamics and cerebral artery diameters in endovascular treatment of intracranial aneurysm：A pilot study［J］. Ulus Travma Acil Cerrahi Derg, 2021, 27(2)：200-206.

［2］ ZHANG X. Effects of Anesthesia on Cerebral Blood Flow and Functional Connectivity of Nonhuman Primates［J］. Vet Sci, 2022, 9(10).

［3］ GÄRTNER M, WEIGAND A, MEIERING M S, et al. Region-and time-specific effects of ketamine on cerebral blood flow: a randomized controlled trial［J］. Neuropsychopharmacology, 2023, 48(12)：1735-1741.

［4］ NATALINI D, GANAU M, ROSENKRANZ R, et al. Comparison of the Asleep-Awake-Asleep Technique and Monitored Anesthesia Care During Awake Craniotomy：A Systematic Review and Meta-analysis［J］. J Neurosurg Anesthesiol, 2022, 34(1)：e1-e13.

第四章
头颈颌面部肿瘤手术精确麻醉

头颈颌面部肿瘤发病率呈现上升趋势。WHO 关于全球五大洲癌症发病率及病死率资料表明：口腔及口咽部肿瘤发病率上升的原因主要为烟草、酒精和乳头状病毒感染，也与致炎饮食明显相关，与国内反复咀嚼槟榔引起口颊部炎性改变、纤维化、黏膜白斑形成，最终形成口颊癌的生物学行为一致。在头颈颌面肿瘤中，下咽癌相对少见，约占头颈部恶性肿瘤的 3%，占全身恶性肿瘤的 0.5%，最常发生于梨状窝，其次为咽后壁区，环后区少见。梨状窝癌和下咽后壁癌多见于男性，而环后区癌女性较多见。下咽癌 95% 以上为鳞状细胞癌，且分化程度较低，通常发现比较晚，70%～85% 的病例诊断时已经属于 Ⅲ 期或 Ⅳ 期，而且疾病的早期即可发生颈部和远处转移。喉癌是头颈部常见恶性肿瘤之一，占全身恶性肿瘤的 1%～5%，其中 96%～98% 为鳞状细胞癌；根据肿瘤发生部位与声门的位置关系，喉癌分为声门上型、声门型和声门下型，其中声门下型少见。局部浸润喉癌的发生发展与多种因素作用相关，包括吸烟、饮酒、HPV 感染、放射线和性激素代谢紊乱等。甲状腺癌已经成为各级医院肿瘤手术的主要病种，来自我国的统计分析表明：1983—1987 年女性发病率为 1.93/10 万，男性为 0.77/10 万；2008—2012 年女性发病率增加至 12.18/10 万，男性增加至 3.89/10 万，30 年中女性发病率大概是男性的 3 倍，预计 2028—2032 年新增病例将达到 370 万。

随着头颈颌面肿瘤发病率的增加，相应的手术量也在不断攀升，给麻醉与围手术期管理带来新的挑战。大部分头颈颌面肿瘤手术麻醉主要存在以下特点：①肿瘤部位紧邻或者占据呼吸道，很多患者常因放疗或者多次手术致瘢痕挛缩、张口受限，麻醉诱导和气管内插管均有一定的困难和危险，术中分泌物和血液有误入气道的危险，且这类患者术中常需多次变动头部位置，麻醉医师又远离呼吸道，常有管道脱落的危险，所以，围手术期气道管理是重点和难点。②手术医师直接在口腔颌面部操作，邻近呼吸道，手术与麻醉可能互相干扰，是外科医师与麻醉医师沟通最多的手术类型。③手术缺损常常需要游离皮瓣修复，微血管吻合手术时间长，需要精细调控内环境。④无论是口腔内还是颈部手术后，均可能影响患者呼吸道，最好带管 24～48 h，等水肿消退后再拔除气管导管，或者预防性气管切开。⑤老年患者通常合并多种慢性疾病，围手术期必需精确管理，防止并发症发生。本章分三节分别阐述口颊癌、舌癌、牙龈癌、下咽癌、喉癌以及甲状腺肿瘤的精确麻醉管理。麻醉思维导图及气道管理计划见图 4-0-1 和图 4-0-2。

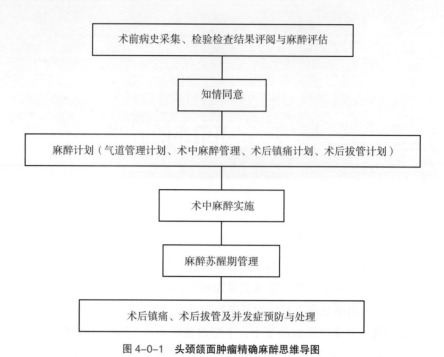

图 4-0-1　头颈颌面肿瘤精确麻醉思维导图

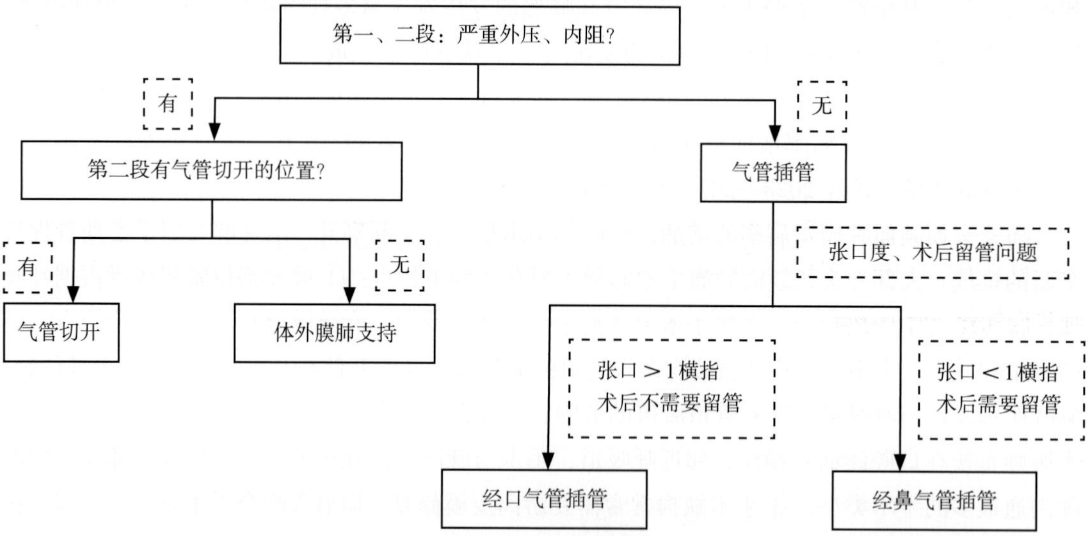

图 4-0-2　气道管理计划

注：第一段：从口腔或鼻腔至声门入口
第二段：从声门至胸廓入口

肿瘤和精确麻醉

第一节　口颊癌、舌癌、牙龈癌手术精确麻醉

口颊癌、舌癌、牙龈癌手术不仅需要处理原发病灶，还需要取邻近皮瓣或游离皮瓣修复缺损，对游离皮瓣需进行微血管吻合，手术时间长、复杂而精细，有时微血管吻合后血管痉挛甚至栓塞，不能充分保证皮瓣组织的供氧，而需重新进行皮瓣修复，不仅给患者带来痛苦，而且明显延长住院时间而增加医疗花费。重大颅颌面原发灶手术时，深面邻近脑组织，分离和暴露过程中可使脑组织受到牵拉，血性分泌物可能渗入而致颅内压增高，有时可能出现难以估计的连续渗血，麻醉医师应严密监测生命体征，始终保持内环境的稳定，及时控制颅高压，防止脑水肿的发生。本节主要阐述颊癌、舌癌、牙龈癌手术患者的术前评估与准备、精确麻醉和围手术期管理策略。

一、术前评估与准备

麻醉医师术前应该仔细阅读病历、查阅相关影像学资料，了解手术范围，并与外科医师讨论建立气道的方法，制定详细的麻醉计划。

1. 基本评估

参照欧洲麻醉学会（ESA）成人非心脏手术术前评估指南，主要评估以下几方面：心血管疾病、呼吸系统疾病、吸烟和阻塞性睡眠呼吸暂停综合征、肾脏疾病、糖尿病、肥胖、凝血异常、贫血和术前血液保护策略、老年、酒精误用与成瘾、过敏等。

2. 气道评估

气道评估是口颊癌、舌癌、牙龈癌患者术前评估的重点，评估并制定气道管理计划，包括从病史、体格检查、影像学检查等了解病变的范围和有无气道阻塞。

（1）病史采集：主要关注有无呼吸困难、头颈部放疗或手术史等，尤其是巨大口颊部肿瘤、舌根部肿瘤可堵塞呼吸道，患者可以有明显的上呼吸道梗阻表现；了解近期有无上呼吸道感染；对曾行气管插管的患者，要仔细了解上次气管插管的操作经过和成败经验。

（2）气道相关体格检查：依次检查患者有无颈部瘢痕、气管是否移位、门齿有无前突或松动、有无义齿；张口度、Mallampati 分级、颞下颌关节活动度。经鼻插管的患者需要检查鼻腔的通畅程度、鼻中隔有无偏曲等；需要气管切开的患者需要检查颈前是否有异常等。

（3）影像学检查：术前应行头颈部 CT 或者 MRI 检查，确定气道通畅情况。

3. 术前准备

（1）纠正已经存在的慢性疾病引起的功能异常。

（2）饮食、睡眠、抗胆碱药物使用及其他问题指导。①饮食指导：成人择期手术禁食采取 2～6 原则，即麻醉前 2 h 禁水，麻醉前 6 h 禁固体食物、牛奶和奶制品；②睡眠指导：睡

眠障碍患者术前晚可以使用镇静催眠药物辅助睡眠；③抗胆碱药：术前半小时肌注抗胆碱药物如戊乙奎醚 0.01 mg/kg，可减少呼吸道尤其是口腔前庭和气道的分泌，如无禁忌证（如青光眼等），应常规使用，但对高龄体弱及老年患者，术前应慎用抗胆碱药物以降低术后谵妄的风险；④其他问题指导：吸烟患者需要戒烟 2 周以上；有慢性阻塞性肺疾病患者需要进行呼吸功能训练；需要整形的肿瘤患者通常肿块较大，部分患者张口困难，极可能需要清醒时建立气道后再开始全身麻醉，气管切开患者术后一段时间无法开口说话，且不同部位移植来的游离皮瓣与原发灶部位的皮肤颜色有一定差异，将会影响外观，这些问题都使患者面临很大的精神压力，术前麻醉医师应该详细与患者沟通，取得患者的信任，积极配合治疗，防止患者出现过激行为。

（3）备血：巨大的口颊癌、舌癌、牙龈癌有时出血非常多，术前应该储备一定的血液制品。对于预计会有快速失血的患者，应该备同血型的红细胞和血浆，预计失血量超过血容量的 50% 时，应该考虑备血小板；超过血容量的 100% 时，应该备冷沉淀。对于一般状况良好、无贫血（Hb > 110 g/L，Hct > 33%）、无严重心肺疾病的患者，也可以考虑采用术前自体血储存或者麻醉后急性等容血液稀释自体采血。

① 术前自体血储备（Preoperative autologous blood donation，PABD）：是指手术患者在术前 2~4 周分次采集一定量的自体血，然后贮存起来，在手术当天再把这些自体血回输给患者自己，以满足手术用血的需要。在术前储血的过程中，可以同时口服铁剂并补充红细胞生成素以促进红细胞的生成。

② 急性等容血液稀释（Acute normovolemic hemodilution，ANH）是指麻醉医师在麻醉诱导后、手术开始前从动脉或深静脉为患者采集一定量的血液并暂时储存起来，同时用胶体液（1：2）补充患者的循环血容量；手术过程中利用稀释的血液维持循环功能，最大限度地降低红细胞比容，从而减少丢失血液中红细胞的绝对丢失量；手术结束前再有计划地将采集的血液回输给患者的血液保护方法。

这两种血液保护方法的主要优势是无抗原抗体反应而相对安全、节约血源、无输血后传染病等，对稀有血型和异体蛋白过敏者最为适用。

二、精确麻醉与围手术期管理

1. 麻醉选择

口颊癌、舌癌、牙龈癌根治性手术都应该选择全身麻醉，以确保术中无痛而安全。对于需要皮瓣修复的患者，可以根据皮瓣的部位实施神经阻滞，以减少全身麻醉药物的使用量。

2. 气道建立的方法

主要有经口腔插管、经鼻插管、气管切开等方式。

（1）经口腔插管：口颊癌、舌癌和牙龈癌手术，手术医师需要在口腔操作，除能局部切除、不需进行修复的小手术外，极少采用经口气管插管。

（2）经鼻腔插管：可以采用经鼻快诱导插管、经鼻盲探气管插管和清醒经鼻纤维支气管镜引导插管。如果术前无明显呼吸困难表现，影像学资料证实没有呼吸道阻塞，经鼻快诱导插管可以减少患者很多痛苦，而且经鼻插管更加有利于固定和防止头部位置变动时管道脱落，也利于术后有可能出现气道阻塞的患者留置气管导管，确保呼吸道通畅；如果患者有明显的气道梗阻表现，应该采用清醒经鼻纤维支气管镜引导插管。

（3）气管切开：如果手术范围涉及上气道，重建术后依然会有气道梗阻的可能性，如范围较广的舌根部肿瘤等可以直接采用气管切开、导管进行通气，或者先采用经鼻腔插管，手术结束后改气管切开通气，防止气道梗阻。

3. 全身麻醉诱导前建立气道患者的管理流程

理想状态是：①患者处于镇痛、镇静状态，但能唤醒配合操作；②对气管插管操作刺激无明显反应；③能保留自主呼吸下的正常血氧饱和度；④口腔、鼻腔及咽喉部分泌物少。建议采用以下流程。

（1）无禁忌证（青光眼患者等）者给予抗胆碱药减少分泌物产生。

（2）无禁忌证（糖皮质激素禁忌症：肾上腺皮质功能亢进症、严重精神病史和癫痫、活动性消化性溃疡等）者给予糖皮质激素和止吐药物防止操作时恶心、呕吐。

（3）适度镇痛镇静：小剂量咪达唑仑或右美托咪定镇静；适量的盐酸羟考酮或者氢吗啡酮、纳布啡，小量分次给予，达到适度镇痛镇静状态。

（4）表面麻醉：使用利多卡因喷雾剂实施鼻腔、舌背、软腭、咽喉部喷雾表面麻醉；无禁忌证（对利多卡因及其他局部麻醉药过敏者禁用）者经环甲膜穿刺至气管内注入 2% 利多卡因 3～4 mL 或者纤维支气管镜靠近声门前经纤维支气管镜给予 2% 利多卡因 3～4 mL。直接气管切开患者可以由外科医师局麻下切皮、分离皮下组织，气管切开前在气管内给予 2% 利多卡因 3～4 mL。

（5）气管插管：建议先经鼻将气管导管置入通过后鼻孔后，再置入纤维支气管镜引导。导管置入过深，可能影响纤维支气管镜的角度调整。建议边进镜边吸引，以免分泌物影响视野。由于肿瘤的影响，有时即使纤维支气管镜已经进入气管，气管导管也难以顺着纤维支气管镜进入，此时应该反复调整头部位置和纤维支气管镜位置，切忌暴力损伤，出现难以控制的局面。确定气管导管已经进入气管，才能由助手实施全身麻醉诱导。

在预计困难气道患者中，绝大多数能通过清醒纤维支气管插管引导插管成功。如果遇到未预料的困难气道或预料的困难气道插管失败后，应当立即采取补救办法，呼叫上级或下级医师来协助，首先想办法保证患者通气，可以面罩加压、口咽通气道、喉罩通气；粗针头颈部环甲膜穿刺通气或者经皮紧急气管切开。

4. 全身麻醉诱导与维持

对于无气道困难的患者，可考虑快诱导经鼻气管插管。清醒经鼻纤维支气管镜下完成气管插管患者或经气管切开置管患者均在建立气道后实施麻醉诱导并维持麻醉。可供选择的静脉麻醉药物有咪达唑仑或者瑞玛唑仑，丙泊酚或者依托咪酯，也可以辅以右美托咪定；镇痛药物有舒芬太尼、阿芬太尼、盐酸氢吗啡酮、盐酸羟考酮等；肌松剂可以选择非去极化肌松药物，如顺式阿曲库铵或者罗库溴铵。

5. 术中监测及管理

（1）术中监测：此类手术历时长，手术医师站在患者头部周围，致使麻醉医师远离患者气道，术中应严密观察有无气管导管或静脉管路的扭曲折叠、脱出，以及麻醉呼吸回路的脱落等异常情况。常规监测包括心电图、无创血压、血氧饱和度、呼气末二氧化碳分压（End-tidal carbon dioxide pressure，$PetCO_2$）、尿量、体温监测；麻醉深度及肌松监测实时指导术中精确麻醉维持，避免麻醉过浅造成患者体动、导致术中知晓甚至影响外科操作，也避免麻醉过深至术后苏醒延迟、增加术后呼吸系统及感染并发症；根据患者基础疾病情况决定是否行有创动脉压监测、中心静脉压（Central venous pressure，CVP）、混合静脉血氧饱和度（Venous oxygen saturation，SvO_2）测定或者脑氧监测、心功能测定；实时监测血气分析、电解质、血糖、血红蛋白及红细胞压积测定。

（2）水电酸碱平衡及体液管理：麻醉医师应该根据患者的病情特点，在血气、电解质监测下维持水电解质及酸碱平衡；在血压、中心静脉压及尿量监测下维持体液平衡。容量治疗的现代观点不仅仅只是为了维持血流动力学稳定、避免血容量超负荷，还是为了保证正常的凝血功能与肾功能，更重要的是保证组织氧供，优化组织灌注，因此选择合适的血浆代用品是容量治疗安全有效的关键。中分子量羟乙基淀粉、新一代明胶溶液的扩容效果好，对凝血及肾功能的影响小，可以明显改善内脏血流和氧合，可以防止毛细血管渗漏、降低毛细血管通透性，其过敏反应发生率极低，是较为理想的胶体液。

（3）长时间手术时的患者躯体保护：对于长时间手术要注意患者躯体的保护。比如：①眼睛的保护：颌面外科手术中手术牵拉、消毒药水等易导致眼睛损伤。术前涂抹抗生素眼膏并用无菌胶带粘贴上、下眼睑，手术操作时提醒医师避免压迫眼球或牵拉眼内容物，可减少眼损伤、失明的危险。②鼻翼的保护：导管过分向上牵拉或衔接管过重，均会压迫鼻翼，如果长时间压迫，会导致鼻翼缺血，进而导致局部皮肤坏死、瘢痕形成。③外周神经的保护：患者身体过长，手术时双脚腾空于手术床外，可能造成腓总神经损伤；由于手术床过窄而导致术中上肢下垂或受压，易造成尺神经损伤，尤多见于肥胖患者中；放置体位时上肢过于外展可造成臂丛神经损伤。④体温保护：长时间手术患者应该进行体温管理，防止体温过低引起皮瓣吻合血管的血运不良。

6. 麻醉后管理

（1）麻醉恢复期管理：绝大多数患者术后能在 PACU 顺利苏醒，个别患者因为手术麻醉时间太长、创伤大、基础状况差或年龄太大而致麻醉药物体内蓄积，苏醒延迟，呼吸恢复不满意而需要转入 ICU 继续观察处理。此类患者也可因肌肉松弛，舌后坠，咽或颈部肿胀、渗出或出血、血肿压迫，而致拔管后上呼吸道急性梗阻而危及生命。为了确保患者安全，一般考虑让患者完全苏醒后带鼻腔气管导管回病房续观察 24～48 h，最多留置气管导管 72 h。待水肿消退后再拔管。现在采用的柔性钢丝导管管尖对气管壁刺激小，患者在轻度镇痛、镇静条件下一般可以耐受气管导管。拔管时必须有气管切开的条件，以便随时建立气道。如果气道再次梗阻的可能性很大，留置气管导管 24～48 h 后分泌物依然很多，水肿明显，最好立即气管切开，确保患者安全，并方便排痰。

（2）术后恶心、呕吐：如术前过度的焦虑、麻醉药物的影响、缺氧、低血压以及术中大量的血液、分泌物刺激咽部或吞入胃内可以导致患者出现恶心、呕吐。由于呕吐物可能污染包扎敷料和创面从而增加感染机会。对术后吞咽功能不全的患者，也增加了误吸的机会。因此，控制术后恶心呕吐（Postoperative nausea and vomiting，PONV）对口颊癌、舌癌和牙龈癌手术患者显得尤其重要。对于 PONV 的高危患者，可采取一些预防措施，如：①术后及时清除口咽部的分泌物和血液；②避免术后低氧和低血压；③预防和治疗恶心、呕吐：可联合给予糖皮质激素和 5-HT3 阻滞剂。

（3）术后镇静和镇痛：术后镇静、镇痛有助于患者对留置气管导管或气管切开的耐受，可减少患者的躁动，减少头部的移动，避免血管蒂扭曲以及游离皮瓣坏死。用于术后镇静和镇痛的药物包括：①咪达唑仑：可多种途径给药，且起效快、对循环和呼吸影响小。②盐酸右美托咪定：既能镇静，又能减少分泌物产生，还可以减少谵妄，是非常适宜的术后镇静药物。③患者自控镇痛（PCA）：采用舒芬太尼为主的 PCA 镇痛。④丙帕他莫或者非甾体抗炎药：有益于减少炎症因子的堆积。

7. 术后并发症防治

统计表明：平均 9 h 的肿瘤整形手术术后在 ICU 并发症达到 57.4%，年龄超过 60 岁的患者住院时间明显延长，吸烟患者更容易出现近期并发症，ASA 3～4 级患者的生存率尤其是长期生存率更低。而另一个针对 469 例头颈外科并发症的分析表明：这类手术后心血管并发症为 12%，呼吸并发症为 11%，心功能衰竭的发生率高于肺炎，心血管并发症的高危时间是术后第一天，呼吸并发症的高危时间是术后第二天，心血管危险因素包括：年龄、肺疾患、酗酒和肿瘤的部位，呼吸并发症的危险因素为肺部疾患、先前存在的心梗和较高的 ASA 分级。所以，对年老、体弱及吸烟患者，术后应注意防止肺部感染及心脑血管意外发生，注意纠正水电酸碱失衡和低蛋白血症，防止血液过于浓缩而致皮瓣血运不良。

（王丽娟　杨金凤）

第二节 下咽癌、喉癌手术精确麻醉

目前，以根治性手术为主的综合治疗是下咽癌及喉癌治疗发展的重点方向，涉及的主要手术方式包括以下几种。

（1）保留喉功能的下咽癌手术：如部分下咽切除术、部分喉部分下咽切除术及经口微创手术，主要适应于早期下咽癌病例。对于肿瘤较小、病变部位较局限并且能够容易暴露的病灶，可以采用经口激光显微手术（Transoral laser microsurgery，TLM）治疗。对于咽后壁和下咽外侧壁肿瘤，可通过咽侧壁切开或经舌骨下咽切开行部分下咽切除术。对位于梨状窝内侧壁上部和杓会厌皱襞的肿瘤，可行部分喉-部分下咽切除术。随着近年来科技的进步，机器人辅助手术技术也已经被应用到耳鼻咽喉科领域，已有报道将经口机器人手术（Transoral robotic surgery，TORS）应用于治疗上呼吸消化道肿瘤，TORS对位于杓会厌皱襞和下咽后壁的早期下咽癌的疗效已经得到肯定。

（2）不保留喉功能的下咽癌手术：包括全喉部分下咽癌切除、全喉全下咽切除术及全喉全下咽食管切除术。部分患者需要用其他组织来修复咽部的缺损，常采用胸大肌肌皮瓣、游离前臂皮瓣或者游离股前外侧肌皮瓣等，下咽后壁区缺损可利用游离空肠片、游离前臂或大腿前外侧皮瓣的修复。对于侵犯颈段食管的下咽癌，需要进行全喉全下咽食管切除。切除下咽肿瘤之后，需要行修复手术来重建患者的吞咽功能。修复方案的选择主要依据肿瘤切除时造成缺损的范围，当然还需要考虑患者的全身状况、手术医师的专业能力等因素。

（3）经口激光显微手术：经口激光显微手术已经成为一种公认的早期喉癌的替代开放喉部分切除术的方法，但其对局部晚期喉癌的治疗一直存在争议。经口激光显微手术治疗晚期喉癌的目标除了治疗肿瘤之外，术后言语、吞咽等功能保存良好，可以避免永久性的气管造口术。

（4）开放喉部分切除术：在晚期喉癌的手术治疗中，开放喉部分切除术被认为是一种保留喉功能的有效手段。经过长时间实践观察，对于声门受累的声门上肿瘤，T_3 期声门癌以及一些声门下扩张的声门肿瘤，开放喉部分切除术在预后和功能结果方面都是一种可行的治疗策略。

（5）全喉切除术：全喉切除术在 T_4 患者中仍然可以使其受益。

本节主要阐述下咽癌及喉癌手术患者的气道评估和麻醉方式选择、精确麻醉和围手术期管理策略。

一、术前评估与准备

1. 术前基本评估

下咽癌/喉癌早期症状不明显，就诊时已多属晚期。多数患者术前常存在不同程度的吞咽进食困难和呼吸困难，严重者可出现贫血、水电解质失衡、低蛋白血症。同时，下咽癌以老年人居多，常合并各种慢性疾病或老年退行性变，而根治性手术又会增加心肺负担，所以术前应特别重视并发症的诊断和治疗，如控制血压、血糖、抗炎、输血、输液、纠正电解质紊乱等，术前务必使患者心、肺等各脏器功能处于最佳状态。

2. 完善的气道评估

完善的气道评估应包含三个方面：影响气道管理的病史、气道相关体格检查及其他辅助气道评估的影像学检查。

（1）影响气道管理的病史：如打鼾或者睡眠呼吸暂停综合征、气道手术史，头颈部放疗史和气管插管史等。

（2）气道相关体格检查：同本章第一节。

（3）影像学检查：下咽癌及喉癌因解剖部位隐蔽，位于口腔深部，麻醉医师术前难以观察肿瘤情况，只能认真仔细阅读 X 线片、CT 片和电子喉镜检查情况及手术者讨论手术方式和肿瘤所侵犯部位，评估是否妨碍经口或经鼻气管插管，插管后导管术中会不会妨碍手术进行；同时还要预估手术后由于咽部肌肉结构改变，拔导管时会不会引起呼吸道梗阻。如有可能发生上述任何一项，都应放弃气管插管，改行气管切开术后机械通气。

二、精确麻醉与围手术期管理

1. 气管插管

对下咽癌和喉癌患者，临床上多数情况下主张行气管切开插管，只有少数早期肿瘤、侵犯周围组织较少情况下，才采用经鼻或者经口气管插管。

2. 麻醉诱导

对于不同的手术方式及预计插管困难的患者，应选择不同的诱导方式，对预计气管插管无明显困难的患者，可考虑快速诱导后插入气管导管，然后实施气管造口，并经气管造口插入导管替代经口插入导管；如果预计插管困难，不宜快速诱导，可在局部麻醉下先行气管造口，并经造口置入气管导管，然后实施快速诱导。对于困难气道的患者，也可选择纤支镜引导表面麻醉进行气管插管。下咽癌和喉癌须警惕潜在性通气障碍的存在，尤其是对于有咽喉部手术病史的患者，快诱导后可能会出现面罩通气和插管困难，此时使用喉罩也未必能进行有效通气，所以先建立气道再进行快速诱导是比较安全可靠的麻醉方式。尤其是对于肥胖短颈、小下颌及巨大肿瘤压迫气管等喉外原因而致插管困难者，因组织充血水肿明显，最好采用清醒插管或气管切开置管。

气管造口可在局麻加镇静、镇痛下进行。镇静药物可选择对呼吸影响较少的咪达唑仑和右美托咪定，镇痛药物可选择小剂量阿片类药物，如果患者术前存在呼吸困难，则给予镇痛、镇静药物时须谨慎，常需经鼻导管或者面罩控制呼吸。局部麻醉时除了局部浸润麻醉外，还可行颈丛神经阻滞。有研究表明，羟考酮联合右美托咪定可以安全有效地用于喉癌术前气管切开的镇静、镇痛，与舒芬太尼相比麻醉效果更好，患者循环更稳定，舒适度更高。一般右美托咪定用量为 0.5 µg/kg（10 min），再缓慢给予 0.1 mg/kg 羟考酮，之后在 1% 利多卡因局麻下行气管切开插管，同时右美托咪定改为 0.2 μg/(kg·h) 维持至插管结束；气管切开以后可给予 1～1.5 mg/kg 丙泊酚或者 0.15～0.2 mg/kg 的依托咪酯 +0.1～0.15 mg/kg 顺式阿曲库铵。

3. 麻醉维持及术中管理

（1）麻醉维持：采用静吸复合麻醉为宜，可避免单一用药的弊端，使麻醉维持更平稳。原则上应选短时效、低毒性、可调性强、苏醒快的药物。采用麻醉深度监测、肌松监测精确调控麻醉深度，术中维持予以丙泊酚 1.0～1.5 mg/(kg·h)，七氟烷 1%～3%、瑞芬太尼 0.15～0.2 μg/(kg·min)、顺式阿曲库铵 1～2 μg/(kg·min) 持续输注维持麻醉，BIS 介于 40～65。

（2）术中管理：术中除常规监测外，建议采用动、静脉压连续测压以及体温监测，以便及时掌握循环变化，血压介于（130～140)/(70～80) mmHg，心率介于 70～90 次/min，CVP 介于 5～10 cmH$_2$O。由于手术时间长、范围广，应用物理升温毯维持体温在 36.5℃ 左右。患者术中体温下降 2℃，手术部位感染风险增至正常体温患者的 3 倍，伤口拆线时间比正常体温患者延迟 1 d。随体温下降程度与低体温持续时间的增加，术中对凝血功能造成影响，导致出血输血风险逐渐增高。此外，围手术期低体温还可导致机械通气需求增加、麻醉药物代谢受损、寒战发生率增加、苏醒延迟、术后躁动等并发症，进而延长 PACU、ICU 滞留时间及住院时间。目前手术室常用的非药物保温措施包括被动保温、主动保温和增加环境温度。被动保温应贯穿于整个围手术期，包括棉毯、手术单等常规护理措施。主动保温包括体表加温、加温输液、加温冲洗液等。充气加温（Forced-air warming，FAW）是目前最常用的主动保温方式，其保温效果与保温部位、保温温度等有关。此类手术常以下肢充气加温加压保温为主。增加环境温度可能对使用充气加温患者的体温无明显影响，对使用被动隔热患者的核心体温可有影响，环境温度每增加 1℃，患者手术结束时的核心体温可升高 0.13 ℃ 左右。因术中头颈部活动度大，麻醉医师远离患者，可让手术医师用无菌塑料套将螺纹管和气管导管包裹并将其置于无菌手术单之上，充分暴露，防止脱管。

4. 麻醉恢复期管理

（1）气道管理：绝大多数下咽癌/喉癌术后患者已行气管切开，而气管切开后分泌物增加，易阻塞呼吸道，而吸痰、胃管的留置易发生呼吸道感染，影响预后甚至威胁患者生命，因此预防呼吸道梗阻和感染是术后气道管理的关键。需保持呼吸道通畅，及时吸痰（最好在深麻醉状态下进行），按需进行气道湿化等；气管套管固定牢靠，套管口覆盖无菌纱布，保持下呼吸道湿润等；密切观察切口敷料渗血情况。

（2）术后镇痛：下咽癌/喉癌术中可造成颌面部组织创伤，引发术后剧烈疼痛。术后疼痛使机体产生一系列应激反应，过度应激反应可增加血管紧张素、去甲肾上腺素水平，造成机体代谢、内环境紊乱，还可导致机体免疫修复功能减弱，增加术后感染、残余细胞生长扩散的风险，对患者预后造成严重影响。因此，针对术后疼痛的病因进行针对性治疗，通过多种不同机制药物联合应用，可以在手术创伤-外周神经-脊髓-丘脑-皮质等多部位同时干预多模式镇痛，比单一药物 PCA 技术更全面有效，并且能减少阿片类药物的用量，降低镇痛药物不良反应的发生率。

阿片类镇痛药一直是术后镇痛的首选药物，然而其镇痛作用和不良反应均为剂量依赖和个体依赖。目前已知可以减少围手术期阿片类药物用量的非阿片类药物有：加巴喷丁类药物、对乙酰氨基酚、非甾体抗炎药（nonsteroidal anti-inflammatory drugs，NSAIDs）、艾司氯胺酮、利多卡因、右美托咪定与糖皮质激素等。有研究表明，麻醉诱导前 15 min 缓慢静脉注射地佐辛 0.15 mg/kg 可减轻下咽癌/喉癌手术应激反应，且术后镇痛效果较好，不增加不良反应。小剂量右美托咪定静脉自控镇痛可以减少下咽癌、喉癌患者术后的应激反应，促进患者的康复。盐酸羟考酮为阿片 μ 和 κ 双受体激动药，对于内脏痛、癌性痛或手术后疼痛的治疗有显著效果，呼吸抑制作用轻微。羟考酮注射液用于术后镇痛与吗啡对比，镇痛效果相当，但对患者生命体征的控制更加稳定。对乙酰氨基酚可减少术后阿片类药物用量和恶心、呕吐风险，可作为多模式联合用药的组成部分，与 NSAIDs 联合使用时，其镇痛效果优于单独使用 NSAIDs。NMDA 受体拮抗剂氯胺酮/艾司氯胺酮是非竞争性拮抗 NMDA 受体，可以阻止中枢敏化和减轻阿片类药物引起的痛觉过敏，氯胺酮还具有抗抑郁作用，临床上也常将其作为多模式镇痛的复合用药，减少阿片类药物的用量。

（蒋榴兵　邹双发）

4

第三节　甲状腺肿瘤手术精确麻醉

甲状腺肿瘤手术方式主要包括以下几种。

（1）开放式甲状腺肿瘤切除术：是最常见的经典手术方式，手术适应证相对较广，术野暴露充分，操作方便，技术成熟，但颈部易遗留瘢痕，影响美观。

（2）微创腔镜下甲状腺肿瘤切除术：腔镜术式适应证与禁忌证相对较严格，优点为术野清楚，神经与血管易于分辨，损伤减少，操作精细，颈部不遗留瘢痕；缺点为手术难度大，学习周期长，手术时间长。

（3）机器人辅助甲状腺肿瘤切除术：机器人手术系统通过三维成像系统，为术者提供清晰立体的视野，操作精准、彻底，但机器人手术中缺乏直观的力学反馈，对术者的操作技术及手术经验要求较高。

随着生活水平的提高，微创成为未来的发展趋势，腔镜手术与机器人手术在临床中具有较高的应用价值，尤其是近几年兴起的经口甲状腺手术，越来越受到患者的喜爱，对麻醉管理也提出了更多的要求。本节主要阐述甲状腺肿瘤手术患者的术前评估与准备、精确麻醉和围手术期管理策略。

一、术前评估与准备

此期主要是进行详细的评估，做好术前准备，制定精确的麻醉计划，并签署知情同意书。

1. 基本评估

欧洲麻醉学会（European society of anesthesiology，ESA）成人非心脏手术术前评估指南强调主要评估以下几方面：心血管疾病、呼吸系统疾病、吸烟和阻塞性睡眠呼吸暂停综合征、肾脏疾病、糖尿病、肥胖、凝血异常、贫血和术前血液保护策略、老年、酒精误用与成瘾、过敏。女性、使用阿片类药物镇痛、非吸烟、有 PONV 史或晕动病史是成人 PONV 相关的四大高危因素，术前也应充分评估。

2. 气道评估

气道评估是甲状腺肿瘤患者术前评估的重点，从病史、体格检查、影像学检查等了解病变的范围和有无气道阻塞。

（1）病史采集：主要关注有无呼吸困难、声嘶、头颈部放疗或手术史等，尤其是巨大甲状腺肿瘤可压迫气管，引起气管移位、狭窄及软化，患者可以有明显的上呼吸道梗阻表现，特别是平卧后呼吸困难加重；了解近期有无上呼吸道感染；对曾行气管插管的患者，要仔细了解上次气管插管的操作经过和成败经验。

（2）气道相关体格检查：体格检查时应该进行标准的气道相关体格检查。详细见本章第二节。

（3）影像学检查：术前应行颈部 CT 或者 MRI 检查，确定颈部气管的受压程度。

3. 术前准备

（1）纠正已经存在的慢性疾病相关的功能异常：对于甲状腺功能异常的患者，应服用相关药物治疗，控制症状，待血清三碘甲状腺原氨酸（T_3）、甲状腺素（T_4）及促甲状腺激素（TSH）相对正常后接受手术治疗。

（2）饮食及其他问题指导：嘱咐患者禁食禁饮时间，成人择期手术禁食采取 2~6 原则，即麻醉前 2 h 禁水，麻醉前 6 h 禁食固体食物、牛奶和奶制品；睡眠障碍患者术前晚可以给予镇静催眠药物辅助睡眠；吸烟患者需要戒烟 2 周以上。有慢性阻塞性肺疾病患者需要进行呼吸功能训练。

（3）抗胆碱药物使用：术前半小时肌注抗胆碱药物如戊乙奎醚 0.01 mg/kg，可减少呼吸道尤其是口腔前庭和气道的分泌，如无禁忌证，应常规使用。高龄体弱及老年患者，术前应慎用抗胆碱药物及苯二氮䓬类药物，以降低术后谵妄的风险。

二、精确麻醉与围手术期管理

1. 麻醉选择

临床上甲状腺手术麻醉方式较多，主要包括：颈丛神经阻滞、静吸复合麻醉、全身麻醉复合神经阻滞等。气管插管全身麻醉被认为是最安全的甲状腺手术麻醉方法，能维持呼吸道通畅，还能避免术中器官受压引起的不适或窒息。

2. 全身麻醉诱导

快速诱导适用于无困难气道的患者。可供选择的静脉麻醉药物有：咪达唑仑或者瑞玛唑仑，丙泊酚或者依托咪酯，也可以辅助右美托咪定；镇痛药物如舒芬太尼、阿芬太尼、盐酸氢吗啡酮、盐酸羟考酮等；肌松剂可以选择非去极化肌松药物如顺式阿曲库铵或者罗库溴铵。对于肿瘤外压、内侵气道的患者，不建议快速诱导气管插管，应该采用清醒经纤维支气管镜引导经鼻或者经口气管插管。

3. 麻醉维持及术中管理

（1）全身麻醉维持：在血流动力学监测、麻醉深度监测、肌松监测下维持麻醉，避免麻醉变浅造成循环波动或术中知晓。右美托咪定是高选择性 α_2 肾上腺素受体激动剂，具有镇静、抗焦虑、催眠、镇痛、抗交感的作用，术中 0.2~0.7 μg/（kg·h）持续泵注，有助于减少其他全麻药物的用量，减轻全身应激反应。

（2）经口腔镜甲状腺肿瘤手术麻醉管理要点：①经口气管插管患者，注意将导管妥善固定于口腔右侧，防止脱出；②口腔分泌物多，建议无禁忌证的患者使用抗胆碱药物控制分泌；③颈部二氧化碳气腔压力不宜太高，防止纵隔气肿，防止气栓致突发心搏骤停，防止高碳酸血症；④经口甲状腺手术空间小、可视性较差、解剖角度不易调整，对于喉返神经的识别和保护的难度增加，手术中应用术中神经监测识别喉返神经并确认其完整性是必要的，可以降低喉返神经损伤的发生率。

（3）术中喉返神经监测患者麻醉管理要点：术中喉返神经监测给麻醉医师带来不少挑战，

既不能麻醉过深以免影响监测效果，影响神经的传导功能，又避免麻醉过浅，致手术刺激引起声带的自主活动和体动反应，影响监测结果。这需要麻醉医师提供理想的麻醉深度，尽可能减少麻醉药物对肌电图（Electromyography，EMG）的影响，同时选择合适的麻醉方案，与手术医师及神经电生理监测师的密切配合也必不可少。

① 留置神经监测气管导管：选择合适内径的导管，女性多用 6.0～6.5#，男性多用 7.0～7.5#。于可视喉镜下插入神经监测气管导管，插管过程中确保不使用绝缘性润滑剂（如利多卡因乳膏、液体石蜡等）。插管以斜面朝右方向进入声门，插好后，管壁上蓝色部位的弧形电极要和声带贴合良好，暂时不要固定插管。记录好门齿刻度，通常插管应用在男性刻度为 21～23 cm，女性刻度为 19～22 cm。插管完成后，连接监测装置，电极检测显示通过后固定气管导管，否则需微调导管和电极。因甲状腺手术需颈部后仰，容易导致电极上移，所以术中可能需要适度增加插管深度。如术中有条件应用直视下纤维喉镜或视频喉镜检查，确保电极的正确位置，是最准确的判断方法。由于由中立位变动为外展位时，接触电极会错位且插管深度可能改变，建议先将摆好的颈过伸后仰位固定后再进行气管插管。

② 麻醉药物的选择：吸入麻醉药剂量依赖性降低体感诱发电位（Somatosensory evoked potentials，SEP）和运动诱发电位（Motor evoked potential，MEP）波幅并延长其潜伏期，能抑制神经肌肉接头传导产生一定的肌松作用，但对 EMG 影响轻微；包括苯二氮䓬类、丙泊酚、依托咪酯在内的静脉麻醉药以及阿片类药物对术中神经监测（intraoperative neural monitoring，IONM）基本无影响；肌松药是 IOMN 的主要干扰因素，肌松药的规范使用是监测成功与否的关键。诱导时肌松药物过量或术中追加肌松剂，会影响监测结果，推荐使用小于常规剂量的中短效非去极化中效肌松剂，如阿曲库铵、顺式阿曲库铵，这两种药物在生理酸碱度（Potential of hydrogen，pH）和体温下由非器官依赖性的霍夫曼降解方式在血浆中被代谢，不受肝肾功能的影响。剂量可以使用 1 倍 ED95，最大剂量不应超过 1.5 倍 ED95 剂量，在监测开始前至少半小时不能追加肌松剂，术中神经监测结束前避免追加肌松剂；如果采用罗库溴铵，则应该进行拮抗；静脉给予利多卡因可以降低喉返神经监测时手术刺激所引起的咽喉气管反射，使血流动力学较为稳定，利多卡因行气管内表面麻醉，可以钝化感受器，阻断伤害性刺激向中枢的传导，提高患者对气管导管的耐受性，可以考虑使用，但应该注意使用的时间和药物浓度，运动神经阻滞可能会导致监测失败。最近的一项前瞻性研究表明：使用利多卡因行气管内表面麻醉 5～10 min 后，对喉返神经的传导并无影响。

③ 术中监测无信号、信号弱或其他异常信号原因与处理：可能与体位变化引起喉返神经监测气管导管位置变化、神经监测区不能准确对准喉部声带位置有关，也可能与连接气管套管及麻醉机的通气管路时出现了扭转，导致神经监测区不能准确对准喉部声带位置有关。此时建议提醒术者暂停手术，微调神经监测管的位置和深度，理顺气管套管与麻醉机的通气管路之间的连接，待信号稳定后重新固定气管导管。

④ 气道压突然升高原因及处理：甲状腺肿物较大或位置较深时，不易取出，手术操作难度较大，游离肿物过程中易压迫气管，出现气道压的瞬间升高，影响正常通气。应提醒术者暂停手术，降低潮气量，增加呼吸频率，待气道压恢复正常后继续操作，待肿物游离完毕恢复正常

潮气量和呼吸频率。

⑤其他异常情况及处理。a. 心率突然加快：在排除麻醉过浅的情况下，可考虑由于肿物较大和周围组织粘连较重，或分离肿物过程中甲状腺组织破坏严重，大量甲状腺素释放入血，引起心率加快、血压升高。应适当加深麻醉，给予艾司洛尔、糖皮质激素等对症支持治疗。b. 血压、心率下降伴或不伴脉氧饱和度下降：如有些甲状腺癌患者手术前肿瘤就已经侵犯迷走神经，手术时为了尽可能彻底切除肿瘤，需要对神经进行分离牵拉，如引起心率减慢，应该提醒术者暂停手术，给予阿托品，待心率稳定后开始操作，同时告诉术者减少牵拉幅度；如在术中建腔过程中、进行二氧化碳（Carbon Dioxide，CO_2）充气时出现，可首先考虑颈动脉窦反射、颈动脉窦压力感受器受 CO_2 充气刺激所致，应立即停止充气，积极纠正低血压和心动过缓，再次建腔时应注意充气压力（4~6 mmHg）和充气速度（15~25 L/min），如同时伴颈前静脉破裂，且有血压、心率伴 $PETCO_2$ 的明显降低，应警惕气体栓塞的发生，应立即停止充气，使患者呈头低足高位，悬吊并积极止血，根据患者的情况选择继续或改开放手术。c. 高碳酸血症：术中通过调整呼吸机参数适当过度通气，降低充气压力，保持呼吸道通畅。近年来免充气经口腔镜的术式也在探索中，可以避免 CO_2 充气引起的相关并发症。

4. 麻醉苏醒期及术后管理

甲状腺手术位于气管前及两侧，颈部血肿、气肿等均可以压迫气管造成致命的并发症，所以气道管理是重中之重。

（1）麻醉苏醒期管理：待患者自然苏醒，意识恢复、肌力恢复后，拔出气管导管，等患者完全苏醒后送往病房。对困难气道、术前有鼾症、喉返神经损伤等患者可考虑延迟拔管，带管回病房。

（2）术后管理：术后 48 h 颈部水肿尚未消退，气道管理仍然是重点，另外还要注意疼痛控制、恶心/呕吐预防与处理。经口甲状腺手术患者注意口腔分泌物控制、口腔卫生，如果出现口唇麻木不适，可以考虑使用加巴喷丁和维生素 B_{12} 口服治疗 1~2 周。

（刘念　郑楚眉）

参考文献

［1］ BOSETTI C, CARIOLI G, SANTUCCI C, et al. Global trends in oral and pharyngeal cancer incidence and mortality［J］. Int J Cancer, 2020, 147(4): 1040-1049.

［2］ SHIVAPPA N, HéBERT J, ROSATO V, et al. Inflammatory potential of diet and risk of oral and pharyngeal cancer in a large case-control study from Italy［J］. Int J Cancer, 2017, 141(3): 471-479.

［3］ MIRANDA-FILHO A, BRAY F. Global patterns and trends in cancers of the lip, tongue and mouth［J］. Oral Oncol, 2020, 102: 104551.

［4］ 董频, 房居高, 高军茂, 等. 下咽癌外科手术及综合治疗专家共识［J］. 中华耳鼻咽喉头颈外科杂志, 2017, 52(1): 16-24.

［5］ LI M, PEI J, XU M, et al. Changing incidence and projections of thyroid cancer inmainland China, 1983-2032: evidence from Cancer Incidence in Five Continents［J］. Cancer Causes Control, 2021, 32(10): 1095-1105.

［6］ SHYAM R, CHAUDHARY A, SACHAN P, et al. Evaluation offastrach laryngeal mask airway as an alternative to fiberoptic bronchoscope to manage difficult airway: a comparative study［J］. J Clin Diagn Res, 2017, 11(1): UC09-UC12.

［7］ APFELBAUM J, HAGBERG C, CAPLAN R, et al. Practice guidelines for management of the difficult airway: an updated report by the American Society of Anesthesiologists Task Force on Management of the Difficult Airway［J］. Anesthesiology, 2013, 118(2): 251-270.

［8］ GOLUSIŃSKI W, GOLUSIŃSKA-KARDACH E. Current role of surgery in the management of oropharyngeal cancer［J］. Front Oncol, 2019, 9: 388.

［9］ GOLUSIŃSKI W. Functional organ preservation surgery in head and neck cancer: transoral robotic surgery and beyond［J］. Front Oncol, 2019, 9: 293.

［10］ VON SCOTTI F, KAPSREITER M, SCHERL C, et al. A 9-year analysis of transoral laser microsurgery (TLM) of head and neck cancer on their potential suitability for transoral robotic surgery (TORS) for estimation of future TORS-specific caseload［J］. European Review For Medical And Pharmacological Sciences, 2018, 22(10): 2949-2953.

［11］ 周梁. 下咽癌的治疗进展［J］. 中国耳鼻咽喉颅底外科杂志, 2019, 25(4): 333-338.

［12］ CHAN Y, NG R, LIU L, et al. Reconstruction of circumferential pharyngeal defects after tumour resection: reference or preference［J］. J Plast Reconstr Aesthet Surg, 2011, 64(8): 1022-1028.

［13］ GÜNEŞ S, BAŞARAN B, ASLAN İ, et al. Surgical treatment of hypopharyngeal cancer［J］. The Turkish Journal of Ear Nose and Throat, 2018, 28: 105–111.

［14］ SUCCO G, CROSETTI E, BERTOLIN A, et al. Benefits and drawbacks of open partial horizontal laryngectomies, Part B: Intermediate and selected advanced stage laryngeal carcinoma［J］. Head & Neck, 2016, E649-657.

［15］ PATEL S, QURESHI M, DYER M, et al. Comparing surgical and nonsurgical larynx-preserving treatments with total laryngectomy for locally advanced laryngeal cancer［J］. Cancer, 2019, 125(19): 3367-3377.

［16］ FILIMONOV A, BRADY J, GOVINDAN A, et al. Postoperative complications of total laryngectomy in diabetic patients［J］. Laryngoscope, 2017, 127(10): 2247-2251.

［17］ 于布为, 吴新民, 左明章, 等. 困难气道管理指南［J］. 临床麻醉学杂志, 2013, 29(1): 93-98.

［18］ STANKOVIC M, MILISAVLJEVIC D, ZIVIC M, et al. Primary and salvage total laryngectomy. Influential factors, complications, and survival［J］. J BUON, 2015, 20(2): 527-539.

［19］ 王宇, 郑劼, 崔宇, 等. 羟考酮联合右美托咪定在喉癌气管切开术中的应用［J］. 实用医院临床杂志, 2018, 15(4): 135-137.

［20］ DONLON JV D D, FELDMAN MA. Miller's anesthesia［M］. 6th ed. Philadelphia: Churchill Livingstone, 2005.

［21］ 庄心良, 曾因明, 陈伯銮. 现代麻醉学［M］. 3版. 北京: 人民卫生出版社, 2003.

［22］ KURZ A, SESSLER D, LENHARDT R. Perioperative normothermia to reduce the incidence of surgical-wound infection and shorten hospitalization. Study of Wound Infection and Temperature Group［J］. N Eng J Med, 1996, 334(19): 1209-1215.

［23］ CARE(UK) N C C F N A S. The management of inadvertent perioperative hypothermia in adults［Internet］

肿瘤和精确麻醉

［M］. London：Royal College of Nursing（UK），2008.

［24］HASAN Z，DWIVEDI R，GUNARATNE D，et al. Systematic review and meta-analysis of the complications of salvage total laryngectomy［J］. Euro J Surg Oncol，2017，43(1)：42-51.

［25］GOEPFERT R，HUTCHESON K，LEWIN J，et al. Complications，hospital length of stay，and readmission after total laryngectomy［J］. Cancer，2017，123(10)：1760-1767.

［26］国家麻醉专业质量控制中心，中华医学会麻醉学分会. 围手术期患者低体温防治专家共识（2017）［J］. 协和医学杂志，2017，8(6)：352-358.

［27］赵宏彩，王旭红. 喉癌术后人工气道的规范化管理［J］. 山西医药杂志，2014，43(11)：1306-1308.

［28］赵振海，王华，林澄，等. 地佐辛预防性镇痛对喉癌患者术后镇痛效果及应激反应的影响［J］. 临床合理用药杂志，2021，14(2)：130-132.

［29］BUVANENDRAN A，KROIN J. Multimodal analgesia for controlling acute postoperative pain［J］. Curr Opin Anaesthesiol，2009，22(5)：588-593.

［30］GABRIEL R，SWISHER M，SZTAIN J，et al. State of the art opioid-sparing strategies for post-operative pain in adult surgical patients［J］. Expert Opin Pharmacother，2019，20(8)：949-961.

［31］杨蒙，赵录琳，李建新，等. 小剂量右美托咪定静脉自控镇痛对喉癌患者术后应激反应和康复效果的影响［J］. 山西医药杂志，2019，48(9)：1010-1013.

［32］陈冰宇，袁士涛，叶兰，等. 盐酸羟考酮注射液在喉癌根治术患者术后镇痛泵中的应用效果［J］. 中国民康医学，2016，28(6)：23-25.

［33］APFEL C，TURAN A，SOUZA K，et al. Intravenous acetaminophen reduces postoperative nausea and vomiting：a systematic review and meta-analysis［J］. Pain，2013，154(5)：677-689.

［34］TAN M，LAW L，GAN T. Optimizing pain management to facilitate Enhanced Recovery After Surgery pathways［J］. Can J Anaesth，2015，62(2)：203-218.

［35］仲晨晨，王春燕，凡浙录，等. 小剂量氯胺酮复合舒芬太尼对宫颈癌根治术后镇痛及抑郁情绪的影响［J］. 医学综述，2020，26(02)：408-412.

［36］HIROTA K，LAMBERT D. Ketamine and depression［J］. Br J Anaesth，2018，121(6)：1198-1202.

［37］PENG W，PENG X，LI Z.［Application of transoral endoscopic thyroidectomy for benign thyroid nodule］［J］. Lin Chuang Er Bi Yan Hou Tou Jing Wai Ke Za Zhi，2018，32(13)：972-975.

［38］CHEN H，CHEN C，WEN K，et al. Application of transoral continuous intraoperative neuromonitoring in natural orifice transluminal endoscopic surgery for thyroid disease：a preliminary study［J］. Surgical Endoscopy，2018，32(1)：517-525.

［39］ALçI E，ÖZDEMIR M，MI FTARI A，et al. Influence of rocuronium on achieving optimal vagal stimulation during intraoperative nerve monitoring in thyroid surgery［J］. Asian J Surg，2021，44(3)：527-530.

［40］PACHUSKI J，VAIDA S，DONAHUE K，et al. Effect of laryngotracheal topical anesthesia on recurrent laryngeal nerve monitoring during thyroid Surgery［J］. J Clin Anaesth，2016，29：10-13.

［41］MACIAS A，EAPPEN S，MALIKIN I，et al. Successful intraoperative electrophysiologic monitoring of the recurrent laryngeal nerve，a multidisciplinary approach：The Massachusetts Eye and Ear Infirmary monitoring collaborative protocol with experience in over 3000 cases［J］. Head & Neck，2016，38(10)：1487-1494.

［42］EMPIS DE VENDIN O，SCHMARTZ D，BRUNAUD L，et al. Recurrent Laryngeal Nerve Monitoring and Rocuronium：A Selective Sugammadex Reversal Protocol［J］. World J Surg，2017，41(9)：2298-2303.

4

第五章
乳腺癌手术精确麻醉

　　乳腺癌是女性发病率较高的恶性肿瘤之一，也是女性癌症致死的主要原因。手术切除是治疗乳腺癌的主要方法之一，但是，患者围手术期存在一系列复杂的心理变化：顾虑手术切除乳房对美观的影响、乳房重建的方式和效果、乳房修复材料的组织相容性、围手术期并发症等，可能直接影响围手术期麻醉管理的实施方案。因此，麻醉前应对患者进行心理评估和全面检查，让其了解手术的方式和风险程度非常重要。

　　随着科学技术的发展，设备和修复材料日益变化，外科技术也在不断提升，这对麻醉管理策略提出了更高的要求。手术对机体的创伤，术中、术后并发症发生及不同麻醉方法、麻醉药物选择，影响着患者的生活质量及预后，因此，采用多重监测麻醉管理，严密监测体温、合理补液和合理使用心血管活性药等精确麻醉管理，对降低并发症的发生率、提高预后具有重大意义。

　　精确麻醉是指通过维持精确的麻醉方法、麻醉药物，保障组织功能并预防脏器损伤，减少创伤应激，实现围手术期高质量康复和舒适转归的当代高质量麻醉。精确麻醉的影响因素包括影响术后康复的所有潜在因素，例如年龄、吸烟、男性、心血管疾病、ASA 分级、术前肺功能、最佳术后镇痛和手术因素（手术范围、切除程度）等所有影响术后康复的潜在因素，这些均是精确麻醉需要考虑的。乳腺癌手术精确麻醉就要维持精确麻醉深度，保护神经、淋巴等组织功能，促进重建乳房的快速康复。本章节将讨论可能影响乳腺癌手术患者预后的围手术期因素，重点阐述乳腺癌手术的精确麻醉管理、并发症的识别与处理、术后镇痛，为常见乳腺癌手术患者的精确麻醉提供指导。

第一节　术前评估与麻醉准备

一、术前评估

　　乳腺癌患者术前必须全面评估，以确保患者安全耐受拟实施手术所需的麻醉，减少围手术期相关麻醉风险。麻醉医师应与患者及其家属进行有效的沟通，进行适当的心理评估和干预，尽可能减轻患者的焦虑和抑郁等心理问题。不仅要结合患者的病史和体格检查，还要辅助诊断性检查，对患者进行全面评估和 ASA 分级。乳腺癌手术患者术前应详细评估患者的心肺、肝肾、免疫功能和衰弱程度，还要重点关注手术方式、范围、特殊体位、是否需要进行乳房重建、游离皮瓣的类型等。

1. 心脏功能评估

常用的心脏功能评估方法包括体力活动的主观感觉分级（心功能分级、NYHA 分级）、超声心动图、心脏负荷试验（心电运动试验、6 min 步行试验等）。心功能分级目前采用美国心脏学会制定的心脏功能分级及治疗分级。超声心动图可准确反映心指数、心排血量、射血分数和左室舒张末期压力等指标。体力活动代谢当量（metabolic equivalent of task，MET）是反映相对能量代谢水平和运动强度的重要指标，评估患者的心脏耐受程度（表 5-1-1）。心电运动试验通过观察患者运动时呼吸、血压、心率、心电图、气体代谢以及临床症状或体征，来评估心脏储备功能和运动耐受能力，包括活动平板试验、踏车试验等。对于某些心血管疾病患者，还可进行心脏副交感神经功能测定（深呼吸心率变异、Valsalva 运动或站立时心率反应）、交感肾上腺素能功能测定（血压和心率对直立体位的反应、Valsalva 运动血压反应、手持续握力试验）、交感胆碱能功能测定［温度调节出汗试验、定量泌汗轴突反射试验（quantitative sudo-motor axon reflex test，QSART）、汗印迹方法等］。

表 5-1-1　体力活动代谢当量

MET	运动的功能水平
1	吃饭、在电脑前工作或穿衣服
2	下楼梯、在房子里活动或做饭
3	平地步行 1~2 个街区
4	耙树叶或园艺活动
5	爬一层楼、跳舞或骑自行车
6	打高尔夫球或扛球杆
7	网球单打
8	快速上楼梯或慢跑
9	慢速跳绳或中速骑自行车
10	快速游泳、跑步或轻快地慢跑
11	越野滑雪、打全场篮球
12	中长距离快跑

1 MET = 消耗氧气 3.5 mL/（min×kg）。

2. 呼吸系统评估

应重点了解有无气道困难、气道通畅程度，判断有无导致面罩通气困难或插管困难的困难气道，气道的评估包括病史采集、询问有无提示气道处理困难的体征、面罩通气困难的独立相关因素、颏甲距离、Mallampati 气道分级等，是否有呼吸道感染及慢性肺部疾患。慢性气道阻塞疾病者，术前需对体力负荷情况进行评估，然后决定是否适合手术，必要时应行肺功能检查。严重的哮喘不适宜非住院手术。

常规肺功能评估：进行肺容积和通气功能检查。肺容积包括潮气量、深吸气量、补呼气量、肺活量和功能残气量等，肺通气功能包括分钟通气量、最大通气量、用力肺活量、小气道功能。运动气体代谢测定摄氧量、最大摄氧量、氧脉搏（氧摄取量与心率的比值）等。还可结合屏气试验、吹气试验、吹火柴试验等床旁检查，必要时进行血气分析来更好地反映肺通气和换气功能。

3. 肝脏功能评估

肝功能异常虽能增加麻醉难度，麻醉前准备应注意肝功能的维护和改善，重点关注肝脏蛋白质合成、胆红素代谢、凝血机制和药物的生物转化等功能。绝大多数麻醉药物均在肝脏降解，肝功能不全或障碍常导致药物降解和代谢速率减慢，药物时效延长，导致患者苏醒延迟。术前肝功能评估的主要指标包括转氨酶、胆红素、白蛋白、凝血酶原时间和 Child-Pugh 肝功能分级。合并有肝硬化的患者还需要进行肝脏清除实验、影像学测量肝脏体积、门脉压力监测等。

4. 肾脏功能评估

肾脏也是最重要的排泄器官，需要根据肾小球滤过率、肾血流量、血浆肌酐、胱抑素 C、内生肌酐清除率、血尿素氮等指标来评估肾功能。老年或既往有肾脏病史的患者需要完善肾功能检查，进行慢性肾脏病的分期，合理选择麻醉药物。

5. 免疫功能评估

手术创伤、应激反应和麻醉药物等可导致免疫细胞紊乱与功能障碍，与交感神经系统以及下丘脑-垂体-肾上腺轴激活相关。免疫器官和淋巴器官一般由交感神经以及其分泌的儿茶酚胺支配，其可作用于 T 细胞、自然杀伤细胞（natural killer cell，NK）的 β_2 受体感受器，抑制NK，并产生辅助型 T 细胞 2（T helper 2 cell，Th 2）细胞分化所需要的细胞因子，诱导 Th 2 细胞分化。多数麻醉药物和血管活性药物是引起儿茶酚胺分泌和免疫功能改变的重要因素。我们推荐乳腺癌手术患者进行围手术期动态评估免疫功能，包括在术前、术后 1 天/3 天/7 天和 30天评估患者的细胞免疫和体液免疫功能。细胞免疫功能包括总 T 淋巴细胞、$CD4^+T$ 淋巴细胞、$CD8^+T$ 淋巴细胞、B 淋巴细胞和 NK 等比例，体液免疫功能包括 IgG、IgA、IgM、IgE 和 IgD五项抗体的变化。根据术后免疫功能恢复的快慢来评估患者的预后。

6. 衰弱程度评估

接受乳腺癌手术的患者不乏老年患者，针对性评估其衰弱程度，从而全面评估患者对麻醉和手术的耐受程度，精确地选择麻醉药物和方式。目前衰弱程度的评估主要是根据 Tilburg 衰弱量表（Tilburg Frailty Indicator，TFI）和衰弱表型量表（frailty phenotype，FP），其中 TFI 以健康缺陷累积模型为基础，能更全面评估患者衰弱情况。TFI 量表共包括躯体维度、心理维度和社会维度 3 个方面，躯体维度包括身体健康、行走困难、平衡、体重下降、疲劳感、听力问题、视力问题、握力等 8 个条目，心理维度包括记忆能力、焦虑、抑郁、应对能力等 4 个条目，社会维度包括社会关系情况、社会支持情况、独居 3 个条目，合计 15 个条目，每一条目均采用 0～1 计分法，总分范围为 0～15 分，＞5 分为衰弱，患者分值越高表示其衰弱程度越明显（见表 5–1–2）。

表 5–1–2　Tilburg 衰弱量表（TFI）

内容	条目	0分	1分	小计	合计
躯体维度	身体健康				
	行走困难				
	平衡				
	体重下降				
	疲劳感				
	听力问题				
	视力问题				
	握力				
心理维度	记忆能力				
	焦虑				
	抑郁				
	应对能力				
社会维度	社会关系				
	社会支持				
	独居				

此外，还应详细记录既往药物使用情况，如皮质类固醇激素、心血管药物和精神类药物。应询问患者对药物或其他物质的过敏史（乳胶、硅胶、造影剂或假体），重点记录患者过敏反应的表现和严重程度。必须要详细记录患者的烟酒史、药物成瘾史，用每天吸烟包数 × 吸烟年数来记录吸烟量。明确患者有无肥胖、假性胆碱酯酶缺乏病史、恶性高热或可疑恶性高热病史，既往麻醉情况。详细询问患者月经情况及妊娠可能性。

二、麻醉监测

无创血压、心率、心电图、脉搏、体温、尿量、血氧饱和度和呼气末二氧化碳分压是最基本的麻醉监测。对于游离腹股沟血管化淋巴结皮瓣移植、腰动脉穿支皮瓣乳房重建、股深动脉穿支皮瓣乳房重建等手术时间较长的乳腺癌手术，还需要进行有创动脉压、定期血气分析、麻醉深度、脑血流与代谢、血流动力学、呼吸动力学、肌松和体温等监测。

1. 麻醉深度监测

麻醉深度监测是维持麻醉平稳、合理使用镇静药物、预防术中知晓和达到快速康复的重要手段。麻醉深度监测包括脑电双频谱指数（bispectral index，BIS）、脑电熵指数、Narcotrend 指数、听觉诱发电位等。BIS 是反映麻醉药镇静、催眠效应的有效指标，在预测麻醉镇静深度方面有较好的灵敏度与特异度。麻醉深度指数和麻醉深度级别则是通过 Narcotrend 监测仪采集原始脑电数据，采用多参数统计分析对患者意识状态与麻醉深度进行分级，可反映大脑意识水平和镇静程度。

2. 脑血流与代谢监测

监测脑血流与代谢是预防老年患者术后认知功能障碍、脑梗死和脑出血的重要方法。脑血流量（cerebral blood flow，CBF）的监测多采用经颅多普勒、阻抗血流图和近红外光谱法等。脑代谢监测包括颈静脉氧饱和度（jugular vein oxygen saturation，$SjvO_2$）、近红外光谱仪和脑组织氧分压等，常用脑耗氧代谢率评估值（estimatedcerebral metabolism rateof oxygen，$eCMRO_2$）[$eCMRO_2$ = 动静脉氧含量差（arterio-jugular differences of oxygen，$avDO_2$）× 动脉血二氧化碳分压（arterial carbon dioxide pressure，$PaCO_2$）×（$CBF/PaCO_2$）/100]。局部脑氧饱和度（regional cerebral oxygen saturation，ScO_2）是无创、可持续监测、简单的脑氧供需平衡的监测技术指标，对脑灌注具有较高的敏感性，能够预测神经功能损伤和术后认知功能障碍，对严重心律失常、心搏骤停等血流动力学紊乱患者具有重要意义。

3. 血流动力学监测

血流动力学监测包括动脉压（有创动脉压）、中心静脉压、肺动脉嵌顿压（pulmonary artery wedge pressure，PAWP）及肺动脉压（pulmonary artery pressure，PAP）、心排血量、射血分数、血容量和氧供需平衡。超声心动图是检测心排血量、射血分数、左室舒张末期容积和压力的常用无创方法。CNAP 无创血流量监测可连续、实时地反映心排血量、心指数、每搏输出量、外周阻力。脉压差变异率、每搏输出量变异率和末梢循环指数可反映血容量的变化，指导输液。

4. 呼吸动力学监测

呼吸动力学监测有助于分析呼吸系统疾病如急性呼吸窘迫综合征的严重程度、发生病变的部位，指导呼吸机的使用等。呼吸动力学监测涉及呼吸运动中压力的变化以及压力变化与容量、流量的关系。压力指标包括呼吸系统压（Prs）、经肺压（PL）和经胸壁压（PW），压力与容量的关系反映弹性阻力（P-V 环，顺应性的倒数），压力与流量的关系则反映黏性阻力（气道阻力）。流量-容量曲线可获得用力肺活量、最大吸气流量和最大呼气流量。

5. 凝血功能监测

凝血功能监测能够反映乳腺癌患者的凝血状态，尤其是针对游离腹股沟血管化淋巴结皮瓣移植、腰动脉穿支皮瓣乳房重建、股深动脉穿支皮瓣乳房重建等血管吻合的乳房重建手术患者具有重要意义。常用的凝血功能监测指标有血小板计数与功能、活化的部分凝血活酶时间（APTT）、血浆凝血酶原时间（PT）、血浆纤维蛋白原、D-二聚体。动态评价凝血功能的检查有血栓弹力图、黏弹性凝血监测等。

6. 其他

四次成串刺激（train of four stimulation，TOF）是临床上最常用的肌松监测方式，能够准确判断长时间乳腺癌手术的骨骼肌松弛程度，确定肌松药的合理使用剂量和追加时间。麻醉医师通过分析 BIS、麻醉深度指数、麻醉深度级别、ScO_2 和 TOF 等指标，明确麻醉药物取得的麻醉效果并动态调整药物输注剂量及速度，最大限度将输注的麻醉药物药效发挥出来，大幅降低了麻醉药物残留给术后机体恢复带来的不利影响。

乳腺癌手术应维持合理的血容量、防止皮瓣水肿、确保心功能正常以及优化皮瓣血流灌注。补液过慢会导致游离皮瓣灌注不足，而补液过快会引发机体液体潴留，导致皮瓣水肿。麻醉诱导至手术开始前、手术开始至血管吻合前使用升压药，究其原因：其一，麻醉诱导所导致的血管舒张，导致血压下降；其二，大量的术前缺失液体以及不显性失水在分离穿支血管以及切取皮瓣的过程中尚未完全补充，也可导致血压下降。术中提倡严密监测体温，并完善保温措施。

三、麻醉准备

首要任务是做好患者体格和精神方面的准备；给患者制定最好的麻醉方案；给予患者恰当的麻醉前用药；做好麻醉用具、设备、监测仪器和药品（包括急救药品）等的准备。

乳腺癌手术的麻醉准备和大多数其他手术麻醉准备一致，重点要关注患者的心理问题，进行及时、有效的医患沟通，增强患者的自信、理解和信任。合适使用麻醉前药物，根据手术的方式、范围选择麻醉方式，可辅助神经阻滞进行多模式镇痛。只有进行了充分的手术前准备和麻醉准备，才能保证乳腺癌手术患者的围手术期安全，尽可能减少应激反应，提高患者的预后和生活质量。

（荆忍　潘灵辉）

肿瘤和精确麻醉

第二节　麻醉药物

一、镇静药

常见的镇静药分为苯二氮䓬类和非苯二氮䓬类，前者主要是地西泮、咪达唑仑、瑞马唑仑等，后者包括右美托咪定等药物。咪达唑仑是最常用的镇静药，具有镇静、催眠、抗焦虑和顺行性遗忘等作用，采用 $0.05 \sim 0.1$ mg/kg 诱导前 0.5 h 肌注，对呼吸和心血管功能抑制较小，但起效较慢、药物代谢物残留使苏醒期延长、记忆暂时缺失、影响术后认知功能。瑞马唑仑是新型镇静药，作用于 γ- 氨基丁酸受体来降低神经元兴奋，无药物蓄积且滞留时间短，起效和麻醉恢复较快，可作为乳腺癌手术患者麻醉诱导和镇静的新选择。

右美托咪定是选择性 $α_2$-肾上腺素受体激动剂，具有镇静、抗焦虑、催眠、镇痛、解交感和器官保护等作用。右美托咪定是乳腺癌手术中一种良好的麻醉辅助剂，可降低术后疼痛和恶心、呕吐的风险。对于乳腺肿块切除术患者，经鼻给予右美托咪定和局部麻醉的清醒镇静是安全有效的麻醉方式，其最佳剂量为 1.5 μg/kg。术前 $60 \sim 120$ min 舌下给予右美托咪定凝胶能够为乳腺癌改良根治技术患者提供安全实用的术前镇静。右美托咪定推荐为乳腺癌手术的术前镇痛药或麻醉辅助剂，这有助于缓解乳腺癌患者术前的严重心理问题，降低围手术期应激反应。

二、局麻药

局麻药是阻断注射部位神经-肌肉传导的麻醉药物，分为酯类和酰胺类。酯类局麻药有普鲁卡因、丁卡因和可卡因，现已少用。酰胺类局麻药包括利多卡因、罗哌卡因、布比卡因和甲哌卡因。

利多卡因是最常用的中效局麻药，具有起效快、弥散广、穿透性强和无明显扩张血管作用的特点，可用于治疗室性心律失常和稳定血流动力学，也被广泛用于局部浸润麻醉、神经阻滞和表面麻醉。

罗哌卡因效能优于利多卡因，起效时间 $5 \sim 15$ min，感觉阻滞时间可达 $4 \sim 6$ h，现为神经阻滞最常用的局麻药。罗哌卡因不易产生线性蓄积，意外入血主要表现为中枢神经系统并发症，较少产生心脏毒性，在术中减少麻醉药物用量和对血流动力学的影响与布比卡因相当。

布比卡因的效能强于罗哌卡因，但是具有较显著的心脏毒性，临床常用的浓度为 $0.25\% \sim 0.75\%$，安全剂量为 150 mg，极量为 225 mg。

三、静脉麻醉药

静脉麻醉药是乳腺癌手术最常用的麻醉药物，主要有丙泊酚、依托咪酯、芬太尼及其衍生物等，精确麻醉需要多种静脉麻醉药物联合应用。

丙泊酚是应用最广泛的静脉麻醉药，其药理作用是与 γ-氨基丁酸 A 型（γ-aminobutyric acid type A，GABAA）受体的 β 亚基结合增强 GABA 诱导的氯电流，用于乳腺癌手术麻醉诱导、麻醉维持以及区域手术（活检）镇静，需要注意低血压、呼吸暂停、静脉刺激导致的注射痛或血栓性静脉炎、肌阵挛、过敏反应、丙泊酚输注综合征等不良反应。

环泊酚是新型的静脉麻醉药，为（R）-构型异构体小分子化合物，属于短效 GABAA 受体激动剂，其作用机制是通过 GABAA 受体起到中枢神经抑制的作用。环泊酚的特点：① 新构效，安全窗更宽，效价更高，剂量更少；② 脂溶性强、游离药物浓度更低、注射痛更低。

依托咪酯最显著的特点是对循环功能影响小、无明显的呼吸抑制作用，适用于合并有心血管疾病、呼吸系统疾病、颅内高压等乳腺癌患者的麻醉诱导，但该药物可抑制肾上腺皮质功能，导致静脉刺激、肌肉阵挛和呃逆、恶心/呕吐的发生，合并紫质症、癫痫、免疫抑制、脓毒血症的患者禁用。

芬太尼是最主要的麻醉性镇痛药，镇痛强度为吗啡的 75 ~ 125 倍，起效快，维持时间短，对循环功能的影响轻微，无组胺释放作用，广泛用于各种乳腺癌手术麻醉。但芬太尼可兴奋延髓迷走神经核，导致迷走神经张力增高，手术时间较长的乳腺癌手术反复或大剂量使用芬太尼可能会导致呼吸遗忘和肌肉僵硬。

舒芬太尼作为镇痛效应最强的阿片类麻醉性镇痛药，镇痛强度为芬太尼的 5 ~ 10 倍，循环功能影响轻微，呼吸抑制持续时间更长。舒芬太尼可导致胸壁和腹壁肌肉僵硬、延迟性呼吸抑制、恶心/呕吐，避免大剂量长时间使用。

瑞芬太尼是超短时效的阿片类麻醉性镇痛药，镇痛强度为吗啡的 75 ~ 125 倍，麻醉平稳并易于逆转，持续输注无蓄积，推荐作为手术时间较长的乳腺癌手术首选，但是要注意停药期间的其他镇痛药物延续镇痛。

四、吸入麻醉药

目前临床常用的吸入麻醉药包括七氟烷、异氟烷和地氟烷，现总结其药理特点如表 **5-2-1** 所示。

表 5-2-1　目前临床常用的吸入麻醉药特点比较

	七氟烷	异氟烷	地氟烷
药理作用			
血气分配系数	0.63	1.48	0.45
最低有效肺泡浓度（minimum alveolar concentration，MAC）	1.71%	20 ~ 30 岁，1.28% 31 ~ 55 岁，1.15% ＞55 岁，1.05%	7.25%

	七氟烷	异氟烷	地氟烷
神经系统	脑灌注压↓，颅内压↑	剂量相关性抑制	剂量相关性抑制
心脏麻醉指数	1.2 ~ 2.4 MAC	5.7（2.0 MAC 较安全）	0.83 ~ 1.24 MAC
循环	心功能抑制、心排血量↓、阻力血管扩张	外周血管阻力↓，心肌耗氧量和冠脉阻力↓	抑制劈开胸骨时血压反应；抑制心血管
呼吸	气道刺激小，剂量相关性抑制，松弛气管平滑肌	剂量相关性抑制，通气量↓，抑制对 $PaCO_2$ 升高的通气反应	剂量相关性抑制，通气量↓ < 异氟烷
肝	肝损害弱于异氟烷	对肝无损害	对肝无损害
肾	无损害	血流量和肾小球滤过率↓，无损害	无损害
子宫	无影响	剂量相关性抑制子宫收缩	无影响
肌肉	肌松作用 > 异氟烷	足够的肌肉松弛作用	肌松作用最强
临床应用			
优点	诱导迅速、无刺激、麻醉深度易调控；气管平滑肌松弛	麻醉诱导及苏醒快；循环稳定；肌松良好；扩张冠脉；颅内压无明显升高	① 麻醉诱导及苏醒最快；② 生物转化少；③ 循环干扰小；④ 肌松作用最强
适应证	全身麻醉患者均可应用，适用于哮喘患者	老年人、冠心病、癫痫、颅内压增高患者	更适用于心血管手术
禁忌证	肝损害患者、过敏或恶性高热、肾功能不全	增加子宫出血	

五、中医药

中医药在围手术期麻醉中的作用越来越受到学者们的关注。经皮穴位电刺激可降低乳腺癌改良根治术患者焦虑的发生，提高患者术后早期恢复质量。经皮穴位电刺激也可以改善乳腺癌根治术患者围手术期疼痛，减少术中瑞芬太尼用量，缩短术后喉罩拔除时间、肛门首次排气时间和下床活动时间，改善短期内生理健康和疼痛对生活的影响。此外，接受针刺的乳腺癌患者术后疼痛评分显著降低，镇痛满意度显著提高。然而，关于中医药在乳腺癌手术精确麻醉的应用还有待进一步明确。

（荆忍 潘灵辉）

第三节　麻醉方法

一、神经阻滞

神经阻滞是实现乳腺癌患者手术麻醉的辅助方法之一，也是术后精确镇痛的金标准，常用的神经阻滞方式包括胸椎旁神经阻滞（thoracic paravertebral block，TPVB）、竖脊肌阻滞（erector spinae plane block，EPSB）、肋间神经阻滞（intercostal nerve block，ICNB）、菱形肋间阻滞（rhomboid intercostal block，RIB）、胸神经阻滞（PEctoral nerve blocks，PECS）和前锯肌阻滞（serratus plane blocks，SPB）。

1. TPVB

TPVB 是指将局麻药注射到椎旁间隙后，局麻药可向邻近上、下椎体纵向扩散，肋间水平横向扩散，以及向正中硬膜外间隙扩散，实现同侧邻近多个节段躯体和交感神经阻滞。仅限于 TPVB 和硬膜外阻滞能够为乳房手术提供足够的麻醉，但该项研究椎旁阻滞试验用于镇静的药物剂量与全身麻醉的药物剂量非常接近，同时阻滞平面达到 C_5 水平时，臂丛神经可能有部分阻滞。尽管纳入的研究有一定的限制，但 TPVB 对乳腺癌术后慢性疼痛的预防作用不明显，然而 TPVB 可通过影响急性疼痛向慢性疼痛的转变来缓解乳腺癌术后慢性疼痛。

超声引导 TPVB 穿刺方法：患者取侧卧位，手术侧 T_3 棘突旁 2.5 cm 为穿刺点，常规消毒铺巾后进行局部麻醉，超声仪探头置于横突平面向中线移动，寻找横突及壁层胸膜，壁层胸膜上方暗回声带为肋骨，胸椎旁神经位于肋骨、横突及壁层胸膜组成的三角形中。回抽无血、无气体后先向该区域注射生理盐水 1.0 mL，可见椎旁间隙扩张；固定针尾后注射 0.5% 罗哌卡因 25 mL（图 5-3-1）。用于 TPVB 的局麻药还有布比卡因、甲哌卡因和利多卡因。鉴于罗哌卡因和布比卡因作用时间较长，故较多用于 TPVB。罗哌卡因可获得和布比卡因相近的阻滞效果，其使用剂量和浓度尚未有统一标准，常用于 TPVB 的浓度为 0.25% ~ 0.5%，单次剂量为

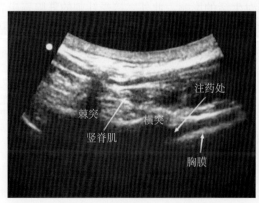
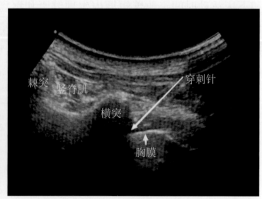

图 5-3-1　超声引导 TPVB 影像图

10 ～ 20 mL。0.25% 罗哌卡因 25 mL、地塞米松 3 mg、丁丙诺啡 120 μg 和肾上腺素 2.5 μg/mL 单次 TPVB 联合全麻作为有助于改善乳腺癌改良根治术患者术后镇痛效果的优化策略。

TPVB 联合全身麻醉显著降低乳腺癌患者术后急性疼痛程度和恶心、呕吐,抑制应激反应,同时维持术中血流动力学稳定、缩短苏醒时间、降低麻醉相关并发症发生风险。TPVB 仅对一侧胸壁神经阻滞,交感神经阻滞程度弱且范围局限,无明显的血管扩张,血流动力学更平稳,对循环系统影响小。非连续性超声引导下经矢状窦旁入路行 TPVB 术后气胸的发生率较低,与单纯乳腺手术后气胸的发生率相似。TPVB 阻滞的失败率为 6.8% ～ 10.0%,出现硬膜外阻滞和椎管内阻滞的概率约为 2.9%。当针尖接触椎旁间隙内侧时,可能会出现鞘内注射、脊髓麻醉和体位性头疼。尽管椎旁间隙内具有丰富的血管丛,但是出现全身性局麻药中毒的可能性较低。因此,TPVB 是乳腺癌手术多模式镇痛、减轻术后慢性疼痛的最常用神经阻滞,但是需严格把握其穿刺路径、减少不良反应的发生。

2. EPSB

竖脊肌解剖位置较表浅,竖脊肌位于背部脊柱两侧棘突和肋角之间的沟内。ESPB 将局麻药物注射到竖脊肌与横突之间的筋膜内,穿刺针在超声引导下依次穿透斜方肌、菱形肌、竖脊肌,抵达横突即可注射药物,解剖结构简单,操作简便。ESPB 和 TPVB 用于乳腺癌根治术的围手术期镇痛时,都能取得满意的效果。TPVB 阻滞时间持久,ESPB 阻滞平面范围更大,操作更简便。脊神经分为背侧支和腹侧支,ESPB 是一种脊神经背支阻滞,脊神经腹支的参与有限。局麻药渗透过横突周围的结缔组织到椎旁间隙才能引起神经阻滞的效果,所以 EPSB 起效较慢。

超声引导 ESPB 穿刺方法:患者可以采取坐立位、侧卧位或者俯卧位,将高频超声线阵探头放置在棘突旁约 3.0 cm 的位置,并与矢状面平行,采用平面内技术将神经阻滞穿刺针成像后进针至竖脊肌和横突之间的筋膜间隙内,将局麻药物注射到此间隙内(图 5-3-2)。ESPB 可单次注射,也可在穿刺点置管持续泵注镇痛药。单侧注射量常为 0.5% 罗哌卡因 20 ～ 25 mL 或 0.25% ～ 0.5% 布比卡因 20 ～ 25 mL。持续镇痛输注的首次剂量为 0.5% 罗哌卡因 25 mL,持续输注剂量常为 0.2% 罗哌卡因 8.0 mL/h,单次手控剂量可为 5 mL,锁定时间为 60 min。0.25% 和 0.375% 的布比卡因均能有效用于 ESPB 术后镇痛,但较高浓度的布比卡因能显著减少乳腺癌根治术后曲马多的用量。

对乳腺癌切除、腋窝淋巴结清扫、乳房重建术患者进行 EPSB 术后镇痛,镇痛效果确切、

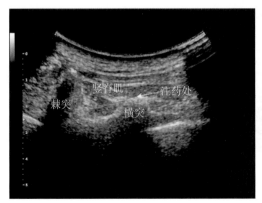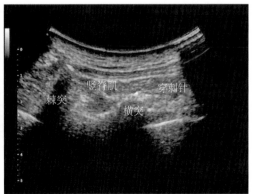

图 5-3-2　超声引导 EPSB 影像图

术后阿片类药物使用减少。ESPB 注药点要高于 TPVB 注药点，穿刺点远离脊髓，所以穿透胸膜和脊髓损伤的风险小，对循环和呼吸功能影响也小。ESPB 目标平面离大血管更远并且血管分布少，发生血肿的概率比较低，药物经血管吸收少而慢，能维持较长时间的镇痛。在乳腺癌手术后，EPSB 作为肠外镇痛用药可提供具有显著统计学差异的镇痛效果，但术后镇痛效果不如 TPVB，临床上的短期获益并不明显，故目前的证据不支持 ESPB 的常规使用。

3. ICNB 与 RIB

肋间神经由肋骨角内侧（距胸骨中线 6~8 cm），走行于胸膜和肋间筋膜之间，与肋间动脉和静脉并行，节段性神经血管束继续在肋沟内或仅在肋沟下方（图 5-3-3）。每个肋间神经有 4 个分支：灰色交通支、后支、外侧皮支和前皮支，其中灰色交通支走行于交感神经节的前方，后支向后走行分布于椎旁区的皮肤和肌肉上，这两个分支更依赖于 TPVB 而非 ICNB。

灰色交通支走行于交感神经节的前方，后支向后走行分布于椎旁区的皮肤和肌肉上，这两个分支更依赖于 TPVB 而非肋间神经阻滞。ICNB 的适应证为乳房或胸壁手术镇痛，主要用于 TPVB 或硬膜外阻滞效果不佳时。阻滞方法如下：麻醉医师站在患者一侧，常规消毒铺单，标记需要阻滞的肋下缘，左手将皮肤标记覆于肋骨上，右手持一个 22 G 短斜面针的 10 mL 注射器，进针至肋骨上，左手握针而右手持注射器，而后向尾侧进针，通过肋下缘后进针 3~5 mm。针在通过肋间肌肉时，感觉阻力变化，负压抽吸无血液，注射 3~5 mL 局麻药，逐一水平重复上述神经阻滞，最尾侧的肋间神经最先被阻滞，随后神经阻滞依次向头侧扩展（图 5-3-4）。但是，ICNB 较少单独用于乳腺癌手术患者，可能与阻滞不全、需多节段注射阻滞有关。

RIB 是一种筋膜间平面阻滞，在向菱形大肌和肋间肌之间的肋间平面注射局部麻醉剂后，该阻滞可为乳房手术后前、后半胸提供有效镇痛，具有操作简单、注射部位远离手术区、单次

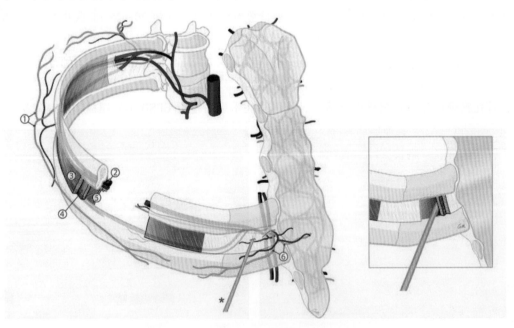

图 5-3-3　肋间神经、血管解剖及 ICNB 示意图

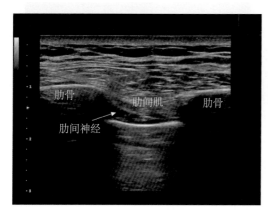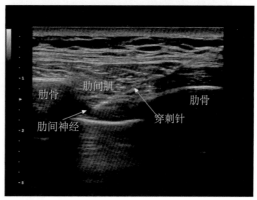

图 5-3-4　超声引导 ICNB 影像图

注射可提供超过 6 个节段镇痛等优点。具体方法如下：患者取侧卧位，手术侧乳房位于上方，同侧手臂内收穿过胸部，以侧向移动肩胛骨。将高频（6～12 MHz）线性超声探头置于斜矢状面肩胛骨内侧边缘，超声下显像斜方肌、菱形肌、肋间肌、胸膜和肺，将一根 80 mm 21 G 针于 T₅ 水平超声平面内进针，在菱形大肌和肋间肌之间的筋膜间平面内单次注射 30 mL 0.25% 的布比卡因，局部麻醉剂溶液在菱形肌下扩散，阻滞完成后将患者置于仰卧位。RIB 能够促进乳腺切除术患者恢复，减少了阿片类药物的消耗。关于 RIB 在乳腺癌手术精确镇痛的临床研究较少，还需要进一步比较 RIB 与其他神经阻滞的镇痛效果。

4. PECS 与 SPB

参与 PECS 阻滞的肌肉包括胸大肌、胸小肌和前锯肌。胸大肌起源于锁骨头和胸肋头，胸小肌起源于第三至第五肋骨，靠近肋软骨，至肩胛骨喙突内侧缘和上表面。前锯肌起源于第 1～9 肋骨，插入肩胛骨内侧缘的腹面。PECS 阻滞的神经束包括胸外侧神经、胸内侧神经、胸长神经、胸背神经和肋间神经。除肋间神经外，所有神经均起源于臂丛神经。在臂丛神经中，胸外侧神经丛外侧索分支，胸内侧神经丛内侧索分支，在胸大肌和胸小肌之间运行，支配胸大肌和胸小肌。胸长神经从肋间神经（T₅～T₆）分支，穿过胸小肌和前锯肌之间，沿前锯肌走行并支配前锯肌。胸背神经是一种运动神经，从后索分支至腋窝后壁（**图 5-3-5**）。根据

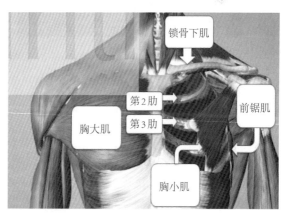

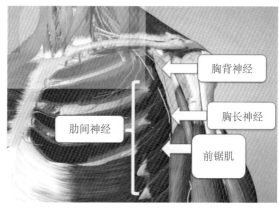

图 5-3-5　PECS 肌肉与神经解剖示意图

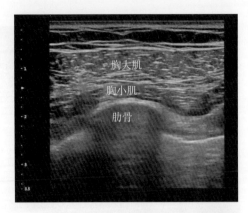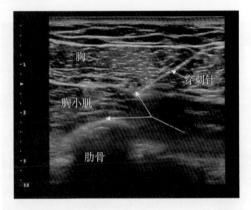

图 5-3-6　超声引导 PECS Ⅱ型阻滞影像图

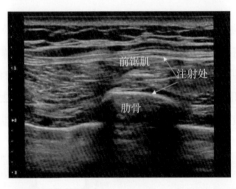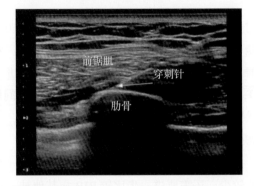

图 5-3-7　超声引导 SPB 影像图

PECS 阻滞的神经，将其分为三型：PECS Ⅰ型（胸外侧和内侧神经）、PECS Ⅱ型（胸长神经、胸背神经和 $T_5 \sim T_6$ 肋间神经）和 SPB。

　　PECS Ⅰ型利用超声引导定位，注射局麻药物到胸大肌和胸小肌之间的腹肌间平面以阻滞胸外侧和内侧神经，适用于放置胸部假体、胸肌下外科操作的镇痛。PECS Ⅱ型阻滞将超声探头放置于锁骨下方，寻找第 3 肋骨上方的胸小肌与前锯肌，注射局麻药物到腋前线第 4 肋骨处胸小肌和前锯肌之间的筋膜间平面，阻滞 $T_2 \sim T_6$ 肋间神经外侧皮支、肋间臂神经、胸长神经，适用于腋窝淋巴结清扫术、前哨淋巴结活检术及胸部浅表肿物切除术（图 5-3-6）。SPB 方法如下：超声探头定位于患侧腋中线第 5 肋间，辨识背阔肌、胸大肌、胸小肌、前锯肌等结构，22 G 神经阻滞针平面内进针，针尖到达前锯肌平面表面时，回抽无血、无气，予以试验剂量局麻药 2 mL，待超声显示液性暗区位于前锯肌表面时，缓慢注入局麻药（图 5-3-7）。与 SPB 比较，PECS Ⅰ型阻滞区域更偏向后下侧胸部，而 PECS Ⅱ型阻滞偏向于腋区、前上侧胸部。

　　PECS 阻滞应被认为是改善乳腺癌切除术后镇痛效果的有效方法，尤其是减轻术后静息时疼痛强度。与单纯全身镇痛相比，PECS Ⅱ型阻滞可降低术后 24 h 内疼痛强度和吗啡用量，镇痛效果也不亚于 TPVB。然而，目前使用更多的是 PECS 阻滞联合全身麻醉、INCB、TPVB 和 SPB，因为它们能够更有效地减少阿片类药物的用量，增强术后镇痛的效果。肋间神经前皮支联合 PECS Ⅱ型阻滞对乳腺癌改良根治术患者术后早期的镇痛效果优于单纯 PECS Ⅱ型阻滞。

超声引导进行 PECS 联合 TPVB 阻滞对于乳腺癌改良根治术的围手术期镇痛效果和安全性也较单独使用 TPVB 更好。单独使用 SPB 或 SPB 联合全身麻醉，能够减少乳腺癌手术阿片类药物的需要量，提高患者术后早期恢复质量。SPB 和 ESPB 均能为乳腺癌根治术患者提供良好、安全的镇痛，两者镇痛效果和不良反应相当。此外，SPB 联合氟比洛芬酯可为乳腺癌改良根治术提供良好的术后镇痛，对预防乳腺癌术后疼痛综合征安全有效。因此，我们推荐 PECS 阻滞纳入乳腺癌手术的多模式镇痛，能够显著地改善术后镇痛的效果，减少镇痛药物的使用，促进患者快速康复。

我们以上概述了 TPVB、ESPB、INCB/RIB 和 PECS 在乳腺癌手术患者中的应用，各种神经阻滞的适应证、优缺点和镇痛效果总结如表 5-3-1 所示。随着超声等可视化设备的更新，神经阻滞不再是盲目穿刺，极大地提高了阻滞的精确性和安全性，乳腺癌手术患者选择合适的神经阻滞，联合神经阻滞或全麻更能实现围手术期的精确多模式镇痛，改善患者的围手术期康复质量。

表 5-3-1   各种神经阻滞的适应证、优缺点和镇痛效果

神经阻滞	阻滞神经	局麻药注射点	适应证	优点	缺点	镇痛效果
TPVB	同侧节段躯体和交感神经阻滞	椎旁间隙	围手术期多模式镇痛、减轻术后慢性疼痛的最常用神经阻滞	抑制应激反应，维持血流动力学稳定、缩短苏醒时间、降低麻醉相关并发症	误入硬膜外隙或蛛网膜、鞘内注射、脊髓麻醉和体位性头疼	镇痛金标准
ESPB	脊神经背支阻滞，腹支的参与有限	竖脊肌与横突之间的筋膜	术中辅助镇痛或术后镇痛	操作简便，镇痛起效慢，持续时间长	穿透胸膜和脊髓损伤的风险小，循环和呼吸功能影响也小	镇痛效果确切，但术后镇痛效果不如 TPVB
INCB	肋间神经	肋下缘的肋间肌	乳房或胸壁手术镇痛，尤其是 TPVB 或硬膜外阻滞效果不佳	操作简便，镇痛效果确切	阻滞不全、需多节段注射阻滞	
RIB	肋间神经	菱形大肌和肋间肌之间的肋间平面	为乳房手术后前后半胸提供有效镇痛	操作简单、注射部位远离手术区、单次注射可提供超过 6~7 个节段镇痛		与 PECS 相当
PECS Ⅰ 型	胸外侧和内侧神经	胸大肌和胸小肌之间的腹肌间平面	胸部假体、胸肌下外科操作的镇痛	偏向后下侧胸部		改善乳腺癌切除术后镇痛效果的有效方法，尤其是减轻术后静息时疼痛强度

神经阻滞	阻滞神经	局麻药注射点	适应证	优点	缺点	镇痛效果
PECS Ⅱ型	$T_2 \sim T_6$肋间神经外侧皮支、肋间臂神经、胸长神经	腋前线第4肋骨处胸小肌和前锯肌之间的筋膜间平面	腋窝淋巴结清扫术、前哨淋巴结活检术及胸部浅表肿物切除术	偏向于腋区、前上侧胸部		
SPB	$T_2 \sim T_6$肋间神经外侧皮支、肋间臂神经、胸长神经	第5肋间前锯肌平面	术中辅助镇痛或术后镇痛			与ESPB相当

二、全身麻醉

1. 静脉麻醉

静脉麻醉起效快、效能强，不刺激呼吸道，患者的舒适性更好。临床上可供选择和搭配的静脉麻醉药日新月异，根据患者不同的情况更好地个体化用药。静脉麻醉诱导包括静脉麻醉药、麻醉性镇痛药和肌松药，丙泊酚常用的麻醉诱导剂量为 2 mg/kg，依托咪酯为 0.3 mg/kg，联合咪达唑仑诱导时需酌情减量。环泊酚是新型静脉麻醉药，安全性、耐受性良好，药效活性约为丙泊酚的 5 倍，麻醉诱导首次负荷剂量不超过 0.4 mg/kg。麻醉性镇痛药的使用主要是减轻气管插管引起的伤害性刺激，同时发挥协同麻醉作用，芬太尼常用剂量为 2 ~ 4 μg/kg，舒芬太尼为 0.2 ~ 0.4 μg/kg 或血浆靶浓度为 2.0 ng/mL。

丙泊酚麻醉维持给药速率一般为 6 ~ 12 mg/（kg·h），舒芬太尼为 0.25 ~ 1.0 μg/（kg·h）或血浆靶浓度为 0.25 ~ 3.0 ng/mL，术中应根据麻醉深度和生理指标进行调整给药速率。要求术后即刻拔出气管导管，舒芬太尼输注速率应小于 1.0 μg/（kg·h），手术结束前 30 min 停止输注，间断给药剂量为 2.5 ~ 10 μg。瑞芬太尼维持给药速率一般为 0.2 ~ 0.4 μg/（kg·min）或血浆靶浓度为 2.0 ~ 8.0 ng/mL。

2. 吸入麻醉

吸入麻醉药在体内代谢和分解少，大部分以原形从肺排出体外，可控性和安全性较高。目前临床上常用的七氟烷、异氟烷和地氟烷均能安全有效地用于乳腺癌手术的麻醉诱导和维持，需要注意维持呼吸道通畅，避免缺氧和 CO_2 潴留。

吸入麻醉诱导适用于不宜用静脉麻醉、外周静脉开放困难的患者，包括浓度递增慢诱导法、潮气量法和高浓度快诱导法。单纯吸入麻醉维持要求患者呼气末麻醉药浓度大于 1.3 MAC，复合麻醉性镇痛药时呼气末麻醉药浓度为 0.8 ~ 1.2 MAC。低流量吸入麻醉是吸入全身麻醉维持的主要方法，能显著改善患者的麻醉质量，提高吸入麻醉的效率。吸入麻醉药物的洗出方法包括浓度递减洗出法和低流量洗出法，长时间吸入麻醉要避免手术结束时突然停药。

3. 静吸复合麻醉

静吸复合麻醉结合静脉麻醉的起效快和吸入麻醉的可控性，能够同时减少静脉麻醉药和吸入麻醉药的用量。对于持续时间较长的游离皮瓣乳房重建术、游离腹股沟血管化淋巴结皮瓣移植等乳腺癌手术，采用静吸复合麻醉可能更加有利于患者的快速康复，减少单一麻醉药的用量和蓄积。

4. 去阿片麻醉

去阿片麻醉是结合多种非阿片类药物和（或）技术的多模式麻醉策略，在不使用阿片类药物的情况下获得高质量麻醉。通过利多卡因、布比卡因和右美托咪定以及丙泊酚诱导和异氟烷维持实现改良乳腺癌根治术的去阿片麻醉，能够显著提高患者的满意度和康复质量。减少阿片类药物的使用，一方面可以降低药物带来的不良反应和成瘾性，另一方面也减少阿片类药物对肿瘤进展的影响。建议在乳腺癌手术中选择合适的神经阻滞，单次或持续使用局部麻醉药，复合使用非甾体抗炎药，实现去阿片化。

5. 中医方法辅助麻醉

针刺麻醉是用手捻针或电针刺激某一穴位或某些穴位，以达到镇痛目的。针刺辅助麻醉是以针刺麻醉为主，复合另外一种药物麻醉方法。目前应用主要是手法针刺麻醉、电针麻醉、穴位注射麻醉、经皮穴位电刺激麻醉等，具有术前抗焦虑、减少麻醉药用量、辅助镇痛、防治术后恶心/呕吐、器官保护等作用。耳穴磁贴也具有一定的辅助镇痛、调节机体功能、促进术后恢复作用。术前应用具有辅助麻醉作用的中药方剂，也可一定程度上减少镇静药、阿片类药物的使用。因此，推荐使用中医辅助麻醉作为乳腺癌手术精确麻醉的有效补充。

（荆忍　潘灵辉）

5

第四节 麻醉策略对乳腺癌预后的影响

一、麻醉药物对免疫功能的影响

1. 静脉麻醉

静脉麻醉能够增强机体免疫功能并抑制炎症反应。丙泊酚可通过影响固有免疫细胞如中性粒细胞、巨噬细胞、单核细胞等细胞功能来参与非特异性免疫及免疫性炎症反应调控，而丙泊酚在自然杀伤细胞及淋巴细胞方面作用较小，因而对机体的特异性免疫影响相对局限。研究发现，丙泊酚可通过抑制中性粒细胞胞外诱捕网（neutrophil extracellular traps，NETs）参与机体炎症反应抑制，而这种抗炎机制对癌细胞尤其是乳腺癌细胞增殖及转移有显著的抑制作用，这可能是丙泊酚抗肿瘤的机制之一。当丙泊酚浓度达到 30 μM 时，对巨噬细胞的吞噬功能具有明显的抑制作用，丙泊酚的巨噬细胞免疫调节功能可能是通过降低线粒体膜电位和 ATP 的合成来实现的。丙泊酚还可通过对 γ 干扰素转录水平的干预，进而削弱巨噬细胞吞噬病原菌的能力。丙泊酚对自然杀伤细胞活性没有明显影响，对健康机体淋巴系统中淋巴细胞的免疫增殖能力影响不大。静脉全身麻醉能抑制脂多糖诱导的肿瘤坏死因子 α（tumor necrosis factor-α，TNF-α）释放，但低浓度丙泊酚则增加 TNF-α 释放，而白介素 1β（Interleukin，IL）-1β 仅受氯胺酮抑制。硫喷托纳、依托咪酯和丙泊酚抑制 IL-1 受体拮抗剂的释放，但增加 IL-10 的浓度。咪达唑仑对大部分细胞因子无明显影响。丙泊酚在乳腺癌环境下，无明显的淋巴细胞免疫抑制，在抑制乳腺癌复发及转移方面较吸入麻醉药有明显优势。

2. 吸入麻醉

吸入麻醉对免疫系统有明显的抑制作用。氟烷具有可逆性的抑制中性粒细胞体外杀菌功能，大部分临床吸入麻醉药如七氟烷、异氟烷、恩氟烷等通过抑制中性粒细胞活性氧功能，从而抑制中性粒细胞氧化杀菌活性，最终抑制炎症反应。吸入麻醉剂还可增强调节性 T 细胞膜分化簇 39 和分化簇 73 表达，导致调节性 T 细胞向 Th1 和 Th17 分化减少，减弱了自然杀伤细胞及细胞毒性 T 淋巴细胞对病原菌的杀伤能力。吸入麻醉药的免疫抑制作用在一定程度上促进了乳腺癌细胞的复发及转移。多项研究发现，吸入全身麻醉可以抑制淋巴细胞的增殖，同时抑制外周血单核细胞细胞因子的释放。其机制可能与吸入麻醉药降低线粒体膜电位、促使线粒体膜释放细胞色素 c、干扰 MAPK 级联信号通路有关。此外，研究还发现吸入全身麻醉能明显降低乳腺癌手术患者自然杀伤细胞水平，进而抑制机体免疫功能，这可能与吸入麻醉药诱导细胞毒性 T 淋巴细胞 CD8+T 细胞产生和活化神经内分泌系统、升高血浆皮质醇水平有关。

3. 局部麻醉

一般认为，酯类局麻药与免疫球蛋白 E 形成半抗原，同时局麻药的防腐剂也可形成半抗原，少数人对该类抗原/半抗原可产生异常、过高的免疫应答，从而导致皮肤、消化道、和呼吸道等急慢性炎症反应，这种炎症反应也称作超敏反应或变态反应。酯类局麻药引起变态反应远比酰胺类多见，是引起变态反应的另一潜在因素。乳腺癌手术过程中使用利多卡因可明显降低 NETs 的表达，通过对中性粒细胞炎症过程的调控，改变了乳腺癌细胞周围的炎症环境，减弱了癌细胞增殖及浸润能力，对改善乳腺癌手术预后有着积极意义。在肿瘤环境下，区域麻醉能够增强自然杀伤细胞功能，并促进 CD56$^+$T 细胞增殖，进而达到增强肿瘤局部免疫的功能。硬膜外麻醉和蛛网膜下腔麻醉可以阻止外科手术应激导致的 Th1/Th2 细胞失衡，使 NK 细胞/NK-T 细胞功能恢复，从而能够防止术后感染和肿瘤病灶的转移。研究还发现，采用椎旁阻滞能明显降低 IL-1、IL-6、基质金属蛋白酶（matrix metalloproteinase，MMP）-3 和 MMP-9 等炎症因子水平，同时应激反应标志物如血清皮质醇、血糖和 C 反应蛋白等呈低水平状态。

4. 阿片类镇痛药物

阿片类药物主要通过 κ、μ、δ、σ 这四类阿片类受体发挥其镇痛效应。目前发现，在一些免疫细胞表面同样存在阿片类受体表达，如中性粒细胞和自然杀伤细胞均有 μ、δ 受体表达，巨噬细胞和淋巴细胞有 κ、μ、δ 受体表达。阿片类药物活化中枢神经系统及外周神经系统阿片类受体的同时，对免疫系统亦有影响。如中枢神经系统阿片类受体活化后，可通过下丘脑-垂体-肾上腺皮质轴，促进糖皮质激素释放，糖皮质激素通过对免疫系统的抑制，最终抑制炎症反应。另外，阿片类药物还可以通过活化自主神经系统，介导儿茶酚胺类激素的释放，从而抑制淋巴细胞、自然杀伤细胞和巨噬细胞的功能。

二、麻醉药对癌细胞生物行为影响

1. 吸入麻醉药

体内外研究、临床研究均表明吸入麻醉药如七氟烷、异氟烷、氟烷等对不同肿瘤患者癌细胞生物学行为有着不同的影响。对于乳腺癌细胞，七氟烷可促进雌激素受体（estrogen receptor，ER）阳性 MCF7 细胞的增殖、迁移和侵袭，然而并不影响 ER 阴性细胞的侵袭能力。七氟烷可上调 miR-203 表达，阻滞细胞周期于 G_1 期从而显著抑制乳腺癌细胞增殖。将七氟烷分别与原代、转移性犬乳腺癌细胞培养，发现低浓度七氟烷能显著促进原代乳腺癌细胞增殖，但明显抑制转移性癌细胞增殖，提示七氟烷对不同分期的乳腺癌细胞增殖影响不同。利多卡因和七氟烷共同作用于 4T1 小鼠乳腺癌模型，发现两者共同作用可减少乳腺癌肺转移，推测可能与抗炎和抗血管生成作用有关。但是在临床研究中，七氟烷和丙泊酚均可有效抑制手术所致的血管内皮生长因子释放，但使用七氟烷和丙泊酚均未影响乳腺癌切除术患者预后。尽管七氟烷可影响乳腺癌细胞的生物学行为以及部分癌症因子的表达，但七氟烷对癌症患者总生存期或无复发生存期的影响仍需更多的研究，从而合理地在乳腺癌手术麻醉中进行选择。然而，目前尚缺乏足够的体内实验明确异氟烷、地氟烷对乳腺癌转移与复发的影响。

2. 静脉麻醉药

丙泊酚具有很强的抗肿瘤活性，其抗肿瘤活性主要体现在抑制肿瘤生长、减少转移发生率、抗炎症和抗氧化活性方面。使用 Nrf 2 抑制剂 PIK-75 与丙泊酚共培育，几乎能完全抑制人乳腺癌 MDA-MB-231 细胞迁移，细胞增殖程度也降低，说明丙泊酚通过激活 Nrf 2 通路而促进乳腺癌细胞增殖。丙泊酚或七氟醚用于原位小鼠模型的乳腺癌切除，术后 2 周丙泊酚组小鼠的肺转移率明显较七氟醚组减少。仅少数研究结果表明，丙泊酚能促进乳腺癌细胞增殖，临床数据则发现丙泊酚对乳腺癌患者的预后影响并不大。因此，仍需进一步揭示丙泊酚在乳腺癌中的调控效果及其关键分子机制，为合理选择丙泊酚提供参考。

右美托咪定通过激活 α_2 肾上腺素受体/STAT 3 信号来上调 *TMPRSS 2* 表达，导致细胞外基质降解从而诱导乳腺癌细胞迁移。右美托咪定也能通过激活 α_2 肾上腺素受体/ERK 信号通路，促进乳腺癌细胞增殖、迁移和侵袭。原发性乳腺癌手术患者围手术期给予右美托咪定可能会通过影响血清环境有利于乳腺癌细胞恶化。但也有报道称乳腺癌切除术患者的理想麻醉药物包括丙泊酚复合椎旁阻滞、右美托咪定和环氧化酶-2 抑制剂，这些麻醉剂可能会改善预后和促进术后恢复。右美托咪定可能对乳腺癌细胞增殖、转移有一定影响，对乳腺癌患者预后的影响尚需进一步确定。

3. 局麻药物

利多卡因是临床常用的局部麻醉药物。多项研究表明，利多卡因对肿瘤具有减缓肿瘤进展、复发以及提高存活率的作用。利多卡因的抗肿瘤作用主要是通过调节肿瘤微环境免疫和炎症状态来实现的，对神经内分泌系统同样具有调节作用。自然杀伤细胞是抗肿瘤免疫反应的关键免疫细胞。Ramirez 研究发现，利多卡因在体外可增强自然杀伤细胞的吞噬杀伤功能。利多卡因在 1010 μM 浓度下，通过抑制 SRC 依赖性炎症信号通路阻断 MMP-9 达到增强自然杀伤细胞功能的作用。利多卡因在肿瘤发展的不同阶段（起始、进展、恶性转化、侵袭和转移）、肿瘤免疫和炎症方面都起着重要作用。

三、麻醉对乳腺癌手术患者认知、应激反应的影响

1. 麻醉对乳腺癌手术患者认知功能影响

认知功能障碍是临床上麻醉相关并发症之一，麻醉方式、麻醉药物等均是影响患者术后认知功能的重要因素。七氟烷、丙泊酚全麻在老年乳腺癌患者麻醉中能取得相当的麻醉效果，但快速康复理念下丙泊酚麻醉患者的苏醒质量优于七氟烷，且能减少术后认知功能障碍的发生率，康复效果更好。在另一项丙泊酚和七氟烷麻醉对老年乳腺癌患者术中应激反应及术后认知功能的研究中，学者们发现，丙泊酚能抑制全麻术中应激反应，两组均可引起患者术后早期短暂的认知功能下降，但丙泊酚较七氟烷能减少认知功能障碍的发生率。

2. 麻醉对乳腺癌手术患者应激反应的影响

乳腺癌根治术、乳房重建术创伤较大，手术过程中患者易产生应激反应。目前乳腺癌根治术中多采用全麻为主，全麻可明显抑制大脑皮质边缘系统，却无法阻断外周伤害性刺激传向中枢神经系统，因而不能有效抑制手术引起的应激反应。全身麻醉联合区域阻滞麻醉可以对乳腺癌手术患者的交感肾上腺髓质系统进行有效的阻滞，最大限度地抑制手术产生的应激反应，且能有效维持血流动力学状态的稳定，患者术后的苏醒速度较为迅速，降低相关并发症的发生率。

（荆忍　潘灵辉）

第五节　常见乳腺癌手术精确麻醉

一、早期乳腺癌保留乳房手术

1. 麻醉前准备

进行充分的术前访视，通过细致的术前访视获取患者详细病历特征的同时，可与患者及其家属进行沟通，取得患者信任。给予患者关怀、安慰、解释，缓解患者的紧张、焦虑。对于高度紧张、焦虑的患者，术前应给予适量苯二氮䓬类药物，以减少患者术前焦虑。

2. 麻醉选择与处理

根据患者术前其他系统基础疾病情况，选择适当麻醉方式。区域神经阻滞尤其是硬膜外麻醉，由于对呼吸、循环的影响不确定，并发症较多，现已不考虑该麻醉方式。此类患者一般选择全身麻醉。早期乳腺癌保乳手术时间一般较短，可选用喉罩麻醉方式完成。对于有误吸风险的患者，气管内插管全麻较为适宜。

二、乳腺癌改良根治术

1. 麻醉前准备

绝大多数患者术前都有对次日手术的恐惧、紧张或焦虑的心理。在行术前访视时，通过与患者的沟通交流了解患者目前的心理状态，通过语言安慰或术前用药缓解患者紧张、焦虑等精神方面的压力。系统评估患者术前各系统功能状态，常规进行胃肠道功能准备，根据患者病情进行 ASA 分级，针对各系统不同状况进行术前调整。

2. 麻醉选择与处理

该类手术时间较保乳手术长，宜选用气管插管全身麻醉。由于乳腺癌改良根治术需要对胸大肌及腋窝附近淋巴结进行清扫，电刀刺激引起的肌肉跳动在一定程度上影响术者精准操作，容易误伤腋窝附近的神经、血管。所以在术者进行腋窝淋巴清扫时，应加深麻醉，增加肌松药物，避免肌肉跳动诱发神经、血管误伤。

三、保留乳头、乳晕的乳房切除术

1. 麻醉前准备

绝大部分保留乳头、乳晕的乳房切除术可在日间病房及门诊手术室进行。良好的术前准备使日间手术/门诊手术更安全，更容易被患者和医务人员接受。术前准备的目的是减少日间手术的风险，改善手术的预后和减少患者及其家属对整个手术经过的恐惧感。术前准备包括使用药物或非药物的方法减少患者焦虑，使用药物减少术后并发症风险。

2. 麻醉选择与处理

保留乳头、乳晕的乳房切除术手术时间不长，患者可选用气管插管全身麻醉或者喉罩全身麻醉。在制定麻醉方案时，除了要考虑术中管理外，还要考虑患者在复苏室的特点、术后恶心/呕吐及疼痛治疗。全身麻醉药物的选择对于患者术后在PACU麻醉术后恢复室（PACU）的留置时间影响很大，甚至直接影响患者预后和转归。此外，术后的一些并发症，比如嗜睡和头晕，常常与脱水有关。使用加温湿化器以及被动保温保湿装置能进一步减少患者在手术中的体液和热量丢失。

四、乳腺癌患者乳房重建术

1. 麻醉前准备

乳腺癌患者乳房重建术手术方式复杂、手术时间长。术前访视与常规全身麻醉类似，均要做好患者精神、营养及胃肠道方面的准备。由于手术时间较长，术中常需要变换体位，故除了对患者进行常规心电监测外，在条件允许的情况下，应开通动脉血压监测，以便实时监测血压及行血气分析，开通颈内或锁骨下静脉穿刺置管，监测中心静脉压。

2. 麻醉选择与处理

该类手术时间较长，体位变换较大，为使重建后乳房更美观、自然，术中常需采取坐位以模拟患者站立体位时的乳房状态。故选择气管内插管全身麻醉较为安全。患者术中体位变换幅度较大，应加强气管导管固定，避免术中体位改变引起气管导管脱出，导致紧急气道事件发生。患者由平卧位改为坐位或坐位回到平卧位时，回心血量往往发生骤变，导致循环发生剧烈波动。通过颈内静脉或锁骨下静脉进行中心静脉压监测，精确指导整个手术过程的容量管理，避免循环发生剧烈波动。根据手术进展，通过动脉血气分析精准指导电解质补充，避免围手术期电解质紊乱。

五、乳腺癌术后淋巴水肿手术（游离腹股沟血管化淋巴结皮瓣移植）

1. 麻醉前准备

该类手术特点是：难度大，手术方式复杂，手术时间长。术后并发症发生率高，故该类手术患者术前访视应做到细致、充分。术前访视应全面评估患者各系统功能，尤其是肺部及心血管功能状态，完善肺部及心血管方面的相关检查，对呼吸及循环系统进行精准评估。患者的营养状态直接影响术后恢复，故也是术前访视的重点内容。该类患者除了进行常规的全身麻醉监测外，应开通动脉血压监测及深静脉穿刺置管，方便术中对血压及容量进行精准调控。

2. 麻醉选择与处理

对于该类复杂手术，采用气管内插管静脉全身麻醉较为适宜。长时间手术易出现低体温，应常规进行体温及呼吸末 CO_2 监测。整个手术过程中，应注意保暖措施，避免出现低体温。通过呼吸末 CO_2 监测实时调整呼吸参数。根据手术进程，尤其在术者行血管吻合时，通过动脉血压监测，及时调控血压，使血压处于正常高值状态，利于术者血管吻合操作，做到麻醉精准调控。

（荆忍　潘灵辉）

参考文献

[1] MILLER RD. 米勒麻醉学［M］. 邓小明, 曾因明, 黄宇光. 北京: 北京大学医学出版社, 2016.

[2] 邓小明. 现代麻醉学［M］.5版. 北京: 人民卫生出版社, 2019.

[3] HUNG MH, CHEN JS, CHENG YJ. Precise anesthesia in thoracoscopic operations［J］. Curr Opin Anaesthesiol, 2019, 32(1): 39-43.

[4] MOHAMED SA, ABDEL-GHAFFAR HS, HASSAN NA, et al. Pharmacokinetics and Pharmacodynamics of 3 Doses of Oral-Mucosal Dexmedetomidine Gel for Sedative Premedication in Women Undergoing Modified Radical Mastectomy for Breast Cancer［J］. Anesth Analg, 2021, 132(2): 456-464.

[5] 王玥, 黄祥, 杨春梅, 等. 经皮穴位电刺激对乳腺癌改良根治术患者焦虑的影响［J］. 中华麻醉学杂志, 2020, 40(12): 1431-1435.

[6] BENSON S, HAGEN S, HOFFMANN O, et al. Can a brief psychological expectancy intervention improve postoperative pain? A randomized, controlled trial in patients with breast cancer［J］. Pain, 2019, 160(7): 1562-1571.

[7] WANG B, YAN T, KONG X, et al. Ropivacaine infiltration analgesia of the drainage exit site enhanced analgesic effects after breast Cancer surgery: a randomized controlled trial［J］. BMC Anesthesiol, 2020, 20(1): 257.

[8] GUAY MD J. Breast surgery without general anesthesia: is paravertebral blockade sufficient［J］. Reg Anesth Pain Med, 2021, 46(5): 460.

[9] ZHANG H, MIAO Y, QU Z. Refining a great idea: the consolidation of PECS I, PECS II and serratus blocks into a single thoracic fascial plane block, the SAP block-a concern on the muscle pain［J］. Reg Anesth Pain Med, 2020, 45(6): 480.

[10] FRANCO CD, INOZEMTSEV K. Refining a great idea: the consolidation of PECS I, PECS II and serratus blocks into a single thoracic fascial plane block, the SAP block［J］. Reg Anesth Pain Med, 2019: rapm-2019-100745.

[11] 赵芝佳, 刘佳, 马昌盛, 等. 乳腺癌改良根治术麻醉的优化策略: 混合药物单次胸椎旁神经阻滞联合全麻［J］. 中华麻醉学杂志, 2021, 41(1): 63-66.

[12] HARKOUK H, FLETCHER D, MARTINEZ V. Paravertebral block for the prevention of chronic postsurgical pain after breast cancer surgery［J］. Reg Anesth Pain Med, 2021, 46(3): 251-257.

[13] 李默晗, 裴丽坚, 孙琛, 等. 不同麻醉方式对Ⅲ期初治乳腺癌手术患者预后影响的比较［J］. 中华麻醉学杂志, 2021, 41(3): 300-305.

[14] 郭娟益, 周兴根. 全身麻醉联合胸肌神经阻滞或胸椎旁神经阻滞对乳腺癌患者术中应激反应的影响［J］. 临床麻醉学杂志, 2019, 35(1): 75-78.

[15] NIESEN AD, JACOB AK, LAW LA, et al. Complication rate of ultrasound-guided paravertebral block for breast surgery［J］. Reg Anesth Pain Med, 2020, 45(10): 813-817.

[16] 魏鑫, 杨凯, 高晓秋, 等. 竖脊肌平面阻滞与胸椎旁神经阻滞用于乳腺癌根治术围手术期镇痛效果的比较［J］. 临床麻醉学杂志, 2020, 36(9): 871-875.

[17] ALTıPARMAK B, KORKMAZ TOKER M, UYSAL Aİ, et al. Comparison of the efficacy of erector spinae plane block performed with different concentrations of bupivacaine on postoperative analgesia after mastectomy surgery: ramdomized, prospective, double blinded trial［J］. BMC Anesthesiol, 2019, 19(1): 31.

[18] LI X, XU ZZ. Erector spinae plane block in breast surgery［J］. Reg Anesth Pain Med, 2021, 46(2): 189-190.

[19] GÜRKAN Y, AKSU C, KUŞ A, et al. Erector spinae plane block and thoracic paravertebral block for breast

surgery compared to IV-morphine：A randomized controlled trial［J］. J Clin Anesth, 2020, 59：84-88.

［20］HUSSAIN N, BRULL R, NOBLE J, et al. Statistically significant but clinically unimportant：a systematic review and meta-analysis of the analgesic benefits of erector spinae plane block following breast cancer surgery［J］. Reg Anesth Pain Med, 2021, 46(1)：3-12.

［21］ALTıPARMAK B, KORKMAZ TOKER M, UYSAL AI, et al. Evaluation of ultrasound-guided rhomboid intercostal nerve block for postoperative analgesia in breast cancer surgery：a prospective, randomized controlled trial［J］. Reg Anesth Pain Med, 2020, 45(4)：277-282.

［22］BIJKERK E, CORNELISSEN A, SOMMER M , et al. Intercostal nerve block of the anterior cutaneous branches and the sensibility of the female breast［J］. Clinical Anatomy, 2020, 33(7)：1025-1032.

［23］LOVETT-CARTER D, KENDALL MC, MCCORMICK ZL, et al. Pectoral nerve blocks and postoperative pain outcomes after mastectomy：A meta-analysis of randomized controlled trials［J］. Reg Anesth Pain Med, 2019, 44(10)：rapm-2019-100658.

［24］MEIßNER M, AUSTENFELD E, KRANKE P, et al. Pectoral nerve blocks for breast surgery：A meta-analysis［J］. Eur J Anaesthesiol, 2021, 38(4)：383-393.

［25］王新满, 赵亮, 李洋, 等. 单点注射法胸肌神经阻滞对乳腺癌改良根治术后镇痛效果的影响［J］. 临床麻醉学杂志, 2019, 35(2)：121-124.

［26］HUSSAIN N, BRULL R, MCCARTNEY CJL, et al. Pectoralis-II Myofascial Block and Analgesia in Breast Cancer Surgery：A Systematic Review and Meta-analysis［J］. Anesthesiology, 2019, 131(3)：630-648.

［27］尤荻, 李凯, 赵加, 等. 肋间神经前皮支联合阻滞用于乳腺癌改良根治术患者术后早期镇痛的效果：与单纯 II 型胸神经阻滞比较［J］. 中华麻醉学杂志, 2019, 39(5)：571-573.

［28］赵赢, 邵安民, 冯树全, 等. 超声引导下胸壁神经阻滞与胸椎旁神经阻滞用于乳腺癌改良根治术的镇痛效果［J］. 临床麻醉学杂志, 2020, 36(1)：58-62.

［29］MAZZINARI G, ROVIRA L, CASASEMPERE A, et al. Interfascial block at the serratus muscle plane versus conventional analgesia in breast surgery：a randomized controlled trial［J］. Reg Anesth Pain Med, 2019, 44(1)：52-58.

［30］代维, 冉伟, 骆艺菲, 等. 不同麻醉和术后镇痛方法对乳腺癌手术患者术后早期恢复质量的影响：前锯肌平面阻滞的效果［J］. 中华麻醉学杂志, 2019, 39(2)：213-217.

［31］王和节, 刘煜, 戈文威, 等. 超声引导下前锯肌平面和竖脊肌平面阻滞在乳腺癌根治术围手术期应用的比较［J］. 中华医学杂志, 2019, 99(23)：1809-1813.

［32］赵定亮, 王然, 马超, 等. 超声引导下前锯肌平面阻滞联合氟比洛芬酯预防乳腺癌术后疼痛综合征［J］. 临床麻醉学杂志, 2019, 35(11)：1075-1079.

［33］GALOŞ EV, TAT TF, POPA R, et al. Neutrophil extracellular trapping and angiogenesis biomarkers after intravenous or inhalation anaesthesia with or without intravenous lidocaine for breast cancer surgery：a prospective, randomised trial［J］. Br J Anaesth, 2020, 125(5)：712-721.

［34］XU Y, PAN S, JIANG W, et al. Effects of propofol on the development of cancer in humans［J］. Cell Prolif, 2020, 53(8)：e12867.

［35］ZHANG C, XIE C, LU Y. Local Anesthetic Lidocaine and Cancer：Insight Into Tumor Progression and Recurrence［J］. Front Oncol, 2021, 11：669746.

［36］YOO S, LEE HB, HAN W, et al. Total Intravenous Anesthesia versus Inhalation Anesthesia for Breast Cancer Surgery：A Retrospective Cohort Study［J］. Anesthesiology, 2019, 130(1)：31-40.

［37］LANGE M, JOLY F, VARDY J, et al. Cancer-related cognitive impairment：an update on state of the art, detection, and management strategies in cancer survivors［J］. Ann Oncol, 2019, 30(12)：1925-1940.

第六章
胸外科肺、纵隔肿瘤手术精确麻醉

第一节　肺肿瘤手术精确麻醉

一、麻醉前评估

术前评估的目的在于确定患者耐受手术麻醉的能力，为麻醉方案的制订提供依据。因此术前评估应以病史、体格检查、实验室检查、影像学检查及特殊检查为基础，对各器官功能进行全面了解和评估，着重对呼吸和循环功能进行术前评估，对术后可能出现的肺部并发症做出预测，以便对麻醉方式选择、术式选择、术后恢复情况做出更为合理、正确的决策。

（一）呼吸系统

1. 病史

术前应了解患者是否伴有呼吸困难、咳嗽、咳痰、咯血、吞咽困难、感染等症状，评估患者出现症状的时间、程度及病程，患者的治疗经历及治疗效果。了解患者术前是否有放化疗病史。

2. 体检

了解与麻醉相关的体征有助于更好地进行气道评估，对麻醉的诱导方式、气道的建立及术后去向做出决策。包括：详细气道评估、年龄、体重（过度肥胖 OSAS）、老年患者、身体衰弱、营养不良等。术前可能怀疑气道狭窄的患者，应询问是否伴有体位性呼吸困难，主要的症状体征，静止状态与运动状态时的气道塌陷情况，以及是否伴有低氧血症的表现。

3. 相关检查

（1）影像学检查：根据 X 线胸片判断气管是否偏移或压迫、受压情况，明确肺大泡、肺脓肿、肺不张、肺实变等情况。CT、MRI、气管镜检查、支气管造影术、支气管镜检查可对病变的性质和范围进行评估。CT 三维重建术可用于评估狭窄的气道口径，也可用于预测气管内导管的大小和长度。对于严重的气道狭窄的患者，应制定详细的麻醉诱导和插管计划。

（2）肺功能测试（pulmonary function tests，PFTs）：有助于判断呼吸道的通畅程度、肺容量的大小，评估疾病的严重程度和预后、功能受损情况。对呼吸系统有异常者有必要进行肺功能检查。PFTs作用：①诊断肺阻塞性或限制性肺疾病；②评估患者是否能耐受开胸或全肺切除术。

PFTs的主要指标：

（1）肺总量（total lung capacity，TLC）：包括潮气量（tidal volume，VT）、功能残气量（functional residual capacity，FRC）、残气量（residual volume，RV）和肺活量（vital capacity，VC）。

（2）时间肺活量（time vital capacity，TVC）：包括用力肺活量（forced vital capacity，FVC），第一秒用力呼气量（forced expiratory volume in the first second，FEV_1）。FEV_1/FVC比值（正常80%~85%）较单纯时间肺活量有意义。如COPD患者FEV_1降低而FVC可正常。最大呼气中期流速（maximal midexpiratory flow rate，MMFR）是测定COPD另一敏感方法，正常值0.5 s左右，不受年龄、性别、身高影响，时间延长标志着阻塞性通气障碍。最高呼气流速（peak expiratory flow rate，PEFR）降低提示气道阻塞性疾病。最大自主通气量（maximal voluntary ventilation，MVV）是肺功能储备的较为敏感指标。如患者发生高碳酸血症、第一秒用力呼气量（FEV_1）＜肺活量（VC）的49%或低于2 L、最大通气量低于预计值49%、残气量（RV）超过肺总量（TLC）的49%、弥散功能降低49%，提示全肺功能明显受损。

预测术后第一秒用力呼气容积（predicted postoperative FEV_1，FEV_1-ppo）来预计术后肺功能，该方法适用于无明显气道阻塞的患者，可以通过肺切除范围大小计算术后肺功能。预测术后FEV_1＝术前FEV_1（1-S/19），其中S代表切除的支气管肺单位（肺段）。FEV_1-ppo＞40%为低危，30%~40%为中危，＜30%为高危，术后容易发生呼吸功能不全（**表6-1-1**）。

表6-1-1 拟施肺切除术的肺功能最低限度

检查项目	单位	正常值	全肺切除	肺叶切除	肺段切除
最大通气量（MVV）	L/min	＞100	＞50	＞40	40
最大通气量预计值（MVV%）	%	100	＞55	＞40	＞35
用力肺活量（FVC）	L	＞5	＞2.1		
FVC预计值	%	100	＞51~64		
第一秒用力呼气量（FEV_1）	L	＞2	＞1.7~2.1	＞1.0~1.2	＞0.6~0.9
FEV_1预计值（FEV_1%）	%	＞80~100	＞55~65	40~50	40~50

如果患者行全肺切除术，肺功能测定最低限度应符合下述标准：

（1）第1秒用力呼气量（FEV_1）＞2L。

（2）FEV_1/最大肺活量（FVC）＞50%。

（3）最大通气量（MVV）>80 L/min 或>50% 预计值。

（4）残气量/肺总量比值（RV/TLC）<50%。

行全肺切除患者术前有指标不能满足上述最低要求，应行进一步检查。最大摄氧量（VO_{2max}）大于 20 mL/（kg·min）则很少发生术后呼吸系统并发症，小于 15 mL/（kg·min），发生术后并发症和病死率的风险极高。当患者的运动后 SpO_2 下降超过 4% 时，术后肺部并发症和病死率显著增加。

（3）血气分析：动脉血气是胸外科手术前常用的评估方法，对于肺功能获得困难的患者，可将动脉血气作为术前评估的补充手段。术前进行吸空气情况下血气分析检查，结果可用来排除肺功能测试中配合不佳引起的假象，又为术中、术后治疗方案的制定提供重要依据。动脉血二氧化碳分压（$PaCO_2$）>45 mmHg 不推荐作为术前风险评估指标，SpO_2<90% 可辅助评估手术风险。

4. 术后气道并发症的高危因素

包括：①年龄>70 岁，肺功能异常；②长期吸烟（>400/年支）；③哮喘、气道高反应、慢性阻塞性肺疾病；④肥胖［体重指数（BMI）>30］；⑤肺功能低下；⑥致病性气道定植菌；⑦营养代谢紊乱；⑧有既往放化疗及手术史等。

（二）心血管系统

1. 病史

了解患者术前是否合并高血压、冠心病、肺心病、心肌病、房颤及其他心血管疾病史及治疗经历，了解患者术前是否服用抗凝药物，并根据手术具体情况是否进行术前停药及低分子肝素的桥接抗凝治疗。

近期（少于 6 个月）发生的心肌梗死（myocardial infarct，MI）和正在发生的充血性心力衰竭是术前评估围手术期心脏并发症（包括在术中或术后住院期间发生的心肌梗死、不稳定性心绞痛、充血性心力衰竭、严重的心律失常和心源性死亡）的重要临床预测指标。而肺切除术又是围手术期发生心肌缺血的主要危险因素，围手术期心肌缺血事件多发生在术后 2～3 天。目前认为，MI 后 4～6 周、临床情况稳定且术前检查资料完备的患者可以考虑接受胸外科手术。裸支架后 3 个月、药物涂层支架后 6 个月后进行胸外科手术是比较安全的。

2. 体检

术前心脏评估也可通过爬楼实验、6 min 步行实验（>420 m）了解患者心肺储备功能，可根据活动时能量需求（METs）作为参考。最大摄氧量（VO_{2max}）与患者的心功能和呼吸功能密切相关（VO_{2max}<35% 为高危，VO_{2max} 35%～75% 为中危，VO_{2max}>75% 为低危）。

3. 相关检查

心电图、24 h 动态心电图、冠状动脉造影、心脏超声等有助于了解心肌缺血与心脏功能情况，这些体检结果对麻醉药物的选择及术中危机事件处理具有重要意义。

4. 评分表

胸外科改良心脏风险指数（thoracic revised cardiac index，ThRCRI）的评估项目包括冠状动脉疾病史、脑血管疾病史、肌酐水平>2 mg/dL（1 mg/dL=88.4 μmol/L）和肺叶切除术，存

6

在两项以上的患者发生心脏并发症的风险＞20%。

二、术前准备

（一）全身准备

1. 改善营养状态

术前须根据病情增加营养及纠正贫血，纠正水、电解质紊乱，必要时进行静脉高营养疗法。严重贫血者术前应考虑少量多次输血或成分输血，提高患者的麻醉和手术耐受力。

2. 停止吸烟

开胸手术的患者，术前必须戒烟。一般认为呼吸功能改善需至少戒烟8周。

3. 精神状态准备

多数患者术前存在焦虑、恐惧、失眠等问题。术前应设法解除患者焦虑，关怀、安慰、鼓励患者，取得患者信任，争取充分合作。

4. 控制气道感染，尽量减少痰量

痰液可增加感染、刺激气道甚至造成气道阻塞或肺不张等发生率。控制气道感染固然是有效减少痰量的措施，但更为重要的是鼓励患者自行排痰。

5. 维持气道通畅，防治支气管痉挛

有哮喘征象或正处于哮喘发作期中的患者应控制其发作。有气道反应性（激惹性）增高的患者应提高警惕，防止围手术期各种对气道的刺激均可诱发严重的支气管痉挛。

6. 加强口腔卫生

麻醉后，上呼吸道细菌容易带入下呼吸道，在机体免疫力低下的情况可能引起肺部感染。嘱咐患者早晚刷牙、漱口。进入手术室前摘下义齿。

7. 增加体力活动

为改善患者心肺储备功能，增加对手术的耐受能力，术前数天应争取做适当活动。

（二）呼吸系统准备

1. 改善呼吸功能

进行健肺和侧卧位各种呼吸训练有助于术后早期康复。COPD患者术前增加慢而深的腹式呼吸训练；胸腔积液患者视情况术前先行穿刺放液或引流；哮喘、支气管痉挛史及COPD患者可考虑应用支气管扩张药及皮质激素。

2. 控制呼吸道感染

肺结核及肺脓肿、支气管扩张等患者根据痰培养及药敏试验结果合理给予抗生素，防止感染扩散，及时改善通气和换气。

3. 咳痰训练

术前嘱咐患者手按假定手术创面部位的情况下进行咳痰，这样有助于改善术后通气、减少术后肺并发症。

4. 氧疗

低氧血症患者（如肺心病、COPD、肺脓肿等），术前可经鼻腔导管或面罩吸入低浓度氧（2～3 L/min）。

三、术中麻醉管理

（一）麻醉前用药

1. 镇静、镇痛药

呼吸功能减退或年老体弱的患者，以及气管、支气管严重狭窄患者（静息状态哮鸣），应慎用或不用吗啡、哌替啶等药物；COPD 或哮鸣患者禁用吗啡。

2. 抗胆碱能药

呼吸道分泌物较多的患者应在尽量排痰后方可使用抗胆碱能药，心率快或发热患者应避免应用阿托品。

（二）麻醉诱导与维持

1. 麻醉方法

胸腔内手术多采用肺隔离技术，临床使用肺隔离方法很多，包括双腔管、支气管封堵塞、Univent 管、单腔支气管插管等。各种技术都有各自优点，可根据患者不同情况和手术需要选择不同类型导管。麻醉方式主要采用双腔支气管插管全身麻醉。随着近年来重视术后镇痛治疗，应用胸段硬膜外腔阻滞、椎旁阻滞、肋间神经阻滞、前锯肌平面阻滞、竖脊肌平面阻滞等复合全身麻醉的方法与日俱增。其优点是可减少术中阿片类药物用量，有效地减少术后肺部并发症的发生率。

2. 再次气道评估

麻醉诱导前再次评估面罩通气及气管插管难度，选择合适的诱导方式、气道管理工具及气管导管。确认面罩通气无障碍后再行麻醉诱导。如果评估出现面罩通气困难或气管插管困难，应提前呼叫帮助，准备好高级气道管理工具及困难气道车。

3. 麻醉诱导与维持

麻醉诱导药物选择可根据患者情况和麻醉医师个人习惯选择使用吸入麻醉、镇静、镇痛、肌松等诱导药物，目的是维持较深的镇静深度，使肌肉松弛，减少气管插管应激反应，保持血流动力学平稳，预防诱导后低血压。

麻醉维持可使用全凭静脉麻醉或静吸复合麻醉来实现，间断推注阿片类药物和肌松药物，目的是在手术过程中维持适当的麻醉深度与足够的肌松，防止患者突然苏醒或躁动，避免患者发生循环波动或咳嗽影响手术操作。

（三）肺隔离技术与单肺通气

1. 肺隔离目的

（1）保护健肺，可预防感染肺或出血肺的脓液或血液流入健肺。如果患侧肺的脓液或血液流入健肺，常会引起健肺大面积肺不张、肺炎以及脓毒血症。

（2）单肺通气使手术操作更为便利。单肺通气可以使手术侧肺萎陷，良好暴露肺门。其中，上肺叶切除术是肺切除术中最难的，需要暴露纵隔，单肺通气可以使手术侧肺萎陷更便于手术操作。而肺中叶和下叶切除术时使用双腔管，当肺萎陷后，可以更好显示观察肺的形态，更容易找到肺裂。

2. 肺隔离适应证

要为胸内手术提供创造良好的术野，以及进行严重肺出血的急诊抢救，都需要应用肺隔离技术。有时不仅肺手术需要肺隔离，其他脏器手术也可能需要肺隔离，如胸主动脉手术等。肺隔离的指征包括为方便手术操作而采用的肺隔离技术，如全肺切除、肺叶切除、肺楔型切除、支气管手术、食管手术等，有时绝对指征包括需要保证通气、防止健侧肺感染等情况，如湿肺、大咯血、支气管胸膜瘘、单侧支气管肺灌洗等。

3. 肺隔离禁忌证

肺隔离并无绝对禁忌。然而临床实践中有些情况不适宜使用肺隔离技术。如主动脉瘤和前纵隔肿物插入双腔管可能造成动脉瘤和肺动脉的压迫。

4. 肺隔离技术

目前常用的4种肺隔离技术包括：双腔支气管导管、Univent管、支气管阻塞器和单腔支气管导管。本节着重讲解双腔支气管导管肺隔离技术。

（1）双腔支气管导管：胸外科手术中常用双腔支气管导管进行单肺通气，以便于手术顺利进行和有效的呼吸管理。右侧开胸需要右侧肺萎陷而左肺单肺通气时用左侧双腔管。左侧开胸需要左侧肺萎陷而右肺单肺通气时左右侧双腔管均可使用。右上肺叶开口和右主支气管有很大的变异。右侧双腔气管导管右上肺叶的通气孔只有正对右上肺叶开口，才能使右上肺通气。女性患者和身材矮小的男患者可选择F35号双腔支气管导管，男性中等身材的患者可选用F37号或F39双腔支气管导管。

①插管前准备：插管前仔细检查支气管导管，包括双侧套囊和所有必需的衔接管。导管要涂抹润滑剂，在支气管导管管腔中放置管芯，备好纤支镜用于定位。

②插管步骤：置入喉镜后，先将导管远端支气管斜口向前送入声门，抽出导芯，同侧旋转支气管导管90°，通过声门后，回旋支气管导管至正常位置，使其管腔朝向正确方向，将导管推送入支气管。一般170 cm成人患者距门齿或牙龈的平均深度为29 cm，身高每增减10 cm插管深度相应增减1 cm。男性29 cm，女性27 cm。还可以应用纤支镜作为引导，将支气管腔将纤支镜送入正确的位置。

③通气：一旦导管放置完毕并与麻醉环路连接后，将气管套囊充气并开始手动通气。双肺起伏应均衡，都可听到呼吸音，无漏气。夹闭气管侧衔接管，使其远端经通气口通向大气，并行胸部听诊。呼吸音应控制在存有支气管插管的一侧胸部。而夹闭对侧支气管衔接管时，只允许非支气管插管侧肺通气。

④检查导管位置：可使用纤维支气管镜确认导管位置。大多数支气管导管内均可通过直径为3.6～4.2 cm（外径）的纤维支气管镜，当纤支镜从气管腔进入直至下端开口处时，应可见隆

突，并在主支气管中可见支气管套囊处于正确位置。当纤支镜从气管腔进入时，可显露左主支气管或中叶支气管。通过右侧型导管的管腔可见右肺上叶开口。若未见到左侧支气管套囊，说明导管过深，套囊阻塞了左下叶支气管开口，应回退导管直至能见到套囊。当患者体位改变后，应重新确认双腔管的位置，因为导管与隆突的关系可能发生了变化。

（2）Univent管：是前端有一侧孔的单腔导管，其内可通过直径2 mm的支气管堵塞器。插管方法与单腔气管插管相同，导管尖端过声门后再将支气管堵塞器继续送入支气管。左侧支气管堵塞需将导管逆时针旋转90°，右侧支气管堵塞时将导管顺时针旋转90°，导管插入深度与普通气管导管相同。需要借助支气管镜辅助下将支气管堵塞器送入相应侧支气管内，套囊充气确定肺隔离效果。改变患者体位前可将堵塞器插入支气管较深部位防止导管移位。有时支气管堵塞器插入支气管较困难，以进入左支气管时最为明显。可将堵塞器退回气管导管内，在支气管镜帮助下将气管导管送入远端支气管，将堵塞器送入支气管后再将气管导管退回至主气管即可。Univent管的优点在于重症患者术后方便保留导管，双肺单肺通气切换方便，可用于小儿。该管的应用范围很广泛。但若使用方法不当或不熟练，可影响肺隔离效果。

（3）支气管堵塞器技术：是将支气管堵塞囊通过单腔气管导管送入支气管实现肺隔离的一种技术。应用支气管堵塞器时，非通气肺的萎陷需要气体缓慢吸收或手术医师挤压完成。支气管堵塞适用于手术方案临时改变需要紧急肺隔离而双腔支气管导管插入困难的情况。手术操作的影响，在应用右侧支气管堵塞器时，易发生堵塞器移位。堵塞囊移位不仅造成隔离失败，严重时可堵塞主气管与通气肺支气管造成窒息。支气管堵塞法隔离肺的主要缺陷在于不能对非通气肺进行正压通气、吸痰等操作。

Arndt堵塞器是一种专门用来进行肺隔离的支气管堵塞管。其远端的圆圈能套住支气管镜，使堵塞器的放置更加容易。气道接头处带有独立的通路开口，可容纳堵塞气管、支气管镜和通气回路。与Univent导管一样，该堵塞管有一小的中心管腔，可进行肺塌陷或做持续气道正压通气（continuous positive airway pressure，CPAP）。

（4）单腔支气管导管技术：该方法将单腔气管导管通过手法送入支气管以实现肺隔离。可在患者头右转90°的情况下较容易实现左侧插管。支气管插管在纤支镜辅助下成功率增高。右侧插管较容易，左侧相对较难。右侧支气管插管易堵塞右上肺叶支气管。与支气管堵塞相似，这种肺隔离技术对非通气肺的控制有限。Gordon-Green导管是可用于左侧开胸手术的右侧单腔导管，该导管带有支气管、气管套囊和隆突钩，可使支气管套囊充气和隔离并仅对右侧肺通气。支气管套囊放气并使气管套囊充气，则可双肺通气。大口径的支气管套囊开口可提高右上肺通气的成功率。当术中发生左肺出血时，可将导管盲端插入右主支气管，但导致右上叶不能通气是主要问题。

5.肺隔离常见并发症

肺隔离过程中不可避免发生一些并发症，如因导管位置不佳或分泌物、血液阻塞而导致通气不足和低氧血症。术中应严密观察监护和手术进程，发生情况要迅速采取措施，避免发生严重不良反应和并发症。

（1）吸引气管/支气管血液或分泌物，保持气管支气管通畅。

（2）操作轻柔，选择适宜的导管（尤其是带有隆突钩的双腔支气管导管），控制套囊注气容量，避免气道损伤。

（3）术者将导管与支气管缝合。

6. 单肺通气管理

胸部手术开胸侧肺萎陷或经单侧支气管插管进行肺通气，称为单肺通气。单肺通气较双侧肺通气量降低 22%，SpO_2 降低 1.2%～3.6%，最常见的问题是术中出现低氧血症。

（1）低氧血症的发生机制：①开胸侧萎陷肺无通气，而肺血流未相应减少，萎陷肺的血流未氧合而进入循环，造成右向左分流。②通气侧 V/Q 比值异常：侧卧位时，受重力影响，下肺血流多于上肺，对改善低氧有利，但开胸后，下肺受纵隔与心脏重力所压，横膈抬高，下肺顺应性比上肺差，导致通气不足，血流偏多，V/Q 小于 0.8，通气不足造成 PaO_2 下降。③缺氧肺血管收缩（HPV）可被氨茶碱、异丙肾上腺素、肺血管扩张药或硝酸甘油、硝普钠等抑制，使 HPV 反应时间延长甚至历时 1 h 以上，而使肺内分流增加伴低氧。④心排血量减少：开胸后胸腔负压消失、回心血量减少、手术操作、通气压迫、低血容量、心律失常等因素使心排血量减少。

（2）低氧血症的原因。①肺隔离技术中的机械性因素：双腔支气管导管位置不佳，导管内血液、分泌物或组织碎屑堵塞支气管导管。②通气肺本身病变：慢性肺疾患使通气侧肺单肺通气气道内气体分布不均匀或小气道过早闭合。③双肺通气血流比例失调：侧卧位和全身麻醉引起通气血流比例失调，开胸侧肺通气不足、血液灌注良好，通气血流比例降低造成肺内分流，非开胸侧肺受腹腔内容物、纵隔、重力影响通气不良，血流灌注增多造成肺内分流。④低氧肺血管收缩（hypoxic pulmonary vasoconstriction，HPV）被削弱：心肺疾病及可以引起血管扩张药物均可抑制 HPV，低氧血症发生概率增加。

（3）改善低氧血症的方法：①首先再次听诊检查支气管导管位置是否正确，如有分泌物，吸引气管支气管血液或分泌物，保持气管支气管通畅；必要时使用纤维支气管镜进行定位。②应用纯氧通气，不要大幅度地调整通气参数。气道压峰值过高（大于 30 cmH_2O），可以适当降低潮气量（6～8 ml/kg），同时增加通气频率，保证分钟通气量，维持 SpO_2 和 $PaCO_2$ 在允许范围内，监测动脉血气。③健肺使用 PEEP，患肺应用 CPAP（5～10 cmH_2O），或将氧气导管送入上肺支气管，吹入纯氧 2 L/min。④听诊发现支气管哮鸣音应警惕支气管痉挛：支气管痉挛是引起胸内压增加的重要因素。术中支气管痉挛的原因：麻醉过浅或肌松不足产生呼吸机不同步，慢性炎症或过敏性因素。应及时应用解除支气管痉挛药物，必要时应用激素如地塞米松。⑤减少应用影响缺氧性肺血管收缩药物。⑥术中应尽可能减少单肺通气时间，尽快结扎肺动脉。⑦上述措施无效，难以维持 SpO_2（＞90%）时考虑采用双肺通气。⑧氧合极度困难，可考虑建立心肺转流装置。

（四）呼吸功能监测

可连续监测呼吸各项参数指标，观察压力-容量环、CO_2 曲线图形，密切关注通气流量、通气量、肺顺应性、气道压力、呼气末 CO_2 等的动态变化，以便及时处理异常情况。

1. 气道压力

术中气道压力增高应根据情况具体分析，双腔支气管导管移位、扭曲、分泌物、痰液堵塞、支气管痉挛等都可导致术中气道压增高，根据具体情况对因处理。

2. 呼气末二氧化碳（PETCO$_2$）

PaCO2 是衡量肺泡有效通气量的最佳指标，可判断气道插管是否成功。根据 CO$_2$ 波形的异常来分析术中可能发生的意外情况。发现低氧和二氧化碳增高，可能与侧卧位开胸手术气管导管移位、扭折、脱出或病侧肺内有支气管内痰液、分泌物、血液等有关，造成支气管阻塞，引起气道不通畅。

3. 肺顺应性

评价肺组织弹性、检测小气道疾患、指导机械通气模式的调整和 PEEP 的应用。

（五）循环容量管理

1. 常规监测

麻醉中常规行心电图和心率、血压监测。随时关注开胸手术操作刺激或探查纵隔、肺门时发生的反射性心律失常、血压下降等严重情况。开胸后纵隔摆动可造成大血管扭曲，腔静脉扭曲造成回心血量减少、心排量降低。动脉扭曲也可造成动脉血压的下降。开胸对呼吸的不良影响可出现缺氧或二氧化碳蓄积，容易引起心律失常。手术对纵隔结构刺激也是心律失常的常见原因。术中要严密心电监护，如发生心律失常或低血压，应尽快纠正异常，避免异常情况维持时间过长。

2. 有创动脉压监测

有创动脉压（invasive artery blood pressure，IABP）监测除了监测循环状态外，还是疾病诊断、手术效果评价、防止手术并发症、进行血气分析的重要方法。在高危患者使用有创动脉监测有助于更好地进行血流动力学的管理。每搏量变异度（stroke volume variation，SVV）［或脉压变异度（pulse pressure variability，PPV）］和心排血量（cardiac output，CO）监测有助于更好地进行目标导向液体治疗。

3. 中心静脉压监测

中心静脉压监测开胸强调动态观察中心静脉压（central venous pressure，CVP）数值，综合患者心功能、手术操作、ABP 及 PETCO$_2$ 来判断 CVP 更有价值。紧急情况下也能通过中心静脉进行快速输液、输血。

4. 输血、输液

术中可根据 ABP 和 CVP，结合输液量、尿量、出血量等和血气分析结果，以便更好地进行目标导向液体治疗，维持 PPV > 13%，保证全身血容量充足。对循环功能稳定、非严重贫血的患者，失血不多（200～300 ml）的情况下，充分补充功能性细胞外液；如出血较多，可在充分补充功能性细胞外液及胶体液的基础上，适量补充全血或进行成分输血维持有效循环血容量稳定。全肺手术，由于肺血管床骤然大量减少，在肺组织循环被钳闭后，输血、输液均应适当减速、减量，以免发生急性肺水肿。

5. 经食管心脏超声（TEE）

经食管心脏超声（transesophageal echocardiography，TEE）是一种微创操作，可从心脏后方近距离观察心脏的结构和功能，避免了胸壁和肺气等因素的干扰，操作简便，可提供高解析度的心脏大血管图像，并且时时显示连续不间断的信息，反映心脏功能和容量情况。紧急情况下，为术中快速诊断、实时监测心功能形态学变化提供了可靠的依据，以便更好地进行决策。

（六）体温管理

麻醉诱导时就实施保温措施实施，如气道加温与湿化，静脉输液加温，使用棉毯、加温毯、塑料被单等绝热物覆盖皮肤，空气加温或循环水加温等，减少因低体温引发的并发症和不良反应。

四、术后麻醉管理

（一）气管内导管的拔除

自主呼吸完全恢复，潮气量符合生理要求，肌松药作用完全消失，可做指令动作，神志基本清醒，循环稳定。

注意事项：

（1）拔管前继续机械通气或进行辅助呼吸，直至拔管。

（2）拔管前尽量吸净呼吸道、口腔内分泌物及血液，加压通气以配合术者建立术侧胸膜腔正常负压。

（3）支气管内插管患者拔管前可将支气管导管退至气管内。

（4）估计病重不能及时拔管或需较长时间辅助呼吸的患者，可在诱导时直接鼻插管，使用封堵管。

（5）困难气道患者应在患者完全清醒后拔管，必要时置入导引探条以防需要二次插管。

（二）清醒后体位

患者清醒后如仍需侧卧位，一般手术侧在上，以利于术侧余肺膨胀，向下可加剧缺氧。但全肺切除的患者，手术侧应向下。

（三）多模式镇痛

多模式镇痛是通过联合不同作用机制的镇痛药物和多种镇痛方法作用于疼痛传导通路的不同靶点，发挥镇痛的相加或协同作用，减少外周和中枢敏感化，而获得最佳镇痛效果，同时减少单种镇痛药剂量，减少不良反应，促进患者的术后早期康复。术后镇痛泵的连续使用可延长患者镇痛时间，减少术后疼痛应激刺激，主要包括连续硬膜外阻滞、静脉镇痛、外周神经阻滞。但胸科手术后疼痛比较剧烈，主要来自手术切口、肋间神经的牵拉和损伤、胸腔引流管刺激，如何减轻患者疼痛一直是多模式镇痛的重点和难点。

1. 区域阻滞或麻醉

区域阻滞或麻醉包括硬膜外阻滞、椎旁阻滞、肋间神经阻滞、前锯肌平面阻滞、竖脊肌平面阻滞、局部切口皮下给予局麻药等。相当长一段时间内，硬膜外阻滞被认为是区域阻滞方式的金标准。硬膜外麻醉有些低血压、恶心/呕吐、皮肤瘙痒、尿潴留等小的不良反应。近些年椎旁阻滞镇痛和其他阻滞方式的效果与硬膜外镇痛相似，可减少硬膜外阻滞小的不良风险，同样也减少单一镇痛药物的使用剂量。但新的技术和方法应小心使用，及时处理可能出现的不良反应。

2. 作用机制不同的镇痛药物联合使用

阿片类镇痛药物有吗啡、芬太尼、舒芬太尼、羟考酮等，非阿片类镇痛药物有非甾体抗炎药、利多卡因、加巴喷丁、氯氨酮等。在临床麻醉工作中，应定时定量使用非甾体抗炎药等，但要注意其不良反应如胃出血、血小板功能异常。对严格控制液体量的患者，尤其是老年人，可导致肾功能不全。

3. 患者术后自控镇痛

患者术后自控镇痛（patient controlled analgesia，PCA）的连续使用可延长患者镇痛时间，减少术后疼痛应激刺激，主要包括连续硬膜外阻滞、静脉镇痛、外周神经阻滞。

（四）术后并发症的预防

1. 预防低氧血症

术后常规进行氧疗。全麻药的残留影响可引起潮气量减少、呼吸频率减慢，年老体弱者更容易出现呼吸暂停，上呼吸道梗阻（舌后坠、口咽部分泌物及血液、喉痉挛），容易造成低氧血症和二氧化碳蓄积，及时给予辅助呼吸或控制呼吸可避免此类情况的发生。胸痛、气道内插管的刺激、呼吸道分泌物增加、手术操作均可使患者SpO_2下降，临床医师应及时进行对症处理，必要时可进行二次插管。

2. 单侧复张性肺水肿

复张性肺水肿可在肺萎陷复张后数小时内发生。复张性肺水肿的发生机制：肺血管渗透性增加、肺毛细血管压和肺血管流量增加、较大的胸内负压等。处理包括：采取缓慢、逐渐的手法使肺复张。可采取增加吸氧、PEEP、利尿、限制液体入量、应用糖皮质激素和解痉等措施，同时注意循环监测和支持。

3. 苏醒期不适

苏醒期不适包括恶心、呕吐、寒战、呼吸困难等，临床医师应积极处理相关不良反应，严密观察引流瓶引流情况，注意各种可能的外科并发症如出血、气胸等。待患者完全清醒、血气正常，无各种不适主诉、症状及外科并发症后，可送患者回病房或外科监护室。

五、肺部肿瘤手术精确麻醉思维导图

详见图 **6-1-1**。

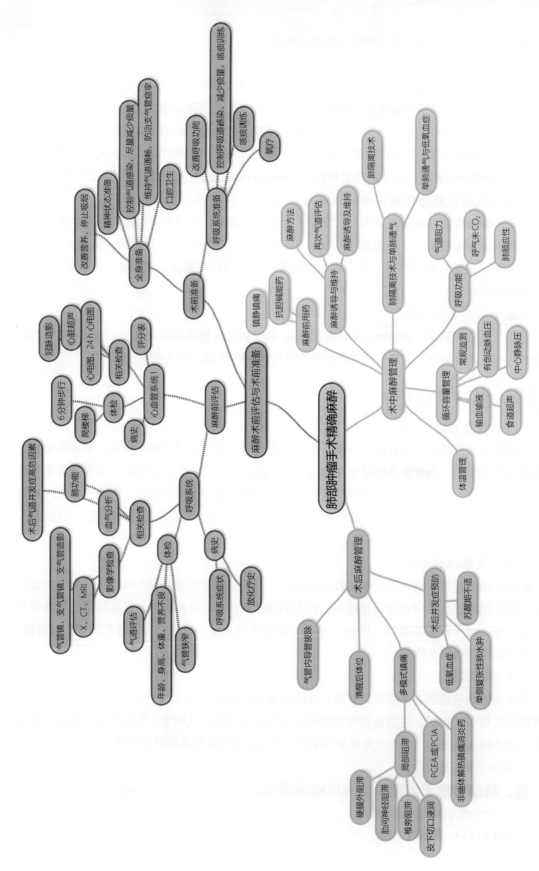

图 6-1-1 肺部肿瘤手术精确麻醉思维导图

六、病例解析

案例 6-1-1 患者，男性，66 岁，身高 170 cm，体重 52 kg，咳嗽、咳痰、间断痰中带血 2 个月，CT 检查发现左肺上叶多发小结节，术前输入抗生素没有好转。有吸烟史 35 年，600 年支。术前戒烟 4 周。有高血压 7 年，口服缬沙坦。心电图：窦性心律，房性早搏，ST 段压低，左室高电压，有冠心病史 2 年，目前无心绞痛发作，登 3 楼无胸闷不适。肺功能检查 FEV_1/FVC 为 77.8%，FEV_1 预计值 68.9%，PEF 预计值 44.6%，FVC 预计值 79.3%，MVV 预计值 54.8%。DLCO 预计值 77%。结果：中度阻塞性通气功能障碍，一口气弥散功能减低。拟施胸腔镜下左肺上叶切除。

（一）麻醉前评估及术前准备

着重呼吸功能和心血管功能评估。患者术前无呼吸困难、无哮喘发作治疗。有咳嗽、咳痰情况，继续追问病史咳嗽咳痰量、颜色、性质、是否伴有发热、盗汗等症状。戒烟 2 个月以上术后肺功能会有所改善，胸腔镜手术需平衡戒烟时间和肿瘤生长转移的利弊，否则会延误时机。4 周较为合适。术前合并心血管疾病症状，应注意患者服药情况、血压控制情况、靶器官是否受累。冠心病患者着重询问体力活动情况，爬楼梯、步行实验是否有异常表现。关注重要的临床体征，包括有无发绀或杵状指、气管移位、听诊有无喘鸣音。查体重视气道评估，看有无困难气道。术前准备输注抗生素，控制气道感染减少痰量，保持气道通畅，防治支气管痉挛，注重呼吸功能的锻炼。如发现异常情况，应及时请心血管科、呼吸科会诊及处理，补充相关检查。术前注意胸部 CT 阅片有助于识别异常情况、加强气道管理。动脉血二氧化碳分压 > 45 mmHg 提示术后并发症的风险较高。

（二）术中麻醉管理

1. 麻醉诱导

双腔管为首选的插管方式，选择 37F 左侧双腔支气管插管全身麻醉，术中实施肺隔离技术。诱导药物舒芬太尼（0.3 μg/kg），丙泊酚（1.5～2 mg/kg），阿曲库铵（0.2 mg/kg）或罗库溴铵（0.6～1 mg/kg）。给予昂丹司琼 4 mg 和地塞米松 10 mg 预防术后恶心、呕吐，诱导后 3～5 min 进行气管插管。插管完毕后听诊双肺呼吸音及分别夹闭各个管腔确定双腔管位置。支气管镜检查是支气管定位的金标准，每次变动体位都应妥善确认导管位置。插管后需要吸引患侧分泌物，同时确保隔离完善、不发生对侧污染。

2. 麻醉维持

麻醉维持采用静吸复合麻醉。七氟醚（2%～2.5%）和瑞芬太尼（300～1200 μg/h）持续输注，维持血流动力学平稳。间断推注舒芬太尼、阿曲库铵或罗库溴铵维持麻醉深度。

3. 术中呼吸管理

（1）保护性肺通气策略：术中可实施保护性肺通气策略，考虑患者氧合功能改善和二氧化碳的排出，防止机械通气造成负面影响的一种通气策略。潮气量（6~8 ml/kg）、通气侧使用PEEP（5~10 cm/H_2O）和间断性手法肺复张（通气一段时间后，手法扩张萎陷的肺，维持气道峰压大于35 cmH_2O持续7~10 s）是肺保护性通气策略的三大核心要素，在一定程度上可预防术后肺不张，减少术后肺部相关并发症，但要注意防止肺过度膨胀引起的机械通气相关的压力-容量性肺损伤。维持$PaCO_2$和PaO_2在生理范围水平内。

（2）肺萎陷：单肺通气开始后，不通气侧肺萎陷的发生有两个阶段。第一阶段是次要的，胸膜打开后空气进入胸腔，肺由于弹性回缩力发生萎陷，这一阶段是小气道的关闭。第二阶段较慢，是由于吸收性肺不张，利用不同气体扩散速度不同的特点，可以最快速度实现肺不张。常用的方法包括：①清理气道内分泌物，避免因阻塞影响肺内气体排出；②诱导前进行吸氧去氮，或利用高溶解度的笑气充满欲萎陷的肺，促进吸收性肺不张；③单肺通气时，使用呼吸暂停法，脱开麻醉机2 min排气；④进胸腔前勿过早单肺通气，避免由被动通气而造成的非通气侧肺吸入空气；⑤非通气侧肺用10~20 cmH_2O的负压吸引；⑥外科医师对肺部轻柔按压排气。

（3）单肺通气管理：单肺通气最常见的问题是术中出现低氧血症。针对机械性因素、通气肺本身病变、通气血流比例失调、缺氧性肺血管收缩机制受损等原因进行对症处理。

4. 术中循环容量管理

（1）麻醉中常规行心电图和心率、血压监测。严密监测血流动力学指标，手术操作刺激或探查纵隔、肺门可引起反射性心律失常、血压下降；纵隔摆动可造成大血管扭曲，腔静脉扭曲造成回心血量减少、心排量降低；动脉扭曲也可造成动脉血压的下降；缺氧或二氧化碳蓄积容易引起心律失常。术中要严密心电监护，如发生心律失常或低血压，应尽快纠正异常，避免异常情况维持时间过长。

（2）有创动脉和中心静脉置管：在高危患者中使用有创动脉和中心静脉穿刺、监测有助于更好地进行血流动力学的管理。SVV和CO监测有助于更好地进行目标导向液体治疗。术中可根据血压情况，结合输液量、尿量、出血量等和血气分析结果，更好地进行目标导向液体治疗，维持PPV＞13%，保证全身血容量充足。如出血较多，可进行"成分输血"维持有效循环血容量稳定。肺部手术输血输液均应适当减速、减量，以免发生急性肺水肿。

（3）经食管心脏超声（TEE）：术前有严重的心脏疾患行胸科手术时，可使用经食管心脏超声，为术中快速诊断、实时监测心功能形态学变化提供可靠的依据，以便更好地进行决策。

5. 体温管理

预估手术时间偏长、复杂、老年患者，术中应加强体温监测和保护。核心体温在全麻第一个小时降低1~2℃，随后3~4 h缓慢下降达到稳态。因此可在麻醉诱导期间就进行体温保护，气道加温湿化、静脉输液加温、加温毯等措施防止热量丢失，减少低体温带来的风险。

（三）术后麻醉管理

1. 气管内导管的拔除

自主呼吸完全恢复，潮气量符合生理要求，肌松药作用完全消失，可做指令动作，神志基本清醒，循环稳定。严格把握拔管指征，避免拔管后出现缺氧和二氧化碳蓄积，条件允许时尽早拔除气管插管。

2. 术后多模式镇痛

胸部手术后疼痛综合征指开胸手术伤口愈合后，伤口周围残留胸背部疼痛，有时涉及同侧腋下、肩部或上腹部。术后急性疼痛可迁延为持续数月或数年的慢性疼痛。

（1）该患者术后可采用患者自控镇痛静脉，药物配方根据个人习惯、患者反应不断进行调整，主要包括阿片类药物、止吐药物等。

（2）复合胸椎旁阻滞：手术切口上下脊神经支配区的椎旁分别单次注射 0.5 % 罗哌卡因 10 ml，可以达到 8~10 h 的术后镇痛，是胸腔镜手术围手术期除硬膜外镇痛外较好的方法之一。可减少术中阿片类药物的使用，从而减少阿片类药物引起的不良反应，更好地促进患者早期康复。

（3）环氧化酶 COX-2 类抑制剂帕瑞昔布钠具有较好的辅助镇痛作用，对胸管引起的肩痛也有较好疗效，但需要注意心血管的不良反应。

（4）抗惊厥药物：加巴喷丁、普瑞巴林等也有助于降低胸部手术后慢性疼痛的发生。

3. 预防术后低氧血症

术毕拔管前进行吸痰膨肺，注意控制压力，轻柔复张，防止残端破裂。术后全麻药物残留、口咽分泌物堵塞、胸痛、缺氧和二氧化碳蓄积等原因可使 SpO_2 下降，针对病因积极治疗低氧血症。

4. 苏醒期不适

术后常见的不适症状包括恶心、呕吐、寒战、躁动等，应积极处理相关不良反应。恶心、呕吐可给予昂丹司琼（4 mg），寒战可给予哌替啶（12.5~25 mg）或曲马多（1 mg/kg）处理。术后常见不适还有躁动，因疼痛引起的躁动可给予阿片类药物（芬太尼或吗啡）处理。药物残留可根据术中用药进行判断，在充分镇痛的基础上，排除因代谢和内环境紊乱及特殊病理生理状态，给予合适拮抗处理［肌松拮抗：新斯的明（0.04~0.07 mg/kg，最大剂量 5 mg），阿托品 1~2 mg，罗库溴铵特异性拮抗剂：舒更葡糖钠（2~4 mg/kg）；阿片类药物拮抗纳洛酮（20~40 μg），滴定式给药］，尽快使患者苏醒，减少因躁动引起不必要的损伤（坠床、肢体受伤）。严密观察引流瓶引流情况，注意各种可能的外科并发症如出血、气胸等。待患者完全清醒，血气正常，无各种不适主诉、症状及外科并发症，可送患者回病房或外科监护室。

（张宇　郑晖）

第二节 纵隔肿瘤手术精确麻醉

一、纵隔肿瘤手术麻醉前评估

（一）呼吸系统

1. 病史

术前应了解患者术前是否伴有呼吸困难及程度、咳嗽/咳痰、咯血、吞咽困难、感染等症状，评估患者出现症状时间、程度及病程，患者治疗经历及治疗效果。了解患者术前是否有放、化疗病史。胸腺瘤患者术前应注意是否有重症肌无力病史，并了解其分型。

2. 体检

了解与麻醉相关的体征有助于更好地进行气道评估，对麻醉的诱导方式、气管插管的方式及术后去向做出决策。包括：详细气道评估、年龄、体重［过度肥胖、阻塞型睡眠呼吸暂停综合征（obstructive sleep apnea syndrome，OSAS）］、老年患者、身体衰弱、营养不良等。术前可能怀疑纵隔肿物压迫气管时，应仔细询问睡眠时常用体位、症状、体征、加重缓解体位、是否伴有体位性低血压/低氧血症，以便更好地进行决策。此外，还要了解纵隔肿瘤与甲状腺的关系，肿瘤是否随着吞咽而运动，是否存在上腔静脉梗阻综合征及膈神经麻痹。（表6-2-1）

表 6-2-1　纵隔肿瘤压迫其他组织引起症状

神经系统	交感神经（Horner综合征），喉返神经受压（声嘶），臂丛神经受压（上臂麻木放射性疼痛），脊髓受压（截瘫），膈神经麻痹
呼吸系统	剧烈咳嗽、呼吸困难、发绀。破裂进入呼吸系统可发热、产生脓痰、咯血
血管	无名静脉单侧上肢、颈静脉压力升高，上腔静脉受压面部上肢肿胀发绀、静脉怒张、前胸静脉迂曲
食管	吞咽困难
特异性	随着吞咽上下运动的胸骨后甲状腺肿，咳出头发样细毛为畸胎瘤，重症肌无力为胸腺瘤

3. 相关检查

（1）影像学检查：术前CT检查应重视纵隔肿物可能对动脉、静脉与气管造成压迫。了解肿瘤的性质、部位、大小，是否存在气管软化。评估控制气道的难度与气管插管的难度，必要时可采用健忘镇痛慢诱导气管插管。有时纵隔肿物在诱导时可导致正压通气和循环功能的恶化，可考虑自主呼吸或改变体位，防止肌松药物注入后因肿瘤重力原因造成气管或动静脉的压迫。纵隔镜可用于纵隔上部淋巴结活检、纵隔肿物的活检和后纵隔的手术。对于严重气道狭窄的患者，应制定详细的麻醉诱导和插管计划。

（2）肺功能（PFTs）：一般用于判断呼吸道的通畅程度、是否有限制性通气功能障碍或阻塞性通气功能障碍。还可用于评估疾病的严重程度、预后及功能受损情况。对有呼吸系统有异常者，有必要进行肺功能检查。

（3）血气分析：动脉血气是胸外科手术前常用的评估方法，对于纵隔肿瘤患者，术前肺功能获得困难，可将动脉血气作为术前评估的补充手段。术前行吸空气下血气分析检查，可排除肺功能测试中配合不佳引起的假象，又可为术中、术后治疗方案制定提供重要依据。SpO_2 < 90% 可辅助评估手术风险。

（二）心血管系统

1. 病史

了解患者术前是否合并高血压、冠心病、肺心病、心肌病、房颤及其他心血管疾病史及治疗经历，了解患者术前是否服用抗凝药物，并根据手术具体情况决定是否进行术前停药及低分子肝素的桥接抗凝治疗。

2. 体检

术前心脏评估也可通过爬楼实验、6 min 步行实验（> 420 m）了解患者的心肺储备功能，可根据活动时能量需求（METs）作为参考。最大摄氧量（VO_{2max}）与患者的心功能和呼吸功能密切相关（VO_{2max} < 35% 为高危，VO_{2max} 35% ~ 75% 为中危，VO_{2max} > 75% 为低危）。

3. 相关检查

（1）心电图、24 h 动态心电图、冠状动脉造影可了解心肌缺血的情况。心脏超声等有助于了解心脏功能情况、是否合并癌栓。这些体检结果对麻醉药物的选择及术中危机事件处理具有重要意义。

（2）血管造影：对评估极其重要，可根据肿瘤的大小、与周围血管密切程度判断是否进行术前肿瘤滋养血管栓塞，是否需要请血管外科联合评估进行血管置换。如果肿瘤靠近脊髓，应提前联系骨科或神经外科进行手术或决定手术是否分期进行。

4. 评分表

胸外科改良心脏风险指数（thoracic revised cardiac index，ThRCRI）的评估项目包括冠状动脉疾病史、脑血管疾病史、肌酐水平 > 2 mg/dL（1 mg/dL = 88.4 μmol/L）和肺叶切除术，存在两项以上的患者发生心脏并发症的风险 > 20%。

二、术前准备

（一）全身准备

1. 改善营养状态

术前须根据病情增加营养及纠正贫血，纠正水、电解质紊乱，必要时进行静脉高营养疗法。严重贫血者术前应考虑少量多次输血或成分输血，以提高患者的麻醉和手术耐受力。

2. 停止吸烟

术前戒烟。一般认为呼吸功能改善至少需要戒烟 8 周。

3. 精神状态准备

多数患者术前存在焦虑、恐惧、失眠等问题。术前应设法解除患者焦虑，关怀、安慰、鼓励患者，取得患者信任，争取充分合作。

4. 维持气道通畅，防治支气管痉挛

有哮喘征象或正处于哮喘发作期中的患者应控制其发作。有气道反应性（激惹性）增高的患者应提高警惕，防止围手术期各种对气道的刺激均可诱发严重的支气管痉挛。

5. 增加体力活动

患者为改善心肺储备功能、增加对手术的耐受能力，术前数天应争取做适当活动。

（二）呼吸系统准备

1. 改善呼吸功能

进行健肺和侧卧位各种呼吸训练有助于术后早期康复。哮喘、支气管痉挛史及 COPD 患者可考虑应用支气管扩张药及皮质激素。

2. 咳痰训练

术前嘱咐患者手按假定手术创面部位的情况下进行咳痰，这样有助于改善术后通气、减少术后肺并发症。

3. 氧疗

术前有低氧血症（如肺心病、COPD、肺脓肿等）的患者，可经鼻腔导管或面罩吸入低浓度氧（2 ~ 3 L/min）。

三、术中麻醉管理

（一）麻醉前用药

（1）呼吸功能减退或年老体弱的患者，以及气管、支气管严重狭窄的患者（静息状态哮鸣），应慎用或不用吗啡、哌替啶等药物；COPD 或哮喘患者禁用吗啡。巨大纵隔肿物患者术前避免使用抑制呼吸的药物。

（2）抗胆碱能药：心率快或发热患者应避免应用阿托品。

（二）麻醉诱导与维持

1. 麻醉方法

常规选择全身麻醉，可根据术者习惯和术中手术的要求选择双腔支气管插管或单腔普通导管，以及是否需要肺隔离。

2. 再次气道评估

麻醉诱导前做好充分的准备，再次评估面罩通气及气管插管难度，选择合适的诱导方式、气道管理工具及气管导管。如术前 CT 发现较大的纵隔肿瘤，应根据患者术前症状和体格检查，选择患者无症状体位，防止给予肌松药物后肿瘤压迫气管发生气道闭塞。如果诱导前评估中出现面罩通气困难或气管插管困难，应提前呼叫帮助，准备好高级气道管理工具及困难气道车，提前联系好术后患者去向，必要时可采取清醒气管插管或气管切开。

3. 麻醉诱导与维持

麻醉诱导药物选择可根据患者情况和麻醉医师个人习惯选择使用吸入麻醉药物、镇静、镇痛、肌松等诱导药物，目的是维持较深的镇静深度，使肌肉松弛，减少气管插管应激反应，保持血流动力学平稳，预防诱导后低血压。巨大纵隔肿物压迫气管也可采用健忘镇痛慢诱导插管技术，在减轻患者焦虑、疼痛的同时完成气管插管，保持血流动力学稳定。对于术前合并重症肌无力的患者，应尽量减少肌松药物的使用。巨大的纵隔肿瘤可引起心脏移位、大血管扭曲。麻醉应力求平稳，以不增加循环和呼吸抑制为原则。

麻醉维持可使用全凭静脉麻醉或静吸复合麻醉来实现，间断推注阿片药物或肌松药物，目的是在手术过程中维持适当的麻醉深度与足够的肌松，防止患者突然苏醒或躁动，因为循环波动或咳嗽可影响手术操作。重症肌无力患者应注意肌松药物使用量。

（三）呼吸功能监测

纵劈胸骨应加深麻醉，断开呼吸回路，避免脏器损伤。术中需注意监测 $P_{ET}CO_2$ 和 PaO_2 气道压，及时调节潮气量和呼吸频率等呼吸参数，定时进行血气分析，尽量维持 $P_{ET}CO_2$ 和 PaO_2 于正常水平。术中应定时行肺膨胀和气道吸引，避免引起缺氧和二氧化碳蓄积。对于巨大纵隔肿物患者，术中可通过评估气管软化程度来决定是否术后拔除气管导管。

单肺通气和肺隔离技术详见第一节。

（四）循环容量管理

1. 常规监测

麻醉中常规行心电图和心率、血压监测。可定时测量无创血压，对比有创动脉压和无创血压的差别。

2. 有创动脉压（ABP）监测

对于复杂的纵隔手术，术前应进行有创动脉穿刺。有创动脉除了监测循环状态外，还是疾病诊断、手术效果评价、防止手术并发症、进行血气分析的重要方法。有时肿瘤靠近心脏和上、下腔静脉，摆体位时应警惕压迫心脏，肿瘤牵拉可引起静脉扭曲，造成回心血量骤减和血压下降，严重时可引起心搏骤停。可疑压迫心脏情况下嘱咐术者立即停止操作，调整体位，托起肿瘤以减轻压迫。临床医师应随时关注手术操作刺激或探查纵隔、肺门时发生的反射性心律失常、血压下降等严重情况。手术对纵隔结构刺激也是心律失常的常见原因。术中要进行严密的心电监护，如发生心律失常或低血压，应尽快纠正异常，避免异常情况维持时间过长，维持外周组织器官灌注。因此在高危患者中使用有创动脉监测有助于更好地进行血流动力学管理。SVV 和 CO 监测有助于进行更好的目标导向液体治疗。

3. 中心静脉压监测（CVP）

选择无上腔静脉压迫的一侧进行置管。如存在上腔静脉压迫，必要时可进行股静脉穿刺置管或者两路深静脉置管。开胸手术强调动态观察 CVP 数值，综合患者心功能、手术操作、ABP 及 PETCO$_2$ 来判断 CVP 更有价值。紧急情况下也能通过中心静脉进行快速输液、输血。

4. 输血、输液

术前增加静脉通路，术中可根据 ABP 和 CVP，结合输液量、尿量、出血量等和血气分析结果，以便更好地进行目标导向液体治疗，维持 PPV > 13%，保证全身血容量充足。对循环功能稳定、非严重贫血的患者，在失血不多（200 ~ 300 ml）的情况下，充分补充功能性细胞外液；如出血较多，可在充分补充功能性细胞外液及胶体液的基础上，适量补充全血或进行"成分输血"维持有效循环血容量稳定。必要时可用血管活性药物（去氧肾上腺素、去甲肾上腺素、多巴胺、肾上腺素等）维持血压，并根据血气监测结果调整内环境。当发生大出血时，可能出现凝血功能异常，可进行凝血功能监测并根据血栓弹力图结果给予相应的成分输血。

5. 相关科室术中会诊

如果肿瘤包绕大血管，则上腔静脉或无名静脉就无法分离，此时可以考虑血管置换或成形术，术前可请血管外科进行联合手术。如果患者术前超声评估中存在癌栓，则术中应注意癌栓脱落可能，此时可在体外循环下进行血管置换和肿瘤切除。对于靠近脊髓的肿瘤，可由骨科和神经外科联合进行手术或分期手术，术中注意避免动作粗暴、牵拉。

（五）体温管理

麻醉诱导时就应该开始进行保温措施，可采用气道加温与湿化、静脉输液加温，使用棉毯、加温毯、塑料被单等绝热物覆盖皮肤，空气加温或循环水加温等，减少因低体温引发的并发症和不良反应。

四、术后麻醉管理

（一）气管内导管的拔管

如果术后患者自主呼吸完全恢复，潮气量符合生理要求，肌松药作用完全消失，可做指令动作；如神志基本清醒，循环稳定，可拔除气管导管。巨大纵隔肿瘤患者拔管时，应严格气管拔管指征，因为长期的纵隔肿瘤压迫致气管环的软化是术后拔管所面临的最严重问题。术后气管壁失去周围组织支撑可致塌陷，可能需要二次插管和呼吸支持。术后伤口渗血压迫气道或喉返神经损伤引起声音嘶哑时，需要进行密切监护。

（二）多模式镇痛

完善的镇痛管理是减少患者术后并发症的关键。

1. 区域阻滞或麻醉

可根据术前切口部位、范围大小选择相应神经支配区域的阻滞方式减轻术后疼痛。如：胸腔镜手术时可采用硬膜外阻滞、椎旁阻滞或局部切口浸润等。

2. 作用机制不同的药物联合使用

阿片类镇痛药物：吗啡、芬太尼、舒芬太尼、羟考酮等。

非阿片类镇痛药物：非甾体抗炎药、利多卡因、加巴喷丁、氯氨酮等。

3. 患者术后自控镇痛（PCA）

可加入不同的药物延长患者镇痛时间，减少术后疼痛应激刺激，主要包括连续硬膜外阻滞、静脉镇痛、外周神经阻滞等。

（三）术后并发症的预防

1. 预防低氧血症

术后常规进行氧疗。全麻药的残留影响可引起潮气量减少、呼吸频率减慢，年老体弱者更容易出现呼吸暂停、上呼吸道梗阻（舌后坠、口咽部分泌物及血液、喉痉挛），容易造成低氧血症和二氧化碳蓄积，及时给予辅助呼吸或控制呼吸可避免此类情况的发生。

2. 单侧复张性肺水肿

复张性肺水肿可在肺萎陷复张后数小时内发生。可采取增加吸氧、PEEP、利尿、限制液体入量、应用糖皮质激素和解痉等措施，同时注意循环监测和支持。肿瘤切除后，患者胸内压下降，萎陷的肺在复张过程中引起低氧血症甚至复张性肺水肿。膨肺施压不宜过大。

3. 苏醒期不适

术后常见不良反应包括恶心、呕吐、寒战、呼吸困难，需积极处理相关不良反应，严密观察引流情况，注意各种可能的外科并发症如出血、气胸等。待患者完全清醒、无不适主诉、症状及外科并发症后，方可送患者回病房或外科监护室。

五、纵隔肿瘤手术精确麻醉思维导图

详见图 6-2-1。

六、病例解析

案例 6-2-1 患者，女性，23 岁，身高 150 cm，体重 52 kg，12 年前发现右颈部黄豆大小肿物，2009 年行肿物部分切除活检术，后出现右侧眼睑下垂，右眼视力下降，右侧额面部无汗。近两年胸闷，10 月前发现 $C_5 \sim T_6$ 椎旁、椎间孔及后纵隔内多发神经鞘瘤，神经纤维瘤病，整体最大径 14 cm，包绕推压下颈部及上纵隔大血管分支及气管、食管，部分病变后缘与椎间孔关系密切。气管向左侧移位。拟在全麻下行胸腔镜辅助右侧后外切口和右胸神经纤维瘤切除术。肺功能轻度限制性通气功能障碍，心电图及化验室检查基本正常。

（一）麻醉前评估及术前准备

（1）麻醉前访视：术前应详细评估患者是否伴有呼吸困难、咳嗽/咳痰等症状，是否存在体

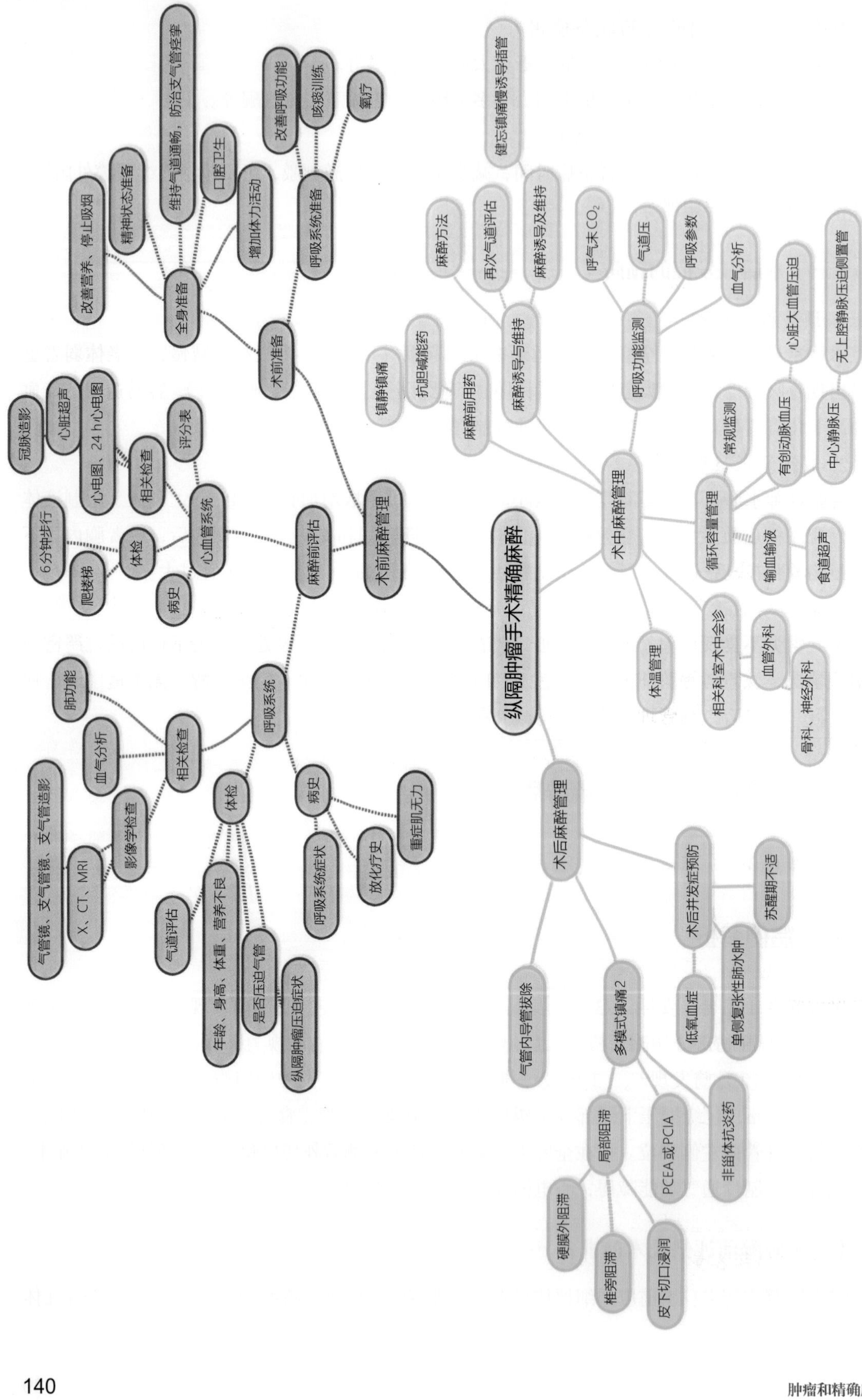

纵隔肿瘤手术精确麻醉

纵隔肿瘤手术精确麻醉

- 术前麻醉管理
  - 术前准备
    - 全身准备
      - 改善营养
      - 停止吸烟
      - 精神状态准备
      - 维持气道通畅，防治支气管痉挛
      - 口腔卫生
      - 增加体力活动
    - 呼吸系统准备
      - 改善呼吸功能
      - 咳痰训练
      - 氧疗
  - 术前麻醉评估
    - 心血管系统
      - 相关检查
        - 冠脉造影
        - 心脏超声
        - 心电图、24 h心电图
      - 评分表
      - 体检
      - 病史
      - 6分钟步行
      - 爬楼梯
    - 呼吸系统
      - 相关检查
        - 肺功能
        - 血气分析
        - 影像学检查
          - 气管镜、支气管镜、支气管造影
          - X、CT、MRI
      - 病史
        - 呼吸系统症状
        - 放化疗史
        - 重症肌无力
      - 体检
        - 气道评估
        - 年龄、身高、体重、营养不良
        - 是否压迫气管
        - 纵隔肿瘤压迫症状

- 术中麻醉管理
  - 麻醉诱导与维持
    - 麻醉方法
      - 健忘镇痛慢诱导插管
    - 再次气道评估
    - 麻醉诱导及维持
  - 麻醉前用药
    - 镇静镇痛
    - 抗胆碱能药
  - 呼吸功能监测
    - 呼气末CO₂
    - 气道压
    - 呼吸参数
    - 血气分析
  - 循环容量管理
    - 常规监测
      - 心脏大血管压迫
      - 无上腔静脉压迫侧置管
    - 有创动脉血压
    - 中心静脉压
    - 输血输液
    - 食道超声
  - 体温管理
  - 相关科室术中会诊
    - 血管外科
    - 骨科、神经外科

- 术后麻醉管理
  - 气管内导管拔除
  - 多模式镇痛 2
    - 局部阻滞
      - 硬膜外阻滞
      - 椎旁阻滞
      - 皮下切口浸润
    - PCEA或PCIA
    - 非甾体抗炎药
  - 术后并发症预防
    - 低氧血症
    - 单侧复张性肺水肿
    - 苏醒期不适

图 6-2-1　纵隔肿瘤手术精确麻醉思维导图

肿瘤和精确麻醉

位性呼吸困难。

（2）术前 X 线片、CT 检查、MRI、纤支镜检查：了解肿物对动脉、静脉与气管可能造成的压迫。了解肿瘤的性质、部位、大小，是否存在气管软化。如果术前怀疑纵隔肿物压迫气管可能，应仔细询问睡眠时常用体位，是否伴有体位性低血压、低氧血症。了解纵隔肿瘤与甲状腺的关系，是否随着吞咽而运动，是否存在上腔静脉梗阻综合征、膈神经麻痹。巨大纵隔肿物有可能推挤气管偏向一侧。术前重视胸部 CT 阅片有助于识别异常情况、对气管受压程度进行全面/准确的评估。

（3）术前肺功能：有助于判断呼吸道的通畅程度、是否有限制性通气功能障碍或阻塞性通气功能障碍。评估疾病的严重程度、预后和功能受损情况。

（4）本例患者术前仅有胸闷，无体位性呼吸困难，睡觉无特殊体位。该患者术前合并 Horner 综合征。术前准备输注抗生素，控制气道感染，减少痰量，保持气道通畅，防治支气管痉挛，进行呼吸功能的锻炼。

（5）如发现异常情况，应及时请心血管科、呼吸科会诊及处理，补充相关检查，完善术前准备。

（二）术中麻醉管理

1. 麻醉方法及气管插管

常规选择全身麻醉，根据术者和术中手术的要求选择 35 号左双腔支气管插管，进行肺隔离。麻醉诱导前做好充分的准备，再次评估面罩通气及气管插管难度，选择合适的诱导方式、气道管理工具及气管导管。如果诱导前评估中出现面罩通气困难或气管插管困难，应提前呼叫帮助，准备好高级气道管理工具及困难气道车，提前联系好术后患者去向。当面罩通气困难或给予肌松药物后，肿瘤可能压迫气管引起气道闭塞时，可选择清醒插管技术，进行保留自主呼吸气管插管。危急情况下可行气管切开术。

2. 麻醉诱导与维持

诱导药物舒芬太尼（0.3 μg/kg），丙泊酚（1.5～2 mg/kg），阿曲库铵（0.2 mg/kg）或罗库溴铵（0.6～1 mg/kg）。重症肌无力患者可减少肌松药物的使用剂量或不用。诱导后 3～5 min 进行气管插管。维持：维持可采用静吸复合麻醉。七氟醚（2%～2.5%）和瑞芬太尼（300～1200 μg/h）持续输注，维持血流动力学平稳。间断推注舒芬太尼、阿曲库铵或罗库溴铵维持麻醉深度。给予昂丹司琼 4 mg 和地塞米松 10 mg 预防术后恶心、呕吐。

3. 术中呼吸管理

术中可实施单肺通气，采用保护性肺通气策略，考虑患者氧合功能改善和二氧化碳的排除，防止机械通气造成负面影响。潮气量（6～8 ml/kg）、通气侧使用 PEEP（5～10 cm/H_2O）和间断性手法肺复张（通气一段时间后，手法扩张萎陷的肺，维持气道峰压大于 35 cmH_2O 持续 7～10 s）是肺保护性通气策略的三大核心要素。术中间断吸痰、膨肺，保证气道通畅，维持 $PaCO_2$ 和 PaO_2 在生理范围水平内。

4. 术中循环容量管理

（1）本例患者由于手术时间长，手术切除范围大。做好血流动力学监测尤为重要。使用有创动脉和中心静脉穿刺（无压迫侧）、监测有助于更好地进行血流动力学的管理。SVV 和 CO 监测有助于更好地进行目标导向液体治疗。术前积极备血，保证术中用血无碍。术中可根据血压情况，结合输液量、尿量、出血量等和血气分析结果，以便更好地进行目标导向液体治疗，维持 PPV < 13%，保证全身血容量充足。如出血较多，可进行"成分输血"维持有效循环血容量稳定。选择药物应避免过度抑制循环，血管活性药物的使用也可维持血流动力学平稳。

（2）手术操作刺激或探查纵隔、肺门可引起反射性心律失常、血压下降；缺氧或二氧化碳蓄积容易引起心律失常；有时肿瘤靠近心脏和上、下腔静脉，更改体位及术中要警惕肿瘤直接压迫心脏，特别是肿瘤重力牵拉上、下腔静脉而扭曲，造成回心血量骤减和血压剧降、严重心律失常甚至心搏骤停。一旦发现异常情况，应及时与术者沟通，暂停手术操作，托起肿瘤或调整体位，以解除压迫，必要时采用股动、静脉部分转流方式的体外循环来解决氧合问题。如发生心律失常或低血压，应尽快纠正异常，避免异常情况维持时间过长。

5. 体温管理

对于预估手术时间偏长、复杂、老年的患者，术中应加强体温监测和保护。宜在麻醉诱导期间就进行体温保护，气道加温湿化、静脉输液加温、加温毯等措施防止热量丢失，减少低体温带来的风险。

（三）术后麻醉管理

1. 气管内导管的拔除

严格把握拔管指征，避免拔管后出现缺氧和二氧化碳蓄积，条件允许时尽早拔除气管插管。术中如有特殊情况（气管软化、血流动力学不稳定、代谢内环境紊乱等），可根据具体情况选择到外科监护室延迟拔管。

2. 术后多模式镇痛

胸部手术后疼痛综合征指开胸手术伤口愈合后，伤口周围残留胸背部疼痛，有时涉及同侧腋下、肩部或上腹部。术后急性疼痛可迁延为持续数月或数年的慢性疼痛。

（1）该患者术后可采用患者自控静脉镇痛，药物配方根据个人习惯、患者反应不断进行调整，主要包括阿片类药物、止吐药物等。

（2）局部切口浸润阻滞是一种不错的减轻术后疼痛的办法。可使用 0.5% 罗哌卡因 10 ml 进行局部切口浸润麻醉。

（3）环氧化酶 COX-2 类抑制剂帕瑞昔布钠具有较好的辅助镇痛作用，对胸管引起的肩痛也有较好疗效，但需要注意心血管不良反应。

（4）抗惊厥药物：加巴喷丁、普瑞巴林等也有助于降低胸部手术后慢性疼痛的发生。

3. 预防术后低氧血症

术毕拔管前进行吸痰、膨肺，注意控制压力，轻柔复张。术后全麻药物残留、口咽分泌物堵塞、胸痛、缺氧和二氧化碳蓄积等原因可使 SpO$_2$ 下降，应针对病因积极治疗低氧血症。

4. 苏醒期不适

术后常见的不适症状包括恶心、呕吐、寒战、躁动等，积极处理相关不良反应。恶心、呕吐可给予昂丹司琼（4 mg），寒战可给予哌替啶（12.5~25 mg）或曲马多（1 mg/kg）处理。术后常见不适还有躁动，因疼痛引起的躁动可给予阿片类药物（芬太尼或吗啡）处理。药物残留可根据术中用药进行判断，在充分镇痛的基础上，排除因代谢和内环境紊乱及特殊病理生理状态，给予合适拮抗处理［肌松拮抗：新斯的明（0.04~0.07 mg/kg，最大剂量 5 mg），阿托品 1~2 mg，罗库溴铵特异性拮抗剂：舒更葡糖钠（2~4 mg/kg）；阿片类药物拮抗纳洛酮（20~40 μg），滴定式给药］，尽快使患者苏醒，减少因躁动引起的不必要的损伤（坠床、肢体受伤等）。严密观察引流瓶引流情况，注意各种可能的外科并发症如出血、气胸等。待患者完全清醒、血气正常，无各种不适主诉、症状及外科并发症可送患者回病房或外科监护室。

（张宇　郑晖）

参考文献

［1］（美）Yao FF. YAO&ARTUSIO麻醉学：问题为中心的病例讨论［M］.7版.王天龙,李民,冯艺,等,译.北京：北京大学医学出版社,2014.

［2］KRISTENSEN SD, KNUUTI J, SARASTE A, et al. 2014 ESC/ESA Guidelines on non-cardiac surgery：cardiovascular assessment and management：The Joint Task Force on non-cardiac surgery：cardiovascular assessment and management of the European Society of Cardiology (ESC) and the European Society of Anaesthesiology (ESA)［J］. Eur Heart J, 2014, 35(35): 2383-2431.

［3］BLANK RS, COLQUHOUN DA, DURIEUX ME, et al. Management of one-lung ventilation：impact of tidal volume on complications after thoracic surgery［J］. Anesthesiology, 2016, 124(6): 1286-1295.

［4］KILPATRICK B, SLINGER P. Lung protective strategies in anaesthesia［J］. Br J Anaesth, 2010, 105 Suppl 1: i108-116.

［5］LEE A, SANDHU S, IMLAY-GILLESPIE L, et al. Successful use of Bruton's kinase inhibitor, ibrutinib, to control paraneoplastic pemphigus in a patient with paraneoplastic autoimmune multiorgan syndrome and chronic lymphocytic leukaemia［J］. Australas J Dermatol, 2017, 58(4): e240-e242.

［6］MISKOVIC A, LUMB AB. Postoperative pulmonary complications［J］. Br J Anesth, 2017, 118(3): 317-334.

［7］BERNASCONI F, PICCIONI F. One-lung ventilation for thoracic surgery：current perspectives［J］. Tumori, 2017, 103(6): 495-503.

第七章
胸外科食管肿瘤手术精确麻醉

2021 年《临床肿瘤杂志》(*CA Cancer J Clin*) 发表的数据显示,2020 年,食管癌发病率排名第七 (60.4 万例新发病例),总病死率排名第六 (54.4 万例死亡),后者表明,2020 年每 18 例癌症死亡病例中就有 1 例是食管癌造成的。大约 70% 的食管癌病例为男性,男性发病率和病死率为女性的 2~3 倍。食管癌最为常见的两种组织学类型是鳞癌和腺癌,而这两种组织学类型在东西方的发病率有着明显的差异:东方国家多以鳞癌为主,西方国家则以腺癌更为多见。但是,在过去的 25 年里,亚洲某些高危地区 (如中国) 食管鳞状细胞癌的发病率普遍下降,而腺癌的发病率增加了 4 倍。两种类型食管癌的危险因素也存在差异,腺癌的主要危险因素包括胃食管反流病 (gastroesophageal reflux disease,GERD)、Barrett 食管、肥胖、吸烟和低水果饮食,而目前鳞状细胞癌的确定危险因素是酒精和吸烟。食管癌切除术是一种复杂的高风险手术,具有较高的发病率和病死率。近年来,食管外科手术的进步和新技术的涌现和应用,使得围手术期预后有显著改善。食管癌手术的麻醉管理也与手术的预后有着密切的联系,本章通过对患者的术前评估与准备、术中管理 [包括:肺通气策略、目标导向液体治疗 (goal-directed fluid therapy,GDFT)]、术后镇痛、微创手术以及食管切除术中 ERAS 的现有证据,阐述食管肿瘤麻醉的管理。

第一节 术前评估与准备

食管癌围手术期病死率主要与术后并发症相关。术后并发症的发生主要与患者自身因素、外科医师技术、围手术期麻醉管理有关。患者相关危险因素包括:心肺功能差 (吸烟、肺活量减少、术前动脉血氧分压低)、年龄、肿瘤的分期、糖尿病、健康状况不佳、营养不良和免疫抑制等。近年来,食管癌切除术患者的围手术期病死率显著降低,这不仅依赖于外科医师技术的进步,更得益于围手术期麻醉管理的改善。麻醉前评估可提前获取手术患者的有关信息,针对不同患者做出个体化麻醉管理,是改善患者预后、降低围手术期病死率至关重要的一环。

一、心肺功能的评估与准备

食管癌通常发生于老年患者，随着年龄增长，身体各器官和系统将产生不同程度的退化，脏器储备功能、应激能力、防御能力、对手术和麻醉的耐受力都会产生不同程度的降低。老年患者往往同时合并各种内科疾病，尤其是心血管和呼吸系统疾病。食管癌手术涉及胸腔及纵隔内的操作，对心脏、肺脏、大血管及自主神经干扰较大，潜在大出血、心搏骤停的风险较高，这可能更加削弱患者对食管癌切除术的耐受性。因此，术前应仔细评估心肺功能，进行积极的呼吸护理及术前宣教。

1. 心血管功能评估

（1）高血压是最常见的心血管疾病之一，常引起心、脑、肾等重要器官并发症，高血压患者围手术期心肌缺血事件发生率明显增加。

高血压患者麻醉前评估要点：

首先，要了解高血压病史及治疗情况：明确患者高血压病程长短，高血压治疗时间，所用的高血压药物种类、治疗效果和是否规律服药。应在术前访视时询问患者感觉良好的血压值，是否有头晕、头痛、心前区不适等症状，有症状时最高及最低血压值等。择期或限期手术的患者应该在高血压得到控制后进行，术前血压越高、血压控制时间越短的患者，围手术期血压波动就会越大，发生心脑血管意外的可能就越大。理想水平应为舒张压低于 100 mmHg，收缩压低于 140 mmHg。已规范治疗、血压基本控制在理想水平者继续用药，未经治疗者应立即开始治疗，用药不规范、效果不理想者，需要更换抗高血压药物规范治疗。除利血平、排钾性利尿剂和长效 ACEI 以外，所有的抗高血压药物都应用至手术当日。

其次，了解靶器官受累情况：心、脑、肾是高血压容易累及的重要脏器。询问患者是否有心力衰竭、心绞痛发作、心肌梗死、脑血管意外、肾功能不全等。完善相应辅助检查，如心电图、超声心动图、眼底检查、尿常规、血尿素氮和肌酐等。高血压病程越长，重要脏器越容易受累，麻醉危险性也越大，必要时需内科相关科室进行会诊。

最后，了解是否有其他影响心血管功能的并存疾病如糖尿病和阻塞型睡眠呼吸暂停综合征（OSAS）等。OSAS 是一种病因不明的睡眠呼吸疾病，临床表现有夜间睡眠打鼾伴呼吸暂停和白天嗜睡。由于呼吸暂停引起反复发作的夜间低氧和高碳酸血症，严重者可导致高血压、冠心病、糖尿病和脑血管疾病等并发症。麻醉前需告知患者围手术期可能发生的各种心脑血管意外等风险。

（2）冠心病是围手术期心脏事件发生的一个危险因素，其发病率随着年龄的增加而增加。

冠心病患者麻醉前评估要点：

首先，要充分了解冠心病的严重程度及进展情况：患者是稳定型心绞痛还是不稳定型心绞痛，最近或过去是否有心肌梗死、失代偿性心力衰竭、明显的心律失常以及严重的血管疾病等。

其次，要明确患者是否安装过心脏起搏器或植入过心脏除颤器，明确心肌梗死患者是否进行过冠脉搭桥或冠脉支架植入术，如有植入，要了解冠脉支架的类型、抗凝及抗血小板治疗情况。必要时行冠脉CTA或冠状动脉造影明确冠状动脉有无狭窄，狭窄的部位、程度、范围等。

最后，了解患者近期症状的变化、目前的治疗方法以及所用药物的名称剂量。对患者进行必要的体格检查及实验室和其他辅助检查以评估患者的机能储备状态。

（3）糖尿病在老年人中较为常见，是一种影响多器官系统的疾病。糖尿病患者比非糖尿病患者有更高患冠心病的概率。有研究证明，糖尿病是围手术期心脏发病率的一种独立的危险因素，存在无症状性心肌梗死和心肌缺血的高发生率。围手术期血糖的控制可明显减少手术并发症，改善手术预后。

糖尿病患者麻醉前评估要点如下。

首先，术前需详细了解病史：明确糖尿病类型，是否有低血糖、酮症酸中毒和高渗性非酮症昏迷等病史；了解病程的长短、控制血糖的方法及所用药物剂量，有无出现低血糖反应，近期血糖控制情况。

其次，术前应充分了解病情：有无水电解质紊乱及酸碱失衡，进行必要的检查如测定血糖、血钾、尿糖、尿酮体等，术前尽量恢复血糖、尿糖、水电解质正常或接近正常；防止或积极治疗酮症酸中毒（合并酮症酸中毒和高渗性非酮症昏迷应禁止行择期手术）。

最后，判断有无糖尿病的并发症及合并疾病：具有全身或重要脏器功能受损的并发症，如心肌受累、肾脏病变、严重感染等可加重糖尿病病情，增加麻醉困难，应在控制血糖的同时，积极治疗并发症，改善其功能状态。合并有冠心病、缺血性心脏病和外周动脉粥样硬化的患者，手术和麻醉期间血流动力学波动较大，风险增加。合并有自主神经病变的患者心脏对应激的反应能力降低，且患者常常胃排空延迟，应注意防止麻醉诱导期间发生反流误吸。对合并外周神经病变患者，应了解感觉神经麻木的程度和范围，以及运动神经障碍的程度，避免使用神经阻滞技术。高达40%的糖尿病患者喉镜显露声门困难，可能是由关节僵硬、寰枕关节活动度减少所致，术前应评估患者插管条件。

（4）需要注意的是食管癌患者大多数将接受同步放射治疗，这可能会影响心脏功能。Lund等人发现，在休息期间，化疗-放疗可使基线心排血量减少15%。虽然这种影响被描述为轻微的，但麻醉药物、手术、单肺通气（分流）和腔镜操作可能会进一步影响心脏功能。

在术前评估心功能时，可通过简单的心肺功能储备能力试验如：屏气试验、爬楼梯试验、6 min步行试验、起立试验（血压改变 > 20 mmHg，HR改变 > 20次/min）和代谢当量值（MET）来评估心功能。1单位MET为静息时的心肌耗氧量，活动耐量 ≥ 4 MET（走路轻松或爬楼无症状）时可进行手术。心电图可以提供心律失常、传导延迟、心肌梗死史以及心房和（或）心室肥厚的信息。负荷试验（运动负荷试验和药物负荷试验）是测量心功能储备的客观指标。动态心电图（Holter）在评估缺血事件的严重性与发作频率方面非常有用。当怀疑心脏室壁运动或瓣膜存在问题时，超声心动图可以提供新的诊断支持。合并这类疾病的患者在不影响呼吸和循环的情况下，术前应给予充分的镇静。

2. 肺功能的评估

进行食管切除术时，需要能够进行长时间单肺通气（one lung ventilation，OLV），患者术前应进行肺功能评估，以评估患者是否适合进行食管切除术。由于该人群中大多数患者曾是或是吸烟者，肺气肿的发生率较高，肺功能可能下降。术前肺功能障碍、肺活量下降、慢性支气管炎、术前放疗、糖尿病、低蛋白血症、严重胸膜粘连等均会使患者术后肺部和肠道综合征的发生率明显增高。

患者的病史和体格检查可以估计目前的状况，必要时进行额外诊断性检查。所有 COPD 患者均应进行肺功能检查。在控制良好且无任何症状的哮喘患者中，肺功能检查通常仅证明肺功能正常。然而，术前正常的肺功能检查并不排除支气管高反应性。如果肺功能试验显示 1 秒用力呼气量（FEV_1）低于预测值的 80% 或气道阻力大于 0.35 kPa/（L·s），应在两次吸入 β_2 肾上腺素能激动剂后 15 ~ 20 min 重复试验。如果改善超过 15%，说明患者之前未接受过治疗，术前应开始使用 β_2 肾上腺素能激动剂治疗，否则应加强目前的治疗。动脉血气分析作为肺功能评估的一部分，术前获得这一结果为麻醉结束时呼吸功能的预期评估提供了参考的基础。此外，静息时高碳酸血症提示围手术期风险显著增加，可能提示术后需要重症监护治疗。对于可逆性气道阻塞和支气管反应性的患者，术前可考虑使用 β_2 肾上腺素能激动剂和皮质激素治疗。

呼吸护理可以通过术前物理治疗、高危患者使用支气管扩张剂、预防性低剂量肝素和抗血栓栓塞弹力袜来实现。术前口腔卫生可以有效预防插管过程中可能扩散到气管、支气管的慢性感染。术前宣教应着重强调戒烟的重要性，已有研究证明戒烟 1 个月可以显著减少术后并发症，特别是肺炎和伤口感染。对于有肺部基础疾病的患者及术后肺部并发症高危患者，应尽可能延长术前戒烟时间。

二、营养状况的评估与准备

食管癌患者入院时常常表现出营养不良并伴有癌恶病质，其原因是食管腔狭窄、肿瘤消耗体内蛋白质、继发性厌食等生理作用。手术前体重减轻超过 10% 的患者病死率高于体重未减轻的患者，是手术后不良预后的征兆。此外，术前营养不良可能导致手术后呼吸肌无力、肺部并发症、增加了食管切除术后整体并发症的风险和延长入院时间。手术后食管癌营养不良的患者其营养状况和免疫力会进一步恶化。在胃肠道切除重建手术后，为了尽量降低吻合口瘘的发生率，应暂时避免口服进食。而长期停止口服进食期间，患者难以维持适当的营养状态。癌症引起的恶病质导致的肌少症也影响患者的预后和康复。因此，营养状况和手术风险的评估是这种疾病手术成功的必要条件。

因此，术前应咨询营养师以优化患者的体重、脂肪和蛋白质状况。必要时可以延迟手术进行营养补充，因为这可能会提高患者对手术的耐受性，并能在术后维持一定的营养。营养补充不仅能逆转蛋白质-热量营养不良，而且能恢复免疫能力，改善伤口愈合，防止感染或吻合口瘘。食管癌患者经常贫血，可能需要输血。使用铁剂或促红细胞生成素来纠正这些患者贫血的证据还相对有限。

补充营养物质的途径可以是肠内营养（enteral nutrition，EN）、全肠外营养（total parenteral nutrition，TPN）或肠外混合营养。早期进行空肠管肠内营养可以确保食管切除术后的营养状态，显著缩短了患者的 ICU 停留时间和住院总时间，而晚期食管癌患者在 EN 的支持下可以得到一定的抗癌治疗。与完全肠外营养或禁食相比，EN 可减少 50% 或更多的术后肺炎发生率。腹腔镜空肠造口术及透视引导下经皮空肠造口术的微创技术开始在临床中应用。值得注意的是，胃造口术是不可取的，因为它可能会影响胃重建的使用。

三、心理状态的评估与准备

食管癌会对患者和关心他们的人的身体、心理和社会健康产生深远的影响。食管癌是一种可以治疗的疾病，但很少能治愈。一个常见的特征是初始症状不明确，经常被漏诊或误诊。因此，明确诊断时患者常常已经为局部晚期或远处转移阶段。大多数食管癌患者直到肿瘤大到足以引起机械梗阻时才出现症状，吞咽困难影响着生活质量的各个方面。吞咽困难和吞咽痛苦的生理体验会导致患者饮食类型的改变，在某些情况下，导致食物的选择变得非常有限。吞咽困难常引发患者严重的恐惧、饥饿、不安全和焦虑的心理感受。另外，体重下降也会给患者带来严重的心理冲击。临床研究结果表明，体重减轻、食欲下降、吞咽困难严重程度和生活质量等变量之间可能存在关联。癌症患者认为获得关于治疗方案的准确和可靠的信息是非常重要的。大多数研究表明，为癌症患者提供关于他们即将进行的手术的充分信息，可以显著减少他们的情绪困扰，改善心理健康，使患者能更快康复和减少并发症。

四、术前呼吸肌训练

如果术后呼吸肌力下降，将会导致肺功能下降、咳嗽不足和肺不张。再加上术后疼痛和镇静，可能导致缺氧。为防止术后肌肉功能下降，患者可以在术前通过体育锻炼来优化机能状态。例如，一项大规模随机对照试验表明，冠状动脉搭桥手术前两周或两周以上的呼吸肌训练可将肺部并发症的发生率从 35% 降低到 18%，术后肺炎的发生率从 16% 降低到 7%。对于食管切除术患者，为保留术后呼吸肌力，术前同样可以进行呼吸肌的训练。

（潘倩　尹毅青）

第二节　手术方式及围手术期管理

一、食管切除术的手术方式

1. 开放式食管切除术

经食管裂孔食管切除术（trans-hiatal esophagectomy，THE）、经上腹-右胸食管切除术（Ivor Lewis 术式）和经右胸"颈胸腹三切口"食管切除术（McKeown 术式）是三种最常用的开放式食管切除术。THE 手术是通过腹部上中线切口和左颈部切口进行，通过食管裂孔进行钝性分离，随后进行胃上拉和颈部吻合。由于没有进行开胸手术，缺乏对胸部游离的可视化，因此不能进行胸部淋巴结切除术。这项技术的发展是为了能够降低肺部并发症的发生率。Ivor Lewis 术式是通过腹部上中线切口构建管状胃，然后右侧开胸游离并切除胸段食管构建胸内吻合。该技术的优点是可以直接显示胸段食管，外科医师可以进行部分胸部淋巴结的切除术；缺点包括切除近端边缘有限和如果吻合口瘘发生具有较高的病死率。这两种方法体现出相似的结果。McKeown 食管切除术有三个切口，分别为上腹部中线切口、右胸廓切口和左颈部切口，其优势在于获得充分的近端切缘、完全的胸腔淋巴结清扫（特别是上纵隔）和并发吻合口瘘后的较低病死率。

2. 微创食管切除术

为了减轻生理应激反应并降低开腹手术伴或不伴开胸手术的术后并发症发生率，微创食管切除术（minimally invasive esophagectomy，MIE）的手术方法得到了发展，目的是减少手术过程的外科伤害。微创食管癌切除术是将腹腔镜与胸腔镜相结合，用于食管切除和重建。与开放式手术类似，对于 MIE 的手术过程也有几种选择。两种最常见的微创手术是胸腔镜/腹腔镜颈部吻合食管切除术（McKeown MIE）和胸腔镜/腹腔镜胸部吻合食管切除术（Ivor Lewis MIE）。腔镜下经食管裂孔手术不如其他两种方法受欢迎。McKeown MIE 技术在直接显示的情况下，首先在胸腔镜下进行胸部食管和纵隔淋巴结切除术。管状胃是通过腹腔镜实现的，同时可行幽门成形术（肌切开术）和空肠造口术，食管胃吻合术在胃上拉至颈部进行。Ivor Lewis MIE 适用于食管下段癌，需要广泛切除贲门及近端胃以获得更好的无瘤边界。腹腔镜 THE 与 THE 类似，其主要局限性之一是腹腔镜下经食管裂孔食管游离的可视化差和技术复杂性。

无论术前是否已经进行化疗和（或）放疗，微创食管癌切除术在术后并发症发生率和手术相关病死率方面均优于或等同于开放性食管癌切除术。与开放性食管癌切除术相比，微创食管癌切除术可显著降低术后肺部并发症发生率、非计划气管插管、手术部位感染和脓毒症的发生率，以及缩短机械通气时间。

3. 机器人辅助微创食管切除术（robot-assisted minimally invasive esophagectomy，RAMIE）

机器人手术系统的开发是为了帮助克服传统微创手术的技术限制，机器人技术通过三维成

肿瘤和精确麻醉

像提高了放大倍率。机器人系统允许外科医师在狭窄的纵隔空间内操作，克服了使用胸腔镜或腹腔镜技术的空间限制。随着技术的改进和外科医师使用这种设备能力的提高，未来几年机器人辅助技术可能有更高的价值。

RAMIE 与开放式食管切除术相比，术中出血量更少、术后疼痛评分更低、功能恢复更快和生活质量更好。两种方式在根治性、淋巴结切除和总生存率方面上没有差异，这表明 RAMIE 在维持开放性食管切除术高肿瘤学标准的同时提供了短期益处。在术后并发症、住院时间和生活质量方面，可以得出的结论是 RAMIE 优于开放式食管切除术。然而，RAMIE 相对于传统 MIE 的临床效益尚不完全清楚，RAMIE 在成本效益方面经常受到质疑，但 RAMIE 的技术优势可能会改善围手术期的转归。RAMIE 的另一个潜在技术优势是可以用手工缝合代替机械的胸内吻合，这样可以减少良性狭窄的发生。此外，在 RAMIE 期间可以沿着喉返神经进行细致的解剖，可以很容易地到达上胸腔入口，对位于上纵隔的肿瘤和受累的淋巴结进行手术时相对容易。此外，机器人系统的一个重要优势是，它们提供了一个计算机平台，可以进一步发展到图像引导手术。RAMIE 是 MIE 的良好替代，需要更多高质量的前瞻性研究来进一步阐明 RAMIE 在食管癌治疗中的优势和机会。

二、麻醉方案及术中监测

1. 麻醉方案

（1）无论是传统开放式手术，还是微创的胸腹腔镜或达芬奇机器人辅助下手术，食管切除术的手术时间较长、创伤大。胸腔操作对心脏、肺、血管及自主神经的直接牵拉、压迫均可干扰呼吸和循环功能。因此，麻醉方案仍应首选双腔支气管导管或支气管封堵器插管全身麻醉。

（2）全身麻醉联合胸段硬膜外阻滞或椎旁神经阻滞不仅有利于加强镇痛作用，减少术中麻醉药的用量，维持术中良好的血流动力学，还有利于术后镇痛，减少肺部并发症，促进患者的康复。

2. 术中监测

除了全身麻醉的常规监测（心电图、无创血压、SpO_2、$EtCO_2$）外，建议非开胸侧行有创动脉血压和中心静脉压监测。术中应间断检测血气分析，有助于及时明确单肺通气期间的低氧血症及高二氧化碳血症，并给予对症处理。同时血气分析有助于维持水、电解质、酸碱平衡。对于低灌注所致的血液乳酸值增高，应在补充全身血容量的基础上适时提高灌注压改善微循环。McKeown 三切口手术方式涉及多范围切口，手术时间长，患者术中容易发生低体温，术后苏醒期易出现躁动，应做好保温措施。

三、呼吸管理

1. 肺部并发症

食管癌切除术中不进行肺切除术，但在单肺通气（OLV）期间可能发生急性肺损伤

（acute lung injury，ALI），食管癌切除术后最常见的并发症是术后肺部并发症（postoperative pulmonary complications，PPCs），发生率高达 20%～40%，严重影响手术效果和患者预后。食管癌切除术后由于胃去神经支配和食管下括约肌切除，患者易出现被动反流也与 PPCs 相关。据报道，15%～60% 发生肺部并发症的患者住院时间延长，病死率升高。肺部并发症包括轻微和严重的肺不张、肺水肿、支气管肺炎、间质综合征、肺脓肿和梗死，肺炎是最常见的。急性呼吸窘迫综合征（ARDS）是最严重的术后肺部并发症，食管癌切除术后有 25% 的患者发生不同程度的 ARDS，这些并发症会导致患者在重症监护病房（intensive care unit，ICU）和医院的住院时间延长。术后早期 ARDS 可能与术中机械通气所致的肺损伤有关。食管切除术后最常见的手术并发症之一是食管胃吻合口瘘，这种具有潜在破坏性的并发症发生率为 1%～30%，在肺部并发症的发展中同样起重要作用。食管切除术以显著的炎症反应为标志，促炎细胞因子的释放与术后肺部发病率的发展有关。在接受食管切除术的患者中，术中使用前列腺素 E1 与减少白细胞介素-6 的产生和改善术后氧合有关。

2. 肺通气策略

在需要进行食管切除术的食管癌患者中，预防围手术期肺损伤仍然是一个重要的挑战。在 ALI 患者中，与常规通气策略相比，采用潮气量较低的肺保护性机械通气策略可降低病死率、通气天数和血浆白细胞介素-6 水平。急性呼吸窘迫综合征的治疗指南强调潮气量减少至 5 mL/kg 来维持吸气平台压低于 35 cmH$_2$O。然而低潮气量通气由于肺不张的肺泡在反复开闭时产生的剪切力会加重甚至引发严重的肺损伤和炎症。因此，机械通气时既要避免容积伤，也要避免肺不张。呼气末正压（positive end-expiratory pressure，PEEP）可打开远端气道，在整个呼吸周期中保持气道扩张。在开胸行单肺通气的患者中，与无 PEEP 的容量控制通气（volume controlled ventilation，VCV）相比，压力控制通气（pressure controlled ventilation，PCV）合并 PEEP 的气道压力峰值和平台压较低，促炎反应降低，肺功能改善，更早拔管。然而对于术前肺功能良好的患者，在 OLV 期间使用 PCV 并没有比 VCV 更好的氧合效果。因此，重要的不是通气模式，而是参数设置。有大型 Meta 分析结果表明，相比潮气量或 PEEP，驱动压才是导致术后并发症发生的主要因素，跨肺压同样受到关注。

任何经胸入路的手术方式都必须进行 OLV，到目前为止，还没有直接证据表明保护性通气在 MIE 期间的益处，但由于 MIE 和 RAMIE 的 OLV 期通常较长，因此建议在 MIE 和 RAMIE 的 OLV 期间使用这种肺保护性机械通气似乎是合理的。

目前推荐在食管癌切除术中采用肺保护性通气策略，即在维持机体氧供需平衡的前提下，防止肺泡过度扩张，使萎陷的肺泡重新开放，减少局部和全身炎性反应发生，有助于早期拔除气管导管，减少术后有创或无创通气的呼吸支持。具体措施包括：

（1）小潮气量：OLV 期间设置潮气量 5～6 ml/kg。

（2）最佳呼气末正压：OLV 期间，应尽可能优化 PEEP 的设置，可通过仔细滴定、持续监测 SpO$_2$ 和多次血气分析来进行设置。当 SpO$_2$ 持续 < 90% 时，可通过增加 PEEP 和每 30 min 对通气肺进行 1 次手法肺复张来纠正；也可在电阻抗断层成像监测和驱动压指导下，寻找最佳 PEEP。此外，还可对非通气侧肺实施 5 cmH$_2$O 持续气道正压（continuous positive airway pressure，CPAP），CPAP 可在不影响腹腔镜食管癌切除术后临床结局的情况下暂时减少局部免疫反应，但可能会影响手术视野。

（3）限制平台压和峰压：压力分别小于 25 cmH$_2$O 和 35 cmH$_2$O。

（4）肺复张：采用肺复张手法短暂地增加跨肺压，重新开放无通气或通气不足的肺泡，改善氧合和呼吸系统的顺应性。

（5）允许性高碳酸血症：在应用小潮气量的肺保护通气策略中，维持适当气体交换和降低通气压力不能兼顾时，允许 PaCO$_2$ 适度升高和一定程度的酸血症。

（6）低浓度吸入氧：OLV 引起的氧化应激和缺血/再灌注损伤的临床意义尚不清楚。在 OLV 过程中，对侧肺吸入高浓度氧可促进氧自由基和活性氮的释放，从而导致细胞损伤，最终导致肺损伤。一段时间的 OLV 后肺萎陷再通气引起严重的氧化应激，支持再灌注损伤的概念。氧化应激程度与 OLV 持续时间有关。

如上述策略仍不能实现足够的氧合，可间歇性进行双肺通气。对于肥胖患者，可选择新的通气模式，如气道压力释放通气（airway pressure release ventilation，APRV）机械通气模式。相比传统的容量、压力控制通气模式，新的通气模式在获得相同潮气量时，气道压可明显降低。食管癌切除术中较新的通气策略是否能降低 ALI 的影响并改善肺预后仍有待研究。

3. 降低肺部发病率的其他策略

（1）双腔管或支气管封堵器定位：在开胸和食管切除手术中，单肺通气能够获得更好的手术视野，已经成为胸外科和食管切除术的标准做法。麻醉医师熟练使用纤维支气管镜对双腔支气管和支气管封堵器的定位有助于将 OLV 期间低氧血症的发生率降低到低于 1%。

（2）防止反流误吸：接受开胸手术的患者有发生胃食管反流（gastroesophageal reflux，GER）的风险，这可能导致相当比例的患者发生胃液误吸，而这种风险在食管癌患者中可能增加，因为不同程度的梗阻可能伴有食管括约肌功能异常。有研究表明，GER 与一些术后肺部并发症是相关的，为减少此类患者的肺误吸可以采取对 GER 的预防性用药、快速序贯诱导、单腔或双腔管的气管套囊上使用凝胶润滑使导管快速通过声门等方法。此外，GER 通常发生在麻醉苏醒和气管插管时。因此，在拔管前后进行适当、反复的鼻胃管和口咽吸痰是很重要的。在所有食管癌术后患者中，应用持续低强度的鼻胃管吸引可能是预防显著和持续的胃液误吸的最佳方法。

（3）拔管时机：食管切除术后患者能否立即或早期拔管与机械通气相关的潜在并发症（气压创伤、医院内肺炎）和镇静的不良反应相关。一项评价食管切除术后早期和晚期拔管的随机对照试验发现，经胸食管切除术后早期拔管组的医院病死率高于延长通气组（9.8% vs 1.9%），但这种差异没有统计学意义。尽管早期拔管不能独立降低发病率，但作为多因素联合管理计划的一部分，它有助于减少呼吸机天数和 ICU 住院时间，并有助于改善预后。

四、容量及循环管理

在维持灌注压、向重要器官和肠道黏膜输送氧气与预防肺水肿、外周水肿之间存在着精细的平衡。隐性低血容量和组织灌注不足可能损害重要器官（冠状动脉、肾功能）和手术吻合口的灌注，导致肠道低灌注，增加了对血管加压药的需求，发病率和住院时间也会增加。而围手术期输液过多可能会导致组织水肿，延迟正常胃肠功能的恢复，损害伤口和吻合口的愈合，增加心脏和（或）肺部发病率，包括肺水肿和心脏/呼吸衰竭。因此，准确的液体管理是食管切除术围手术期麻醉的重要组成部分，以最大限度地将灌注压力和氧气输送到重要器官和肠道黏膜。

1. 传统液体管理

一般认为，传统补液的输液总量计算为生理需要量、禁食及外科情况所致累积缺失量、麻醉后血管扩张、麻醉手术期间的液体再分布和术中失血失液量。术中补液量主要是基于麻醉医师对尿量、皮肤温度、心率和血压的观察和经验。传统补液治疗的基础是维持足够的器官和组织灌注，这可能会导致液体过度正平衡和组织水肿，与术后肺部并发症相关。关于胃食管吻合口愈合，也应权衡间质水肿（晶体液正平衡）引起的氧张力降低的风险与脱水和肠道灌注不足的问题。管状胃是在切除标本后制作的，其动脉供应完全依赖于胃网膜右动脉。在颈吻合术（McKeown 术式）中，管状胃的顶部依赖于微循环，具有缺血的危险。所有对组织灌注的研究均显示吻合口胃区血流、组织氧合或两者均显著减少。虽然这些并发症的原因尚不清楚，但微血管血流不足和管状胃缺氧被认为是胃食管交界处手术失败的重要因素。正因为血管加压药（去甲肾上腺素、血管加压素）长期以来被认为会损害胃微血管血流，所以外科医师认为在食管切除术的围手术期应尽量避免使用血管加压药。因此，一般采用传统补液治疗的方案达到液体的正平衡来保证食管切除术后胃微循环血流量。

2. 限制性液体管理

术中补液过量会导致食管癌术后间质性肺水肿，间质水肿不仅与术后肺部并发症相关，也可导致伤口愈合不良和吻合失败。限制性液体管理的目的是通过维持液体出入量平衡来避免间质水肿。一些研究表明，限制性补液可能会改善腹部手术患者的预后，减少有并发症的患者总数，缩短胃肠功能恢复和出院的时间。但一些麻醉医师认为限制性补液是不合适的，因为限制性的液体管理会导致脱水、血管内低血容量和微循环障碍。特别是低灌注对肾脏灌注的影响，可能会产生潜在的急性肾损伤（AKI）和增加食管癌切除术后吻合口瘘的发生率、降低管状胃的成功率。然而，进一步研究支持了限制性液体管理的方案，研究者发现所使用的限制性液体管理对胃食管吻合口瘘没有影响。还有作者描述了食管切除术后限制性液体管理对术后肺恢复的有益作用，在一定程度上改善了肺功能和氧饱和度。此外，传统补液的患者失血量明显更多，而失血量和输血已被证明是术后并发症的危险因素。最近一项研究建议，在食管切除术中，限制性液体方案应作为 ERAS 指南的一部分，该指南建议达到最佳体液平衡和避免体重增加 2 kg/d。

3. 目标导向液体治疗

最佳的围手术期液体管理是一个持续讨论的话题。不应采用"传统"或"限制性"的方法，应当通过监测血流动力学指标（CO、CI、ΔSV），判断机体对液体的需求，进而采取个体化的补液疗法来优化液体管理，即目标导向液体治疗（goal-directed fluid therapy，GDFT）。既往研究表明，对于中高危患者，术中个体化 GDFT 可使其有更大获益。有针对目标导向液体治疗血流动力学参数的综述表明，这种方法缩短了术后拔管和住院时间，降低了术后恶心、呕吐的发生率，促进胃肠功能更快地恢复、通气血流比明显改善。GDFT在食管切除术中有潜在的益处，可以预防内脏（以及吻合口）血管收缩，并避免液体过负荷和随后的ALI。Mukai等人的研究表明，术中GDFT可降低经胸食管切除术后的主要发病率和病死率，缩短住院时间。

　　总之，液体管理的目标是通过个体化和及时的补液来维持血流动力学平稳，以保证机体组织灌注，同时尽可能避免由液体治疗所致的并发症发生。行食管癌切除术的患者围手术期应以零体重增加为目标给予液体，避免体重增加2 kg/d的正平衡；血流动力学目标是维持平均动脉压＞70 mmHg（1 mmHg=0.133 kPa），液体摄入量＜30 mL/kg，尿量＞0.5 mL/（kg·h）。与平衡液相比，输注过多的0.9%氯化钠溶液可增加电解质紊乱的发生风险，目前尚缺乏统一的结论指导GDFT液体选择，但多数指南推荐以平衡晶体液为主，可加入适量胶体液。

（潘倩　尹毅青）

第三节 食管肿瘤切除术术后镇痛与ERAS

一、术后镇痛

食管癌切除术的镇痛管理极具挑战，手术的腹部、胸部部位和插入肋间的胸引流管（如果进行了淋巴结切除术则是必要的）都会引起伤口和内脏疼痛，患者同时存在切口痛、炎性痛等不同性质的疼痛，还可出现术后慢性疼痛。可综合考虑手术入路、切口位置和大小、胸腔和腹腔引流管放置，以及患者因素等来采取合适的镇痛措施。此外，还需对镇痛过程中出现的爆发痛和镇痛失败拟定补救计划。

目前普遍接受的观点是遵循 ERAS 理念实施多模式镇痛：联合使用不同作用机制的镇痛药物，结合区域和局部神经阻滞技术，尽量减少阿片类药物的使用，避免由其引起的过度镇静、呼吸抑制、恶心/呕吐、谵妄和肠道功能障碍等不良反应发生。

1. 胸段硬膜外镇痛

强烈推荐食管癌切除术后的镇痛方式为胸段硬膜外镇痛（thoracic epidural analgesia，TEA），TEA 被认为是胸外科手术后疼痛处理的金标准技术。在大手术后，TEA 有许多潜在的好处。食管癌手术是一项应激大且创伤大的过程，可能需要大量阿片类药物来减弱应激反应并消除围手术期疼痛。然而术中和术后阿片类药物均可抑制免疫反应，导致宿主防御损伤。已经证明，TEA 可以减少术中全麻所需的剂量：节约阿片类药物用量，并比全麻更好地保存 Th1 细胞活性，可减轻食管癌根治性切除术患者术中应激反应和术后疼痛。尽管还缺乏关于其对免疫功能影响的证据，但在包括疼痛缓解在内的其他重要领域有明显的益处。TEA 可减少呼吸并发症，促进术后立即或早期气管拔管，减少重症监护住院时间，并可能降低费用。TEA 在多模式方法或标准化围手术期临床路径中也发挥着核心作用，已显示出改善的结果。在食管切除术后，TEA 对有效的咳嗽、物理治疗和术后早期的运动是非常重要的。食管癌术后急性疼痛的麻醉管理对降低慢性开胸术后疼痛综合征的发生率也至关重要。与没有硬膜外麻醉或 TEA 少于 48 h 相比，TEA 超过 48 h 降低了肺部并发症发病率、ICU 住院时间、住院时间和住院病死率。无硬膜外镇痛是术后发生肺炎的独立危险因素，TEA 是促进术后立即或早期气管拔管的关键因素。一项回顾性队列研究显示，与静脉镇痛相比，TEA 可提高经胸食管癌根治术后的患者生存率。这些发现进一步证实了 TEA 在食管切除术中的作用。也有研究表明，TEA 与降低吻合口瘘发生率有关。胃管缺血和氧输送障碍被认为是吻合口瘘的主要原因。在实验模型中，TEA 可改善胃管远端微循环，也可促进强化理疗，从而预防低氧血症。TEA 改善了食管切除术后吻合区胃管微血管灌注，尽管还需要更大规模的临床研究来评估这一发现的临床相关性，但 TEA 还是被广泛应用于大的食管开放性手术，在麻醉后的早期恢复、术后疼痛控制的程度和术后机械通气时间明显缩短等方面显示出公认的优势。然而，TEA 需要特定的技术要求，存在一定的风险、并发症和失败率。然而，由于硬脊膜外腔注射过量局部麻醉药可引起长期低血压和延长导尿管留置时间，故使用时必须避免，因为它与较高的吻合口瘘发生率相关。

2. 椎旁神经阻滞及其他局部神经阻滞技术

食管切除术中椎旁镇痛的成功应用早有报道。一项 Meta 分析报道，椎旁神经阻滞可提供与 TEA 镇痛相媲美的疼痛缓解效果，具有更少的不良反应，并减少胸部手术后的肺部并发症。椎旁神经阻滞镇痛在患者镇痛、肺功能和住院时间等方面也优于单纯静脉使用阿片类药物。当存在硬膜外镇痛禁忌时，可作为 TEA 的替代措施。其他镇痛方式有前锯肌阻滞、肋间神经阻滞、腹横平面阻滞、切口浸润等。

3. 镇痛药物

常用镇痛药物包括非甾体抗炎药（non-steroidal anti-inflammatory drugs，NSAIDs）和阿片类药物。其他镇痛药物有利多卡因、加巴喷丁和（或）普瑞巴林、N-甲基-D-天冬氨酸（NMDA）受体阻滞剂、曲马多等。NSAIDs 可优先选择特异性环氧化酶 COX-2 抑制剂，因其所致的不良反应较少。阿片类药物可作为爆发痛的补救措施，其他镇痛药物有利多卡因、加巴喷丁和（或）普瑞巴林、NMDA 受体阻滞剂、曲马多等。

二、术后快速恢复

ERAS 倡导围手术期护理的最佳实践，关注患者的最佳康复和出院，由 5 个部分组成：

（1）入院前的评估、计划、准备。

（2）减少手术的生理应激。

（3）系统化即刻进行术后和围手术期处理，包括疼痛缓解。

（4）早期活动。

（5）早期肠内喂养。

ERAS 已被证明可以减少并发症并缩短住院时间，大多数研究都提供了结肠直肠手术的证据。食管切除术相对较高的发病率和病死率表明，应用 ERAS 或标准化的食管切除术围手术期管理可取得显著进展，有证据表明，食管切除术中 ERAS 可减少吻合口瘘、肺部并发症和住院时间。然而，并不是所有的标准 ERAS 元素都必须适用于食管切除术。Findlay 和他的同事们得出结论，食管切除术中 ERAS 的关键组成部分应该包括以下内容。

1. 术前管理

（1）术前会诊：有针对性的术前会诊是 ERAS 成功的独立预测因素；建议针对患者自身的期望进行多学科会诊（multi-disciplinary treatment，MDT）。MDT 确保对患者护理进行适当的多学科投入，并提高围手术期管理质量。

（2）碳水化合物的负荷：碳水化合物负荷可减轻分解代谢引起的神经内分泌外科应激反应、胰岛素抵抗、高血糖和肌肉损伤。它还可以减少恶心和呕吐，并加速出院；建议在手术前 2～3 h 饮用碳水化合物饮料。

（3）术前优化血红蛋白：食管癌贫血是常见的，会增加输血需求和随后的发病率和病死率；

术前补铁 2～3 周可改善血红蛋白，减少输血；建议术前口服铁剂治疗缺铁性贫血。

2. 术中管理

（1）超前镇痛：食管切除术后疼痛是多因素的，累及来自腹部、胸部和颈部的躯体和内脏传入；NSAIDs 易导致结直肠手术吻合口漏；建议采用硬膜外超前镇痛。

（2）微创食管切除术：MIE 可以降低发病率，减少吻合口瘘，减少出血量，缩短住院时间；推荐使用 MIE。

（3）围手术期液体治疗：避免液体过负荷可减少肺部并发症；GDFT 可防止内脏（也可防止吻合口）血管收缩；建议使用"平衡的"而不是"传统的"或"限制的"液体治疗；建议采用 GDFT。

（4）术中使用中效的肌肉松弛药物。

（5）术中监测麻醉深度。

（6）术中实施肺保护性通气策略。

3. 术后管理

（1）胸腔引流：胸腔引流可加重疼痛、影响通气和活动；尽量减少胸部引流；一根胸腔引流管和两根一样有效；当引流量 ≤ 200 ml/d 时，胸腔引流即可取出。

（2）胃管减压：建议通过鼻胃管进行导管减压。

（3）营养支持：建议早期肠内喂养。

（4）口服摄入：食管切除术后口服的最佳时机尚不清楚。

（5）镇痛：TEA 仍然是开放性食管切除术的金标准；椎旁阻滞为开胸手术提供了等效的镇痛，且肺部并发症和不良反应更少。

（6）导尿管：在不需要监测的情况下，应尽快移除导尿管；术后第 1 天移除可减少尿路感染。

（7）静脉血栓栓塞（venous thromboembolism，VTE）预防：食管切除术后静脉血栓栓塞的风险很高（7%）；所有患者在住院期间应接受药物和机械联合预防，除非有禁忌证。

（8）早期运动：建议及早运动。

食管切除术是一项复杂的手术，具有显著的发病率和病死率，需要麻醉学专业人员对术前评估优化、围手术期呼吸、循环管理和多模式镇痛有着深入了解，同时需要外科专业知识仔细注意细节。尽管每一个单独的麻醉改善或 ERAS 计划的一部分可能不会单独改变结果，但整个围手术期的管理可以有助于减少术后并发症，未来的食管癌患者将有更多的获益。

（潘倩　尹毅青）

肿瘤和精确麻醉

参考文献

［1］ SUNG H, FERLAY J, SIEGEL RL, et al. Global Cancer Statistics 2020: GLOBOCAN Estimates of Incidence and Mortality Worldwide for 36 Cancers in 185 Countries［J］. CA Cancer J Clin, 2021, 71(3): 209-249.

［2］ PENNEFATHER SH. Anaesthesia for oesophagectomy［J］. Curr Opin Anaesthesiol, 2007, 20(1): 15-20.

［3］ WATT E, WHYTE F. The experience of dysphagia and its effect on the quality of life of patients with oesophageal cancer［J］. Eur J Cancer Care (Engl), 2003, 12(2): 183-193.

［4］ DIONIGI G, ROVERA F, BONI L, et al. Cancer of the esophagus: the value of preoperative patient assessment［J］. Expert Rev Anticancer Ther, 2006, 6(4): 581-593.

［5］ LUND M, TSAI JA, NILSSON M, et al. Effects of neoadjuvant chemo or chemoradiotherapy for oesophageal cancer on perioperative haemodynamics: A prospective cohort study within a randomised clinical trial［J］. Eur J Anaesthesiol, 2016, 33(9): 653-661.

［6］ YOSHIDA N, BABA Y, HIYOSHI Y, et al. Duration of Smoking Cessation and Postoperative Morbidity After Esophagectomy for Esophageal Cancer: How Long Should Patients Stop Smoking Before Surgery［J］. World J Surg, 2016, 40(1): 142-147.

［7］ SAGAR RC, KUMAR KVV, RAMACHANDRA C, et al. Perioperative Artificial Enteral Nutrition in Malnourished Esophageal and Stomach Cancer Patients and Its Impact on Postoperative Complications［J］. Indian J Surg Oncol, 2019, 10(3): 460-464.

［8］ LUNARDI AC, MIRANDA CS, SILVA KM, et al. Weakness of expiratory muscles and pulmonary complications in malnourished patients undergoing upper abdominal surgery［J］. Respirology, 2012, 17(1): 108-113.

［9］ DOMINIONI L, ROVERA F, PERICELLI A, et al. The rationale of early enteral nutrition［J］. Acta Biomed, 2003, 74 Suppl 2: 41-44.

［10］ YOSHIDA N, BABA Y, SHIGAKI H, et al. Preoperative Nutritional Assessment by Controlling Nutritional Status (CONUT) is Useful to estimate Postoperative Morbidity After Esophagectomy for Esophageal Cancer［J］. World J Surg, 2016, 40(8): 1910-1917.

［11］ VAN EGMOND MA, VAN DER SCHAAF M, KLINKENBIJL JH, et al. Preoperative functional status is not associated with postoperative surgical complications in low risk patients undergoing esophagectomy［J］. Dis Esophagus, 2017, 30(1): 1-7.

［12］ INOUE T, ITO S, ANDO M, et al. Changes in exercise capacity, muscle strength, and health-related quality of life in esophageal cancer patients undergoing esophagectomy［J］. BMC Sports Sci Med Rehabil, 2016, 8: 34.

［13］ SEESING MFJ, KINGMA BF, WEIJS TJ, et al. Reducing pulmonary complications after esophagectomy for cancer［J］. J Thorac Dis, 2019, 11(Suppl 5): S794-S798.

［14］ EGBERTS JH, SCHNIEWIND B, BESTMANN B, et al. Impact of the site of anastomosis after oncologic esophagectomy on quality of life--a prospective, longitudinal outcome study［J］. Ann SurgOncol, 2008, 15(2): 566-575.

［15］ BUSSIÈRES JS. Open or minimally invasive esophagectomy: are the outcomes different［J］.

7

CurrOpinAnaesthesiol, 2009, 22(1): 56-60.

[16] KINGMA BF, DE MAAT MFG, VAN DER HORST S, et al. Robot-assisted minimally invasive esophagectomy (RAMIE) improves perioperative outcomes: a review[J]. J Thorac Dis, 2019, 11(Suppl 5): S735-S742.

[17] VAN DER SLUIS PC, VAN DER HORST S, MAY AM, et al. Robot-assisted minimally invasive thoracolaparoscopic esophagectomy v ersus open t ransthoracic esophagectomy for resectable esophageal cancer: a randomized controlled trial[J]. Ann Surg, 2019, 269: 621-630.

[18] ORRINGER MB, MARSHALL B, CHANG AC, et al. Two thousand transhiatalesophagectomies: changing trends, lessons learned[J]. Ann Surg, 2007, 246(3): 363-374.

[19] CREE RT, WARNELL I, STAUNTON M, et al. Alveolar and plasma concentrations of interleukin-8 and vascular endothelial growth factor following esophagectomy[J]. Anaesthesia, 2004, 59(9): 867–871.

[20] GUO L, WANG W, ZHAO N, et al. Mechanical ventilation strategies for intensive care unit patients without acute lung injury or acute respiratory distress syndrome: a systematic review and network meta-analysis[J]. Crit Care, 2016, 20(1): 226.

[21] SENTURK NM, DILEK A, CAMCI E, et al. Effects of positive end-expiratory pressure on ventilatory and oxygenation parameters during pressure-controlled one-lung ventilation[J]. J Cardiothorac Vasc Anesth, 2005, 19(1): 71–75.

[22] SANJAY PS, MILLER SA, CORRY PR, et al. The effect of gel lubrication on cuff leakage of double lumen tubes during thoracic surgery[J]. Anaesthesia, 2006, 61(2): 133–137.

[23] WATKINS AA, KENT MS, WILSON JL. Surgical Adjuncts During Esophagectomy[J]. Thorac Surg Clin, 2020, 30(3): 315-320.

[24] LANUTI M, DE DELVA PE, MAHER A, et al. Feasibility and outcomes of an early extubation policy after esophagectomy[J]. Ann Thorac Surg, 2006, 82(6): 2037-2041.

[25] VAN DESSEL E, MOONS J, NAFTEUX P, et al. Perioperative fluid management in esophagectomy for cancer and its relation to postoperative respiratory complications[J]. Dis Esophagus, 2021, 34(7): doaa111.

[26] NISANEVICH V, FELSENSTEIN I, ALMOGY G, et al. Effect of intraoperative fluid management on outcome after intraabdominal surgery[J]. Anesthesiology, 2005, 103(1): 25-32.

[27] CASADO D, LOPEZ F, MARTI R. Perioperative fluid management and major respiratory complications in patients undergoing esophagectomy[J]. Dis Esophagus, 2010, 23: 523-528.

[28] LOW DE, ALLUM W, DE MANZONI G, et al. Guidelines for perioperative care in esophagectomy: enhanced recovery after surgery (ERAS®) society recommendations[J]. World J Surg, 2019, 43: 299-330.

[29] BUNDGAARD-NIELSEN M, HOLTE K, SECHER NH, et al.Monitoring of peri-operative fluid administration by individualized goal-directed therapy[J]. Acta Anaesthesiol Scand, 2007, 51(3): 331-340.

[30] MUKAI A, SUEHIRO K, WATANABE R, et al. Impact of intraoperative goal-directed fluid therapy on major morbidity and mortality after transthoracic oesophagectomy: a multicentre, randomised controlled trial[J]. Br J Anaesth, 2020, 125(6): 953-961.

[31] 杨礼, 缪长虹.食管癌切除手术的麻醉管理[J].上海医学, 2019, 42(09): 532-537.

[32] BARBERA C, MILITO P, PUNTURIERI M, et al. Serratus anterior plane block for hybrid transthoracic esophagectomy: A pilot study[J]. Journal of Pain Research, 2017, 10: 73-77.

[33] WANG J, YIN Y, ZHU Y, et al. Thoracic epidural anaesthesia and analgesia ameliorates surgery-induced

stress response and postoperative pain in patients undergoing radical oesophagectomy[J]. J Int Med Res, 2019, 47(12): 6160-6170.

[34] KAUFMANN KB, BAAR W, GLATZ T, et al. Epidural analgesia and avoidance of blood transfusion are associated with reduced mortality in patients with postoperative pulmonary complications following thoracotomic esophagectomy: a retrospective cohort study of 335 patients[J]. BMC Anesthesiol, 2019, 19(1): 162.

[35] FELTRACCO P, BORTOLATO A, BARBIERI S, et al. Perioperative benefit and outcome of thoracic epidural in esophageal surgery: a clinical review[J]. Dis Esophagus, 2018, 31(5): 10.

[36] LOW DE, KUNZ S, SCHEMBRE D, et al. Esophagectomydit's not just about mortality any-more: standardized perioperative clinical pathways improve outcomes in patients with esophageal cancer[J]. J Gastrointest Surg, 2007, 11(11): 1395–1402.

[37] SENTURK M, OZCAN PE, TALU GK, et al. The effects of three different analgesia techniques on long-term postthoracotomy pain[J]. Anesth Analg 2002; 94(1): 11–15.

[38] MICHELET P, D'JOURNO XB, ROCH A, et al. Perioperative risk factors for anastomotic leakage after esophagectomy: influence of thoracic epidural analgesia[J]. Chest, 2005; 128(5): 3461-3466.

[39] MICHELET P, ROCH A, D'JOURNO XB, et al. Effect of thoracic epidural analgesia on gastric blood flow after oesophagectomy[J]. Acta Anaesthesiol Scand, 2007, 51(5): 587-594.

[40] EGBERTS JH, SCHNIEWIND B, BESTMANN B, et al. Impact of the site of anasto-mosis after oncologic esophagectomy on quality of life: a prospective, longitudinal outcome study[J]. Ann Surg Oncol, 2008, 15: 566-575.

[41] SABANATHAN S, SHAH R, TSIAMIS A, et al. Oesophagogastrectomy in the elderly high risk patients: role of effective regional analgesia and early mobilization[J]. J Cardiovasc Surg (Torino), 1999, 40(1): 153-156.

[42] DAVIES RG, MYLES PS, GRAHAM JM. A comparison of the analgesic efficacy and side-effects of paravertebral vs epidural blockade for thoracotomy--a systematic review and meta-analysis of randomized trials[J]. Br J Anaesth, 2006, 96(4): 418-426.

[43] MARKAR SR, KARTHIKESALINGAM A, LOW DE. Enhanced recovery pathways lead to an improvement in postoperative outcomes following esophagectomy: systematic review and pooled analysis [J]. Dis Esophagus, 2015, 28(5): 468-475.

第八章
泌尿外科肿瘤手术精确麻醉

随着医学科学技术的迅猛发展，泌尿外科疾病的诊治取得了长足的进步，新观念、新技术、新方法的不断出现使得泌尿外科常见肿瘤患者进行根治性手术切除术后生存率提高。肾癌、膀胱癌、输尿管癌、前列腺癌、睾丸癌等手术量不断增加。泌尿外科手术包括从简单的门诊膀胱镜检查到高围手术期风险（如根治性膀胱切除术及肾细胞癌合并腔静脉血栓患者根治性肾切除术）的多种外科手术。行泌尿外科肿瘤手术的患者年龄跨度大，多数为有并存疾病的老年患者，外科与麻醉管理的巨大进步逐渐减少了调整后的围手术期病死率与并发症发生率。优化术前管理、促进术后康复，从患者角度不断提升围手术期麻醉管理质量。

第一节　泌尿系统肿瘤的麻醉

泌尿系统肿瘤的麻醉特点如下：

（1）年龄较大，麻醉医师应掌握老年患者的麻醉特点，给予适当的处理。

（2）泌尿外科手术常需要特殊体位，如截石位、折腰位、头低脚高位等，这些体位对呼吸、循环均有影响。另外，长时间的特殊体位或体位安置不当都可能造成周围神经、肌肉及相关器官如眼、耳的损伤，应注意预防和避免。

（3）泌尿肿瘤外科手术常使用大量的液体灌注、手术时间长和覆盖患者的无菌敷料潮湿都是风险因素，对此手术应加强保温措施，避免低体温造成的不良影响。

（4）多模式个体化术后镇痛满足不同的手术需求。

一、肾细胞癌精确麻醉

（一）概述

肾细胞癌（renal cell carcinoma，RCC）是指起源于肾实质泌尿小管上皮系统的恶性肿瘤，又称肾腺癌，简称为肾癌，占肾脏恶性肿瘤的 80%～90%。肾癌占成人恶性肿瘤的 2%～3%，在泌尿系统肿瘤中仅次于前列腺癌和膀胱癌，但却是泌尿系统致死率最高的恶性肿瘤。多数肾癌患者早期没有任何临床表现，当临床出现肾癌三联征"血尿、腰痛、腹部肿块"时往往诊断为晚期，组织学上为进展性病变。有些患者表现为转移灶症状，如骨痛和持续性咳嗽。国外报道无症状肾癌的发病率逐年升高（约占 50%）。有症状肾癌患者中 10%～40% 的患者出现副肿瘤综合征，表现为高血压、贫血、体重减轻、恶病质、发热、红细胞增多症、肝功能异常、高钙血症、高血糖、血沉增快、神经肌肉病变、淀粉样变性、溢乳症、凝血机制异常等改变。其中，30% 为转移性肾癌，可由于肿瘤转移所致的骨痛、骨折、咳嗽、咯血等症状就诊。

肾癌的病因未明。其发病与遗传、吸烟、肥胖、高血压及抗高血压治疗等相关，大部分肾细胞癌是散发性的非遗传性肾癌，遗传性肾癌或家族性肾癌占肾癌总数的 2%～4%。吸烟和肥胖是目前公认的肾癌危险因素，因此减少吸烟及控制体重是预防肾癌的重要措施。

（二）术前注意事项

术前评估应注重肿瘤的临床分期、肾功能、有无其他并存疾病，麻醉方式的选择取决于预计手术切除范围，术前肾功能障碍取决于患侧肾肿瘤大小及并存疾病，如高血压、糖尿病、冠心病等。吸烟是肾癌的确定危险因素，这些患者容易合并冠心病、慢性阻塞性肺疾病。有些患者表现为红细胞增多，但大部分表现为贫血。局限性肾脏的肿瘤可行开腹或腹腔镜部分或全肾切除术或经皮射频消融术、冷冻消融、高强度聚焦超声。姑息性手术治疗可行范围更大的肿瘤减灭术。5%～10% 的患者肿瘤延伸至肾静脉及下腔静脉内成为癌栓，某些病例中癌栓可达到或进入右心房。评估肿瘤分期的方法包括 CT、MRI 和动脉造影。术前动脉栓塞可缩小肿瘤体积并减少手术出血。

（三）麻醉方式的选择及术中的管理

1. 根治性肾切除术

对于临床分期不适用于行肾部分切除的肾癌患者，根治性肾切除是首选的治疗方法。经典的根治性肾切除范围包括：肾周筋膜、肾周脂肪、患肾、同侧肾上腺、从膈肌脚至腹主动脉分叉处腹主动脉或下腔静脉旁淋巴结以及髂血管分叉以上输尿管。切口可选择在前肋下、侧腰部或腹部正中。肿瘤较小的患者行部分或全肾切除术时，常使用腹腔镜技术，腹腔镜首选全身麻醉。采用经后腹膜入路，而后腹膜间隙存有广泛的疏松结缔组织，因此采用此途径时，CO_2 更容易透过腹膜吸收入血而导致高碳酸血症及皮下气肿发生。高碳酸血症易激发交感神经系统，心脏节律障碍风险增加，二氧化碳（CO_2）气腹也会引起外周阻力增高，心脏后负荷增加，冠脉供血减少。因此，对于术前肺功能异常且合并冠心病、高血压、心律失常的患者，术中更应加强监测。给予气腹前适当加深麻醉，行适度过度通气，术中常规监测呼气末二氧化碳分压（$PetCO_2$），间断血气分析，及时调整呼吸参数，严格控制二氧化碳气腹压不超过 15 mmHg。禁忌通过提高气腹压达到止血目的，因腹内压过高会增加气栓风险。对于肿瘤体积较大的手术，临床中常用于经胸腹联合入路，尤其是伴有瘤栓存在时。肾、肾上腺、肾周脂肪以及周围的筋膜全部切除。麻醉的选择常选择气管插管全身麻醉，或联合硬膜外麻醉。因为体积较大的肿瘤血运较为丰富，术中可能出现大量失血。通常需要有创动脉监测，同时开放较大的静脉通路。经食管超声心动图（trans esophageal echocardiograph，TEE）、食管多普勒或外周脉搏波形分析常用于血流动力学监测。所有有下腔静脉癌栓的患者建议使用TEE。牵拉下腔静脉可能导致一过性低血压。由于控制性降压可能造成健侧肾急性损伤，术中可短时间使用以减少出血。健侧肾的反射性血管收缩也可能导致术后肾功能不全。若使用全麻复合硬膜外麻醉的方法，术中出现大量失血应根据血流动力学情况选择硬膜外药物的浓度及用量。与所有长时间的手术一样，术中应监测核心温度，并使用加温毯和输液加温装置减少低体温的风险。

当肾细胞癌合并静脉癌栓时，由于手术对生理影响大，且有大出血的风险，麻醉管理非常具有挑战性。术前准确评估癌栓分级、术中严密的血流动力学监测及处理是此类手术麻醉管理的要点。手术采用胸腹联合入路，可以在必要时行体外循环。静脉癌栓尚无统一的分级方法。目前应用最为广泛的是美国妙佑医疗国际（Mayo Clinic）的五级分类法：

0级：癌栓局限在肾静脉内；

Ⅰ级：癌栓侵入下腔静脉，癌栓顶端距肾静脉开口处≤2 cm；

Ⅱ级：癌栓侵入肝静脉水平以下的下腔静脉，癌栓顶端距肾静脉开口处大于2 cm；

Ⅲ级：癌栓生长达肝内下腔静脉水平，膈肌以下；

Ⅳ级：癌栓侵入膈肌以上的下腔静脉。

积极手术切除作为治疗肾癌伴静脉癌栓的标准策略已被广泛接受。伴有静脉癌栓的肾细胞癌患者接受手术切除肾脏和癌栓能够取得生存获益。

术中TEE有助于观察癌栓最上端是否进入膈肌、超过膈肌、进入右心房甚至超过三尖瓣。TEE也可以在手术结束时确定腔静脉、右心房和右心室内肿瘤是否完全切除。癌栓较大者使麻醉的管理更为复杂，可能发生大量输血相关的并发症。在放置中心静脉导管时要非常小心，以避免右心房癌栓脱落造成栓塞。下腔静脉癌栓较大的患者中心静脉压通常升高，可反映下腔静脉阻塞程度。下腔静脉阻断时，回心血量下降，血压可相对降低。阻断前可适度扩容，必要时加用血管活性药物（去甲肾上腺素或去氧肾上腺素）。在开放下腔静脉阻断时，回心血量增加。因此在下腔静脉阻断期间可适度限制补液，以避免阻断开放时大量血液回流至心脏导致急性心力衰竭或肺水肿的发生。肺动脉导管有使右心房癌栓脱落的风险，且与TEE相比并不能提供更多的信息。下腔静脉完全梗阻时静脉侧支扩张，会导致手术失血显著增加。术中发生癌栓肺栓塞的风险也明显增加。突发的室上性心律失常、动脉血氧饱和度下降、严重的体循环低血压提示发生癌栓栓塞。此时，TEE监测没有任何意义。当右心房癌栓占比超过40%时，应立刻进行心肺转流，为预防肺栓塞的发生，术中游离下腔静脉及肾静脉时动作应轻柔，血管阻断前尽量减少对下腔静脉的挤压。术中持续经食管超声心动图监测可协助明确癌栓末端位置，可防止由于阻断范围不足及过度游离引发的癌栓脱落。此外，它还可清晰地观察心脏运动、及时发现栓子去向，有助于肺栓塞的早期诊断和治疗。如术中可疑肺栓塞发生，应立即暂停手术，高浓度吸氧，维持循环稳定，降低肺动脉阻力。此时TEE监测很关键。此外，麻醉前访视患者还应了解其心、肺、肝、肾和中枢神经系统等重要脏器的功能，了解并确定患者存在的麻醉相关危险因素。

2. 肾部分切除术

根据肿瘤大小、位置、患者情况、医师经验决定是否行保留肾单位手术。可行开放性手术或腹腔镜手术。在围手术期并发症（如术中及术后出血率、深静脉血栓及肺栓塞发病率）等方面，开放手术与腹腔镜手术相当，而开放手术在缩短热缺血时间及减轻术后短期功能损害方面有优势，但长期随访中两者在肾功能损害、肿瘤无进展生存率及总生存率方面并无差别。机器人辅助腹腔镜手术与普通腹腔镜手术相比，可以缩短热缺血时间，特别是对于复杂的肾肿瘤，机器人辅助腹腔镜手术更具优势。全身麻醉联合硬膜外麻醉，可减少全麻药物用量，使其对胃肠功能的影响降低，同时由于术中阻断腹腔交感神经的传导，能减轻应激反应，增加局部血流，促进肾脏创面愈合。肾部分切除术由于保留部分肾脏，过早下床活动可能会增高肾脏创面出血的风险，因此传统观点认为术后绝对卧床时间至少为 2 周，这使得患者术后活动较晚、肠蠕动恢复慢、进食时间较迟，且长期卧床易发生坠积性肺炎、泌尿系感染、皮肤压疮等并发症，加上患者不习惯在床上大小便，舒适感较差，易出现烦躁情绪，不利于术后康复。随着 ERAS 理念的不断深入，认为腹腔镜下肾部分切除术后患者早期活动能促进早期康复，且能促进患者术后胃肠功能早期恢复，缩短术后住院时间。

3. 其他保留肾单位治疗

主要包括各种消融治疗，适用于不能手术的小肾癌患者，但需要按适应证谨慎选择。射频消融与冷冻消融是最常用的消融方式。消融治疗可经腹腔镜或经皮穿刺完成，两种方式在并发症发生率、总生存率等方面均没有差异。射频消融治疗具有以下优点：① 微创、微痛，损伤小、恢复快，特别适用于年老体弱患者。身体条件差，伴有严重心脏病，糖尿病等疾病不宜手术者亦均可采用；② 疗程短、见效快，必要时可分次治疗以求治疗彻底；③ 可增强免疫功能，抑制残存瘤组织生长，延长患者生命；④ 安全可靠，无明显出血、血栓等并发症；⑤ 对孤立肾的肾癌，一侧肾癌已切除、对侧肾有癌转移，以及双侧肾癌患者更宜采用本治疗。消融治疗可在门诊或日间病房完成。常规监护，麻醉可选择气管插管全身麻醉，避免术中体动复合肌松药以降低患者术中体动的风险。如预计手术时间超过 2～3 小时，通常留置导尿管。对于装有起搏器或 ICD 的患者行射频消融术时，必须采取一定的措施。体位通常为侧卧位或俯卧位。

（四）术后注意事项

腹腔镜手术创伤小，疼痛程度较开放手术轻，通过静脉镇痛联合伤口局麻浸润能达到较为满意的镇痛效果。术中大出血导致凝血功能紊乱可能，会增加硬膜外血肿发生率，因此不推荐采用硬膜外镇痛。

二、上尿路尿路上皮癌精确麻醉

（一）概述

上尿路尿路上皮癌（upper urinary tract urothelial carcinoma，UTUC）包括肾盂癌和输尿管

癌，最常见的病理类型为尿路上皮癌（即移行细胞癌）。UTUC 高发于 70～90 岁人群。在国外报道中性别分布以男性为主，在我国由于特殊的发病因素，可能在部分人群中女性患者比例相对较高。UTUC 患者没有任何特异性症状和体征，单纯依靠检查发现，其最常见的局部症状为肉眼或镜下血尿（70%～80%）。

近年来，由于抗凝和抗血小板药物使用增多，血尿的发生率可能更高。腰痛可见于 20%～40% 的患者，由于肿瘤引起的梗阻常导致肾盂积水，牵张肾被膜引起，血凝块通过输尿管引起急性梗阻时可能会出现急性肾绞痛。少数患者可能因为腰部肿块或因为下尿路症状就诊。是否存在局部症状与病情的严重程度及预后的关系还有待于进一步确认。部分晚期患者可出现全身症状，如食欲减退、体重减轻、咳嗽、盗汗和骨痛，以及水肿、呕吐、高血压等肾功能不全表现。出现全身症状需要更加密切关注是否有疾病进展，该类患者往往预后不佳。大多数患者在体检中常无明显异常，肿块可能来源于肿瘤本身或梗阻引发的肾积水，极少数病例可能会触及腹部的肿块。如果存在肿瘤转移，可能会出现相关体征，一般不具有特异性。

（二）麻醉方式的选择及注意事项

1. 根治性肾输尿管切除术

根治性输尿管切除术仍然是 UTUC 治疗的金标准，由于 UTUC 的发病年龄多在 70～90 岁，因此要考虑到老年患者的特点，手术切除范围应包括肾、全段输尿管及输尿管开口周围的部分膀胱。随着腹腔镜技术的广泛应用，手术技术和设备的不断改进，腹腔镜手术的适应证会越来越广，对肿瘤的分期、是否存在淋巴结转移、肿瘤大小等方面的限制会越来越少。单孔腹腔镜、机器人辅助下腹腔镜等创新手术方式也已经有较多报道，可以在技术可行的情况下开展。经腹腔入路与经腹膜后入路对肿瘤控制的效果目前无差异。

腹腔镜手术麻醉首选全身麻醉，术前除需评估患者的一般情况、既往史、实验室检查等常规内容以外，还应关注心肺功能，肾功能等情况。与年龄相比，并发症与麻醉风险更加密切相关。因此，麻醉前评估应集中在年龄相关疾病和生理储备功能。即使年龄相同，能日常步行的患者和终日卧床的患者相比，其生理状态有着巨大的差异。

2. 保留肾脏手术

根治性输尿管切除术可能导致患者肾功能不全。对于低风险 UTUC 患者，保留肾脏手术不仅可以避免根治性手术带来的并发症，并且术后 5 年的肿瘤特异性生存率与根治性输尿管切除术无明显差异。对于高危患者，如果存在肾功能不全或功能性孤立肾等情况，在充分评估之后也可以考虑进行保留肾脏的手术。

（1）输尿管节段切除再吻合、输尿管末端切除膀胱再植、输尿管长段切除：根据 UTUC 病灶所在位置，选择不同的输尿管部分切除术式。不论哪种术式，输尿管部分切除操作均可在开放、腹腔镜及机器人辅助下完成。全身麻醉、硬膜外麻醉、全麻复合硬膜外麻醉均可满足手术要求，且硬膜外麻醉交感阻滞后，肾血管扩张，血流增加，有利于保护肾功能。肾脏和输尿管交感神经来自 T_{10}～L_1，膀胱、前列腺的交感神经来自 T_{11}～L_2，因此实施硬膜外麻醉时，穿刺点宜选择 T_{10}～T_{11} 椎间隙，向头侧置管注药，使阻滞范围达 T_5～L_2。为减轻牵拉反应达到舒适化麻醉，术中可辅助适量镇痛和镇静的药物。

（2）内镜下治疗：输尿管镜手术和经皮肾镜手术。通常，输尿管和肾盂内较小的肿瘤选用输尿管镜手术，而肾盂和上段输尿管内较大的肿瘤或输尿管镜不能达到的肿瘤（下盏肿瘤）或已经行尿流改道者，可选经皮肾镜手术，多发性肿瘤还可以双镜联合治疗。全身麻醉、蛛网膜下腔阻滞和硬膜外腔阻滞麻醉均可满足手术需求。尽管总体上不同麻醉方式之间，手术及术后并发症参数差异不大，但相对于椎管内麻醉，全麻条件下输尿管更加松弛，更有利于术者完成手术，对于没有禁忌的患者，更推荐采用全身麻醉。

超声引导下神经阻滞复合全身麻醉可以有效减轻患者的术后疼痛，减少静脉镇痛药物的使用，其生命征更平稳，恶心、呕吐、咽喉痛、咳嗽咳痰反应少，患者住院费用低，满意度高，具有明显的优势，值得在临床中应用。

三、膀胱癌精确麻醉

（一）概述

世界范围内膀胱癌发病率居恶性肿瘤的第 11 位。在我国，男性膀胱癌的发病率位居全身恶性肿瘤的第 7 位，女性排在第 10 位以后，病死率居恶性肿瘤的第 13 位。膀胱癌是我国泌尿外科临床上最常见的恶性肿瘤之一。膀胱癌包括尿路上皮癌、鳞状细胞癌和腺癌，其次还有较少的小细胞癌、混合型癌、癌肉瘤及转移性癌等。其中，膀胱尿路上皮癌最常见，占膀胱癌的90% 以上。血尿是膀胱癌最常见的症状，80%～90% 的患者以间歇性、无痛性全程肉眼血尿为首发症状。血尿程度可由淡红色至深褐色不等，多为洗肉水色，可形成血凝块。有的患者亦有尿频、尿急和尿痛，即膀胱刺激征为首发，其他症状还包括：输尿管梗阻导致的腰部疼痛，膀胱出口梗阻导致的尿潴留，营养不良，或静脉、淋巴管堵塞导致的下肢水肿，巨大肿瘤导致的盆腔包块。少部分患者是体检或因其他疾病进行例行检查时偶然发现膀胱肿瘤。

（二）麻醉的选择及注意事项

1. 膀胱镜检查和活检

膀胱镜检查和活检是诊断膀胱肿瘤最可靠的方法。女性患者多可在表面麻醉下完成，男性患者采取椎管内麻醉可满足膀胱镜手术的需要，相较硬膜外麻醉，蛛网膜下腔麻醉起效迅速，阻滞平面达到 T_{10} 即可满足手术需求。考虑患者的舒适性需求，静脉全身麻醉也是不错的选择，可视患者情况选择不插管或喉罩辅助通气。膀胱镜手术一般采取截石位，这种体位对呼吸和循环均有明显影响。由于肺功能残气量减小，患者易出现肺不张和低氧血症，因此，术中应常规吸氧。下肢抬高可促进血压向中心静脉回流，心输出量（CO）可能增加，但对于心脏功能不全的患者可能加重充血性心力衰竭。与之相反，当手术结束放平下肢时，会减少下肢静脉回流，从而造成低血压，而椎管内麻醉或全身麻醉的血管扩张作用会加重这一影响，因此，在下肢放平后应立即测量血压，对于高龄或循环不稳定的患者，应缓慢、谨慎地放平下肢，以防出现严重的低血压。

2. 经尿道膀胱肿瘤切除术

经尿道膀胱肿瘤切除术（transurethral resection of bladder tumor，TURBT）是非肌层浸润性膀胱癌重要的诊断和治疗手段，可采用全身麻醉或椎管内麻醉。但由于膀胱侧壁紧邻闭孔神经，如采用椎管内麻醉或不适用肌松药物的静脉全身麻醉，在电灼膀胱侧壁时可能会造成大腿内收，严重者可造成膀胱穿孔。超声引导下闭孔神经阻滞可以解决这一问题。

相关并发症：

（1）经尿道前列腺切除术综合征（TURP 综合征）：是由于过多的冲洗液经前列腺静脉窦吸收而发生的一组体征和症状。液体吸收可导致水中毒、低钠血症和低渗透压，最常见于 TURP，也可发生在经尿道膀胱肿瘤切除、诊断性膀胱镜检查。

（2）中枢神经系统症状：包括头痛、不安、烦躁、谵妄、抽搐，最终发生昏迷。这些表现是由脑水肿、颅内压增高所致。随着神经系统状态恶化，患者可能出现去大脑体位、间歇性抽搐和巴宾斯基征阳性，形成脑疝并最终死亡。眼部检查可见双侧瞳孔大、对光反射迟钝及视盘水肿。脑电图检查通常显示为低电压。如果发生昏迷，一般可在数小时至数天内恢复，但也有持续存在的情况。与低钠血症的症状相比，血清钠离子浓度的下降速度与神经系统损伤的发生率更密切相关。如果患者出现 TURP 综合征的体征和症状，应尽快结束外科手术。治疗措施主要是针对增加血清钠离子水平和纠正液体超负荷，可限制液体输注或给予袢利尿剂如呋塞米等。对于严重低钠血症患者，必要时可给予高渗盐溶液（3% ~ 5% 氯化钠）。快速纠正低钠血症可能与发生脑水肿和中心性桥脑髓鞘破坏有关，其他治疗应根据患者的症状确定应考虑给氧，必要时行气管插管和机械通气。一些措施可以减少 TURP 综合征的发生，可以通过一种或几种措施相结合的方法实现。降低膀胱内静水压，可以使用减压冲洗和降低容器的高度（虽然关于容器高度的问题仍存在争议）来降低静水压力，患者的体位对冲洗液的吸收也有一定影响。与水平位相比，患者头低脚高位时冲洗液吸收所需的膀胱内压更低。因此头低脚高位增加了 TURP 并发症的风险。手术时间限制在 90 min 以内，手术时间超过 90 min 已经被证实可以增加 TURP 综合征的发生率及术中失血量。长期以来，区域麻醉被用于 TURP，它的显著优点是可以监测如兴奋、头痛等低钠血症的早期表现，一旦出现上述表现，应立即查血钠浓度。如果确诊为低钠血症，应立即开始治疗。如果出现兴奋躁动的原因是低钠血症或缺氧，此时增强镇静可能产生严重后果。

3. 根治性膀胱切除术

经典的根治性膀胱切除术的手术范围包括膀胱及周围脂肪组织、输尿管远端，并同时行盆腔淋巴结清扫术。目前根治性膀胱切除术的方式可以分为开放手术和腹腔镜手术两种，腹腔镜手术包括常规腹腔镜手术和机器人辅助腹腔镜手术。目前腹腔镜手术的可行性、围手术期治疗效果已经得到证实，一些远期的肿瘤控制报道也证实了腹腔镜手术的安全性。根治性膀胱切除术在所有泌尿外科大手术中的围手术期并发症和病死率最高，尤其是老年患者。但是随着新辅助化疗和加速康复外科的发展，其围手术期并发症和病死率逐渐降低，且 1 ~ 5 年生存率逐渐升高。我国学者的研究显示，高龄患者若身体情况允许，也可以接受腹腔镜手术。与开腹根治性膀胱切除术相比，机器人辅助根治性膀胱切除术可减少围手术期并发症，减少失血量及输血量，缩短住院时间。

由于手术切除范围大，可能出血较多，建议在全身麻醉下实施，全身麻醉联合硬膜外麻醉可以减少术中麻醉药物用量，提供较好的术后镇痛效果，是较理想的麻醉选择。术前应完善评估，积极处理并发症，对严重贫血的患者应给予输血纠正。术中应监测有创动脉血压，做好大量输血的准备，积极纠正酸中毒、补充钙剂、防治大量输血并发症。控制性降压可以减少开腹膀胱切除术术中出血及输血需求。一些外科医师认为控制性降压可以改善术野。然而，平均动脉压低于 55～65 mmHg 可能与急性肾损伤和卒中风险升高有关。连续硬膜外麻醉可以协助降压、减少全身麻醉药用量、利于术后镇痛。术后镇痛常采用连续硬膜外镇痛或者腹横肌平面阻滞（transversus abdominis plate，TAP）。由于手术范围大、时间长，应注意术中保温，警惕低体温。术后严密监测生命体征及术后出血情况，必要时转重症监护室病房密切监测治疗。

4. 尿流改道术（如将输尿管吻合至一段肠道）

根治性膀胱切除时应行永久性尿流改道术。所选肠段一般留在原位，如尿道乙状结肠吻合术，或同其肠系膜血管一起分离并连接到尿道或皮肤瘘口。一般与膀胱手术同期进行，对年老体弱不能耐受较大手术或因肿瘤引起肾功能严重受损的患者，应先行尿流改道手术，择期再行根治性膀胱切除手术。尿流改道术尚无标准方案。目前有多种方法可选，包括不可控尿流改道、可控尿流改道及全膀胱切除回肠原位新膀胱手术等。手术方式的选择需要根据患者的具体情况如年龄、伴发疾病、预期寿命、盆腔手术及放疗史等。全膀胱切除回肠原位新膀胱手术的患者，其术前需要多次进行肠道的准备，易引起术前血容量不足，加之术中创伤大、体液蒸发与失血多，从而加重血容量不足，术中输尿管阻断，尿量无法监测，血容量评估常较困难，因此术中目标导向液体治疗或中心静脉的监测用以指导输血、补液非常必要。

肠道黏膜长期接触尿液（缓慢的尿流）可以导致许多代谢异常。空肠输出道可出现低钠血症、低氯血症、高钾血症和代谢性酸中毒。结肠和回肠输出道则更容易出现高氯性代谢性酸中毒。术后早期放置临时输尿管支架、保持快速尿流可缓解这一问题。

（三）术后麻醉管理

围手术期疼痛管理是 ERAS 中麻醉管理的重要组成部分，ERAS 提倡根据患者的个体情况采取术后多模式镇痛。术后镇痛采用切口局部浸润联合静脉 PCIA 的镇痛模式，同样达到了良好的镇痛效果。术后恶心、呕吐是患者不满意和影响快速康复的重要原因，可能与手术操作、患者个体化差异、麻醉药物等有关，可预防性使用止吐药、局部麻醉。另外，术前禁饮时间应尽可能缩短，因为碳水化合物的补充对预防术后恶心、呕吐的发生也有一定的作用。

四、前列腺癌精确麻醉

（一）概述

前列腺癌（PCa）是男性泌尿生殖系统中最常见的恶性肿瘤。按世界卫生组织（WHO）2018 年 GLOBOCAN 统计，在世界范围内，其发病率在男性所有恶性肿瘤中位居第 2 位，仅次于肺癌。前列腺癌发病率与年龄密切相关。即随着年龄的增长，50 岁以上患者的发病率呈指数级增加，70 岁以上人群的前列腺癌发病率已超过膀胱肿瘤，位居泌尿生殖系统肿瘤第 1 位。影响麻醉方式的重要因素包括手术方式、患者的身体状态以及合并症等情况。

（二）术前注意事项

前列腺癌患者多为高龄男性，手术并发症的发生率与患者健康状况密切相关。因此，术前应仔细评估患者健康状况。高龄影响基础生理功能，机体对药物的反应和应激。术前应针对心血管、呼吸、代谢及其他系统进行综合评估。这类患者不仅并存冠脉疾病的概率增高，也可因前列腺肥大导致肾功能异常。患有严重心脏疾病者应进一步评估。根据严重程度，需要进行超声心动图、运动负荷试验和心脏灌注情况的检查。对于已接受药物洗脱心脏支架治疗的患者，因有支架置入术后血栓形成的危险，需特别注意。应在心内科医师会诊后才可停止抗血小板治疗。

老年人机体各系统的功能逐渐减退，常用药物的药代动力学和药效学都会受到较大影响，特别是苯二氮䓬类药物、阿片类药物和催眠药。由于老年人血浆蛋白量较少，药物再分布的速度减慢，导致药物的血浆药物浓度随时间推移而升高。因此老年患者通常需要较少的药物剂量。此外，任何由肝脏和肾脏代谢的药物代谢半衰期都将延长，年龄每增长 10 年，吸入性麻醉药物的效力增加约 6%，还有数据表明，麻醉医师对老年患者使用的吸入性麻醉药减幅不足。重要的是，老年患者的大脑往往对镇静药、催眠药、阿片类药物和吸入性麻醉药更为敏感。考虑到有很大比例的老年患者预先存在认知功能缺陷和其他并发症（如慢性疼痛），这就不难理解为什么该类患者术后谵妄的风险如此之高，以及个体化的麻醉方案显得如此重要。术后谵妄是围手术期并发症和病死率的独立危险因素。因此，采取积极有效的预防措施是至关重要的。如何最有效为老年患者个体化制定麻醉方案，目前还没有明确的共识。在脑电双频谱指数引导的麻醉管理、麻醉技术的选择以及轻度还是深度镇静方面，现有的文献仍然没有明确的答案。各项研究也在尝试寻找预防药物，如右美托咪定，但目前文献中仍然没有一致意见。

（三）麻醉的选择及术中注意事项

1. 根治性前列腺切除术

根治性前列腺切除术（radicalprostatectomy，RP）是治疗器官局限性及局部进展期前列腺癌最有效的方法之一。手术方式包括开放性耻骨后前列腺根治术及淋巴结清扫术、腹腔镜及机器人辅助腹腔镜前列腺切除术及盆腔淋巴结清扫术、放射性治疗后前列腺切除术、冷冻消融术及激素治疗法中的双侧睾丸切除术。手术入路：经腹膜外途径、经腹腔途径、经会阴途径等入路。

开放性根治性前列腺切除术采用下腹部正中切口。手术范围包括完整切除前列腺及精囊腺；同时也应在不影响肿瘤切除的情况下，尽量保留功能性尿道长度、尿道括约肌及神经血管束。扩大盆腔淋巴结清扫有利于较准确的术后病理分期及切除微小的淋巴结转移灶，对辅助治疗的选择有重要的指导价值。

麻醉的选择可行全身麻醉或椎管内麻醉，根治性前列腺切除术可能伴有显著失血。多数医疗中心使用直接动脉血压监测，也可使用中心静脉压力监测。其他医疗中心常规使用无创心输出量监测。术中失血量在不同的医疗中心大不相同，平均值通常小于 500 ml。影响失血量的因素包括前列腺的大小、手术时长以及术者的技术水平。开放性手术全身麻醉和椎管内麻醉患者的失血量、术后并发症以及病死率相似，椎管内麻醉需要感觉平面阻滞平面达到 T_6 水平，但是由于患者处于过伸仰卧位，通常需要深度镇静才能耐受。椎管内麻醉正如其他手术一样，可以降低失血量和深静脉血栓的发生率。失血量下降是由于椎管内麻醉后血压下降以及中心和外周静脉压下降所导致。深静脉血栓发生率降低的原因有很多，其中之一是由于交感神经阻滞后外周血流量增加，其他原因包括外源性凝血途径的凝血酶原时间延长及血小板计数降低。椎管内麻醉的另一个明显优点是可以控制术后疼痛。几个小规模的前瞻性随机试验对全身麻醉和硬膜外麻醉进行了比较，发现硬膜外麻醉在减少手术失血量、减少术后疼痛和肠道功能恢复迅速方面要优于全身麻醉。其他有关蛛网膜下腔麻醉（辅助使用或不使用镇静药）的研究表明，蛛网膜下腔麻醉也可显著减轻麻醉后的镇静状态、缩短住院时间及有效缓解疼痛。良好的术后疼痛治疗可以使患者免于发生心动过速、高血压等疼痛引发的交感神经反应，而后者是某些易感患者心肌缺血的可能性增加。然而，对于有腰椎疾病史及凝血功能障碍的患者则需选择全身麻醉，由于麻醉过深会导致苏醒延迟，麻醉恢复室停留时间长，恶心、呕吐发生率高，术后认知障碍、谵妄的发生率增加，甚至增加术后 30 天病死率和缩短肿瘤患者远期生存期；而麻醉过浅则会发生术中知晓及循环波动，因此，全身麻醉期间需进行麻醉深度检测。

2. 腹腔镜及机器人辅助腹腔镜前列腺切除术

腹腔镜及机器人辅助腹腔镜前列腺切除术（roboticassisted laparoscopic radical prostatectomy，RALP）具有创伤小和改善预后的优势。前瞻性、非随机研究表明，在术后疼痛评分、麻醉性镇痛药使用量、住院时间、再次入院率和并发症发生率方面，开腹和腹腔镜根治性前列腺切除术这两种方法没有差别。其中主要的麻醉问题包括术前的评估、麻醉方法和术中体位对通气和液体管理的影响。由于腹腔镜手术时需要联合使用气腹和显著的头低较高位，手术时长，因此需要采用气管插管全身麻醉，并进行控制呼吸。气腹可导致气管相对缩短，所以气管插管时应注意导管的深度，避免造成支气管内插管。与腹膜内注入二氧化碳相比，腹膜后注入使机体对二氧化碳的吸收增加，但对于这种说法还存在争议。目前并没有特别推荐的麻醉用药方案，但应根据患者心血管状态及其他并存疾病进行适当的选择。为达到最佳的气腹条件，良好的肌肉松弛是必不可少的，与开放性手术相比，术后不适大幅减轻，所以不推荐采用硬膜外镇痛。大部分腹腔镜前列腺切除术使用机器人辅助，和开腹耻骨后前列腺切除相比，腹腔镜机器人辅助前列腺切除手术时间较长但操作失血量少、输血量少、术后疼痛评分较低、术后阿片类药物需求量低、术后恶心呕吐发生率低、住院时间短。术中应尽量采用最小输液量（＜2 000 ml），以避免产生过多的尿液，导致膀胱尿道吻合时术野的模糊。通过限制输液量还可以减少颜面部、咽部和喉头水肿的发生。

气腹和显著的头低脚高位会使脑血管的生理发生显著的变化，气腹开始后腹腔内压力增高，导致颅内压（intracranialpressure，ICP）增高。头低脚高位也会通过增加脑静脉压力，减少脑静脉回流，增加脑血容量及潜在性地增加脑脊液容量，使 ICP 增高。而过度头低较高位导致头颈部组织水肿及眼内压升高。此外，该体位会引起上气道水肿和拔管后呼吸窘迫等并发症。RALP 应用近红外光谱学所测到的局部脑氧饱和度（rSO_2），可用来评估术中脑血流的变化情况。气腹和显著的头低脚高位时 rSO_2 会升高，表明 RALP 不会导致脑缺血的发生。但是采用近红外光谱学监测 rSO_2 以此来反映脑氧供需平衡是有缺陷的，这是因为 rSO_2 仅能反映大脑额叶皮质局部的脑氧含量，而非全脑的氧饱和度。另外，当 $PaCO_2$ 升高时 rSO_2 也增高，但高碳酸血症会引起脑血容量增多，最终导致 ICP 增高，因此，应保持患者的在 $PaCO_2$ 正常范围内，尤其是对于脑缺血和脑血管疾病患者。在 RALP 中，气腹和显著的头低脚高位对血流动力学有影响，如平均动脉压、心率和心排血量下降。较少患者仅在气腹开始阶段，平均动脉压、中心静脉压和全身血管阻力有所升高。其原因可能是增高的腹腔内压使主动脉受压，主动脉的压迫导致后负荷增加，体液因素可能会进一步增加此影响。另有研究表明，气腹时中心静脉压无变化，而气腹后显著的头低较高位可以使中心静脉压升高。

气腹和显著的头低脚高位对呼吸也有显著的影响。气腹是腹内压增高，引起气道峰压和平台压的升高，使肺的顺应性下降、潮气量减少。气腹再加上显著的头低脚高位将腹内容物推向膈肌，导致肺储备功能及肺顺应性降低，并诱发肺不张。肺血流和作用于纵隔上的重力增加，会进一步加重肺储备功能和肺顺应性的下降。为此，应增加气道峰压来维持分钟通气量，然而，当吸气峰压 > 50 cmH_2O 时，可能造成气压伤。此时，可通过降低潮气量、增加呼吸频率及最低水平的容许性高碳酸血症等方法，来避免潜在危险的发生，我们还需要注意显著的头低较高位的另一个不良影响，就是当大部分肺组织位于左心房下部时，会导致间质性肺水肿的发生。对于有慢性阻塞性肺疾病和限制性肺疾病的患者，实施通气可能存在困难，我们可以尝试使用不同的通气模式和气体交换。

接受全身麻醉或椎管内麻醉的患者都可能发生体温下降，最新的建议是维持体温 ≥ 36 ℃，可避免低体温相关不良事件。这一目标被许多权威机构发布为体温控制标准。低体温患者，尤其是冠心病患者，术后继续维持麻醉状态直到复温到适宜温度可能对患者有益，能避免潜在的寒战相关的氧耗量增加及其导致的心肌缺血，可通过呼吸回路加热器、空气温毯和输液加温装置来降低低体温的风险。

（四）术后注意事项

良好的术后镇痛可缓解患者紧张焦虑的情绪，改善睡眠质量，有利于患者早期下床活动。开腹前列腺癌根治术后疼痛较剧烈，主要为创伤痛、炎性痛和尿道痉挛痛。推荐常规进行多模式镇痛，即联合使用不同作用机制的镇痛药物及措施，如非甾体抗炎药、阿片药物、神经阻滞等。在保证良好镇痛的同时，降低阿片药物用量及其相关不良反应的发生，促进肠道功能恢复和减少术后肠麻痹。使用罗哌卡因等进行切口浸润或周围神经阻滞或中下胸段硬膜外阻滞也可控制创伤痛，但对于下腹部开放手术来说，腹横肌平面阻滞和静脉镇痛相较于胸段硬膜外镇痛更具优势。腹腔镜手术不推荐使用联合硬膜外镇痛。使用皮质激素可以提高静脉镇痛效果，也可改善肺功能和全身抗炎作用，且不增加切口感染以及裂开的并发症，但缺少临床安全性的研究支持。非选择性非甾体抗炎药作为术后镇痛基础用药，可减少阿片类用量，降低不良反应的发生，但应注意评估患者肾脏功能损伤、出血等风险和获益情况。

术后恶心、呕吐在手术患者中发生率达 25%~35%，是住院患者不适及延迟出院的主要因素之一。其病因主要包括患者自身因素、镇痛方案和手术因素。非吸烟者、女性患者、既往有晕动病病史及使用阿片类镇痛药等均为高危人群。对于此类患者应预防性应用止吐药物，且在静脉镇痛中联合应用止吐药。止吐药根据受体系统分为 4 类：类胆碱能、多巴胺能、5-羟色胺及组胺类。此外，地塞米松可通过中枢或外周机制控制术后恶心、呕吐的发生。

五、睾丸肿瘤精确麻醉

（一）概述

睾丸肿瘤较为少见，分为精原细胞和非精原细胞，好发于 25~45 岁中青年男性，占所有男性肿瘤的 1%、泌尿系肿瘤的 5%。一般表现为患侧阴囊单发无痛质硬肿块，也有近 20%~27% 的患者合并阴囊坠胀和疼痛。约 11% 的人出现腹肋部和背部疼痛。10% 左右的患者出现远处转移的相关表现，如颈部包块、咳嗽或呼吸困难等呼吸系统症状，食欲缺乏、恶心和消化道出血等胃肠功能异常，腰背部疼痛和骨痛，外周神经系统异常，以及单侧或双侧下肢水肿。约 7% 的睾丸肿瘤患者出现男性女乳征。睾丸肿瘤的治愈率较高，治愈率的提高依赖于早期诊断、正确的临床和病理分期、早期性手术并结合放化疗的综合治疗，以及严格的随访和挽救性治疗。对于精原细胞瘤（包含各个期别），治愈率超过 90%。对于早期的精原细胞瘤及非精原细胞瘤，治愈率接近 100%。睾丸生殖细胞肿瘤患者均应行根治性睾丸切除术。小于 15% 的 I 期精原细胞瘤患者有亚临床转移灶，通常位于腹膜后，如仅行睾丸切除术将会复发。临床 I 期非精原细胞的治疗主要指对原发肿瘤进行根治性睾丸切除术后的辅助治疗。行辅助治疗前，应和患者充分沟通，告知可能的获益和损害，按照个体化原则进行治疗。

（二）麻醉的选择及术中注意事项

根治性睾丸切除术可以在区域麻醉或全身麻醉下进行。精索阻滞是一种相对简单的阻滞方法，可为睾丸手术提供麻醉。精索在腹股沟外侧环附近较浅的位置，为局麻药理想注射部位，但仅对睾丸和附睾进行麻醉，对于覆盖阴囊和耻骨上的皮肤区域没有作用。椎管内麻醉是睾丸癌根治手术的麻醉方式之一。其中，腰麻麻醉平面至少需要达到 T_{10} 水平，对于手术时间有限制；而硬膜外麻醉对解剖结构及操作者的技术要求较高，对骶神经根阻滞不全。此外，睾丸属于敏感区域，大多数患者的主观意愿一般是"一直睡着"。那么这些患者可进行全身麻醉或者符合清醒镇静的要求。对于全身麻醉患者应注意监测麻醉深度。

术中需要注意，牵拉精索可能引起反射性心动过缓。因睾丸癌行腹膜后淋巴结清扫的患者通常较年轻（15~35 岁），但是术前化疗、放疗的残余作用增加了并发症的风险。除骨髓抑制外，还可能出现特定器官毒性，例如顺铂造成的肾损害，博来霉素引起的肺纤维化，长春新碱导致的神经病变。术前使用博来霉素化疗的患者氧中毒和液体超负荷的风险明显升高。应避免过量静脉液体输注，因其可能导致术后呼吸功能不全或急性呼吸窘迫综合征。麻醉管理应使用

肿瘤和精确麻醉

能将血氧饱和度维持在 90% 以上的最低 FiO$_2$。呼气末正压通气（5～10 cmH$_2$O）可能有助于改善氧合。

对于开腹行腹膜后淋巴结清扫，由于其创面大、清扫范围广，术中蒸发和重新分布导致的液体丢失量较大。术中牵拉下腔静脉常导致一过性低血压。术后切口疼痛，可考虑行连续硬膜外镇痛、鞘内注射吗啡或氢吗啡酮、TAP 阻滞。术中对左侧淋巴结清扫时会结扎肋间动脉，可罕见地导致偏瘫，因此在术后使用硬膜外镇痛之前最好记录患者肢体运动是否正常。根髓动脉右肋间神经动脉供血，在大多数人中起于左侧，负责下半脊髓的大部分动脉供血。改良的腹膜后淋巴结清扫术中单侧交感神经切断通常导致患侧腿比健侧腿温暖。在麻醉恢复室中，腹膜后淋巴结清扫术的患者常主诉严重的膀胱痉挛痛，应注意患者的体温管理及术后镇痛。

六、阴茎癌精确麻醉

（一）概述

原发性阴茎癌是一种比较少见的恶性肿瘤，常见于 50～70 岁男性患者。绝大多数为鳞状细胞癌，占 95%，其他如腺癌、恶性黑色素瘤、肉瘤等相对少见。阴茎癌转移罕见，但膀胱、前列腺、肾、直肠等部位的肿瘤偶然可以转移到阴茎。目前阴茎癌的病因学仍不明确，一般认为与包茎、人乳头瘤病毒（humanpapillomavirus，HPV）、吸烟及其他因素有关。阴茎癌转移途径以淋巴结为主，并具有逐级转移的特点，肿瘤细胞先转移至腹股沟区淋巴结，随后累及盆腔淋巴结，跳跃式的转移罕见；阴茎癌的淋巴引流至双侧腹股沟区淋巴结，并且腹股沟区的淋巴管间存在着丰富的交通支，而两侧盆腔罕见交通引流；有限的淋巴结转移并不意味着全身性疾病，只有进展为局部晚期病变才容易出现血行传播。因此，淋巴结是否转移和转移的范围是阴茎癌最为重要的预后因素，少量淋巴结转移通过清扫手术能够达到治愈效果。

（二）麻醉的选择及术中注意事项

原发病灶的治疗方法包括保留阴茎器官的治疗及阴茎全切加尿道会阴造口。治疗方法的选择应根据肿瘤的大小、组织学分期、分级及患者自身情况来决定。其中治疗方法包括病变局部治疗、阴茎部分切除术、阴茎全切除术和根治性腹股沟淋巴结清扫。其中，根治性淋巴结清扫术可在开放或腔镜及机器人辅助下完成。椎管内麻醉复合或不复合镇静均可满足手术要求，若需要全麻，喉罩通气通常为气管插管的有效替代方法。

（吴晓红　王国年）

第二节　肾上腺外科肿瘤

一、嗜铬细胞瘤/副神经节瘤精确麻醉

（一）概述

儿茶酚胺增多症（hypercatecholaminemia）：肾上腺嗜铬细胞瘤（pheochromocytoma，PHEO）、副神经节瘤（paraganglioma，PGL）与肾上腺髓质增生的共同特点是肿瘤或肾上腺髓质的嗜铬细胞分泌过量的儿茶酚胺（肾上腺素、去甲肾上腺素、多巴胺），引起相似的临床症状，统称为儿茶酚胺增多症。

PHEO是一种神经内分泌组织的肿瘤，起源于肾上腺髓质合成儿茶酚胺的嗜铬细胞。这些肿瘤的增殖会导致一种或多种物质（去甲肾上腺素、肾上腺素或多巴胺）以不同的量释放从而引发儿茶酚胺毒性反应。大多数嗜铬细胞瘤是单发、良性、散在的，但偶尔也会是多灶性、恶性的或者作为某些综合征的一部分。PHEO还可以在儿科和产科的处置中发现。

PGL是起源于肾上腺外的嗜铬细胞的肿瘤，包括源于交感神经（腹部、盆腔、胸部）和副交感神经（头颈部）者。前者多具有儿茶酚胺激素功能活性，而后者罕见过量儿茶酚胺产生。

2017年，WHO对嗜铬细胞瘤/副神经节瘤（pheochromocytoma and paraganglioma，PPGL）的组织分类如下：

（1）PHEO起源于肾上腺髓质，占PPGL的80%～85%。

（2）PGL起源于肾上腺外副神经节，占PPGL的15%～20%。

PPGL是一种少见的内分泌疾病，国内尚缺乏发病率或患病率的数据，国外报道PPGL占高血压患者的0.1%～0.6%，人群中50%～75%的PPGL未被诊断。

（二）术前注意事项

术前充分的准备是手术成功的关键，术前用药的目的是阻断儿茶酚胺的作用以及预防和逆转终末器官的损伤，维持正常血压、心率/心律，改善心脏和其他脏器的功能；纠正有效血容量不足；防治手术、麻醉诱发儿茶酚胺大量释放所致的血压剧烈波动，减少急性心力衰竭、肺水肿等严重并发症的发生。对于无明显血压升高或者缺乏典型症状的PHEO患者仍然推荐在术前进行儿茶酚胺的阻断处理。术前的扩容在充血性心力衰竭或肾功能不全的患者中需要谨慎使用，同时无证据表明术前输血扩容能降低术中术后的风险。

1. 控制高血压

治疗通常从α受体引起的血管收缩开始。酚苄明作为一种非竞争性、非选择性α受体阻断药，是传统的一线用药。使用该药时可以不断地增加剂量直至达到理想的血压水平，或者出现

较明显的副作用（例如直立性低血压、心动过速、鼻塞）。选择性、竞争性的 α₁ 受体阻断药也得到了成功的应用。相较于酚苄明，这类药物引起心动过速较少，并且由于作用时间短，可避免出现术后低血压。这两类 α 受体阻断药都能治疗直立性低血压，这种直立性低血压可以通过补液治疗得到缓解。

对于难治性高血压使用单一药物无法控制且无法耐受 α 受体阻断药，仅为阵发性高血压或者冠状动脉痉挛的患者，通常选择钙通道阻滞剂。甲基酪氨酸也可作为术前用药，其抑制儿茶酚胺的合成，作用时间可达 24～48 小时，因此在术前使用可以避免肿瘤切除后由儿茶酚胺骤减引起的低血压。

β 受体阻滞剂对以分泌肾上腺素为主的肿瘤患者或者在扩张血管治疗中出现心动过速的患者有效（尤其是非选择性 β 受体阻滞剂），因为阻断 β₂ 受体会影响骨骼肌血管的舒张加之肿瘤分泌的去甲肾上腺素激动 α₁ 受体，可能诱发高血压危象、心肌梗死、肺水肿等致命的并发症。推荐选择性的 β₁ 受体阻滞剂如阿替洛尔、美托洛尔等。

2. 高血压危象的处理

推荐硝普钠、酚妥拉明或尼卡地平静脉泵注。

3. 术前药物准备的时间和标准

推荐 10～14 天，发作频繁者需要 4～6 周。以下几点提示术前药物准备充分。

（1）血压稳定在 120/80 mmHg 左右，心率＜80 次/分

（2）无阵发性血压升高、心悸、多汗等现象。

（3）体重呈增加趋势，血细胞比容＜45%。

（4）轻度鼻塞、四肢末端发凉感消失或有温暖感、甲床红润等表明微循环灌注良好。

（三）麻醉方式选择术中注意事项

手术切除是治疗 PHEO 最有效的治疗方法。根据病情、肿瘤的大小、部位及与周围血管的关系选择开放性手术或腹腔镜手术（有或没有机器人辅助）。推荐全身麻醉，开放外周静脉，监测有创动脉血压，特别是麻醉诱导和处理瘤体时有创动脉血压对管理可能的血压波动非常重要。鉴于输注血管活性药和液体复苏治疗可以选择放置中心静脉导管，但是相较于只开放外周静脉并不能改善预后。对于合并心脏疾病的患者，中心静脉置管（给予儿茶酚胺药物的便捷通路）和术中经食管超声是有益的。一般情况下不需要放置肺动脉导管，除非患者还存在心血管功能减低。以心排血量为指导的目标导向治疗对于该手术是否有意义也是未知的。胸段硬膜外持续给药能提供良好的镇痛效果。然而，术中操作导致儿茶酚胺释放入血所造成的高血压，交感神经阻滞并不能完全控制，而且还容易增加术后低血压的风险。

对定性诊断不明确的肿物，手术探查需要在 α 受体阻滞剂充分准备后进行。术中的一些刺激能引起瘤体突然释放大量儿茶酚胺，包括麻醉诱导、应用去极化神经肌肉阻滞剂、气管插管、改变体位、切皮和应用气腹。大多数现代应用的静脉诱导药如阿片类药物、神经肌肉阻滞剂以及吸入麻醉药都可以安全使用，而且无研究表明何种药物更具优势。

手术操作和其他刺激可以触发儿茶酚胺的释放，导致急性高血压和心律失常。如果出现，

应立即用药物对症治疗。由于儿茶酚胺释放的特点，作用短效的药物应为首选。可使用酚妥拉明、硝普钠、尼卡地平和氯维地平。酚妥拉明选择性阻断α肾上腺素受体，同时阻断循环中儿茶酚胺过多引起的效应。硝普钠起效快、持续时间短，且作为一氧化氮供体可用于钙通道阻滞剂治疗无效患者。尼卡地平和氯维地平在术前和术中使用更多。对室上性和室性心律失常，使用β受体阻滞剂和利多卡因是有效的。对于低血压，补液治疗和应用直接作用于肾上腺素受体的激动药是有效的（如去氧肾上腺素、去甲肾上腺素）。对于PHEO患者，避免使用可间接刺激或促进儿茶酚胺释放（如麻黄碱、通气不足或大剂量氯胺酮）、增强儿茶酚胺的心律失常效应（氟烷）或持续释放组胺（如大剂量阿曲库铵或吗啡硫酸盐）导致高血压的药物和操作。

在结扎瘤体静脉血供后，麻醉管理面临的主要问题通常变为低血压，而导致低血压的原因为低血容量、持续的肾上腺素阻断，以及对高水平内源性儿茶酚胺（静脉结扎后突然消失）的耐受性。可根据手术失血量和其他体液丢失量调整液体复苏量。可使用经食管超声观察左心室充盈程度或使用其他无创手段测量每搏量，计算心输出量来评估循环容量。静脉给予包括去氧肾上腺素或去甲肾上腺素等肾上腺素受体激动剂是必要的。

（四）术后注意事项

术后高血压较为罕见，如出现可能提示瘤体未全部摘除。术后低血压较为常见，除了通常的原因，可能是因为术后循环中的内源性儿茶酚胺缺失，但术前和术中应用的肾上腺素受体阻滞剂仍发挥作用。引起术后低血压的其他原因还包括对侧肾上腺功能代偿性降低或者双侧肾上腺切除术后肾上腺功能不全。与PHEO切除术相关的病死率由过去的20%下降到近来的不到5%。这归功于多种因素的共同作用，包括更新的药物、更精确的肿瘤定位技术、更优良的手术技能、更稳定的血流动力学、给予更高重视和医师更丰富的经验。

二、皮质醇增多症精确麻醉

（一）概述

皮质醇增多症（hypercortisolism）即皮质醇症，是由于肾上腺皮质长期过量分泌皮质醇引起的一系列代谢紊乱症状和体征，如满月脸、向心性肥胖、皮肤紫纹、痤疮、高血压、骨质疏松等，也称为库欣综合征（Cushing's syndrome，CS）。

CS的年发病率为（2~5）/106。在高血压人群中CS占0.5%~1%；在2型糖尿病的肥胖患者、血糖控制不佳且合并高血压患者，CS发病率可达2%~5%。CS可发生于任何年龄，高发年龄为20~40岁，约占70%，男女比例为1∶（2~8）。CS最常见的病因是垂体ACTH微腺瘤（80%~90%），少数是垂体ACTH细胞增生（0%~14%）。CS的临床诊断主要依靠实验室和影像学检查，前者主要了解下丘脑-垂体-肾上腺轴系的功能状态，后者注重垂体和肾上腺形态学变化。定性诊断主要是通过一些内分泌生化检查方法了解下丘脑-垂体-肾上腺轴系的功能状态，以及皮质醇增多对于机体的影响。

（二）术前注意事项

（1）充分术前评估，除常规检查外，由于皮质醇增多症患者多颈部短粗，应评估其气管插管条件。

（2）尽可能将血压控制在正常范围，严密监测血糖，必要时可用胰岛素来治疗。纠正电解质和酸碱平衡紊乱，电解质紊乱最常见的是低血钾，除加重患者的肌无力和发作性软瘫外还可以引起心律失常。

（3）术前应用广谱抗生素预防感染。

（4）注意少数合并精神心理障碍患者的心理治疗。

（5）术前糖皮质激素替代治疗，予氢化可的松 100 mg 静脉滴注。

（三）麻醉方式选择及注意事项

病因不同，治疗的方法迥异，靶腺（肾上腺）切除推荐腹腔镜肾上腺切除，可根据病情行双侧一期或分期手术。麻醉选择气管插管全身麻醉，用于全身麻醉的静脉麻醉药、吸入麻醉药、肌松药均无绝对禁忌。静脉麻醉药中，除依托咪酯在长期使用时对肾上腺皮质功能产生抑制作用外，其他药物的影响均较小。在诱导期气管插管和苏醒期拔管时，因其肥胖和肌力减弱，易出现呼吸道梗阻、缺氧等相关并发症，应用口咽或鼻咽通气道维持正常通气。

（四）术后注意事项

术后患者可能出现肾上腺危象，表现为厌食、腹胀、恶心、呕吐、精神不振、疲乏嗜睡、腹泻、心率过快、血压下降和体温上升，严重者可致死亡。患者一经诊断，即应严密监护、及时治疗，最初 1～2 小时迅速静脉滴注氢化可的松 100～200 mg，5～6 小时达 500～600 mg，第 2～3 天可给予氢化可的松 300 mg，然后每日减少 100 mg；患者可有血压下降、心率过速、恶心、腹泻、白细胞升高、电解质紊乱，应给予以补液、纠正电解质和酸碱平衡紊乱，应用血管活性药物纠正低血压。

三、原发性醛固酮增多症精确麻醉

（一）概述

原发性醛固酮增多症（primary hyperaldosteronism，PHA）是指肾上腺皮质或异位肿瘤分泌过量的 醛固酮激素，引起高血压、低血钾、低血浆肾素活性和碱中毒为主要表现的临床综合征，又称 Conn 综合征。

高血压患者中，PHA 占 0.5%～20%，平均 10%，是继发性高血压最常见的病因。PHA 患病率与高血压严重程度成正比，在我国难治性高血压人群中，原发性醛固酮增多症患病率为 7.1%，发病年龄高峰为 30～50 岁，男女患病无明显差别。病因尚不明确，可能与遗传有关散发性醛固酮瘤与 KCNJ5 基因突变相关，其中，我国患者的突变频率较国外更高，达 75% 左右。由于过量的醛固酮作用于肾远曲小管，保钠排钾导致水钠潴留、低血钾、高血压和碱中毒。PHA 的主要临床表现是高血压和低血钾。以往认为低血钾是 PHA 诊断的必要条件，有研究发现，仅 9% ~ 37% 的 PHA 患者表现低血钾。血钾正常、高血压是大部分 PHA 患者的早期症状，低血钾是 PHA 疾病发展到一定阶段的表现。

由于高血压和低血钾导致的碱中毒，患者可有如下症状：头痛、肌肉无力、抽搐、乏力、暂时性麻痹、肢体容易麻木、针刺感等；口渴、多尿、夜尿增多。低血钾时，生理反射可以不正常。PHA 心脑血管病变的发病率和病死率高于相同程度的原发性高血压。PHA 对肾脏的损害高于相同程度的原发性高血压。

临床上，应根据患者的病因，选择手术或药物治疗。治疗的目的是预防醛固酮所致的高血压、低血钾、肾毒性，以及降低心血管损害的发病率和病死率。醛固酮瘤推荐首选腹腔镜肾上腺肿瘤切除术或腹腔镜肾上腺全切术。与开放手术相比，腹腔镜手术具有手术时间短、创伤小、术后恢复时间快，手术并发症少等特点。如肿瘤已严重侵犯周围组织、肿瘤血管较难控制、分离困难、出血严重的患者可选择开放手术，其余患者应首选腹腔镜手术。

（二）术前注意事项

注意心、肾、脑和血管系统的评估。纠正电解质紊乱，控制血压。肾功能正常者，推荐螺内酯术前准备，剂量 100 ~ 400 mg，每日 2 ~ 4 次。如果低血钾严重，应口服或静脉补钾。一般准备 2 ~ 4 周，在此期间，注意监测患者血压和血钾的变化。血压控制不理想者，加用其他降压药物如钙离子通道阻滞剂，血管紧张素转化酶抑制剂等。用药期间应严密监测血钾变化，防止血钾过高。对于高血压和高血钠、代谢紊乱较重的患者，宜用低盐饮食。

（三）麻醉的选择及注意事项

可根据患者具体病情和手术选用全身麻醉或椎管内麻醉。对于术前血压基本正常，血钾已纠正，无明显心肾功能障碍的患者，可按照一般麻醉方法选择。麻醉前建议再次测量血钾情况，避免补钾过度导致术前高血钾。术前有心律失常或心肌病的患者，术中应注意血压的波动变化，特别是椎管内麻醉时避免低血压的出现。

（四）术后注意事项

术后需监测血醛固酮、血钾，术前肾功能不全患者术后需监测肾功能。术后第一天即停钾、螺内酯和降压药物，如血压波动可据实调整药物。

（吴晓红　王国年）

参考文献

［1］ BARATA PC, RINI BI. Treatment of renal cell carcinoma: Current status and future directions［J］. CA Cancer J Clin, 2017, 67（6）: 507-524.

［2］ RONALD D. MILLER. 米勒麻醉学［M］. 北京: 北京大学医学出版社, 2016.

［3］ Practice advisory for the prevention of perioperative peripheral neuropathies: an updated report by the American Society of Anesthesiologists Task Force on prevention of perioperative peripheral neuropathies［J］. Anesthesiology, 2011, 114（4）: 741-54.

［4］ DANNA BJ, WOOD EL, BAACK KUKREJA JE, et al. The Future of Enhanced Recovery for Radical Cystectomy: Current Evidence, Barriers to Adoption, and the Next Steps［J］. Urology, 2016, 96: 62-68.

［5］ WAGEMANS MF, SCHOLTEN WK, HOLLMANN MW, et al. Epidural anesthesia is no longer the standard of care in abdominal surgery with ERAS. What are the alternatives［J］? Minerva Anestesiol, 2020, 86（10）:1079-1088.

［6］ DINGES HC, OTTO S, STAY DK, et al. Side Effect Rates of Opioids in Equianalgesic Doses via Intravenous Patient-Controlled Analgesia: A Systematic Review and Network Meta-analysis［J］. Anesth Analg, 2019, 129（4）:1153-1162.

［7］ 郝泉水, 张慧, 胡亮等. 区域麻醉对比全身麻醉对前列腺癌患者术后转归影响的Meta分析［J］. 国际麻醉学与复苏杂志, 2020, 41（6）: 594-599.

［8］ NEUMANN HPH, YOUNG WF, ENG C. Pheochromocytoma and Paraganglioma［J］. N Engl J Med, 2019, 381（6）: 552-565.

［9］ GADELHA M, GATTO F, WILDEMBERG LE, et al. Cushing's syndrome［J］. Lancet, 2023, 402（10418）: 2237-2252.

［10］ REINCKE M, FLESERIU M. Cushing Syndrome: A Review［J］. JAMA, 2023, 330（2）: 170-181.

［11］ CHOY KW, FULLER PJ, RUSSELL G, et al. Primary aldosteronism［J］. BMJ, 2022, 377: e065250.

第九章
妇科肿瘤手术精确麻醉

麻醉学的发展往往是为了满足那些病情复杂而又需要接受手术患者的需求，因此，麻醉学和外科是作为一个整体共同进步的。外科的治疗模式在过去的百余年间经历了探索外科、经验外科和循证外科三个阶段。随着临床医学的发展以及社会医疗需求的不断增长，个体化精确诊疗得到了日益广泛的重视，在国际上已经成为医疗健康领域的重点发展战略之一。针对精准医学，美国国立癌症研究所给出的定义是：将个体疾病的遗传学信息用于指导其诊断或治疗的医学，它并不是一个全新的概念，实质就是"个体化医疗"。精确医学理念也同样适用于麻醉科学。

妇科肿瘤手术麻醉要点：①妇科肿瘤手术患者以中、老年妇女居多，常伴有高血压、冠心病、糖尿病、慢性支气管炎、肺气肿和肺心病等。近年来，心脏瓣膜置换术后和冠脉搭桥术后的患者增多，其术后长期服用抗凝药，应注意术中出血量。②妇科疾病多继发有贫血、低蛋白血症和电解质紊乱，麻醉前应依情况予以纠正。③为方便盆腔深部和阴道操作，要求麻醉有充分的镇痛和肌松。注意特殊体位如头低位、截石位对呼吸循环的影响及对周围神经和肌肉长时间压迫的损伤。④盆腔器官和阴道受交感神经与迷走神经支配，手术牵拉易发生腹肌紧张、鼓肠和恶心、呕吐，不仅影响手术操作，而且易导致血流动力学改变，给患者带来痛苦。阴道的神经支配来自阴道神经丛，迷走神经来自盆腔内脏神经（$S_2 \sim S_4$），交感神经来自上腹下丛和交感干的骶部；子宫的神经来自盆腔丛发出的子宫阴道丛，及下腹下丛发出的交感神经节前纤维和盆腔丛的迷走神经节前纤维以及腰骶交感干的纤维；输卵管的神经受来自卵巢神经丛及子宫阴道神经丛的交感和迷走神经支配；卵巢的神经来自卵巢神经丛，大部分神经纤维来自腹主动脉丛，少数纤维来自肾丛，椎管内阻滞时，阻滞范围达 $T_8 \sim S_4$，方能阻滞交感和迷走神经反射；巨大卵巢肿瘤、大量腹水，使腹内压升高，膈肌上抬，运动受限，导致呼吸循环功能障碍，术中大量腹水排出，搬动或摘除巨大肿瘤，腹内压骤然下降，可发生呼吸功能和血流动力学明显变化；妇科肿瘤手术腹腔镜、宫腔镜手术发展迅速，应掌握手术对患者的影响及并发症，采取相应管理措施；妇科肿瘤除卵巢肿瘤扭转外，多属于择期手术。

9

第一节　术前评估与准备

妇科肿瘤患者尤其是围绝经期后患者多数年龄较大，体格状况较差，同时也更有可能并存疾病，麻醉风险明显增大。因此，术前评估与准备是术前处理的一个重要组成部分，通过对病历的仔细了解、术前访视和充分的检查来全面评估患者对麻醉和手术的耐受能力，并进行相应的处理与准备。

一、术前访视和术前评估

术前访视和术前评估是麻醉医师在术前根据患者病史、体格检查、实验室检验与特殊检查结果、患者的精神状态，对外科患者整体状况做出评估，制定麻醉和围手术期管理方案的过程。术前访视和术前评估是围手术期管理的基础与工作流程，可以减少并发症，缩短患者住院日期，改善临床结果，降低医疗费用。

麻醉医师应在术前 1～2 天访视患者，对合并有重要内科疾病的患者应提前更多进行访视与评估，目的在于：了解患者的病情和手术范围；了解患者一般状况，如精神状态、并存疾病等，评估患者对麻醉和手术的耐受力；了解患者的麻醉史和手术史，明确患者对既往麻醉处理的反应，以及术中、术后出现的特殊状况；熟悉患者的用药史和药物过敏史，避免出现药物相互作用产生不良反应；体格检查，了解患者目前体格情况；如术前检查不充分，应与外科医师沟通，完善相关检查，获得一致性的处理意见；指导患者熟悉麻醉的过程，解答患者关于麻醉的疑问，处理其焦虑心理。

二、术前准备

无论手术大小，都需要做好充分的术前准备，以保证麻醉顺利进行。

1）消除患者的焦虑情绪

术前访视患者时向患者及家属交代麻醉和手术情况，如麻醉方式、可能出现的意外情况等，取得患者的信任，尤其对于切除子宫和卵巢的患者，因涉及内分泌、生育和性生活，容易使患者产生焦虑情绪。手术前一天，可适当给予患者地西泮等口服药物，保证其有充分的睡眠，消除紧张情绪，并签署麻醉知情同意书。手术当日根据患者的一般情况给予术前用药，使患者在比较稳定的状态下进入手术室。

2）改善患者的营养状况

妇科肿瘤患者术前常合并贫血，术前化疗患者常合并营养不良、低蛋白血症和离子紊乱，对手术的应激能力下降，各种并发症的发生率大大增加。因此，应在手术前给予患者高蛋白饮食，并补充各种维生素。贫血和低蛋白血症严重的患者，尤其是老年患者，可多次少量输血和白蛋白，以改善其身体营养状态。妇科肿瘤手术患者常需要进行肠道准备，可能对患者水、电解质平衡影响较大，麻醉过程中应注意液体的补充。

3）基础疾病的处理

合并内科疾病的肿瘤患者麻醉风险增高，基础疾病的处理与麻醉手术预后密切相关。

（1）心血管系统：对合并高血压的患者应了解患者的患病时间、血压波动范围、接受何种治疗、治疗时间、治疗效果等问题。高血压未经治疗或治疗效果不佳的患者，围手术期血压波动范围大，危险性增加。还应注意鉴别高血压是原发性还是继发性，如为继发性高血压，应明确其具体病因、血压有无明显波动、有无嗜铬细胞瘤等引发高血压的可能。一般认为，严重高血压患者（收缩压 > 180 mmHg 或舒张压 > 110 mmHg）不宜进行择期手术，应调整血压降至160/100 mmHg 以下，对于应用利尿剂的患者，还应监测血清离子，尤其是钾离子的水平，并给予相应的处理。对冠状动脉疾病的患者，应询问有无心绞痛、陈旧性心肌梗死或充血性心力衰竭病史，以病史、体征和心电图作为评估的基础，必要时进行心脏彩超及冠状动脉造影检查以明确疾病情况。冠心病患者常伴有焦虑，应利用术前用药、麻醉处理和其他方法使患者充分休息，防止儿茶酚胺的大量释放。高血压及缺血性心脏病患者常合并糖尿病，应尽量在术前将血糖控制在合理水平。对于合并心律失常的患者，应重点注意其心律失常的性质与类型、与应激或运动的相关性、是否影响血流动力学、是否伴有心肌缺血的症状，了解治疗药物及剂量，是否安装心脏起搏器。对于严重心律失常的患者，围麻醉期风险显著增加，妇科肿瘤手术多属择期或限期手术，应尽量在术前有效控制心律失常。对于需要安置起搏器的患者，提示已确诊存在严重心血管疾病，同时还可能并存其他器官退行性病变，起搏器电极与心脏直接相连，且心脏依赖起搏器才能进行相对正常的跳动，因此必须在麻醉前了解患者起搏器的类型与安装部位，在摆放体位时注意防止起搏器与心脏电极脱离，必须使起搏器与任何其他电器设备隔离，将电极板放置于电流不经过起搏器的位置，防止外部电流误传至心脏引起意外。手术中使用电刀，可能干扰起搏器的功能，手术前应调整起搏器至非同步模式，以免受电刀干扰。

（2）呼吸系统：呼吸系统重点在于对肺气肿、支气管、哮喘、阻塞性睡眠呼吸暂停综合征、近期上呼吸道感染患者进行评估。需了解患者的日常活动能力，通过询问即可初步获知。例如"能否快速登上二层楼？登上后是否气喘？"对 COPD 患者应了解每天咳痰量及性状；如果每天痰量增多或痰颜色与平时不一样，提示患者已合并急性呼吸道感染，此时择期手术应推迟，直至感染痊愈以后 2 周再考虑进行。对可疑或确诊的睡眠呼吸暂停综合征（OSAS）患者，需密切了解病史，必要时行睡眠呼吸监测以确定其严重程度。此类患者对镇静药及阿片类药物的耐受性极差，应小量分次用药。OSAS 患者困难气道的发生率较其他人群的患者显著增加，麻醉诱导前应做好困难气道处理的充分准备。根据麻醉医师的个人经验，必要时可采用表面麻醉下清醒气管内插管。同时，在全麻苏醒期亦应按流程做好紧急气道和通气处理的准备。术后镇痛宜选用多模式镇痛方案，尽量避免阿片类药物的使用。

（3）消化系统：胃内容物反流误吸是麻醉期间最危险的并发症之一。麻醉前对患者是否面临反流误吸危险必须做出明确的判断，对糖尿病及肥胖患者应更加关注，采取措施避免发生误吸，以保证呼吸道通畅和防止严重肺部并发症。

（4）生殖系统：对生育年龄妇女应询问近期是否受孕以及生育需求，询问患者是否在月经期，月经期一般应推迟手术，以免增加出血风险。

（5）内分泌系统：对每一例患者都应常规询问是否有糖尿病史。因糖尿病常合并高血压、缺血性心脏病、肾功能减退、神经系统疾病和胃麻痹症。术前评估应注重评价靶器官损伤（心、脑、肾）和血糖控制情况，推荐所有患者术前检查心电图、电解质、肌酐和血糖。甲状腺疾病有甲状腺素补充型（甲状腺功能低下）或抗甲状腺素型（甲状腺功能亢进）两类。近年资料表明，对稳定型的甲状腺功能低下患者，允许施行择期麻醉和手术，但应慎重，也可推迟择期手术，其间适当补充甲状腺素治疗。

（6）血液系统：询问患者既往是否有异常出血病史，是否需要经常输血。近年来，缺血性心脏病、高血压、糖尿病患者增多，术前应用抗血小板药物者较前明显增多，均需引起注意。近期发生动脉或深静脉血栓患者需推迟择期手术或进行围手术期干预。

（葛晓娜　韩非）

第二节　麻醉选择

妇科肿瘤手术的麻醉要点包括：良好的腹肌松弛，减轻和防止内脏牵拉反应，避免腹内压的骤降而导致血流动力学急剧变化。

一、椎管内麻醉

椎管内麻醉能满足大部分妇科肿瘤手术所需的镇痛范围，如果运用合理，可以为大多数妇科肿瘤手术的患者提供满意的麻醉效果。

连续硬膜外阻滞的优点包括：镇痛确切，痛觉阻滞完全；肌肉松弛效果良好，生理影响较小、呈节段性阻滞，麻醉范围局限于手术区域，对呼吸、循环、肝肾功能影响较小，术后肺部并发症少；手术中患者可以保持清醒；术后镇痛效果好；经济成本低，节约资源。

不可否认，椎管内麻醉也有其不足之处，例如：患者通常较紧张焦虑；椎管内穿刺置管属于有创操作，需要一定的临床操作技能；需要辅助镇静、镇痛用药；气道管理也有顾虑，有导致误吸的风险。

二、全身麻醉

虽然妇科肿瘤手术操作范围相对局限于下腹部和会阴，很多情况下椎管内麻醉可以满足手术需要，但是由于妇科患者大多数都存在焦虑、恐惧心理，椎管内麻醉不能满足患者的需求；例如恶性肿瘤根治术等手术刺激大，程序复杂，耗费时间长，由于椎管内麻醉的局限性不能满足手术需求；另外，对于一些术前同时患有循环系统、呼吸系统以及内分泌系统等疾病的患者来说，椎管内麻醉在麻醉效果、术中管理、患者安全等各个方面均存在着一定的局限性。因此，全身麻醉是腹部手术的最佳麻醉方法，能维持满意的肌松，麻醉深度易于调控，目前大多数妇科肿瘤患者的麻醉均选用全身麻醉。然而，全身麻醉对于患者的生理状态影响较大，临床上也要根据具体情况来决定选择如何实施麻醉。全身麻醉普遍适用于：所有不合作患者的妇科肿瘤手术麻醉，广泛子宫颈癌根治术麻醉，长时间手术患者的麻醉，有椎管内麻醉禁忌证患者的麻醉，患者及家属要求实施全身麻醉者。

（葛晓娜　韩非）

9

第三节　手术体位对妇科肿瘤患者的影响

妇科肿瘤手术经常采用膀胱截石位、头低截石位、头低仰卧位。

妇科经阴道手术的患者需要采取截石位。患者采取标准截石位时，双下肢同时被分开并抬高，髋和膝关节屈曲，大腿与躯干呈 90°左右，小腿则与地面平行。如果髋和膝关节过度屈曲，会造成关节处大血管受压，将影响下肢血液灌注及回流。采取截石位时可能会发生下肢神经损伤，最常见的是腓神经损伤，此外腓肠肌长时间直接受压可以导致下肢筋膜间隙综合征（compartment syndromes）。因此，术中对于采取截石位的患者应在膝关节及踝关节处垫以软垫以防止发生神经损伤。为了避免扭转应力对腰椎的损伤，当手术结束下肢复位时，应先在矢状平面将双下肢同时伸直并拢，随后缓慢放回手术台上，使机体逐渐适应循环血容量减少，避免出现血压的明显降低。

为了更好地暴露盆腔脏器，妇科手术常常采用头低截石位、头低仰卧位。既往曾采用患者头低倾斜 30°~45°，术中使用肩部约束带防止患者从手术台滑落，但由于长时间固定可造成患者臂丛神经损伤，因此目前建议患者头低倾斜角度控制在 10°~15°。患者采取头低位时，心脏前负荷增加，引起右心负荷增加；颅内血管充血，颅内压升高；由于腹腔脏器向头侧移位，膈肌上抬，限制吸气时膈肌的下降，自主呼吸做功增加；由于重力作用，血液更多地流向通气较差的肺尖部，导致通气/血流比例失调；机械通气时，气道阻力增大，气道压力升高。

（葛晓娜　韩非）

第四节　妇科肿瘤腹腔镜和机器人手术的麻醉

自从 20 世纪开始，妇科医师们就开始运用腹腔镜技术进行诊断盆腔疾病，腹腔镜技术便广泛应用于临床诊疗过程中。近年来，随着器械和技术的发展，先进的腹腔镜技术已应用于妇科肿瘤手术。

2005 年，美国 FDA 批准"达芬奇"手术机器人系统用于妇科手术。适合腹腔镜的妇科手术都适合机器人手术系统，盆底由于位置较深、空间狭窄，因此更适合机器人操作。机器人的另外一个优势体现在一些要求放大和精细缝合的手术。此外，妇科肿瘤手术患者也存在肥胖和合并糖尿病等不利于传统开腹手术的疾病，此时使用机器人辅助手术，可以降低术后并发症，促进患者的术后恢复。妇科肿瘤的机器人手术对于患者体位也有特殊要求，一般采用头背低的截石体位，全身麻醉后，两腿分开截石位，并且尽可能地把手术床放到最低，头低 30°，最大限度地移除腹腔内的肠道、暴露盆腔。手术前需要给患者放置肩垫，妥善固定，防止手术期间患者体位下滑移动。

腹腔镜和达芬奇手术机器人应用于妇科肿瘤手术无疑对麻醉提出了新的挑战与要求。机器人手术不仅给外科带来变革，也推动了临床麻醉实践的进步。麻醉医师必须立足于围手术期医学的高度，在术前评估、术中管理和术后随访治疗方面更新理念，麻醉方案要做到更细致、更精确，也许今后发展的机器人麻醉技术才能更准确地配合机器人手术，保证患者手术麻醉的安全、舒适和优质转归。另一方面，介绍给患者的信息是腹腔镜和机器人手术具有手术安全、简单、损伤小和疼痛轻等优点，而实际上此类手术的麻醉风险并不比其他手术的风险低，这就给临床麻醉提出了更高的要求。

一、妇科肿瘤人工气腹对人体生理的影响

目前主要使用 CO_2 人工气腹实施腹腔镜手术，在 CO_2 人工气腹期间腹压增高、CO_2 吸收、麻醉、体位改变、神经内分泌反应以及患者基本状态之间相互作用，可以导致呼吸、循环系统一系列变化，引起其他系统的常见并发症及不良生理反应。

CO_2 气腹对循环系统功能的影响主要与腹腔内压力升高影响静脉回流，从而影响回心血量（前负荷）以及高碳酸血症引起交感兴奋、儿茶酚胺释放、肾素-血管紧张素系统激活、血管加压素释放导致血管张力（后负荷）增加有关。气腹期间腹内压一般控制在 12 ~ 15 mmHg，由于机械和神经内分泌共同介导，动脉血压升高，体循环阻力增加，心脏后负荷增加，气腹可使心排血量降低 10% ~ 30%，心脏疾病患者心排出血量下降幅度更大。另一方面，增加的腹内压压迫腹腔内脏器，使其内部血液流出，静脉回流增加，中心静脉压升高，心脏前负荷增加，心排血出量增加，血压上升。而当腹内压超过 15 mmHg 时，由于下腔静脉受压，静脉回流减少，

中心静脉压降低，心脏前负荷降低，心排血出量降低，血压下降。由于 CO_2 易溶于血液，人工气腹过程中不断吸收 CO_2，当 $PaCO_2$ 逐渐升高至 50 mmHg 时，高碳酸血症刺激中枢神经系统，交感神经张力增加，引起心肌收缩力和血管张力增加，CO_2 的直接心血管效应使外周血管扩张，周围血管阻力下降，引起反射性儿茶酚胺类递质分泌增加，增强心肌兴奋性，可能诱发室上性心动过速、室性早搏等心律失常。在置入腹腔穿刺针或者 Trocar 过程中，人工气腹引起腹膜受牵拉、电凝输卵管刺激、二氧化碳气栓等情况均可引起迷走神经反射，导致心动过缓；而 CO_2 人工气腹引起的高碳酸血症引起交感兴奋儿茶酚胺释放、肾素血管紧张素系统激活可以导致患者心动过速。CO_2 人工气腹对患者术中循环系统的影响并非表现为前述某一个方面的情况，而是上述各方面因素综合作用的结果。心血管功能正常的患者通常可以耐受人工气腹导致的心脏前后负荷的改变，心血管疾病、贫血或低血容量患者可能无法代偿人工气腹改变引起的心脏前后负荷改变，人工气腹充气、补充容量和变换体位时需要特别谨慎。腹内压对心脏前负荷的影响还与机体自身血容量状态有关。在手术中，由于患者迷走神经过度兴奋，人工气腹压力过高，腹膜牵拉，CO_2 刺激反射性引起迷走神经兴奋。过度的迷走神经兴奋可抑制窦房结，导致心率及血压下降。高碳酸血症时，心肌对迷走神经的反应性增强，如果同时存在低血容量状态，易引起心搏骤停。腹腔镜手术人工气腹期间，患者体位对循环系统的影响比较复杂，头高位时回心血量减少，心排血量下降，血压下降，心指数降低，外周血管阻力和肺动脉阻力升高，这种情况让人容易与麻醉过深引起的指征相混淆，麻醉过程中应注意区分。相反，当头低位时回心血量增加，心排出量增加，血压增高，肺动脉压力、中心静脉压及肺毛细血管楔压均增高。

由于腹腔内 CO_2 的压力可使膈肌上抬，肺底部肺段受压，胸肺顺应性降低，通气血流比失调，气道压力上升，功能残气量下降，潮气量及肺泡通气量减少，从而影响通气功能。气腹压在 12～15 mmHg 范围内可以使肺顺应性降低 30%～50%，使气道峰压和平台压分别提高 50% 和 81%。气腹压达 25 mmHg 时，对膈肌产生 $30 g/cm^2$ 的推力，膈肌每上抬 1 cm，肺的通气量就减少 300 ml。尤其是肥胖患者术前胸廓运动受阻，横膈提抬，双肺顺应性下降，呼吸做功增加，耗氧量增加，加上术中通气血流比失衡，可能会带来严重的不良后果。呼吸功能不全的患者则应慎行腹腔镜手术，因呼吸功能不全的患者腹腔镜手术中建立 CO_2 气腹后，肺顺应性降低，潮气量减少，同时易产生高碳酸血症和 CO_2 潴留。人工气腹后，CO_2 的高溶解度特性，使之容易被吸收入血，加上腹腔内压力升高导致的胸肺顺应性下降、心排出量减少致通气血流比失调，容易形成高碳酸血症。随着气腹时间延长，人体排出 CO_2 的能力减弱，高碳酸血症进一步加剧。此时，呼气末 CO_2 浓度已经不能反映血液的 CO_2 浓度的真实情况。临床上长时间 CO_2 人工气腹时应当进行动脉血气分析监测。妇科腔镜手术采用头低脚高位时，腹腔内容物因重力和气腹压的双重作用，可使膈肌上抬，胸腔纵轴缩短，功能残气量进一步减少，肺总量下降，呼吸系统顺应性下降，气道阻力增大对呼吸系统影响加重，且随着气腹时间延长，变化越来越明显。

CO_2 人工气腹时，腹内压急剧升高，压迫腹内脏器和血管，使血液回流受阻，体内儿茶酚胺递质释放增加，同时 CO_2 气腹引起的高碳酸血症引起肠系膜血管收缩，使肝血流量减少，肝血流灌注不足是影响肝功能的直接原因。另外，手术结束时突然解除气腹，血流再通，内脏血流再灌注，出现一过性充血，在纠正缺血缺氧的同时，亦会产生缺氧再灌注损伤，不可避免地引起活性氧自由基增多，使磷脂、蛋白质、核酸等过度氧化损伤，造成肝细胞损伤甚至坏死。

CO_2 气腹条件下对肾脏功能的影响主要表现在对尿量、肌酐清除率、血肌酐及尿素氮的影响。CO_2 人工气腹引起腹内压 IAP 升高，直接压迫肾脏，使肾皮质灌注血流下降，可导致尿排出量减少。这已在动物实验和临床中得以证实，而且气腹压越高，尿量减少就越明显。CO_2 气腹还影响肾脏中的激素水平，人工气腹机械刺激导致血浆肾素-血管紧张素系统被激活，引起肾血管收缩，降低肾血流量，影响肾功能。

由于妇科腹腔镜手术 CO_2 人工气腹期间发生的高碳酸血症、腹内压升高、外周血管阻力升高以及头低位等因素的影响，脑血流量加，颅内压升高。人工气腹期间 CO_2 弥散力强，很容易形成高碳酸血症，可使脑血流量明显增加，且随气腹时间延长，脑血流量增加更加明显；腹内压增高刺激交感神经，导致平均动脉压增高，同时伴有微血管痉挛而致血流减少，脑血流量 CBF 增加主要体现在局部大血管，形成脑充血，从而使脑组织氧摄取和利用减少。

腹腔镜手术对神经内分泌的影响明显轻于同类开腹手术。CO_2 气腹可引起血浆肾素、血管加压素及醛固酮明显升高。研究表明，CO_2 具有免疫下调作用。此外，CO_2 人工气腹期间易发生皮下气肿，可能是因为腹腔镜手术早期，Trocar 多次退出腹腔，Trocar 偏离首次穿刺通道致腹腔处有侧孔，腹腔内气体移入皮下所致。

二、妇科腹腔镜手术的麻醉

1. 麻醉前准备

麻醉医师应该在麻醉前 1～2 天访视患者，全面了解患者一般状态、现病史、既往史及治疗过程，询问手术史、过敏史、是否服用特殊药物等，检查与麻醉相关的项目，如心肺功能，气道分级等。查阅患者实验室检验和辅助检查，查阅专科检查结果，了解患者病情。与患者充分沟通，缓解其焦虑情绪，指导其术前准备如禁食水时间及术前停药时间等问题。与妇科医师充分沟通，了解手术具体方案，评估麻醉中可能出现的问题，制定合适的麻醉方案。

对于临床麻醉而言，妇科肿瘤机器人手术是较全新的手术方式，但因为其基础源自传统的腹腔镜微创手术，因此其麻醉管理策略与以往的腔镜手术麻醉管理相似，但也有其独特的地方。机器人手术麻醉更需要严格的术前评估和准备、精确的术中监测和管理、快速优质的恢复。

2. 妇科肿瘤腹腔镜手术麻醉方法选择

麻醉医师应当在选择麻醉方式一般原则的基础上，根据腹腔镜手术的特点、患者的具体情况、麻醉设备情况来选择麻醉医师最熟悉、最擅长的麻醉方法。

（1）全身麻醉：虽然腹腔镜手术对局部的损伤小，但是如前所述人工气腹腹腔镜手术过程中对患者的呼吸循环功能影响较大，因此应该选择全身麻醉实施手术。这样既有利于术中患者气道管理，调节合适的麻醉深度，控制不良刺激引起的有害反射，有利于保证适当的麻醉深度和维持有效的通气，又可避免膈肌运动，利于手术操作，在监测呼气末 CO_2 下可随时保持通气量在正常范围。全身麻醉期间宜应用喉罩或气管插管进行气道管理，时间短小、术中体位变化不大、采用低压人工气腹技术时，可以在应用喉罩通气道的情况下安全实施手术；但气管插管全身麻醉是最确切、安全的气道管理技术，因此目前临床上大多数人工气腹腹腔镜妇科肿瘤手术都是采用这种气道管理方式，尤其是手术时间长、术中体位变动大的手术。

（2）椎管内麻醉：椎管内麻醉镇痛确切、肌松效果良好，可以基本满足腹腔镜手术的麻醉镇痛需要，但是 CO_2 人工气腹升高的腹内压、手术操作牵拉腹膜、CO_2 刺激等均可导致迷走神经反射性增强；CO_2 人工气腹期间导致的高碳酸血症也使心肌迷走神经反射增强；椎管内麻醉阻滞部分交感神经，导致副交感神经相对亢进；椎管内麻醉不能满足手术过程中所有的需要，患者舒适度差，辅助静脉镇静、镇痛剂使用不当则会影响到呼吸、循环系统的稳定；这些因素均是麻醉过程中发生不良事件的潜在风险，麻醉管理起来相当困难，因此目前已基本不选择椎管内麻醉实施人工气腹腹腔镜手术。

3. 妇科肿瘤机器人手术麻醉方法选择

妇科肿瘤机器人手术麻醉方法选择主要是全身麻醉，可以联合使用外周神经阻滞技术，减轻术后疼痛。不论使用何种麻醉方法，都要求做到充分、快速地保障患者的生命安全、麻醉镇痛效果全面、促进患者术后康复和转归。

4. 妇科肿瘤腹腔镜和机器人手术的麻醉管理与监测

全身麻醉的维持一般主张使用吸入麻醉技术，如代谢较快的地氟烷、七氟烷。这是由于吸入麻醉的特点非常适合长时间腹腔镜和机器人手术的要求。也有持续使用背景剂量的瑞芬太尼维持基础镇痛的方法。静脉持续输注静脉麻醉药物也可用于麻醉维持，适合于手术时间短的患者，但是需要注意长时间手术以及在肥胖患者体内的药物蓄积作用。

腹腔镜手术尤其是机器人辅助手术要求术中患者绝对无体动反应。此外，肌肉松弛也有助于建立安静稳定的手术空间。因此，可以采用连续输注的方式使用中、短效肌肉松弛药物，保证手术期间无体动反应。大型手术、老年患者、合并疾病影响神经肌肉阻滞效果的患者，需要监测肌松深度，避免肌松药物的不合理使用和术后肌松残余。

腹腔镜和机器人手术患者术中输液目的是维持有效循环血容量和血流动力学稳定，维护重要脏器的灌注，增加组织的氧供，降低心肌氧耗。手术前的液体补充可以避免因麻醉和手术气腹、体位等因素导致的相对血容量降低对于患者循环功能的不利影响。气腹本身会导致外周血管阻力增加，下腔静脉回心血流量减少，心排量降低，而气腹撤除后，内脏的机械压力去除后血液再分布，这些都会影响血流动力学的稳定。此外，术中输液应该选择外周粗大的静脉，静脉通路妥善固定，避免术中脱落。

腹腔镜和机器人手术的体位多有特殊要求，如前所述对呼吸、循环等系统有很大影响。头低位可能会影响脑组织的正常灌注，此时血压不能过低，否则会影响术后苏醒速度。下肢弯曲的截石体位也不利于下肢血液回流和灌注，甚至会诱发静脉血栓的形成。此外，对于屈氏体位的患者，需要做好防护，避免发生患者术中体位移动。

虽然腹腔镜和机器人手术麻醉管理没有要求必须做桡动脉穿刺监测直接动脉压和深静脉穿刺监测中心静脉压力，但是对于合并心肺和其他系统疾病、术中可能会出现心血管循环指标剧烈波动、长时间手术等，还是需要积极建立有创监测。由于机器人装置的位置，导致麻醉医师近距离观察接触患者的空间被压缩。因此，所有的有创性监测部位都要妥善固定，避免出现导管脱落的不良事件。此外，由于术中患者体位的变动，有创监测的传感器零点位置也需要相应变动，一般放置在剑突水平面的心脏位置。

腹腔镜和机器人手术过程中，长时间的气腹会使膈肌上移，可能会压迫内脏，降低其顺应性，抑制心脏的舒张功能，减少下肢静脉的回心血流量，导致有效血容量降低和低血压，这在术前容量不足的患者中尤为突出。此时心率可以增加，也可以不变。对于老年患者，严重的低血压会诱发心率减慢，心排量减低，影响了心肌的灌注，心电图 ST 段波形的观察分析能够及时发现心肌缺氧。如果不及时处理会产生严重的心血管事件。此时可以通过使用血管活性药物、液体的血容量填充等方式维持循环功能的稳定。气腹会增加气道阻力，严重者会出现低氧血症，此时可以通过提高吸入氧气浓度、降低气道阻力、呼气末持续正压通气、降低 CO_2 气腹压力和流量等策略应对。严重者可以暂停手术，等待严重受损的循环呼吸功能纠正后再继续手术操作。如果始终不能改善者，可以改变手术方式，使用对循环呼吸功能影响较小的传统开腹手术。外周脉搏氧饱和度监测的部位不能用于耳垂和头面部，这是因为长时间气腹和过度的头低位，会造成头面部静脉血增加，影响测量数值的准确性。

腹腔镜和机器人手术期间严重的通气血流比例失调可能会影响吸入麻醉药物的吸收和排除，导致麻醉深度的波动。此外，高碳酸血症导致脑内的 CO_2 浓度增加、静脉麻醉药物的长时间持续推注所产生的药物蓄积等，这些效应都会影响麻醉镇静的深度。对于长时间的手术，建议使用麻醉镇静深度监测，维持术中合理的麻醉镇静深度，避免药物的过量和蓄积，从而实现精确麻醉。

所有的手术麻醉都存在患者体温降低的可能，腹腔镜和机器人手术尤其突出，其发生术中低体温的概率更高。这是由于温度较低的 CO_2 持续吹入机体，以及手术时间过长所致。因此术中需要严密监测和积极维持正常的体温，使用保温毯将肢体覆盖完全，使用输液加温装置，避免体温降低丧失。

腹腔镜和机器人手术期间，在体位改变和或建立 CO_2 气腹后，气管导管的位置可能会出现移动，如膈肌上移导致气管导管滑入一侧主支气管或接触压迫隆突，严重者甚至会出现气管损伤。其预防措施是妥善固定好气管导管，准确记录刻度，术中通过监测气道阻力、呼气末 CO_2 压力波形、双肺的呼吸音听诊等手段密切观察是否发生了导管的移位，避免患者体位移动导致的气管导管位置改变。术中也要观察气管导管套囊的压力，避免压力过大对气道造成的损伤。

腹腔镜和机器人手术会产生或者是加重外周组织的压迫及神经损伤，这对于糖尿病等外周循环功能损伤的患者而言更为突出。长时间的特殊体位会造成或加重臀、膝、下肢等处的软组织压迫、神经病变，甚至导致永久的运动和或感觉功能的神经损伤。肢体抬高、长时间的压迫、肥胖会导致下肢的筋膜室综合征，致其缺血损伤。因此在手术期间需要严格保护，避免过度压迫、缺血损伤和神经病变。

由于机器人手术时间长，体位特殊，加之循环的剧烈波动，下肢血流不畅，可能会导致深静脉血栓的形成和（或）脱落。在围手术期，乃至术后 20 天内均可以发生血栓形成。预防措施包括下肢使用弹力袜或者是持续连续间断的机械压迫，促进下肢血液回流，加强监测，术后早

9

期的被动肢体活动，呼气末 CO_2 监测。

　　机器人辅助手术期间所使用的气腹压力多较传统腹腔镜手术的气腹压力高，虽然它可以更好暴地露手术区域，便于机械手的操作，但是，随之带来的气腹损伤是不容忽视的威胁和挑战。气腹损伤除了高碳酸血症对循环、呼吸、内分泌等功能的影响外，还表现在气腹的机械压对于内脏组织灌注的干扰，气腹所并发的皮下气肿、纵隔气肿、心包气肿的危害，以及气腹建立初期气腹针对肠腔血管的穿刺损伤风险。对于长时间手术和术前存在肝、肾等重要腹腔脏器功能损伤高危因素的患者，需要关注气腹对于这些重要脏器血供的影响，尤其是肾脏的缺血性损伤。近年来，术后急性肾功能损伤越来越受到临床的重视，其主要病因是手术期间的缺血和再灌注损伤。

　　长时间腹腔镜和机器人手术可能会出现胃液反流，加之头低体位，胃内的酸性液体会灼伤口腔黏膜。机器人手术患者头部可能会被手术铺巾遮蔽不能接近，因此不能够及时观察。此外，机器人的机械臂也可能会损伤患者的头面部组织。避免这类损伤的主要方法有：持续的胃肠吸引减压、口腔压塞纱条、眼睛的封闭保护等，并且要尽可能暴露头面部，及时发现可能出现的损伤。

（葛晓娜　韩非）

第五节　宫腔镜手术的麻醉

宫腔镜手术是采用膨宫介质扩张宫腔，通过纤维导光束和透镜将冷光源经宫腔镜导入宫腔内，在直视下行宫腔内的手术治疗。应用于妇科肿瘤治疗的适应证包括子宫内膜息肉和子宫黏膜下肌瘤。宫腔镜手术刺激仅限于宫颈扩张及宫内操作。感觉神经支配前者属 $S_2 \sim S_4$，后者属 $T_{10} \sim L_2$。

麻醉可分别选择全身麻醉，区域麻醉（椎管内麻醉或由手术医师行宫颈旁阻滞）。区域麻醉最大的优点是一旦发生 TURP 综合征和穿孔，便于患者提供主诉症状并监测其特有的体征，尤其是低钠血症时可能发生的意识改变，硬膜外麻醉和宫颈旁阻滞适用于非住院患者，对中老年患者可选择蛛网膜下腔麻醉，蛛网膜下腔麻醉后头痛发生率低于青年女性，蛛网膜下腔麻醉阻滞效果完善，阻滞速度优于硬膜外麻醉。宫腔镜手术麻醉和监测一如常规，但更重要的是麻醉医师应知晓宫腔镜手术可能发生的不良反应（如 TURP 综合征）和手术操作的并发症，通过分析监测生理参数及其变化，为尽早诊治提供依据。宫腔镜手术一般耗时不长，被认为是普通手术，而忽视正确安放手术体位–截石位。长时间截石位时膝关节小腿固定不妥可致腓骨小头受压使腓总神经麻痹，术后并发足下垂，妥善的体位安置避免组织受压亦应作为麻醉全面监测项目之一。

（葛晓娜　韩非）

第六节　妇科常见肿瘤的麻醉

妇科肿瘤发生部位多在卵巢、子宫、宫颈、阴道和外阴等处。一般的良性肿瘤手术切除范围较小，手术操作相对简单，但对恶性肿瘤，如宫颈癌的广泛性全子宫切除术加盆腔淋巴结清扫术，手术范围大、时间长、创伤大、出血多，对机体生理干扰大，加之此类患者可能伴有全身状况不良，因此，手术和麻醉风险大大增加。为了确保麻醉效果和麻醉安全，为手术创造良好条件，麻醉医师除了熟练掌握各项麻醉技术外，还应了解妇科疾病的病理解剖学和手术主要步骤，这样才能提高麻醉质量，确保患者的安全。

一、子宫肌瘤

子宫肌瘤是女性生殖系统中最常见的良性肿瘤，手术治疗是有症状的子宫肌瘤患者的最佳治疗方法，根据肿瘤大小、数目、生长部位及对生育的要求，采取相应的手术方式，包括经腹全子宫切除术、次全子宫切除术及子宫肌瘤剔除术，随着微创外科的发展，腔镜手术成为治疗子宫肌瘤主要的手术方式之一。

1. 经腹子宫肌瘤切除术

此类手术患者年龄较轻，并发症较少，椎管内麻醉基本能完成开腹手术。随着腹腔镜的飞速发展，该类手术多经腹腔镜完成，因此全身麻醉更为常用。

2. 阴式子宫切除术

此类手术需用截石位，椎管内麻醉操作后应重视体位摆放及其对呼吸、循环的影响。此外，此类手术常需局部注射肾上腺素等收缩血管并反复多次牵拉宫颈，注意处理药物引起的血压高、心率快和迷走神经反射引起的心率减慢。阴式子宫肌瘤剔除手术时间较长，渗血、出血较多，术前应认真改善全身情况，术中根据失血量及时输血补液。手术可选择椎管内麻醉，也可选择刺激性较小的喉罩通气进行全身麻醉。

3. 经腹子宫及附件切除术

子宫及附件切除是妇科肿瘤常见手术之一，操作并不复杂，故麻醉方法大都采用硬脊膜外隙脊神经干阻滞；由于手术患者以中、老年居多，常合并多种疾病，且因该疾病长期失血而常有贫血，各器官因慢性贫血可能有不同程度损害，麻醉前应对患者全身情况做出评估，重视麻醉前纠正，以利于围麻醉期的平稳度过。

一般可选择椎管内麻醉，必要时选择连续脊神经干阻滞或蛛网膜下腔脊神经根阻滞与脊神经干阻滞联合；连续脊神经干阻滞可选择 $L_1 \sim L_2$ 或 $L_2 \sim L_3$ 椎间隙穿刺，向头侧置管，手术阻滞范围一般可达 $T_8 \sim S_4$；如预计手术困难或需要做淋巴结清扫时，为提高患者舒适度宜选择全身麻醉。老年患者合并心、肺疾病者应常规进行心电图和呼吸功能监测，维持血压、心率平稳，注意血容量动态平衡，防止心脏负荷增加，维持正常通气量，注意保护肾功能。该类手术除术前贫血或术中渗血较多者多不需要输血。

二、宫颈癌

宫颈癌是全球妇女中仅次于乳腺癌的第二个最常见的恶性肿瘤，宫颈癌根据分期不同，手术方式和范围也有所不同，对麻醉的具体要求也相应不同。

1. 宫颈锥形切除术

宫颈锥形切除术是由外向内呈圆锥形的形状切下一部分宫颈组织。此手术尤其适用于要求保留生育能力的年轻患者。全身情况差、不能耐受大手术、病变局限者，也可采用宫颈锥形切除术。宫颈锥形切除术可选用腰麻、硬膜外麻醉。理论上，完全阻滞骶神经丛即可满足手术要求，但如果为了减轻或消除手术牵拉子宫引起的牵拉反射阻滞平面应达到 T_6 或适当使用麻醉性镇痛药以消除牵拉痛。随着舒适医疗的发展，此类短小手术可于静脉麻醉下进行，给予适量镇静、镇痛药，呼吸管理很重要，根据时间长短可保留自主呼吸也可置入喉罩进行机械通气。

2. 子宫颈癌次广泛性全子宫切除和广泛性子宫切除术加盆腔淋巴结清除术

子宫颈癌次广泛性全子宫切除和广泛性子宫切除术加盆腔淋巴结清除术的手术切口在脐上 3～5 cm 到耻骨联合，腹腔探查范围广及全腹、盆腔，涉及中胸腰、骶段脊神经支配区，因此，根据患者情况、手术要求、患者的意愿、麻醉条件及麻醉者的技术水平，可选用全身麻醉、硬膜外阻滞或腰硬联合麻醉。腹腔镜下施行的广泛性全子宫切除术、高龄患者或合并严重心血管疾病的患者，采用全身麻醉较椎管内麻醉更易于维持血流动力学的稳定及充分的氧供。目前尚无足够的临床证据说明全身麻醉与椎管内麻醉对术后患者康复的影响存在差异。椎管内麻醉完全无痛平面要求上至 T_4，下达 S_4。硬膜外阻滞采用两点法（T_{12}～L_1 向头端置管加 L_2～L_3 或 L_3～L_4 向尾端置管）更能确保麻醉平面满足手术要求。麻醉平面小于此范围切皮可以完全无痛，然而腹腔内脏牵拉反应往往较严重，除恶心、呕吐、低血压及心动过缓外，甚至腹肌紧张、鼓肠、牵拉痛，影响术野暴露。遇到腹壁厚、骨盆深的患者更增加手术困难。测试麻醉平面时如果耻骨联合区皮肤有痛感，常提示骶神经阻滞不完善，牵拉子宫尤其涉及宫颈旁组织时有大小便感及酸胀不适，致使患者不能安静。盆腔淋巴结清除术野达闭孔，此处神经支配来自 L_1～L_2 脊神经，因此，只要子宫提拉时无反应，手术解剖此区时麻醉效果也应满意。盆腔血管由盆侧壁向正中集中，除子宫动脉外，在腹膜外与盆腔之间有丰富的静脉丛，其特点是管腔大、壁薄，因此易发生渗血。麻醉者应注意吸引血量及血染纱布数，粗略估计出血量，及时输血、输液，维持有效循环血量。对于高龄、全身情况差的患者，既要维持足够的血容量，但又要避免容量过多而损害心肺功能，此类患者应行中心静脉压监测，以指导液体治疗。

三、子宫内膜癌

子宫内膜癌多见于老年妇女，因此，对于子宫内膜癌的老年患者，麻醉医师应在麻醉前了解患者的全身情况，尤其要注意患者有无合并重要的心、肺、肝、肾等重要系统疾病。此类患者可能因全身情况差，对手术和麻醉的耐受能力差，因此，选择麻醉时应做出全面的评估。对于情况良好的患者可选用椎管内麻醉，情况差或合并有严重系统疾病的患者，采用全身麻醉则更容易维持稳定的血流动力学和充分的氧供。

四、卵巢肿瘤

卵巢恶性肿瘤患者年龄及全身情况个体差异悬殊。30% 患者腹部肿块巨大或有大量腹水，近半数患者有化疗、激素或手术治疗史。近半数患者可出现心电图异常，其中心律不齐最为常见。一般病例全身情况尚好，肿瘤亦不太大，手术单纯行全子宫及附件切除或包括部分大网膜切除者，硬膜外麻醉或腰硬联合麻醉基本满足手术的要求。对需清除腹主动脉旁淋巴结者，如果清除范围只达髂总动脉分叉处，椎管内麻醉平面亦无特殊。但若清除范围达肾门区，麻醉平面需相应提高达 T_4 水平，此时可考虑采用两点穿刺置管（$T_{10} \sim L_{11}$，$L_1 \sim L_2$），推荐采用全身麻醉。

晚期患者全身情况很差，常出现营养不良、贫血、低蛋白血症、腹部膨隆，腹腔内脏受压，肠曲被推向横膈，膈面抬高，膈肌活动受限，肺下叶受压发生盘状肺不张，肺容量减少，肺顺应性降低。呼吸浅速甚至呼吸困难，不能平卧。心脏被推移，活动受限，可能影响每搏输出量和心输出量。下腔静脉受压迫致腹壁静脉怒张，甚至波及胸壁静脉，回心血减少，脉细速。反复放腹水可加重低蛋白血症和水电解质的紊乱。有的患者可伴有发热、低血容量。这些状态都给实施麻醉实施提出了挑战，麻醉前必须充分了解患者病情、准确评估麻醉风险，麻醉过程中必须处理好这些变化与麻醉的关系，尽可能保障麻醉安全。

由于巨大卵巢肿瘤患者上述一系列病理改变，无论选择硬脊膜外隙脊神经干阻滞还是选择取全身麻醉，一旦麻醉诱导后同时骨骼肌充分松弛，则可能引起肿瘤压迫腹腔脏器"加重"，尤其伴有大量腹水患者，甚至出现严重仰卧位低血压综合征，对于腹腔肿块巨大，伴有大量腹水或呼吸困难不能平卧的患者，麻醉方式宜选用全身麻醉，以确保血流动力学的稳定和充分的氧供，防止低氧血症和高碳酸血症的发生。麻醉与手术期间密切观察血流动力学变化，既要防止腹腔内压骤然下降所致右心回心血量突然增加而诱发的急性肺水肿，又要避免可能引起的腹主动脉受压突然解除而导致的血压骤降。曾用化疗药者，要了解用药及剂量，注意化疗药物对心肺等脏器功能的影响以及麻醉药与化疗药的协同作用。术前曾用皮质激素治疗者，麻醉前及术中、术后均需补充用药，以免引起肾上腺皮质功能低下，导致严重低血压。肿块巨大或伴有大量腹水的患者，在手术吸除腹水或搬出瘤体时，注意维持循环稳定，防止血流动力学剧烈变化，避免输液过多或过少，病情严重者麻醉前应行颈内静脉或锁骨下静脉穿刺置管，实施中心静脉压监测，以指导输血、补液。输入液过多过快或麻黄碱多次反复使用，可导致心脏前负荷增加而诱发肺水肿。

五、外阴癌

根据患者情况和手术要求，外阴手术的麻醉方式可选用椎管内麻醉或全身麻醉。椎管内麻醉应根据手术范围选择相应的穿刺点。如做外阴广泛切除术加双腹股沟淋巴结清扫术，硬膜外阻滞平面上达 T_{10}，下达 S_5 即可。若需行腹膜外盆腔淋巴结清扫术，阻滞组织平面需达 $T_8 \sim T_9$，才可阻滞腹膜刺激反应。

（葛晓娜　韩非）

第七节　妇科肿瘤加速康复策略

加速康复外科（enhanced recovery after surgery，ERAS）是由丹麦 Kehlet 教授于 1997 年首次提出，即通过采用一系列优化、有效的干预措施，降低患者心理和躯体的应激反应，减少并发症，使患者在术后快速康复的一种理念。虽然 ERAS 最初是应用于结直肠外科，其范围目前已经在很多的外科领域尤其，在妇科手术领域的应用越来越多。目前有研究对妇科肿瘤患者实施 ERAS 策略，加快了术后的康复，节省了医疗费用，提高了患者的满意度。

（一）术前

1. 术前宣教

妇科肿瘤手术患者，由于对于病情及预后的担心，存在不同程度的焦虑、紧张等情绪，影响术后康复，因此，有必要进行术前宣教。

2. 术前评估

术前评估的目的是确定患者的危险因素和并存疾病。妇科肿瘤患者的病情着不同的复杂性，因此，需要术前准确评估。

3. 戒烟

推荐术前戒烟 4 周，可以减少肺部并发症的发生。

4. 术前优化

（1）贫血：妇科肿瘤患者常伴有贫血，贫血与术后并发症的发生率和病死率密切相关，术前及时发现贫血，分析贫血原因，并予以纠正，推荐静脉或口服铁剂作为一线治疗方案，术前输血及应用促红细胞生成素并不能改善手术结局，应尽量避免。肿瘤患者围手术期输血，可能会影响患者的免疫系统，降低患者的长期生存率。

（2）营养状况：无胃食管反流、无胃排空延迟、血糖正常，营养状态良好的患者，无须进行营养支持治疗。术前营养不足，预测 90 天病死率和总体生存率较差。

（3）血糖：监测血糖，确保定围手术期血糖范围不超过 10.0 mmol/L，这对患者切口愈合、远期复发率及生存率均有意义。

（4）血压：术前高血压患者，如果血压维持稳定，术前继续常规口服降压药物。如果血压不稳定，需要调整降压药物的种类或用量。如果高血压是由于患者术前紧张情绪引起，需要术前加强与患者的沟通，必要时请心理科医师协助诊疗。

5. 肠道准备

机械性肠道准备不仅造成明显的不舒适感，还有可能导致水电解质平衡紊乱，患者术前就已经处于疲惫状态。推荐术前不进行清洁灌肠，不口服导泻药物，避免常规机械性肠道准备导致的患者焦虑、脱水及电解质紊乱，减少对患者生理和心理的应激反应。当预计有肠道损伤可能时，如晚期宫颈癌、卵巢恶性肿瘤，病变可能侵及肠管或患者存在长期便秘时，可给予短程肠道准备，建议同时口服广谱抗生素。

6. 术前禁食、禁饮及口服碳水化合物

以往认为，长时间禁食、禁饮可以确保避免反流、误吸，但加速康复外科理念指出，长时间的禁食、禁饮会导致患者处于应激状态，造成胰岛素抵抗，推荐术前 6 h 禁食固体食物、2 h 禁食清流质食物，术前 2 h 摄入 12.5% 碳水化合物饮料，有助于缓解患者术前口渴、紧张及焦虑情绪，减轻围手术期胰岛素抵抗，减少术后恶心、呕吐及其他并发症的发生，增加机体能量储备。

7. 术前镇静药物的使用

因其可延迟术后快速苏醒，对术后早期进食及活动存在影响，应避免使用。

8. 静脉血栓栓塞的预防

妇科恶性肿瘤患者本身高凝、手术、放疗、化疗等都是静脉血栓栓塞的高风险因素。静脉血栓栓塞的预防，物理措施包括间歇充气压缩装置、静脉加压装置、抗血栓弹力袜等；药物预防包括普通肝素、低分子肝素等。对于手术时间超过 30 min、妇科恶性肿瘤以及其他静脉血栓栓塞中高危患者，建议穿着抗血栓弹力袜并在术前皮下注射低分子肝素。术中可考虑使用间歇性充气压缩泵促进下肢静脉回流，在使用肝素 12 h 内应避免进行椎管内麻醉操作。

9. 抗菌药物的预防性使用

预防性使用抗菌药物有助于减少外科手术部位感染，因此，按照原则选择抗生素，于术前 30 min 至 1 h 静脉滴注完毕。

10. 术前疼痛管理

疼痛已经成为第五大生命体征。疼痛可导致机体多个系统功能障碍，严重影响患者术后的恢复。因此，疼痛的处理是加速康复外科的重要环节，且从术前持续到术后。术前阶段推荐应用多种非阿片类镇痛药，可以最大限度地减少阿片类药物的剂量和相关的不良反应，减轻应激反应。推荐口服对乙酰氨基酚和非甾体抗炎药，如布洛芬。

（二）术中

1. 麻醉方法

推荐采用全凭静脉麻醉复合超声引导下腹横肌平面阻滞。超声引导下腹横肌平面阻滞为许多快速康复外科指南中所推荐，具有满意的镇痛、减少阿片类药物的用量、减轻分解代谢、改善组织灌注、保护消化道功能、减少膈肌麻痹、降低手术应激的作用，利于患者术后胃肠道功能的恢复及早期下床活动，利于患者早期经口进食。辅以小剂量的短效阿片类镇痛药瑞芬太尼。瑞芬太尼其消除半衰期短，且无残留作用。近年来，越来越多的证据表明，阿片类药物对肿瘤细胞的生物学行为、肿瘤进展、抗肿瘤免疫等产生影响，存在抑制肿瘤患者免疫功能的风险，可能影响肿瘤患者的转归，所以超声引导下腹横肌平面阻滞使用大大减少围手术期阿片类药物的用量。

2. 麻醉深度

建议术中采用脑电双频指数进行麻醉深度监测，避免麻醉过浅导致患者术中知晓，或麻醉过深导致苏醒延迟及麻醉药品不良反应增加。维持脑电双频指数 BIS 在 40～60。

3. 保护性通气策略

妇科手术体位多样，加上二氧化碳气腹等因素，造成膈肌上移，肺功能残气量减低，气道压升高。可采用肺保护性通气策略，6～8 ml/kg 潮气量，吸入气体中的氧浓度分数＜60%，呼吸频率 13 次/min，必要时使用 PEEP 5 cmH$_2$O，维持动脉血二氧化碳分压于 35～45 mmHg，必要时允许性高碳酸血症，在气腹关闭后患者苏醒前逐渐加入肺通气以纠正高碳酸血症 EtCO$_2$。使用肺功能保护通气策略可减少术后呼吸系统并发症。

4. 液体

静脉输液过量和极限限液均可显著损害器官功能，增加术后并发症发病率，延长住院时间。其中术中液体管理的目的是维持足够循环血容量和终末器官的灌注。低血容量可导致器官低灌注、败血症和多器官衰竭的风险增加。高血容量同样会导致外周水肿周围和肺水肿，并增加术后肠梗阻的发生率。因此，维持等容量应该是术中液体管理的目标。术中根据患者的血压、呼吸频率、心率和血氧饱和度调整补液量及补液速度。对于术中区域阻滞引起血管扩张导致的低血压，使用血管活性药物（麻黄碱）进行纠正，避免盲目补液。

5. 体温管理

体温是重要的生命体征，维持正常体温是维持机体内稳态的一个重要措施。术中体温下降时，尤其是当体温低于 36℃ 时，麻醉药物的代谢速度会减慢，造成苏醒延迟，切口感染发生率也将增加，且心脏并发症及出血并发症增加。在苏醒期间，低体温患者发生寒战的概率增加，氧耗量将增加。无低体温的患者疼痛评分也更低。推荐维持围手术期的中心体温高于 36℃。

（三）术后

1. 疼痛

限制患者阿片类药物摄入最常见和最简单的策略是使用包括对乙酰氨基酚、非甾体抗炎药和加巴喷丁在内的非阿片类药物作为治疗的第一线。术后镇痛方案建议采用定时给予非甾体抗炎药为主，患者自控静脉镇痛泵中阿片药物为辅的多模式镇痛方式，降低阿片类药物的不良反应，如恶心、肠蠕动减弱等。良好的术后镇痛，有利于术后早期活动。麻醉诱导时可静脉给予适量利多卡因，降低插管反应，稳定循环，调节瑞芬太尼可能产生的痛觉过敏。

2. 术后恶心、呕吐

术后恶心、呕吐在妇科手术患者中发生率比较高，是导致手术患者不适和延迟出院的第一大因素。术后恶心、呕吐的病因包括三方面：患者自身因素、手术因素和麻醉因素。妇科肿瘤手术患者存在的自身高危因素包括：女性患者，非吸烟者（多数患者），肥胖，晕动症；恶性肿瘤可能术中行腹腔内化疗药物灌注。可能的手术因素包括：腹腔镜气腹、手术时间长；麻醉因素包括使用吸入性麻醉剂或一氧化氮、麻醉时间长、使用阿片类药物。术中采用静脉全麻联合超声引导下腹横肌平面阻滞，可减少阿片类药物的用量，避免使用吸入性麻醉剂、使用丙泊酚诱导和维持，控制血压波动范围，预防性应用止吐剂。

3. 导管

鼻胃管的放置不能减少术后肠漏的发生，并增加患者不适，增加肺部感染风险，术前应避免放置，如胃胀气明显，为减少手术胃损伤的风险，可考虑放置胃管，但应在手术结束前取出；放置腹腔引流不能减少吻合口漏等并发症的发生并影响患者术后早期康复，应尽量避免，如存在手术创面感染、吻合口张力较大、血运不佳及其他影响伤口愈合的不良因素时，应考虑留置引流管，但应在术后早期拔除；留置尿管影响患者术后早期活动并增加下尿路感染风险，应尽量避免，因此除根治性子宫切除外，应尽量避免使用，或在术后早期拔除。

4. 饮食与补液

术后完全清醒可少量饮水，术后 12 h 可进流质饮食。早期（＜24 h）进食可加速胃肠道的恢复，缩短住院时间。

5. 体位与活动

鼓励患者早期活动，以减少静脉血栓形成风险，术后早期可床上翻身，术后一天可下床活动。

对于妇科肿瘤手术患者实施加速康复外科策略，需要妇科、麻醉科、护理、药理、心理科等多学科的协作，其核心是以患者为中心。通过优化患者的术前、术中、术后的管理，使患者在最舒适的状态下，以最小的应激，达到最快速的康复。虽然目前在某些方面还存在争议（比如吸入麻醉与全凭静脉麻醉的优劣比较），但不可否认的是已有部分研究成果已成功地转化为临床实践，并取得了令人满意的效果。

（葛晓娜　韩非）

第八节　妇科肿瘤术后镇痛

术后剧烈疼痛不但可使患者在精神上承受巨大痛苦，还可对生理功能产生一系列不良影响，如血压增高、心率加快、血管阻力增加、心肌耗氧量增加。腹部伤口疼痛及腹带限制了腹式呼吸，使潮气量降低，肺内分流增加，低氧血症和肺部感染概率增加。剧烈疼痛时，交感神经张力和括约肌张力增加，导致肠道及膀胱运动减弱、肠麻痹和尿潴留。应激和疼痛后血小板黏附性增加，纤溶抑制，使机体处于高凝状态，血栓的发生率明显增加。积极的术后镇痛治疗不仅能够缓解疼痛、消除焦虑情绪，还能加速康复过程。

（一）术后疼痛特点

1. 疼痛发生机制

创伤、炎症反应、肠胀气、焦虑紧张。

2. 疼痛特点

疼痛强度：单纯开腹子宫及附件切除术术后平均疼痛评分为 6～8 分，若是恶性肿瘤还需进行淋巴结清扫，则手术创伤大、时间长，所以术后疼痛评分为 7～9 分。随着微创技术的不断提高和逐渐普及，大多数妇科手术可在腔镜下完成，创伤明显减轻，疼痛强度也有大幅度下降，腹腔镜后疼痛强度平均为 3～5 分。

持续时间：当术中麻醉药物作用消失后，患者开始出现疼痛，下腹部切口患者一般静息疼痛高峰在术后 12～24 h，24 h 后静息疼痛会明显减轻。创伤较大，切口扩大到上腹部的手术，如卵巢癌肿瘤细胞减灭术等，静息疼痛会持续 36～48 h。腹腔镜手术 24 h 后，基本无明显疼痛。

疼痛性质：创伤性和炎症性疼痛多表现为灼烧样、刀割样跳痛，肠胀气引起的疼痛多表现为胀痛和绞痛。

3. 疼痛强度的评估

视觉模拟评分法（visual analogue scale，VAS）：VAS 为常用的临床疼痛评估法，也是一些研究最常用的疼痛评估方法，具有使用简单、结果便于统计学处理等优点，但对于认知功能有缺陷、文化水平低而理解能力有一定障碍的人，可能引起结果的偏差。使用 VAS 时，需要一条个 10 cm 长的线，一端代表无痛（VAS=0），另一端代表不能忍受的疼痛（VAS=10），让患者在 0 和 10 之间能代表感受到的疼痛强度的位置做一标记，疼痛评估医师测量出标记处到 0 点之间的距离的读数即为该患者的 VAS 评分。

数字评分法（numerical rating scale，NRS）：被评估者把自己的疼痛强度用 0（无痛）到 10（难以想象的剧烈疼痛）之间的数字来表示，该评估方法适用于文化水平和理解能力都不是很高的患者。

（二）镇痛方式的选择

1. 镇痛方式选择的原则

由于患者个体之间所需镇痛药存在明显差异，以及不同病理生理改变和不同治疗方法相互作用的差异和不同患者对疼痛的体验不同，使得术后疼痛治疗常常很难达到绝对的满意。不过具体选择什么样的镇痛方法，除主要考虑镇痛外，还应依据其对预后的影响、治疗费用、住院时间来决定最适合的镇痛方式，即现在所提倡的个体化镇痛（精确镇痛）。

2. 硬膜外镇痛

由于大多数妇科手术均可在椎管内麻醉下完成，因此硬膜外管可以继续留置用于术后镇痛，硬膜外镇痛是妇科手术最常用的镇痛方法之一。但有硬膜外麻醉禁忌的患者不适用此方法。硬膜外镇痛包括硬膜外单次注射、硬膜外连续输注、患者自控硬膜外镇痛。对于腹部行大手术的危重患者，硬膜外镇痛可改善围手术期预后和心血管、肺部等麻醉并发症。

3. 静脉镇痛

硬膜外穿刺困难或有禁忌证的患者可选用静脉镇痛。大多数妇科手术术后疼痛强度为中重度，静脉镇痛也能达到良好的效果，其优势是起效快、使用方便。其常用药物包括阿片类药物和非甾体抗炎药。给药方式包括单次注射、连续输注和患者自控镇痛（PCA）三种。

4. 皮下输注管

皮下输注管可留于三角肌内侧，起效较静脉慢，适合术后不需输液的患者，药物主要为阿片类，剂量同静脉。

5. 经肠道镇痛

单纯子宫附件切除或经阴道手术，可以采用经肠道给药的镇痛方式，主要药物包括阿片类（吗啡、羟考酮、可待因）、非甾体抗炎药（布洛芬、对乙酰氨基酚、双氯芬酸）、选择性环氧化酶2抑制剂（塞来昔布）等。

6. 肌内注射

肌内注射本身有疼痛感，且注射后药物吸收不稳定，需要 30～60 min 达到峰值作用，可能会使患者镇痛不全或过度镇痛，不良反应发生率较高，肌内注射不宜用于需要多次给药的长时间镇痛。主要药物为阿片类（吗啡、哌替啶、芬太尼、曲马多）。

7. 局部浸润

局部单次浸润：可用于浅表或小切口手术，如腹腔镜手术，镇痛时间为 4～6 h，主要药物为局麻药和吗啡。

切口皮下导管连续输注：此项技术是近些年开发的一种镇痛方法，已成功应用于妇科手术的术后镇痛。手术结束前，由外科医师将多孔导管沿一端切口方向置于肌筋膜和皮下软组织之间，另一端连接持续输液泵。常用药物为布比卡因。此方法的优势在于不但能够提供良好的术后镇痛，增加患者满意度，还可以减少阿片类药物用量及相关不良反应，特别是恶心、呕吐。刀口处直接应用局麻药镇痛机制包括两个方面，局麻药直接阻止疼痛信息自伤害性传入神经的传递；另一方面局麻药可抑制组织损伤后的炎症反应，减轻因炎症引起的疼痛及痛觉过敏。研究显示，切口注射局麻药不会增加切口感染的概率。

（葛晓娜　韩非）

参考文献

［1］古妙宁.妇产科手术麻醉［M］.北京：人民卫生出版社，2013.

［2］Ronald D. Miller. 米勒麻醉学［M］.北京：北京大学医学出版社，2011.

［3］邓小明，姚尚龙，于布为，等《现代麻醉学》［M］.北京：人民卫生出版社，2014.

［4］FOTOPOULOU C, PLANCHAMP F, AYTULU T, et al. European Society of Gynaecological Oncology guidelines for the peri-operative management of advanced ovarian cancer patients undergoing debulking surgery［J］. Int J Gynecol Cancer, 2021, 31 (9): 1199-1206.

［5］中国医师协会整合医学分会妇产疾病整合专业委员会，中国医师协会微无创专业委员会妇科肿瘤学组，向阳，等.妇科手术术前评估与准备的中国专家共识(2022年版)［J］.中国实用妇科与产科杂志，2022, 38(6):6.

［6］中国心胸血管麻醉学会日间手术麻醉分会.宫腔镜诊疗麻醉管理的专家共识［J］.临床麻醉学杂志2020, 36(11):1121-1125.

［7］NELSON G, BAKKUM-GAMEZ J, KALOGERA E, et al. Guidelines for perioperative care in gynecologic/oncology: Enhanced Recovery After Surgery (ERAS) Society recommendations-2019 update［J］. Int J Gynecol Cancer, 2019, 29(4): 651-668.

［8］MIRALPEIX E, MANCEBO G, GAYETE S, et al. Role and impact of multimodal prehabilitation for gynecologic oncology patients in an Enhanced Recovery After Surgery (ERAS) program［J］. Int J Gynecol Cancer, 2019, 29(8): 1235-1243.

［9］STAMENKOVIC DM, BEZMAREVIC M, BOJIC S, et al. Updates on wound infiltration use for postoperative pain management: a narrative review［J］. J Clin Med, 2021, 10(20): 4659.

［10］PIRIE K, TRAER E, FINNISS D, et al. Current approaches to acute postoperative pain management after major abdominal surgery: a narrative review and future directions［J］. Br J Anaesth, 2022, 129(3):378-393.

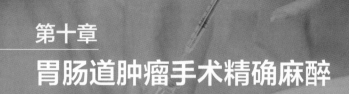

第十章
胃肠道肿瘤手术精确麻醉

胃肠道肿瘤手术是临床常见的腹部手术，麻醉方式、麻醉药物、麻醉管理及术后镇痛等都可能对其预后产生极大的影响。因此，对肠胃肠道肿瘤患者需进行精确的术前准备、术前评估以及麻醉管理，有利于促进术后胃肠功能的恢复、加速患者康复、改善患者预后。

第一节　胃肿瘤手术精确麻醉

胃肿瘤是常见的消化道肿瘤，胃部恶性肿瘤是全球癌症相关死亡的主要原因，也是危害我国人民健康的重大疾病之一。中国癌症 2020 年报数据显示，我国胃癌发病率及病死率均高居第 3 位。以手术为主的综合治疗是胃癌的主要模式，有研究显示，胃癌术后并发症发生率和病死率分别为29% ~ 33% 和 4% ~ 16%。随着外科微创手术技术的进步以及快速康复理念的不断深入，胃癌患者术后近期恢复质量和远期预后虽有一定程度的改善，但仍较差。如何提高胃癌患者的术后生活质量和远期生存率仍是值得关注的问题。围手术期麻醉管理是胃癌综合治疗的一个重要环节，精确的麻醉管理，如术前对患者进行充分详细的评估，选择合适的麻醉方法，术中采用规范的肺保护性通气策略、个体化的液体管理方案，术后提供合适的多模式镇痛及营养支持等，可以减少术后并发症，加速患者康复，改善远期预后，最大限度地使患者受益。

一、胃肿瘤分型及诊疗方案简介

（一）胃肿瘤分型

第 5 版 WHO 胃肿瘤分类的内容总计顺序如下：① 胃炎与化生：胃肿瘤的前期（gastritis and metaplasia: precursors of gastric neoplasms）；② 胃底腺息肉（fundic gland polyps）；③ 增生性息肉（hyperplastic polyps）；④ 胃不典型增生（gastric dysplasia）；⑤ 肠型腺瘤（intestinal-type adenoma）；⑥ 小凹型腺瘤（foveolar-type adenoma）；⑦ 幽门腺腺瘤（pyloric gland adenoma）；⑧ 泌酸腺腺瘤（oxyntic gland adenoma）；⑨ 胃腺癌（gastric adenocarcinoma）；⑩ 胃鳞状细胞癌（gastric squamous cell carcinoma）；⑪ 胃腺鳞癌（gastric adenosquamous carcinoma）；⑫ 胃未分化癌（gastric undifferentiated carcinoma）；⑬ 胃母细胞瘤（gastroblastoma）；⑭ 胃神经内分泌肿瘤（gastric neuroendocrine neoplasms）。

（二）可行手术切除胃癌的诊疗方案

1. 早期胃癌

（1）首选内镜治疗即内镜下黏膜切除术（endoscopic mucosal resection，EMR）和内镜黏膜下剥离术（endoscopic submucosal dissection，ESD）。EMR 或 ESD 是针对早期胃癌的一种标准的微创治疗手段，相比开腹手术或腹腔镜手术，创伤小，疗效与外科手术相当。

绝对适应证：病灶直径 ≤ 2 cm、无合并溃疡存在的分化型黏膜内癌。

相对适应证：若不伴有脉管浸润，以下类型肿瘤发生淋巴结转移的可能性亦非常小，适合进行 ESD 治疗：① 病灶直径 > 2 cm、无合并溃疡存在的分化型黏膜内癌；② 病灶直径 ≤ 3 cm、合并溃疡存在的分化型黏膜内癌；③ 病灶直径 ≤ 2 cm、无合并溃疡存在的未分化型黏膜内癌。④ 病灶直径 ≤ 3 cm 的分化型浅层黏膜下癌（黏膜下层浸润深度 ≤ 500 μm）。

（2）对于不适合内镜治疗的患者，可行开腹手术或腹腔镜手术。

2. 进展期胃癌

中国每年胃癌新发病例约 63 万例，因胃癌死亡人数约 50 万例。在所有新发病例中，有超过 80% 的患者为进展期胃癌。对于进展期胃癌，特别是 ⅢB 及 ⅢC 期的患者，其根治术后的 5 年总生存率仍难以突破 50%。

进展期胃癌患者的围手术期治疗是提高胃癌整体疗效、改善预后的重要环节。对于非食管胃结合部进展期胃癌，目前治疗标准是 D2 手术切除联合术后辅助化疗；对于分期较晚者（临床分期Ⅲ期或以上），可选择围手术期化疗模式；对于进展期食管胃结合部癌，可选择新辅助放化疗。

二、胃肿瘤患者术前准备与评估

胃肿瘤患者术前常规评估包括一般情况、体格检查和器官功能评估（详见第二章），因其术前常合并贫血、低蛋白血症、电解质紊乱等情况，全身状况相对较差，围手术期风险较大。精确的术前准备与评估，可有效降低术后并发症的发生率，改善患者预后。

（一）术前用药

（1）胃肿瘤患者手术前常有内科治疗用药，应决定是否继续用药或停药。

（2）为预防感染，胃肿瘤手术患者一般应在术前 30 ~ 60 min 静脉输注抗生素。

（3）对于过度焦虑的患者，术前 12 h 内应避免使用长效镇静药物，可能会妨碍患者术后早期进食和活动。

（4）近年来新型 α_2 受体激动剂右美托咪定因其高效的镇静、轻微的呼吸抑制作用广泛用于过度焦虑患者的术前镇静。

（二）术前禁食水情况

胃肿瘤患者术前常规要求禁食 12 h、禁饮 6 h，但长时间禁食、禁饮易使患者水电解质及酸碱平衡出现紊乱，引起肠道菌群失调，导致感染等并发症的发生。一项 RCT 试验结果提示，传统禁食禁饮并未减少胃内容量，未升高胃液 pH 值。非糖尿病患者术前 2 h 口服碳水化合物饮品可减轻术后胰岛素抵抗，减少饥饿、口渴及焦虑等不适感。胃排空清流质仅需 60～90 min，故术前 2 h 饮清流质不增加反流、误吸发生率。

无胃肠动力障碍患者术前禁食 6 h，禁饮 2 h；术前 2～3 h 可服用碳水化合物饮品（不超过 400 ml，糖尿病患者除外）。上述原则不适于存在胃排空障碍、消化道梗阻、胃食管反流或胃肠道手术史等患者。

（三）术前营养状态评估

术前营养不良不仅与围手术期并发症发生率增高密切相关，同时增加非肿瘤死亡的风险及肿瘤复发率。因此，术前评估胃肿瘤患者营养状况尤为重要。

1. 营养风险筛查

推荐采用营养风险筛查量表 2002（nutritional risk screening 2002，NRS-2002）作为营养风险筛查工具进行评分（表 10-1-1）。NRS-2002 评分 ≥ 3 分者具有营养风险，NRS-2002 评分 < 3 分者无营养风险。

2. 营养评估

存在营养风险的患者需进一步进行营养评估。推荐采用患者主观整体评估量表（Patient-Generated Subjective Global Assessment，PGSGA）进行营养评估（表 10-1-2）。评估指标包括体重丢失量、体重指数（body mass index，BMI）、去脂肪体重指数（fat free mass index，FFMI）、血生化指标（如白蛋白）等。

3. 术前营养治疗

胃癌患者实施营养风险筛查及营养评估后，若术前营养状况良好，则无须营养治疗；重度营养不良患者或中等程度营养不良且须接受大手术的患者推荐在术前实施 7～14 d 营养治疗，有利于降低术后并发症发生率及病死率。ESPEN 指南推荐，对于下列患者术前应给予 7～14 天的营养治疗：① 6 个月内体重下降 > 10%；② 血清 ALB < 30 g/L；③ SGA 评分 C 级或营养风险评估 2002（Nutrition Risk Screening 2002，NRS-2002）评分 > 5 分；④ BMI < 18.5 kg/m²。

胃癌围手术期营养治疗首选口服营养补充剂（oralnutritional supplements，ONS）或肠内营养（EN），EN 无法实施或 EN 无法提供充足能量和蛋白质时应补充或选择肠外营养（PN），如图 10-1-1 所示。

10

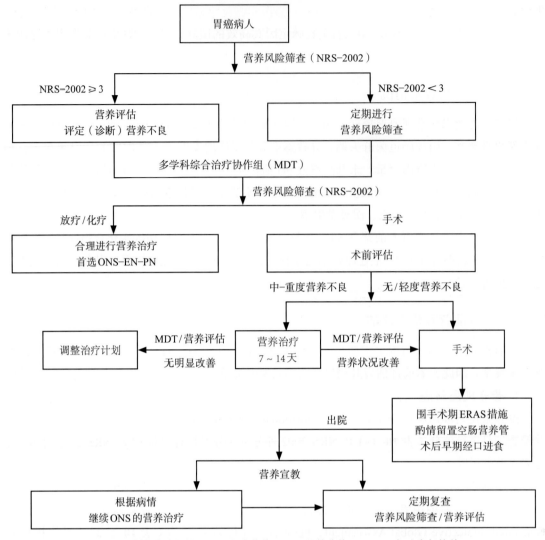

ONS，口服营养补充剂　EN，肠内营养　PN，肠外营养　ERAS，加速康复外科

图 10-1-1　胃癌围手术期营养治疗

（四）深静脉血栓形成（DVT）的预防

恶性肿瘤、复杂性手术、化疗和长时间卧床是静脉血栓栓塞症的危险因素，存在危险因素的患者若无预防性抗血栓治疗，术后深静脉血栓形成发生率可达30%，致死性肺栓塞发生率近1%。胃肿瘤手术患者应进行机械性预防性抗血栓治疗，如合适的弹力袜、间歇性压力梯度仪治疗等。高危人群使用低分子肝素可有效预防血栓形成。

（五）新辅助化疗

进展期胃癌患者常选择新辅助化疗作为一种有效的降期手段，但临床常用的化疗药多经肝脏酶系作用进行生物转化和代谢，较长时间用药对肝脏会产生影响。有研究报道，接受新辅助化疗是肿瘤患者急性肾损伤（AKI）的独立危险因素。化疗相关认知损害，即"化疗脑"，是化疗引起的副反应之一，15%~45%的恶性肿瘤患者化疗后出现化疗脑。随着临床麻醉中新辅助化疗后行手术治疗的胃癌患者逐渐增多，应充分评估此类患者术前心、脑、肝及肾等器官功能，必要时采取措施改善后再行手术治疗。

随着化疗周期增多，化疗药物的毒性作用逐渐累积，尤其是隐匿性肝肾损害、心肌损伤及神经损伤。常规麻醉及镇静药物多经肝脏代谢，研究表明新辅助化疗因素可减弱胃癌根治术患者顺阿曲库铵的肌松效应，因此应警惕术前接受新辅助化疗患者对麻醉及镇静药物敏感性的改变。对此类患者化疗用药种类、周期、化疗药与麻醉药的相互作用应进行充分评估。

最近研究表明，右美托咪定预处理可显著改善新辅助化疗患者术后急性肾损伤，提示右美托咪定可为此类患者提供器官保护作用，具体机制仍需进一步研究。

三、麻醉方案的选择

（一）麻醉方式的选择

胃肿瘤手术患者可选择全身麻醉、全身麻醉联合周围神经阻滞或硬膜外阻滞等，以满足手术的需求并抑制创伤所致的应激反应。手术开始前实施神经阻滞，如腹横肌平面阻滞、椎旁阻滞等，可以有效降低术中阿片类和其他全身麻醉药物的用量，利于术后快速苏醒、胃肠功能恢复和尽早下床活动。全麻气道工具的选择可根据手术方式、患者情况等，选择气管内插管或喉罩。

（二）麻醉药物的选择

胃肿瘤手术全麻药物的选择与其他肿瘤患者一样，可优先选用短效的麻醉药物。静脉麻醉药如丙泊酚、依托咪酯，阿片类药物如芬太尼、舒芬太尼、瑞芬太尼等，吸入麻醉药七氟醚或地氟醚，肌松药可使用短效肌松药如罗库溴铵、顺阿曲库铵等，均可用于肠道手术的麻醉。

（三）不同手术方式麻醉方案的选择

1. EMR 或 ESD

EMR 或 ESD 手术操作过程精细，技术要求高，操作时间较长，需要实施气管内插管全身麻醉，保证患者的舒适与安全。

对于贲门、胃底等易出血部位的 EMR 或 ESD 操作，或操作时间大于 30 min，常规使用气管内插管全身麻醉。

2. 腹腔镜、机器人或开腹胃癌根治术

采用全身麻醉、全身麻醉联合周围神经阻滞（如根据切口位置不同可选择不同入路的 TAP 阻滞、椎旁神经阻滞、竖脊肌阻滞等）、全身麻醉联合硬膜外阻滞。

10

四、胃肿瘤手术的精确麻醉管理

（一）术中监测

1. 常规监测

心电图（ECG）、心率/心律、无创血压/连续无创动脉血压（NIBP）、脉搏血氧饱和度（SpO_2）、体温、呼吸频率/节律、呼气末二氧化碳分压以及尿量。

2. 血流动力学监测

胃肿瘤患者由于疾病本身所致的体液丢失、术前禁食水等因素常存在容量不足的情况，因此应加强血流动动力学指标的监测。

（1）无创监测：经胸壁超声心动图（TTE）、经食管超声心动图（TEE）。

（2）有创监测：有创动脉压、中心静脉压（CVP）、心排血量（CO）、每搏量（SV）、每搏量变异度（SVV）、脉压变异度（PPV）、脉搏波变异指数（PVI）、收缩压变异度（SPV）等。

3. 呼吸功能监测

（1）临床观察：呼吸运动、呼吸音监听、口唇甲床颜色变化。

（2）通气功能：潮气量、通气量、气道压、呼气末二氧化碳波形等。

（3）换气功能：V/Q、肺泡血氧分压-动脉血氧分压差、氧合指数（PaO_2/FiO_2）等。

4. 麻醉深度监测

适宜的麻醉深度可有效抑制应激反应，保持循环稳定和组织灌注，从而减少术后并发症，利于术后康复。常用的麻醉深度监测指标包括 BIS、熵指数、听觉诱发电位及 Narcotrend 等。

5. 脑氧饱和度监测

脑组织氧饱和度（ScO_2）监测仪能无创、持续地监测 ScO_2，而 ScO_2 反映脑组织氧供和氧耗的平衡状态。围手术期 ScO_2 过低可导致术后认知功能障碍（POCD）、术后恶心/呕吐（PONV）和谵妄等神经系统并发症。研究表明，老年患者腹腔镜手术术中局部脑氧饱和度（$rScO_2$）降低可能诱发 POCD，术中维持 $rScO_2$ 在一定范围内可降低 POCD 的发生。允许性高碳酸血症可改善老年轻度慢性阻塞性肺疾病患者术中脑组织氧合，降低 POCD 的发生率。

监测脑组织氧饱和度，早期采用积极主动的干预措施处理 rSO_2 下降，减少 POCD 的发生，从而改善胃癌患者术后生活质量。

（二）放置鼻胃管

胃肠减压与手术并发症无相关关系。有研究证实：胃切除手术中不放置鼻胃管，可减少患者肺部并发症的发生，缩短肛门排气时间，加快患者恢复经口进食，缩短住院时间。

特殊情况下，如胃肿瘤患者术前合并幽门梗阻、术中胃壁水肿或吻合口存在瘘及出血风险者，建议留置鼻胃管。术后患者如果发生胃潴留、腹胀，可考虑插入鼻胃管进行减压。

（三）呼吸管理

胃肿瘤手术创伤大、清扫淋巴结范围广，手术时间长，手术操作区域主要集中在上腹部，靠近膈肌，术后肺部并发症发生率高。一项回顾性研究发现，胃癌患者术后肺部并发症（PPCs）的发生率高达 18.1%，导致住院时间延长及病死率升高。对于接受腹部大手术的患者术中应用肺保护性通气策略可降低 PPCs 的发生率，改善患者临床结局。

1. 肺保护性通气策略

越来越多的研究表明，在胃肿瘤手术中，与传统的大潮气量通气模式相比，肺保护性通气策略（lung protective ventilation strategy，LPVS）可改善肺顺应性，提高氧合，有效预防术后肺部并发症的发生。肺保护性通气策略主要包括：小潮气量 6 ~ 8 mL/kg（理想体重）、最佳 PEEP、间断肺复张和低吸入氧浓度。

（1）小潮气量：通过设置小潮气量降低肺通气驱动压是 LPVS 策略的基础。推荐使用 6 ~ 8 ml/kg（理想体重）设置潮气量，使吸气平台压 < 30 cmH$_2$O。小潮气量可能导致 CO$_2$ 蓄积，允许性高碳酸血症要维持 PaCO$_2$ < 65 mmHg，pH > 7.20，可减少缺血再灌注损伤，降低氧化应激反应，增加心排血量，提高血氧分压，减轻肺内分流。

（2）最佳呼气末正压（positive end-expiratory pressure，PEEP）：PEEP 是指控制呼吸时呼气末气道压力保持正压水平。最佳 PEEP 为能达到最佳气体交换和最小循环影响的 PEEP 值。确定最佳 PEEP 的方法有：①最佳氧合法；②P-V 曲线法；③最佳顺应性法；④临床经验判断法；⑤肺牵张指数法；⑥跨肺压法；⑦电阻抗成像（EIT）法。

（3）间断肺复张：重新开放无通气或通气不足的肺泡而采取的增加跨肺压的过程，可有效改善氧合和呼吸系统的顺应性。适用于：SpO$_2$ 持续低于 94% 氧合不佳时；有创机械通气 FiO$_2$ > 0.5 才能达到氧合目标；患者与呼吸回路脱开后。肺复张时需注意：①使用较低 FiO$_2$；②尽可能使用最低有效吸气峰压和最短有效时间，最少呼吸次数；③通过氧合、肺顺应性、驱动压等指标的改善来评估肺复张效果。

低血容量、严重肺气肿或 COPD 患者实施肺复张期间可能发生低血压，应持续监测血流动力学变化。

（4）低吸入氧浓度：在维持充分氧合前提下，机械通气过程中及肺复张后应避免纯氧通气，可调整 FiO$_2$ < 0.4。

（5）通气方式的选择与优化：根据患者具体情况，可选用压力控制通气模式（PCV）、容量控制通气模式（VCV）、压力控制-容量保证通气模式（PCV-VG）、双相气道正压通气（BiPAP）、自动变流通气（Autoflow）、气道压力释放通气（APRV）等通气模式。PCV-VG 降低高气道压导致的潜在气道和肺泡损伤的同时，可保证肺泡有效通气和换气；BiPAP、Autoflow、APRV 等通气模式，可利用减速波和补偿功能改善人机对抗，降低气道压，保护肺功能。

2. 其他肺保护措施

（1）术前呼吸道准备：戒烟、术前肺康复训练（物理康复＋药物康复），呼吸训练、掌握正确咳嗽方法、保持口腔清洁等；

（2）推荐合并哮喘和气道高反应性患者术前 1 周进行肺康复训练；合并 COPD 患者联合使用吸入性糖皮质激素和支气管扩张剂。

（3）避免液体过负荷、术中膈肌保护及和术后呼吸功能康复锻炼、早期下床活动等方式进行综合管理。

（四）容量管理

1. 术前容量管理

术前液体管理的目标是避免患者处于低血容量和脱水的状态。术前长时间禁食、禁饮并不能降低术后并发症发生率，反而会引起胰岛素抵抗和术后不适。因此，对无胃肠动力障碍或肠梗阻患者术前 6 h 可进食固态食物，术前 2 h 可饮水。若患者术前未合并糖尿病，术前 2 h 可口服 12.5% 碳水化合物饮品不超过 400 ml；术前 10 h 可口服 12.5% 碳水化合物饮品 800 ml，可减轻患者术前饥饿、口渴及术后恶心/呕吐，缩短患者住院时间，减少术后胰岛素抵抗。

2. 术中容量管理

开放性或限制性容量治疗策略，容易导致容量过负荷或不足、肠道水肿、肠蠕动减慢、肠道菌群移位等，影响术后快速康复。胃肿瘤外科手术包括开腹手术、腹腔镜及机器人手术，根据不同的术式和患者具体情况应遵循个体化原则。目标导向液体治疗（GDFT）联合预防性应用缩血管药物，有利于保护肺功能，减轻心血管负担，减少术后肠麻痹及吻合口水肿、吻合口漏等并发症的发生。

GDFT 的监测方法包括两个方面：① 组织器官氧供与代谢情况的监测方法如 SvO_2 与 $ScvO_2$、中心静脉-动脉二氧化碳分压差 $[P(cv-a)CO_2]$、血乳酸和血乳酸清除率等；② 血流动力学监测方法如脉搏指示连续心排血量监测（PICCO）、动脉脉搏波形连续心排血量监测（FloTrac/Vigileo）等。

GDFT 管理指标包括 PPV、SVV、PVI 以及液体冲击试验＋维持液体输注量方案。SVV、PPV、PVI 主要用于机械通气下目标导向液体管理，PPV 或 SVV > 13% 时认为心脏前负荷不足，需要加快输液直至 PPV 或 SVV < 13%，随后输液维持速率应为 $1\sim2$ ml/(kg·h)。液体冲击试验＋小容量液体持续输注是指在 5 min 内输注 3 ml/kg 晶体液或者胶体液，观察 SV 的增加率是否超过 10%，如果 SV 超过 10% 视为液体冲击试验阳性，需要进行第 2 次液体冲击试验直至 SV < 10%；维持期间给予 $1\sim2$ ml/(kg·h) 液体输注。

预防性给予血管活性药去氧肾上腺素 $[0.5\sim1.0\ \mu g/(kg\cdot min)]$ 或小剂量去甲肾上腺素 $[0.05\sim0.1\ \mu g/(kg\cdot min)]$，可降低为了维持血流动力学平稳而对液体输注的过度依赖。

3. 术中输血与凝血管理

（1）术中严格掌握输血指征，限制异体血输注。研究证实，胃癌患者围手术期输血，可诱发骨髓中大量残留肿瘤细胞的发展，导致术后胃癌的复发概率增大，术后生存期较低，对患者预后有不利影响。

（2）输注异体血前，应进行血红蛋白浓度测定；如术中大出血，应关注凝血因子的补充，有条件者应测定血栓弹力图（TEG）。

（3）术中应维持核心温度 > 36℃。低体温可抑制血小板凝集功能，抑制凝血因子和凝血酶活性，从而增加术中出血量。

（4）自体血回输：由于有导致肿瘤转移的潜在风险，肿瘤手术中使用自体血回输仍存在争议。目前去除回收血液中肿瘤细胞的方法有血液辐射法和细胞过滤法，但血液辐射法的技术费用高昂，临床不宜广泛开展。细胞过滤法主要是使用去白细胞过滤器。女性生殖系统肿瘤和泌尿系肿瘤的体外实验研究均证实去白细胞过滤器能有效去除肿瘤细胞，但仍有肿瘤细胞残存的可能，因此，肿瘤手术患者的自体血回输依然存在安全问题。

（五）循环管理

精确的循环管理是围手术期管理的重要内容之一，其核心内容是维持足够的器官灌注。血压、血流、器官灌注及组织氧平衡是循环管理四大方面内容。优化围手术期循环管理，维持围手术期循环功能稳定，可减少术后并发症，改善患者预后。

1. 血压管理

大量文献已证实，围手术期血压管理与患者预后密切相关。对接受非心脏手术的患者研究中，研究结果表明低血压和高血压都与患者不良预后相关。低血压与患者围手术期的不良预后相关，尤其是肾损伤、心肌损伤的发生和病死率增加。而高血压、心动过速、血压监测频率和慢性降压药物的使用，也可能影响患者的预后。

1）术前血压管理

一级或二级高血压（BP＜180/110 mmHg），手术并不增加围手术期心血管并发症发生的风险。三级高血压（BP≥180/110 mmHg）未控制时，围手术期发生心肌梗死、心力衰竭及脑血管意外的危险性明显增加。

对严重高血压合并威胁生命的靶器官损害时，如高血压伴心力衰竭、不稳定性心绞痛或变异型心绞痛、少尿型肾衰竭、严重低钾血症等，应暂停手术并采取措施改善靶器官功能。ACC/AHA指南建议，轻中度高血压（＜180/110 mmHg）可以进行手术，如果术前血压超过180/110 mmHg，应推迟择期手术，争取时间控制血压。如果原发病为危及生命的紧急状态，则血压高低不应成为实施麻醉与手术的障碍。

2）术中血压管理

根据不同患者的基础血压不同，术中血压管理目标不同。

（1）低基础血压（SBP＜90 mmHg，或DBP＜50 mmHg）患者，血压管理目标可能是，保持MAP≥60 mmHg和血压保持在基线100%～120%范围内。对于允许的血压上升范围，建议将其保持在≤20%基础值，需要保持血压不低于基础值，这意味着允许血压下降是0%。

（2）正常基础血压（SBP＝90～129 mmHg且DBP＝50～79 mmHg）患者，其目标是保持血压在基础值的90%～110%，MAP保持在65～95 mmHg。

（3）较高基础血压（SBP≥130 mmHg，或DBP≥80 mmHg）患者，其目标是将血压保持在基础值的80%～110%，且SBP低于160 mmHg。

基础血压：患者术前1 d在没有应激、疼痛且清醒状态下（或轻度镇静）、平卧下进行多次血压测量的平均值。

2. 器官灌注

血流动力学监测的目的是维持有效的器官灌注，然而，血流监测并不等同于器官灌注监测。

临床上对于器官灌注的监测，除头颅多普勒超声监测血流外，目前仍无其他监测方法。

3. 组织氧平衡

近红外光谱测量的组织氧饱和度（如脑组织氧饱和度）代表的是组织氧耗与氧供的平衡。组织氧平衡和血压的关系并不一致，如何通过组织氧平衡监测来指导循环管理仍然值得进一步探索。

（六）体温管理

术中低体温可导致心律失常，降低机体免疫功能，影响神经内分泌代谢和凝血机制，增加外科手术部位感染风险，导致住院时间延长。术中常规监测体温，采取主动保温措施，如维持环境温度 $21 \sim 25 ℃$、输液加温装置、保温毯、术中腹腔冲洗液加温至 $37 ℃$ 等方式，保证核心温度 $> 36.0 ℃$。

（七）围手术期应激管理

应激或应激反应是机体在各种内外环境因素（即应激原）刺激之下，出现的非特异性的全身性反应。应激以交感神经的兴奋和下丘脑-垂体-肾上腺皮质功能增强为主要特点。围手术期抗应激是 ERAS 的基本措施，也是胃肿瘤手术麻醉的重点，其措施包括：

（1）联合使用乌司他丁、糖皮质激素、非甾体抗炎药，可防止组织水肿。

（2）防止肠道微循环紊乱，避免术前长时间禁饮与灌肠处理，术前 2 h 推荐口服不超过 400 ml 的碳水化合物饮料。

（3）应用全麻联合硬膜外阻滞、外周神经阻滞或切口局部浸润等阻滞技术，使用短效阿片类药物，有效控制急性疼痛。目前的研究发现，使用全麻复合外周神经阻滞，既可有效抗应激，又可降低阿片类药物用量，有利于实施低阿片麻醉维持方案，加速术后康复进程。

（4）采用充分抗应激状态下的循环管理策略，即联合实施 GDFT 治疗和预防性缩血管药物干预。对于危重手术患者，特别是冠状动脉粥样硬化的患者，GDFT 管理和围手术期抗炎管理可以降低术后心肌缺血、急性心肌梗死的发生率。

（5）控制围手术期血糖浓度 < 10.0 mmol/L，降低患者术后伤口感染等并发症发生率。

（八）疼痛管理

实施精确的围手术期疼痛管理对于胃肿瘤手术患者的术后康复具有重要意义。在胃肿瘤手术中，多模式镇痛采用不同镇痛方式和不同镇痛靶点阻断疼痛，有效抑制应激反应导致的神经内分泌紊乱，并能够保持循环系统稳定，不仅能提高患者术后的舒适度，还能促进患者术后有效地咳嗽、咳痰和早期下床活动，并能降低并发症的发生率，改善患者预后。目前，基于胃癌 ERAS 流程和智能化术后镇痛管理平台，为了更加有效地管理和控制好患者围手术期的疼痛（VAS 评分 < 3 分），推荐围手术期目标导向全程镇痛（comprehensive goal-directed perioperative analgesia，CGPA）管理，包括以下 5 个时段的管理（图 10-1-2）。

1. 预防性镇痛

预防性镇痛（preventive analgesia，PA），即术前给予有效的麻醉或神经阻滞，并在疼痛出

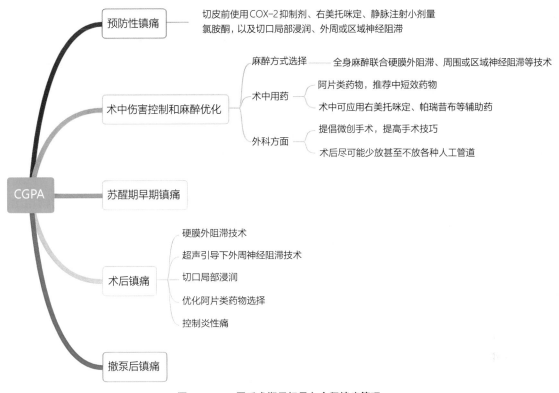

图 10-1-2　围手术期目标导向全程镇痛管理

现前给予足够的镇痛药，如选择性环氧合酶-2（COX-2）抑制剂，以减少创伤应激，防止中枢敏化，降低痛阈值，减少术后镇痛药的用量和延长镇痛时间。按照个体化原则，PA 的措施包括：切皮前使用 COX-2 抑制剂、右美托咪定、静脉注射小剂量氯胺酮，以及切口局部浸润、外周或区域神经阻滞等。

2. 术中伤害控制和麻醉优化

（1）术中用药方面可选择阿片类药物，推荐中短效药物，如瑞芬太尼、舒芬太尼等。但警惕阿片类药物导致的痛觉过敏或其他不良反应可能会影响患者的快速康复；术中可应用右美托咪定、帕瑞昔布等辅助药，减少阿片类药物的用药量。

（2）麻醉方式选择方面，选择全身麻醉联合硬膜外阻滞、周围或区域神经阻滞等技术，可减少术中阿片类药物的用药量，减轻伤害性刺激。

（3）外科方面，提倡微创手术，提高手术技巧，术后尽可能少放甚至不放各种人工管道。

3. 苏醒期早期镇痛

（1）推荐使用呼吸抑制轻的阿片类药和 NSAIDs 的组合，如曲马多、地佐辛、帕瑞昔布、氟比洛芬酯等。

（2）麻醉期间用药（如右美托咪定）或已进行硬膜外阻滞、周围神经阻滞或区域神经阻滞可以影响急性疼痛严重程度和镇痛药物的需求。

（3）如果硬膜外阻滞、周围神经阻滞或区域神经阻滞留有导管时，建议在停止麻醉用药前预先给予负荷剂量的镇痛药，无须给予静脉镇痛药物，避免过度使用镇痛药的不良反应。

10

4. 术后镇痛

术后疼痛是患者术后主要的应激反应，也是导致其术后早期下床活动受限、出院延迟的主要原因，因此有效减轻和消除术后疼痛有利于患者康复与预后，可显著提高术后的生活质量。

胃肿瘤手术患者术后疼痛来源于切口痛、内脏痛和炎性痛。针对切口痛，可选择硬膜外镇痛、外周神经阻滞、切口局部浸润等；对于内脏痛和炎性痛的控制，肿瘤患者推荐采用低阿片镇痛方案，优化阿片类药物的选择和使用非甾体抗炎药等不同镇痛机制的药物进行多模式镇痛，在完善镇痛的基础上避免胃肿瘤患者免疫抑制。

1）硬膜外阻滞技术

对于开腹的胃肿瘤手术患者，优先考虑采用硬膜外镇痛技术。与全身使用阿片类药物相比，硬膜外镇痛可以提供更好的静息与运动状态下的镇痛效果。除镇痛效果显著外，硬膜外阻滞还可减轻手术引起的应激反应，减少术后并发症，减弱分解代谢，促进术后机体功能恢复。研究显示，对于肿瘤患者，单纯硬膜外阻滞镇痛、硬膜外阻滞联合全身麻醉与单纯全身麻醉相比，对肿瘤患者的免疫功能与免疫调节具有优化作用。

硬膜外镇痛技术给药方式包括硬膜外连续输注（CEI）、仅单次给药和患者自控硬膜外镇痛（PCEA）；药物可选择长效局麻药如罗哌卡因（0.2%）或者布比卡因（0.100%～0.125%），加用芬太尼或舒芬太尼等阿片类药物可增强镇痛效果而不影响肠道功能恢复。

术后须每天查看及评估所有放置硬膜外导管进行硬膜外镇痛的患者，并在出现问题时（如镇痛不良、异常范围阻滞等）及时进行调整。记录不良反应，包括低血压、尿潴留、运动阻滞等，硬膜外配伍应用阿片类药物时也会出现恶心、呕吐及过度镇静的情况。

2）超声引导下外周神经阻滞技术

对于微创的胃肿瘤手术患者，优先采用超声引导下外周神经阻滞镇痛技术。外周神经阻滞是多模式镇痛的重要组成部分，可减少伤害性刺激的中枢传入，操作相对简单，易于实施，具有较好的镇痛效果，可减少阿片类药物的应用及降低不良反应的发生率。近年来超声技术的快速发展，为精准的外周神经阻滞提供了有力保障，现超声引导下外周神经阻滞镇痛技术已广泛用于胃肿瘤手术围手术期镇痛。

腹横肌平面阻滞（TAP 阻滞）适用于腹前部 $T_7 \sim L_1$ 脊神经支配区域的手术。对抑制躯体痛有效，对内脏痛效果较差。在某些情况下，因为注入的局麻药容量、压力等因素可扩散到椎旁间隙阻滞交感神经，从而表现出对内脏痛的镇痛效果。

TAP 阻滞根据穿刺阻滞的入路不同，可分为肋缘下入路 TAP 阻滞（主要覆盖 $T_6 \sim T_8$ 脊神经支配区）、侧方入路 TAP 阻滞（主要覆盖 $T_{10} \sim T_{12}$ 脊神经支配区）、后位入路 TAP 阻滞（主要覆盖 $T_9 \sim T_{12}$ 脊神经支配区）、斜向肋缘下入路 TAP 阻滞（主要覆盖 $T_6 \sim L_1$ 脊神经支配区）等。

TAP 阻滞采用低浓度、高容量局麻药，0.20%～0.25% 罗哌卡因（总量不超过 3 mg/kg）或 0.125% 左旋布比卡因（总量不超过 1.5 mg/kg），可放置导管连续阻滞，5～10 mL/h 持续输注。

研究发现地塞米松可增强局麻药作用时间。一项 Meta 分析显示，与生理盐水相比，地塞米松（4～8 mg）可使 TAP 阻滞的持续时间延长近 3 h，同时减少镇痛药的消耗量和术后恶心、呕吐的发生率。但是地塞米松作为佐剂参与 TAP 阻滞的最佳给药剂量和给药方式（静脉给药或神经周围注射）尚未明确。α_2 受体激动剂可乐定和右美托咪定作为 TAP 阻滞的佐剂，可增加术后镇痛、感觉阻滞和运动阻滞的平均持续时间，其不良反应有心动过缓、低血压、晕厥和过度镇静。Meta 分析显示，与单纯 TAP 阻滞相比，加用右美托咪定可显著降低静息和运动时的疼痛评分，但右美托咪定可能会导致术后 1 h 内的镇静作用增强，4 h 内心率降低。关于右美托咪定的最佳给药剂量和给药途径（静脉注射或神经周围注射）仍需进一步研究。

3）切口局部浸润

对于胃肿瘤手术患者，切口局部浸润也有良好的镇痛效果。可选择 0.25%～0.50% 罗哌卡因或 0.200%～0.375% 布比卡因 15～20 mL，达到 4～6 h 手术切口镇痛的效果，通常与其他镇痛方式联合应用，也可在外科切口部位置管进行连续阻滞。

4）优化阿片类药物选择

控制内脏痛是胃肿瘤手术后镇痛非常重要的一环。研究发现，在阿片类受体中，κ 受体是内脏痛的主要治疗靶点。因此，对胃肿瘤术后患者的内脏痛控制，选择 κ 受体激动剂进行术后镇痛治疗，较单纯 μ 受体激动剂有更好的镇痛效果，而且呼吸抑制轻，不抑制胃肠道功能。但阿片类药物可导致恶心/呕吐、肠麻痹和尿潴留等，影响患者术后进食和下床活动，甚至导致痛觉过敏、延长住院时间。

5）控制炎性痛

若患者无 NSAIDs 类药物使用禁忌，NSAIDs 类药物应贯穿在全程的镇痛中。外科炎症导致的炎性痛是中枢神经系统敏化的主要原因。研究证实，炎症因子在术后 72 h 内持续存在，外周炎症可能会诱导脊髓环氧化酶 COX-2 表达的增加，而 COX-2 直接参与外周敏化和中枢敏化，使患者对于疼痛的感受性增强。

5. 撤泵后镇痛

通过多模式方法减少阿片类镇痛药物的用量，做到平缓、舒适过渡。对于胃肿瘤术后伴有内脏痛的撤泵后镇痛可预先使用透皮贴缓释剂、服用非甾体抗炎药、弱阿片类药物或复合阿片类制剂如氨酚羟考酮片；随着疼痛程度的减轻，可换成 NSAIDs 镇痛药，如塞来昔布胶囊、美洛昔康片等。

五、术后管理

（一）营养管理

对于胃肿瘤而言，术后营养管理能加速胃肠道功能的康复，减少创伤及应激反应，改善生活质量。研究表明，腹部手术后胃肠道功能紊乱的病理生理学基础与腹壁切开、肠道操作、肠吻合、术后输液、阿片类镇痛药等有关。

年龄、术前体重减轻和开腹手术被认为是术后严重营养不良的危险因素。术后营养治疗的目的是维持术后代谢期的营养状况。术后患者在恢复期的营养状况、食欲、饮食摄入量下降，因此，在不能摄入饮食或饮食摄入不足的情况下，通过肠内或肠外途径进行补充，可有效改善患者术后营养状况，提高患者术后的耐受力和免疫力，加速患者康复的进程。

术后营养方案的选择：术后经口营养摄入应持续不中断，推荐术后清醒即可少量饮水；术后第 1 天开始口服液体或少量清流质食物 500～1 000 ml/d，以后每天逐渐增量，若口服液体量达到 2 000～2 500 ml/d 的生理需要量时，可以考虑停止静脉输液；一旦患者恢复排气可由流质饮食转为半流饮食。进食量根据个人耐受和实施的手术类型来调整经口摄入，推荐口服营养制剂。

（二）术后胃肠道功能恢复

胃肿瘤术后，特别是经历了消化道重建的术后患者，为了减少肠麻痹，促进肠功能的加速康复，改善营养状况，围手术期应采取如下综合措施预防术后肠麻痹的发生：实施微创手术、尽可能缩短手术时间、多模式镇痛、减少阿片类药物用量、控制液体摄入量、不留置鼻胃管、咀嚼口香糖、早期进食和下床活动等。

表 10-1-1　NRS2002 营养风险筛查表（2008 版）

姓名：	性别：	年龄	住院号	身高	cm	现体重	kg
KPS 评分：	ECOG 评分：	右小腿最大周径　　cm		左小腿最大周径　　cm		非利手握力	kg
上臂中点周径MAC：　　cm		三头肌皮皱厚度TSF：　　cm			上臂肌肉周径MAMC：　　cm		
住院日期：		手术日期：			测评日期：		

NRS2002营养风险筛查：　　　分	
疾病评分：	评分1分：髋骨折□　慢性疾病急性发作或有并发症者□　COPD□　血液透析□　肝硬化□　　　一般恶性肿瘤患者□　糖尿病□ 评分2分：腹部大手术□　脑卒中□　重度肺炎□　血液恶性肿瘤□ 评分3分：颅脑损伤□　骨髓移植□　大于APACHE10分的ICU患者□
小结：疾病有关评分	
营养状态：	1.BMI（kg/m²）　□小于18.5（3分）　前白蛋白：　　g/L　白蛋白：　　g/L 　注：因严重胸腹水、水肿得不到准确BMI值时，无严重肝肾功能异常者，用白蛋白替代（按ESPEN2006）　　　（g/L）（<30 g/L，3分） 2.体重下降>5%是在　□3个月内（1分）　□2个月内（2分）　□1个月内（3分） 3.1周内进食量：较从前减少　□25%～50%（1分）　□51%～75%（2分）　□76%～100%（3分）
小结：营养状态评分	
年龄评分：	年龄>70岁（1分）年龄<70岁（0分）
小结：年龄评分	

对于表中没有明确列出诊断的疾病参考以下标准，依照调查者的理解进行评分。

1分：慢性疾病患者因出现并发症而住院治疗。患者虚弱但不需卧床。蛋白质需要量略有增加，但可通过口服补充来弥补。

2分：患者需要卧床，如腹部大手术后。蛋白质需要量相应增加，但大多数人仍可以通过肠外或肠内营养支持得到恢复。

3分：患者在加强病房中靠机械通气支持。蛋白质需要量增加而且不能被肠外或肠内营养支持所弥补。但是通过肠外或肠内营养支持可使蛋白质分解和氮丢失明显减少。

总分值≥3分：患者处于营养风险，需要营养支持，结合临床，制定营养治疗计划。

总分值<3分：每周复查营养风险筛查。

适用对象：18～90岁，住院1天以上，次日8时未行手术者，神知情者。

不适用对象：18岁以下，90岁以上，住院不过夜，次日8时前行手术者，神志不清者。

注：MAMC＝MAC-0.314×TSF，测量数据均保留小数点后一位，如：非利手握力，精确至0.1 kg。

肿瘤和精确麻醉

表 10-1-2　患者提供的主观整体营养状况评量表

PG-SGA 病史问卷表

PG-SGA 设计中的 Box 1～4 由患者来完成，其中 Box 1 和 Box 3 的积分为每项得分的累加，Box 2 和 Box 4 的积分基于患者核查所得的最高分。

1. 体重（见工作表1）

我现在的体重是＿＿＿＿kg

我的身高是＿＿＿＿米

1个月前我的体重是＿＿＿＿kg

6个月前我的体重是＿＿＿＿kg

最近2周内我的体重：

□下降（1）　　□无改变（0）　　□增加（0）

Box1 评分：＿＿＿＿＿＿

2. 膳食摄入（饭量）

与我的正常饮食相比，上个月的饭量：

□无改变（0）

□大于平常（0）

□小于平常（1）

我现在进食：

□普食但少于正常饭量（1）

□固体食物很少（2）

□流食（3）

□仅为营养添加剂（4）

□各种食物都很少（5）

□仅依赖管饲或静脉营养（6）

Box 2 评分：＿＿＿＿＿＿

3. 症状

最近2周我存在以下问题影响我的饭量：

□没有饮食问题（0）

□无食欲，不想吃饭（3）

□恶心（1）　□呕吐（3）

□便秘（1）　□腹泻（3）

□口腔疼痛（2）　　□口腔干燥（1）

□味觉异常或无（1）　□食物气味干扰（1）

□吞咽障碍（2）　　□早饱（1）

□疼痛；部位？（3）

□其他＊＊（1）

＊＊例如：情绪低落，金钱或牙齿问题

Box 3 评分：＿＿＿＿＿＿

4. 活动和功能

上个月我的总体活动情况是：

□正常，无限制（0）

□与平常相比稍差，但尚能正常活动（1）

□多数事情不能胜任，但卧床或坐着的时间不超过12小时心（2）

□活动很少，一天多数时间卧床或坐着（3）

□卧床不起，很少下床（3）

Box 4 评分：＿＿＿＿＿＿

Box 1～Box 4的 合计评分（A）：＿＿＿＿＿＿

10

PG-SGA 评分工作表

评分使用 1 个月体重数据，若无此数据则使用 6 个月体重数据。使用以下分数积分，若过去 2 周内有体重丢失则额外增加 1 分。

工作表 –1　体重丢失的评分

1个月内体重丢失	分数	6个月内体重丢失
10%或更大	4	20%或更大
5%～9.9%	3	10%～19.9%
3%～4.9%	2	6%～9.9%
2%～2.9%	1	2%～5.9%
0%～1.9%	0	0%～1.9%

评分（Box 1）

工作表 –2　疾病和年龄的评分标准

分类	分数
癌症	1
AIDS	1
肺性或心脏恶病质	1
压疮、开放性伤口或瘘	1
创伤	1
年龄≥65岁	1

评分（Box 5）

工作表 –3　代谢应激状态的评分

应激状态	无(0)	轻度(1)	中度(2)	高度(3)
发热	无	37.2～38.3℃	38.3～38.8℃	≥38.8℃
发热持续时间	无	<72 hrs	72 hrs	>72 hrs
糖皮质激素用量（泼尼松/d）	无	<10 mg	10～30 mg	≥30 mg

评分（Box 6）

	无消耗 : 0	轻度消耗 : 1+	中度消耗 : 2+	重度消耗 : 3+
脂肪				
眼窝脂肪垫	0	1+	2+	3+
三头肌皮褶厚度	0	1+	2+	3+
肋下脂肪	0	1+	2+	3+
肌肉				
颞肌	0	1+	2+	3+
肩背部	0	1+	2+	3+
胸腹部	0	1+	2+	3+
四肢	0	1+	2+	3+
体液				
踝部水肿	0	1+	2+	3+
骶部水肿	0	1+	2+	3+
腹水	0	1+	2+	3+
总体消耗的主观评估	0	1	2	3

评分（Box 7）

工作表 –5　PG–SGA 整体评估分级

	A级 营养良好	B级 中度或可疑营养不良	C级 严重营养不良
体重	无丢失或近期增加	1个月内丢失5%（或6月10%）或不稳定或不增加	1个月内＞5%（或6个月＞10%）或不稳定或不增加
营养摄入	无不足或近期明显改善	确切的摄入减少	严重摄入不足
营养相关的症状	无或近期明显改善摄入充分	存在营养相关的症状 Box3	存在营养相关的症状 Box3
功能	无不足或近期明显改善	中度功能减退或近期加重 Box4	严重功能减退或近期明显加重 Box4
体格检查	无消耗或慢性消耗但近期有临床改善	轻～中度皮下脂肪和肌肉消耗	明显营养不良体征 如严重的皮下组织消耗、水肿

10

5. 疾病及其与营养需求的关系（见工作表2）

　所有相关诊断（详细说明）：

　原发疾病分期： Ⅰ　Ⅱ　Ⅲ　Ⅳ　其他

　患者姓名：_____　年龄：_____　住院号：_____　临床医师签名记录日期：_____

评分（B）：_____

6. 代谢需要量（见工作表3）

评分（C）：_____

7. 体格检查（见工作表4）

评分（D）：_____

总体评量（见工作表2）
　A级营养良好
　B级中度或可疑营养不良
　C级严重营养不良

PG-SGA 总评分

评分 A + B + C + D

营养支持的推荐方案

　根据PG-SGA总评分确定相应的营养干预措施，其中包括对病人及家属的教育指导、针对症状的治疗手段如药物干预、恰当的营养支持。

　0～1此时无须干预，常规定期进行营养状况评分

　2～3有营养师、护士或临床医师对病人及家属的教育指导，并针对症状和实验室检查进行恰当的药物干预

　4～8需要营养干预及针对症状的治疗手段

　≥9迫切需要改善症状的治疗措施和恰当的营养支持

（贾慧群　雍芳芳　赵伟）

第二节　肠道肿瘤手术的精确麻醉管理

肠道肿瘤是常见的消化道肿瘤，恶性肿瘤的发病率呈上升趋势。世界卫生组织癌症研究机构（IRAC）发布的 2020 年最新癌症数据显示，结直肠癌的全球发病人数约 193 万，是仅次于乳腺癌及肺癌的第三大常见癌症，患者占比高达 9.4%，死亡人数居第二位。其中，我国新发结直肠癌 56 万占全球结直肠癌患者的 31%，死亡人数 29 万。不仅如此，在西方国家，早发性结直肠癌（年龄小于 50 岁人群）的发病率逐年上升。

目前肠道肿瘤的治疗以手术为主，而手术及其创伤可通过增加循环中肿瘤细胞水平，诱导局部和全身性的炎症，抑制肿瘤免疫导致新的转移病灶的发生，诱导原有转移病灶的发展，促进肿瘤的术后转移，影响患者预后。麻醉作为围手术期的重要环节，麻醉方式、麻醉药物、麻醉管理及术后镇痛等都可能对肿瘤患者的预后产生极大的影响。因此，对肠道肿瘤患者需进行精确的术前准备、术前评估以及麻醉管理，以促进术后胃肠功能的恢复，减少术后并发症如吻合口瘘、肠梗阻等，对加速患者康复、改善肠道手术患者的预后有重要的意义。

一、肠道肿瘤患者术前准备与评估

肠道肿瘤患者多伴有便秘、呕吐、腹泻、便血、肠梗阻、营养不良等，并且常合并贫血、低蛋白血症、电解质紊乱等情况，全身状况相对较差，围手术期风险较大。术后易出现感染、吻合口瘘等情况，不利于患者恢复。精确的术前准备与评估，可有效降低术后并发症的发生率，改善患者预后。

（一）肠道准备

富含细菌的结直肠内容物的污染是结直肠手术后感染的重要原因之一，合理的肠道准备能够降低结直肠手术部位的感染。肠道准备方法主要包括：饮食准备、灌肠法、口服抗生素、机械性肠道准备等。术前根据患者具体情况选择个体化的精确肠道准备方式。右半结肠切除和腹会阴联合直肠切除（Mile's）手术，不建议术前常规进行机械性肠道准备（MBP）；对于左半结肠切除和直肠骶前切除（Dixon）手术，可选择口服缓泻剂（如乳果糖等）联合少量磷酸钠盐灌肠剂；对术中需要肠镜定位或严重便秘的患者，术前应予充分的 MBP 并联合口服抗生素。

（二）术前禁食水方案

长时间禁食使患者处于代谢的应激状态，可致胰岛素抵抗，不利于患者预后。缩短患者术前禁食时间和术前口服碳水化合物有助于减少饥渴、紧张、烦躁等不良反应，减轻术后胰岛素抵抗，缓解分解代谢。对于无胃肠道动力障碍患者推荐将禁食时间缩短至术前 6 h，在术前 10 h

和 2 h 可分别口服 12.5% 碳水化合物饮品 800 ml 和 400 ml。术前 2 h 口服 ≤ 500 ml 透明液体，有助于防治水电解质酸碱失衡，避免镇静药和抗焦虑药物的使用。

（三）术前营养状态评估

肠道肿瘤患者常因多种因素造成机体分解代谢增加、自身消耗增加、机体能量合成不足，从而产生营养不良，而营养不良是导致患者不良预后的独立危险因素。因此，围手术期精确的营养优化对择期肠道肿瘤切除术患者至关重要，是促进术后快速康复的不可忽视的因素。

实施精确的营养优化首先是进行营养风险筛查，准确评估营养状况，并及时给予营养治疗。营养风险评估 2002（NRS2002）是由欧洲肠外肠内营养学会于 2002 年提出并推荐使用的一种营养状况评估方法，包括初筛表和终筛表（表 10-2-1 和表 10-2-2）。初筛表包括 4 个问题，简单地反映住院患者的营养状况。终筛表比较详细地评估患者营养状况，根据饮食、体质量、疾病损伤状况的风险及年龄而定。其中，终筛表得分为 NRS2002 评分的总得分，总得分 ≥ 3 分者存在营养风险，＜ 3 分者暂无营养风险。

表 10-2-1　NRS-2002 初筛表

初步筛查	是	否
BMI＜18.5 kg/m^2		
最近 3 个月有无体重减轻		
最近 1 周有无膳食摄入量减少		
患者病情是否严重（如 ICU、大手术后等）		

注：如果任何一个问题的答案为"是"，则按表 2 进行最终筛查；如果所有问题的答案为"否"，每隔 1 周要重新进行筛查；如果患者进行大手术，则要考虑预防性营养治疗。

表 10-2-2　NRS-2002 终筛表

	营养状况	疾病严重程度
0 分	营养状况正常	正常营养需求
1 分	3 个月内体重丢失＞5% 或近 1 周摄食量比正常需要量减少 25%～50%	慢性疾病急性加重，慢性疾病发生骨折、肿瘤、糖尿病、肝硬化、血液透析者、COPD
2 分	2 个月内体重丢失＞5% 或 BMI 18.5～20.5 kg/m^2，加上受损的基本营养状况或近一周摄食量比正常需要量减少 50%～75%	比较大的腹部手术、卒中、严重肺炎、恶性血液肿瘤
3 分	1 个月内体重丢失＞5%（或 3 个月内体重下降 15%），加上受损的基本营养状况或近一周摄食量比正常需要量减少 75%～100%	脑损伤、肺移植、ICU 患者（APACHE＞10）

总分 = 营养状况评分 + 疾病严重程度评分 + 年龄评分（年龄 ≥ 70 岁加 1 分）

肠道肿瘤患者术前多处于高应激分解、高代谢紊乱状态，而术后应激状态下处于负氮平衡，机体蛋白质代谢旺盛，患者术后恢复缓慢，并发症的发生率高。合理的营养支持可避免组织损害、保护器官的生理功能、减少手术的危险性、降低术后并发症和病死率。对于 NRS2002 营养风险评分 ≥ 3 分的患者，应进行营养支持，营养途径依据胃肠道功能状态选择。首选肠内营养（EN）补充，当口服营养（ONS）不能满足营养需求时，可选择管饲（ETF）；当 EN 无法实施或不能满足营养需求时，应选择补充性肠外营养（SPN）或完全肠外营养（TPN）。

结直肠肿瘤患者术后推荐早期恢复经口进食，早期实施 ONS 以增加营养供应。术后早期提供 EN 能增加胃肠道血流，并改善吻合口局部血液循环，促进吻合口愈合，减少吻合口瘘的发生率。

（四）深静脉血栓形成（DVT）的预防

恶性肿瘤、复杂性手术、化疗和长时间卧床是静脉血栓栓塞症的危险因素，存在危险因素的患者若无预防性抗血栓治疗，术后深静脉血栓形成发生率可达 30%，致死性肺栓塞发生率近 1%。结直肠手术患者应进行机械性预防性抗血栓治疗，如合适的弹力袜、间歇性压力梯度仪治疗等。高危人群使用低分子肝素可有效预防血栓形成。

（五）麻醉前用药、术前用药

除严重紧张或焦虑时可酌情使用外，术前不常规使用镇静药物。

（六）预防性抗生素的使用

所有肠道肿瘤手术患者应在术前 30 ~ 60 min 预防性静脉输注抗生素。

此外，对患者和家属同时进行健康宣教和心理疏导也有利于缓解患者的恐惧和焦虑，获取家属的理解和配合，避免镇静药物的使用和提高患者的依从性，应贯穿于入院到出院的整个治疗过程。

二、麻醉方案的选择

（一）麻醉方式的选择

肠道肿瘤患者可选择全身麻醉、全身麻醉联合硬膜外阻滞或周围神经阻滞等，以满足手术的需求并抑制创伤所致的应激反应。手术开始前实施神经阻滞，如腹横肌平面阻滞、椎旁阻滞等，可以有效降低术中阿片类和其他全身麻醉药物的用量，利于术后快速苏醒、胃肠功能恢复和尽早下床活动。全麻气道工具的选择可根据手术方式、患者情况等，选择气管内插管或喉罩。

（二）麻醉药物的选择

肠道肿瘤手术全麻药物的选择与其他肿瘤患者一样，可优先选用短效的麻醉药物。静脉麻醉药如丙泊酚、依托咪酯，阿片类药物如芬太尼、舒芬太尼、瑞芬太尼等，吸入麻醉药七氟醚或地氟醚，肌松药可使用短效肌松药如罗库溴铵、顺阿曲库铵等，均可用于肠道手术的麻醉。

目前，麻醉药物对肿瘤患者预后的影响也越来越受到关注。研究表明，吸入麻醉药可抑制免疫细胞功能，调节手术产生的神经内分泌应激反应或通过肿瘤细胞信号传导来增强肿瘤细胞的活性。相反，静脉麻醉药（如丙泊酚）具有抗炎和抗氧化作用，可防止围手术期免疫抑制。然而，这一研究结果目前仍存在争议。KanakoMakito 等从日本诊断程序组合数据库中对 2010年 7 月至 2018 年 3 月期间行择期食管切除术、胃切除术、肝切除术、胆囊切除术、胰腺切除术、结肠切除术和直肠肿瘤手术患者进行了回顾性队列研究，评估了吸入麻醉和全凭静脉麻醉对消化道肿瘤手术患者预后的影响。结果发现，全凭静脉麻醉和吸入麻醉之间的总生存率无显著差异，无复发生存率差异很小。

有研究发现，阿片类药物还可能对肿瘤细胞的侵袭和转移产生影响。有研究指出，吗啡与阿片受体结合，通过上调基质金属蛋白酶（MMP）的表达，增加乳腺癌与肺癌细胞的侵袭与转移；通过活化纤维蛋白原尿激酶增加结肠癌细胞的侵袭与转移。但有研究认为，吗啡可通过调节 MMP 的表达，减少结肠癌细胞的黏附、侵袭以及转移。另有研究认为，吗啡能刺激肿瘤细胞存活，加速细胞周期，刺激内皮细胞增殖及血管再生，并诱导肿瘤神经血管再生，加速肿瘤生成。

局麻药利多卡因、布比卡因和罗哌卡因降低了体外间充质高细胞增殖，促发肿瘤转移的转录途径也被抑制。在某些类型肿瘤细胞株中，局麻药可改变其 DNA 甲基化状态，并同抑癌基因激活相关，特别是对雌激素受体阳性的乳腺癌细胞作用明显。局部麻醉也通过阻滞传入神经的传递，减轻应激引起的对免疫系统的抑制。此外局部麻醉可发挥节阿片作用，从而降低了阿片类镇痛药物对人体免疫系统的巨大抑制，进而影响肿瘤的转移和复发。

因此，肠道肿瘤患者麻醉药物的选择，应根据患者的情况、麻醉药物的药理特性进行合理的选择。

三、肠道肿瘤手术的精确麻醉管理

（一）术中监测（图 10-2-1）

1. 常规监测

术中常规监测应该包括心电图（ECG）、心率/心律、无创血压/连续无创动脉血压/有创动脉压、脉搏血氧饱和度（SpO_2）、体温、呼吸频率/节律、尿量。

2. 呼吸监测

（1）呼吸动力学监测：术中应连续监测评估机械通气的基本组成参数，包括气道压、气道峰压、吸气平台压、肺顺应性、肺驱动压等。临床上应调整呼吸机参数潮气量及 PEEP，使肺驱动压 $\Delta P < 13$ cmH$_2$O 以降低 PPCs 发生率。

（2）氧合监测：主要采用 SpO_2、血气分析及氧合指数（PaO_2/FiO_2）等。同时注意围手术期患者体温、贫血、代谢性疾病和内环境酸碱平衡等因素对氧合的影响。

（3）呼末二氧化碳（PETCO$_2$）监测：PETCO$_2$ 其数值和波形便于及时发现 CO_2 潴留，指导优化通气设置和气管导管位置等。

（4）呼吸环监测：包括压力-容积环（P-V环）和流量-容积环（F-V环）。

3. 循环监测

肠道肿瘤患者由于疾病本身所致的体液丢失、术前肠道准备等因素常存在容量不足的情况，因此应加强心脏前负荷指标的监测，包括每搏量变异度（SVV）、脉压变异度（PPV）、脉搏波变异指数（PVI）、收缩压变异度（SPV）；液体反应性指标包括液体冲击试验（ΔSV）等。可以采用上述指标实施目标导向液体管理（GDFT）。房颤、窦性心动过速、严重心脏瓣膜狭窄/关闭不全、心脏解剖结构显著改变的心脏疾病、严重肺部疾病等会影响SVV/PPV反映心脏容量状态的准确性，此种状态应将SVV/PPV与经胸/经食管心脏超声图（TTE/TEE）联合监测，指导容量管理。

对于并存高龄、陈旧性心肌梗死、既往心力衰竭史等情况的老年患者，建议进行心排血量（CO）及每搏量（SV）监测，SV指数为反映心脏射血功能的金标准。

4. 其他监测

（1）对于脆弱脑功能患者，建议围手术期使用脑电监测。如有条件，可联合麻醉镇静深度和无创局部脑氧饱和度等监测实施个体化脑功能保护策略。

（2）如有条件，可应用镇痛伤害刺激指数（ANI）/手术体积描计指数（SPI）/镇痛指数（PRi）/熵指数等指标，反映术中伤害性刺激的程度。

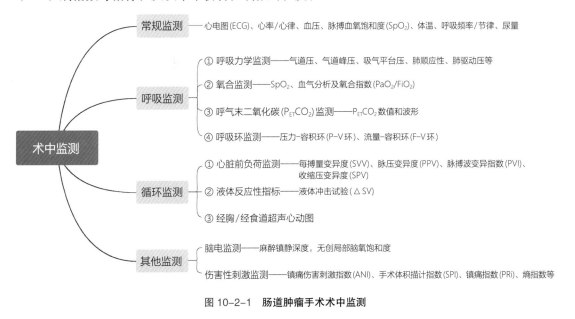

图 10-2-1　肠道肿瘤手术术中监测

（二）呼吸管理

肠道肿瘤手术创伤大、手术时间长。长时间机械通气可导致通气相关肺损伤如容量性损伤、气压性损伤、肺萎陷损伤、生物性损伤、氧中毒损伤。与此同时，由于上述损伤导致的肺结构性改变如肺泡隔断裂、肺泡上皮细胞脱落和异常增殖、肺泡水肿，引起术后肺部并发症（PPCs）的发生。研究发现，PPCs发生率为5%～33%，发生PPCs的外科患者术后30d病死率高达

20%。多项针对术中通气策略的临床研究表明，肺保护性通气策略可显著降低 PPCs 的发生。

1. 肺保护性通气策略

肺保护性通气策略主要包括：小潮气量通气及允许性高碳酸血症、最佳呼气末正压、肺复张、低吸入氧浓度、合理的呼吸频率与吸气/呼气比值以及通气方式的选择与优化等。

（1）小潮气量通气及允许性高碳酸血症：推荐使用 6～8 ml/kg（理想体重）潮气量或尽量使吸气平台压不超过 30～35 cmH$_2$O。长时间小潮气量通气可能导致 CO$_2$ 蓄积，目前认为允许性高碳酸血症要维持 PaCO$_2$ 上升速度应＜10 mmHg/h、PaCO$_2$＜65 mmHg，血 pH 值＞7.20。

（2）最佳呼气末正压（PEEP）：是指控制呼吸时呼气末气道压力保持正压水平。最佳 PEEP 为能达到最佳气体交换和最小循环影响的 PEEP 值。确定最佳 PEEP 常用方法：①最佳氧合法；②P-V 曲线法；③最佳顺应性法；④临床经验判断法；⑤肺牵张指数法；⑥跨肺压法；⑦电阻抗成像法。

（3）肺复张：重新开放无通气或通气不足的肺泡而采取的增加跨肺压的过程，可有效改善氧合和呼吸系统的顺应性。目前推荐机械通气肺复张：①肺活量法；②压力控制法，通过递增 PEEP 达到充分肺复张；③容量控制法，递增潮气量达到充分肺复张。肺复张时需注意：①使用较低 FiO$_2$；②尽可能使用最低有效吸气峰压和最短有效时间，最少呼吸次数；③通过氧合、肺顺应性、驱动压等指标的改善来评估肺复张效果。

（4）低吸入氧浓度：在维持充分氧合前提下，机械通气过程中及肺复张后应避免纯氧通气，可调整 FiO$_2$＜0.4。

（5）呼吸频率与吸气/呼气比值（I：E）：为保证氧合可在降低潮气量后逐渐增加呼吸频率至 15～20 次/min，最大可至 35 次/min，同时尽量维持 PaCO$_2$≤65 mmHg 和 pH≥7.20。

（6）通气方式的选择与优化：根据病情可选择压力控制通气、容量控制通气或压力控制-容量保证通气模式，在保证肺泡有效通气和换气的同时减少肺泡损伤。

（7）围手术期其他肺保护措施：控制液体避免诱发肺水肿；围手术期选择性使用预防肺损伤的药物如新型选择性抗胆碱药盐酸戊乙奎醚、糖皮质激素类等；术中注意膈肌保护；术前宣教及术后肺功能康复训练如术前戒烟、呼吸训练及运动锻炼、营养支持、纠正贫血等；术后采用激励式肺量测定法，深呼吸及早下床活动等。

2. 腹腔镜肠道肿瘤手术的通气策略

腹腔镜手术是肠道肿瘤多采用的手术方式。腹腔镜手术虽然具有创伤小、恢复快的特点，但手术时需要通过建立二氧化碳气腹来提供外科操作空间，而气腹会导致腹内压增加，使膈肌向头侧移位，减少肺的功能残气量和顺应性，增加气道阻力。不适当的通气策略会造成术中呼吸机相关的肺损伤（肺不张、气压伤等）和术后肺部并发症的增加，不仅延长了住院时间，还增加了医疗费用。

（1）头低脚高位腹腔镜肠道肿瘤手术：推荐术中宜采用小潮气量、适当加快呼吸频率、低 PEEP 并联合应用手法肺复张的肺保护性通气策略。采用 PCV-VG 模式，降低高气道压导致的潜在气道和肺泡损伤的同时保证肺泡有效通气和换气。

（2）头高位腹腔镜肠道肿瘤手术：推荐术中应用小潮气量联合手法肺复张的肺保护性通气

策略。腹腔镜手术气腹期间持续给予 PEEP，可在一定程度上增加肺动态顺应性，使萎陷的肺泡重新扩张，氧合指数增加，肺泡-动脉氧分压差显著减低。

（三）循环管理

精确的循环管理是围手术期管理的重要内容之一，其核心内容是维持足够的器官灌注。而肠道手术患者由于疾病本身所致的体液丢失、术前肠道准备等因素，术前常处于低血容量状态，围手术期更易发生血流动力学波动，导致组织脏器灌注不足，造成局部缺血缺氧，引起吻合口瘘等不良预后。血压、心率以及组织灌注是循环管理的重要组成部分。优化围手术期血压管理，维持围手术期循环功能稳定，可减少术后并发症，改善患者预后。

1. 血压管理

越来越多的证据表明，围手术期低血压或高血压对患者预后不利。低血压与患者围手术期的不良预后相关，尤其是肾损伤、心肌损伤的发生和病死率增加。而高血压、心动过速、血压监测频率和慢性降压药物的使用，也可能影响患者的预后。

1）术前血压管理

降低患者围手术期风险的最佳术前血压阈值，目前尚不清楚。术前血压 < 180/100 mmHg，手术不增加围手术期心血管并发症的风险，而血压 ≥ 180/110 mmHg，围手术期心肌缺血、心力衰竭及脑血管意外等的危险性增加。对严重高血压合并威胁生命的靶器官损害时，如高血压伴心力衰竭、不稳定性心绞痛或变异型心绞痛、少尿型肾衰竭、严重低钾血症等，应暂停手术并采取措施改善靶器官功能。ACC/AHA 指南建议，轻中度高血压（< 180/110 mmHg）可以进行手术，如果术前血压超过 180/110 mmHg，应推迟择期手术，争取时间控制血压。如果原发病为危及生命的紧急状态，则血压高低不应成为实施麻醉与手术的障碍。

由于针对严重高血压患者研究数量较少，尚无大样本随机对照研究，目前尚无明确推迟手术的高血压阈值。而纠正术前高血压是否能改善预后有待研究。相反，术前常规降压可能是有害的。围手术期缺血评估试验（POISE）发现，对有动脉粥样硬化性心脏病危险因素的患者，围手术期常规新增 β 受体阻滞剂的使用与较高的病死率和卒中有关，这很可能由低血压引起。

术前低血压可能增加围手术期不良事件的风险。一项大型回顾性队列研究发现，在接受择期非心脏手术的老年患者中，收缩压低于 119 mmHg、舒张压低于 63 mmHg 与术后 30 d 病死率增加相关。降压效果呈剂量依赖性，术前血压较低的患者病死率较高。老年患者术前低血压可能与术中低血压、冠脉灌注压降低和自动调节曲线左移有关，而这可能导致器官缺血。这些过程可能与术后病死率增加相关。与术前血压较高的患者相比，术前即存在低血压的老年患者，可能需要积极的围手术期血压管理、更严格的围手术期血压阈值限制。

2）术中血压管理

越来越多的研究表明，术中低血压与心肌损伤和梗死、肾损伤以及死亡有关。患有高血压和终末器官自动调节曲线右移的患者，在低血压期间存在器官缺血的风险。有研究发现，术中低血压与手术后 30 d 内的心肌损伤和病死率有关。终末器官损害随着低血压的严重程度和持续时间的增加而增加，尤其是在老年患者中。非心脏手术患者血管事件的二次分析队列评估（VISION）研究了术中心率和血压对心肌损伤的影响。在这项研究中，平均年龄为 65 岁、心率超过 100 次/min、收缩压＜100 mmHg 与心肌损伤和 30 d 病死率相关；收缩压超过 160 mmHg 与心肌损伤和梗死相关，但病死率反而降低。低血压合并心动过速导致老年患者心肌损伤的风险最高。

有三项 RCT 比较了非心脏手术中不同血压目标与预后的关系。Williams-Russo 等针对硬膜外麻醉下接受全髋关节置换术的老年患者的临床研究表明，严重低血压（MAP= 45 ~ 55 mmHg）和低血压（MAP= 55 ~ 70 mmHg）对患者预后的影响无统计学差异。但是该试验缺乏正常血压的对照组，只使用绝对血压值作为治疗目标，在所有患者中输注肾上腺素也可能产生潜在混杂效应。Carrick 等进行的 RCT 比较了不同 MAP 目标（50 mmHg 和 65 mmHg）对因创伤接受开腹或开胸手术患者（n=168）30 天病死率的影响。该研究部分因欠缺临床均衡性和价值被提前终止，该研究只使用绝对血压值作为治疗目标，而该数值都可能低于基线或最佳血压值。Futier 等对最近进行的随机对照研究是在接受腹部大手术的成人患者中进行，比较个体化血压目标对预后影响：即维持 SBP 在基线的 90% ~ 110%（n=147），传统的血压目标则维持 SBP ＞80 mmHg 或 ＞基线的 60%（n=145）。该研究主要结局指标为，术后 7 天内出现全身炎症反应综合征和至少 1 个主要器官/系统功能紊乱，结果表明，个体化血压目标的管理可改善患者术后结局（RR 0.73；95%CI 0.56 ~ 0.94；P=0.02），且即使在术后第 30 天也能减少器官功能障碍发生（RR 0.66；95%CI 0.52 ~ 0.84；P=0.001）。POISE 研究（围手术期缺血评估试验）表明，与安慰剂相比，非心脏外科手术患者围手术期使用美托洛尔尽管降低心肌梗死发生率，但增加脑卒中发生率和病死率。此外，临床上显著的低血压会增加脑卒中和死亡发生风险。这三项 RCT 研究认为，与较低的血压目标相比，较高血压目标不会导致非心脏手术患者预后更差；当术中血压维持在接近患者基线水平时，可能对患者预后改善更有利。

目前关于高血压患者围手术期血流动力学管理的数据尚无定论，慢性高血压患者是否应调整血压控制仍不清楚。

对于肠道手术患者，术中血压的管理目标如下（图 10-2-2）：

（1）低基础血压（SBP＜90 mmHg，或 DBP＜50 mmHg）患者，血压管理目标可能是，保持 MAP ≥ 60 mmHg 和血压保持在基线 100% ~ 120% 范围内。对于允许的血压上升范围，建议将其保持在 ≤ 20% 基础值，需要保持血压不低于基础值，这意味着允许血压下降是 0%。

（2）正常基础血压（SBP=90 ~ 129 mmHg 且 DBP=50 ~ 79 mmHg）患者，其目标是保持血压在基础值的 90% ~ 110%，MAP 保持在 65 ~ 95 mmHg。

（3）较高基础血压（SBP ≥ 130 mmHg，或 DBP ≥ 80 mmHg）患者，其目标是将血压保持在基础值的 80% ~ 110%，且 SBP 低于 160 mmHg。

3）特殊患者的血压管理

有研究认为，术中低血压可能与术后缺血性脑卒中的发生有关，特别是当术中 MAP 较基础值降低 30% 以上。脑卒中患者血压管理的最终目的是维持足够的灌注压以确保脑组织灌注和细胞氧合。脑卒中患者在术后至少 1 个月内存在脑血流自动调节功能受损，所以建议术中血压应保持与患者术前、清醒基础血压尽可能接近的水平，并且 MAP 不应低于 80 mmHg（基于非卒中患者的风险阈值）。2014 年神经麻醉与重症监护学会（SNACC）发布建议，对围手术期高风险脑卒中患者应避免术中绝对低血压，对术中低血压的个体化定义应基于相对值（即相对于基线动脉压降低的百分比）而非绝对值来计算。

2. 心率管理

术中心率应维持在术前 1 天平静状态基线心率 ±20%，心动过缓（＜40 次/min）与心动过速（＞100 次/min）应及时进行病因分析和处理，谨慎给予 β 受体阻断剂。

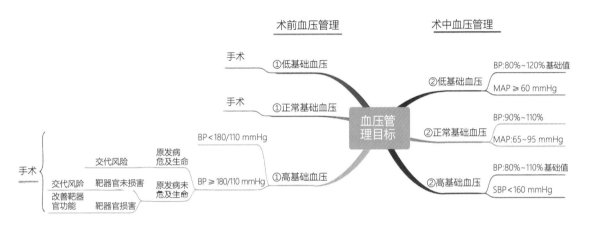

图 10-2-2　围手术期血压管理目标

（四）容量管理

肠道肿瘤患者常因肿瘤本身以及各种术前准备使液体摄入减少和（或）丢失增加。同时，手术创伤等导致的失血、引流液的丢失以及炎症细胞活化、炎症介质大量释放，循环中的中性粒细胞等与血管壁内皮细胞相互作用使得毛细血管通透性增加，均能导致血容量丢失。此外，麻醉引起的容量血管扩张则更加剧了有效循环容量的不足。因此，围手术期需采取适当的液体治疗策略以维持机体有效循环容量、满足组织灌注和细胞氧供。

1. 术前容量管理

术前液体管理的目标是避免患者以低血容量和脱水的状态。肠道肿瘤患者可于术前 2 h 饮用清饮料或口服麦芽糊精碳水化合物饮料，以降低饥渴，增加患者舒适度，并且不会增加胃容量，还可减少胃内容物的酸性。清饮料包括但不限制于：水、没有果肉的果汁、碳酸饮料、富含碳水化合物营养饮料、清茶、黑咖啡。麦芽糊精碳水化合物饮料除了可以提高患者满意度，减少口渴、饥饿及术后恶心/呕吐外，可能还具有降低胰岛素抵抗的作用。

2. 术中容量管理

容量负荷过重可增加毛细血管静水压及血管通透性，可致肠道水肿、胃肠蠕动减慢、肠道菌群易位并影响吻合口的愈合，容量不足则可导致组织灌注不足、器官功能损害以及胃肠功能障碍，严重影响肠道功能的恢复和吻合口的愈合。过多的液体（通常是晶体）会导致高血容量和随后的血管内静水压升高，同时释放心钠素肽，损害内皮细胞的糖萼。糖萼是一层覆盖健康血管内皮细胞的膜结合蛋白多糖和糖蛋白。它作为第二道血管外渗屏障，在血管通透性管理中起着重要作用，但是败血症或高血容量可导致损害的糖萼造成渗漏，不利于肠道手术患者的预后。ERAS围手术期液体治疗目标为保持体液内环境稳态，避免因液体过量或器官灌注不足所致的术后并发症及胃肠道功能障碍。

1）目标导向液体治疗

全身麻醉时预防性连续 ERAS 提倡用目标导向液体治疗（GDFT）指导输液，可避免输液无反应患者液体过负荷，及容量有反应患者输液不足。

（1）液体类型选择：ERAS 模式下使用 GDFT 进行术中液体管理时，选择晶体或胶体对并发症无影响。但鉴于危重领域最新荟萃分析显示，胶体可能带来急性肾损伤风险、增加肾替代治疗可能；POQI 建议结直肠术中容量不足时，应补充晶体溶液且最好是等渗氯离子限制的晶体溶液，因氯化物开放溶液如生理盐水可能会引起高氯酸血症。有效循环血容量减少时，晶体和胶体溶液均可用于扩容，使用胶体液补充血管内容量是合理的，大型手术围手术期给予晶体或胶体溶液对患者预后的影响无明显差异。

（2）GDFT 治疗联合预防性缩血管药物：GDFT 管理策略联合预防性缩血管药物对于降低患者肠道并发症，改善患者术后转归方面具有重要作用。液体治疗策略应遵循个体化原则，除常规血流动力学监测指标外，GDFT 管理指标包括 PPV、SVV、PVI 以及液体冲击试验 + 维持液体输注量方案等。SVV、PPV、PVI 主要用于机械通气下目标导向液体管理，PPV 或 SVV ＞13% 时认为心脏前负荷不足，需要加快输液直至 PPV 或 SVV ＜13%，随后输液维持速率应为 1～2 ml/(kg·h)。由于自主呼吸、心律失常、窦性心动过速、气腹和小潮气量通气均可能影响 PPV 和 SVV 的准确性，对于这些患者行液体冲击试验可以很反映该状态下的心脏前负荷，结合常规血流动力学监测进行综合判断。液体冲击试验 + 小容量液体持续输注是指在 5 min 内输注 3 ml/kg 晶体液或者胶体液，观察 SV 的增加率是否超过 10%，如果 SV 超过 10% 视为液体冲击试验阳性，需要进行第 2 次液体冲击试验直至 SV ＜10%；维持期间给予 1～2 ml/(kg·h)液体输注。

预防性连续给予去氧肾上腺素 [0.5～1.0 μg/(kg·min)]，或给予小剂量去甲肾上腺素 [0.05～0.10 μg/(kg·min)]，或甲氧明 [1.5～2.0 μg/(kg·min)]，可降低为维持血流动力学平稳而对液体输注的过度依赖。

2）液体零平衡

自 2003 年 Brandstrup 等报道宽松的围手术期液体治疗对结直肠手术患者并无益处后，腹部大手术的液体管理逐渐倾斜于限制性输液，近年来更是倾向于"液体零平衡（Zero Balance）"，即液体输入量完全等于损失量，而不额外增加液体正平衡。随着 ERAS 理念的深入，越来越多的指南和共识都推荐术中避免过量液体治疗的管理策略。

传统的术中补液包括术前液体缺失量、每日生理需要量、术中第三间隙转移量及术中失血量等。液体零平衡策略认为，相比之前长时间禁食且使用高渗溶液进行 MBP 造成的体位性低血压及心动过速等低容量状态，目前倡导麻醉诱导前 2 h 不限量饮用清液体，且使用等渗液进行 MBP，这些做法几乎不会造成血流动力学紊乱或增加心脏风险，即术中无须对此部分认为的液体丢失进行额外补充。2015年，加速康复外科学会发布《胃肠手术后加速康复外科麻醉实践指南》，在围手术期液体治疗上，该指南推荐如下：液体过量输注会导致患者围手术期体重增加超过 2.5 kg，故应当避免。但对于肠道手术选择液体零平衡的输注策略是否有益于患者预后，尚需要研究支持。

（五）抗应激管理

应激或应激反应是机体在各种内外环境因素（即应激原）刺激之下，出现的非特异性的全身性反应。应激以交感神经的兴奋和下丘脑-垂体-肾上腺皮质功能增强为主要特点。

外科创伤后，分布在皮肤上的感知纤维传导到大脑的蓝斑核团，蓝斑核团受到应激的刺激，把针对应激的快通道反应下传到肾上腺髓质以及交感神经系统，形成快反应系统，而同时该应激反应会向上传至下丘脑、边缘系统至大脑皮质，并由大脑皮质传导至下丘脑、垂体、肾上腺皮质，以及相应神经内分泌器官，形成慢反应轴，即神经内分泌系统被激活。在麻醉较浅或创伤的情况下，往往出现患者心率增快、血压增高。另外，慢反应轴通过传导至边缘系统或皮质，最后传达到肾上腺的皮质，激发神经内分泌反应。HPA轴内分泌的反应有很多，包括 CRH、ACTH、糖皮质激素等外周效应。

因此，在抗应激管理不足的情况下，典型的内分泌的反应表现为血糖升高，并伴有其他内分泌激素的改变。围手术期抗应激是 ERAS 的基本措施，也是肠道手术麻醉的重点，其措施包括：①避免术前长时间禁饮与灌肠处理；②采取有效抗应激措施，防止疼痛、创伤等伤害性刺激激惹中枢神经系统，以及中枢神经系统激惹相关的快反应系统和慢反应系统（神经内分泌反应）激活对心、肺、肾、肠道等器官和内环境系统的干扰。经典的抗应激措施为全麻复合硬膜外阻滞，但微创手术的增加、术后肝素的应用等限制了这一麻醉方式的使用。

目前临床上普遍推荐的使用全麻复合外周神经阻滞/右美托咪定，既可提供同等有效抗应激措施，又可降低阿片类药物用量。另外，还可通过监测血糖浓度判断围手术期抗应激管理措施是否合理，围手术期高糖血症会显著增加肠道手术患者术后伤口感染的发生率及并发症发生率，因此建议控制围手术期血糖浓度 < 10.0 mmol/L。

接受充分抗应激方案的患者，循环功能均会受到不同程度的抑制。最新的荟萃分析表明，GDFT 联合 α_1 肾上腺素能激动剂，可显著降低患者术后总体并发症、缩短住院时间、加速术后经口摄入固体食物的时间，具有显著的加速术后康复效应。

（六）镇痛管理

肠道肿瘤手术创伤大，涉及区域的神经支配复杂，围手术期疼痛可导致交感神经系统兴奋，心肌氧耗增加，通过冠状动脉的收缩和局部代谢性舒张的减弱降低心肌氧供，还可引起术后胃肠蠕动减少、胃肠功能恢复延迟，影响其术后早期活动和康复。实施精确的围手术期疼痛管理对于肠道肿瘤手术患者的术后康复具有重要意义。围手术期有效的镇痛能抑制应激反应导致的神经内分泌紊乱，并能够保持循环系统稳定，不仅能提高患者术后的舒适度，还能促进患者术

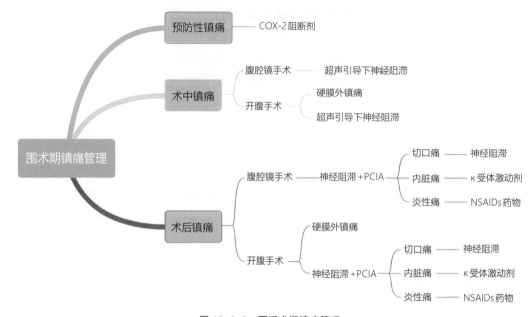

图 10-2-3　围手术期镇痛管理

后有效地咳嗽、咳痰和早期下床活动，并能降低并发症的发生率，促进肠道功能恢复，缩短术后康复时间，改善患者预后。

肠道肿瘤患者的镇痛原则应符合 ERAS 提倡的镇痛理念，即术前预防性镇痛和术后多模式镇痛（**图 10-2-3**）。

1. 预防性镇痛

手术开始阶段未对疼痛进行有效控制，持续的疼痛刺激可引起中枢神经系统发生病理性重塑，急性疼痛有可能发展为难以控制的慢性疼痛。疼痛管理倡导预防性镇痛，即术前给予有效的麻醉或神经阻滞，并在疼痛出现前给予足够的镇痛药，如选择性环氧合酶-2（COX-2）抑制剂，以减少创伤应激，防止中枢敏化，降低痛阈值，减少术后镇痛药的用量和延长镇痛时间。

2. 多模式镇痛

多模式镇痛是目前较为理想的围手术期镇痛管理方案，其原则包括通过应用区域阻滞技术和镇痛药物联合使用以控制术后疼痛，使患者早期活动、早期恢复肠道营养以及减轻围手术期应激反应。多模式镇痛推荐在超声引导神经阻滞或椎管内镇痛的基础上，联合应用多种镇痛药物。

1）超声引导神经阻滞技术

神经阻滞镇痛可减少伤害性刺激的中枢传入，不但操作相对简单，易于实施，而且具有较好的镇痛效果，减少阿片类药物的应用及降低不良反应的发生率。随着超声技术的普及，其已广泛用于肠道外科围手术期镇痛。对于实施腹腔镜手术的肠道肿瘤患者建议术前实施超声引导下双侧腹横肌平面（TAP）阻滞。

研究发现，TAP 阻滞能够降低腹腔镜手术患者术后疼痛评分，减少吗啡用量，促进患者恢复。一项针对结直肠手术患者的随机试验研究中发现，术后肌内注射双氯芬酸和吗啡静脉自控

肿瘤和精确麻醉

镇痛，联合应用 TAP 阻滞可明显降低术后疼痛和恶心、呕吐发生率，提高患者满意度，减少阿片类药用量，提高患者术后镇痛质量。

一项研究探讨了腹腔镜结直肠癌手术持续腹横肌切口平面阻滞、硬膜外镇痛或患者自控镇痛的镇痛效果。研究发现，TAP 组首次排气时间较早，TAP 组血浆血管内皮生长因子 C、白介素-6、肾上腺素和皮质醇水平显著降低。硬膜外镇痛组的住院时间明显长于 TAP 组。研究结果提示，TAP 阻滞不仅能够改善结直肠癌手术患者的胃肠动力，而且能够缩短住院时间。

由于 TAP 阻滞中常用的布比卡因和罗哌卡因半衰期短，单纯局麻药镇痛时间短，延长其作用时间至关重要。延长作用时间的方法包括是经皮将导管置于神经周围或筋膜层进行连续外周神经阻滞、使用缓释剂（如布比卡因脂质体）以及使用局麻药佐剂。

经皮将导管置于神经周围或筋膜层进行连续外周神经阻滞易发生继发性导管阻塞、移位、导管相关机械性神经刺激、感染和局麻药全身毒性等并发症，使得其应用受到限制。布比卡因脂质体（EXPAREL）是将局麻药布比卡因用脂质结构包裹，可实现局麻药的缓慢释放。但有研究指出，未发现 TKA 患者使用布比卡因脂质体对减少阿片类处方及相关并发症、改善医疗资源相关预后等方面的益处。

局麻药佐剂包括阿片类药物、类固醇、α_2 受体激动剂、非甾体抗炎药（NSAIDs）以及其他佐剂如氯胺酮、镁剂、亚甲蓝等。局部应用阿片类药物不良反应有术后恶心/呕吐、瘙痒等，阿片类药物浸润是否通过全身吸收而发挥作用，以及其合适剂量，尚需更多研究。研究发现地塞米松可增强局麻药作用时间。一项 Meta 分析显示，与生理盐水相比，地塞米松（4～8 mg）可使 TAP 阻滞的持续时间延长近 3 h，同时减少镇痛药的消耗量和术后恶心/呕吐的发生率。但是地塞米松作为佐剂参与 TAP 阻滞的最佳给药剂量和给药方式（静脉给药或神经周围注射）尚未明确。α_2 受体激动剂可乐定和右美托咪定作为 TAP 阻滞的佐剂，可增加术后镇痛、感觉阻滞和运动阻滞的平均持续时间，其不良反应有心动过缓、低血压、晕厥和过度镇静。Meta 分析显示，与单纯 TAP 阻滞相比，加用右美托咪定可显著降低静息和运动时的疼痛评分，但右美托咪定可能会导致术后 1 h 内的镇静作用增强，4 h 内心率降低。关于右美托咪定的最佳给药剂量和给药途径（静脉注射或神经周围注射）仍需进一步研究。四项 RCT 研究显示在 TAP 阻滞中添加镁剂 0.15～0.5 g（每侧）可降低术后 12 h 的疼痛评分，延长镇痛持续时间，降低吗啡用量。而氯胺酮、镁剂、亚甲蓝等药物局部应用，安全性方面仍需更多证据。

2）硬膜外镇痛技术

硬膜外镇痛技术对患者的呼吸、循环等生理功能影响小，相较于全身给药，不影响患者的意识，镇痛效果更好，无明显的运动神经阻滞，利于患者活动，不良反应发生率较低。此外，术后硬膜外镇痛可改善肠道血流，降低胰岛素抵抗，促进肠蠕动和肠功能的恢复，还可减少术后蛋白质消耗，特别是当患者在术后即刻进食后，加速患者促进蛋白质合成和术后氮平衡正常化。对于开腹手术的老年结直肠肿瘤患者建议术前实施硬膜外镇痛，对于涉及右侧结肠切除的手术可于 T_7～T_9 水平实施硬膜外穿刺置管，对于涉及左侧结肠和直肠切除的手术可于 T_9～T_{10} 水平实施硬膜外穿刺置管。硬膜外镇痛药物建议采用 0.2% 罗哌卡因。

采用硬膜外镇痛应注意术后低血压和尿潴留的风险。最近的一项荟萃分析包括 5 例接受腹

10

腔镜结直肠手术的患者和所有接受过 ERAS 治疗的患者的 RCT 并未显示出相同的益处。此外 TEA 对接受腹腔镜结直肠手术的患者的住院时长没有影响或甚至延迟，其原因可能是由于低血压，尿潴留或运动阻滞的发生率较高。

3）镇痛药物的选择

肠道肿瘤手术围手术期常用的镇痛药物包括阿片类药物、NSAIDs、局部麻醉药、对乙酰氨基酚、曲马多、氯胺酮、加巴喷丁和普瑞巴林等。

（1）阿片类药物：阿片类药物是中重度疼痛管理的基石。激动 μ 受体为主的阿片类药物可有效减轻切口痛，激动 κ 受体为主的阿片类药物可有效减轻手术导致的内脏疼痛。但阿片类药物可导致恶心/呕吐、肠麻痹和尿潴留等，影响患者术后进食和下床活动，甚至导致痛觉过敏、延长住院时间。

（2）NSAIDs：NSAIDs 可减轻炎性疼痛，降低术后慢性疼痛的发生率。关于 NSAIDs 是否与吻合口瘘的发生率增加有关仍存在争议，但是部分研究结果提示在结肠直肠中避免 NSAIDs 可减少吻合口瘘的发生。研究发现，NSAIDs 可抑制结直肠肿瘤的复发。一项早期临床研究发现息肉病或家族性结直肠息肉病患者服用 NSAIDs 可以抑制肿瘤的进展。1991 年一项大规模基于群体的观察性研究发现使用低剂量的 NSAIDs 可以降低结肠癌发生风险，随后的研究也发现 NSAIDs 可以降低结肠癌息肉的形成及结肠癌的复发，使结直肠癌的风险降低 40%～50%，并且在所有结直肠癌动物模型中，NSAIDs 药物都发挥了抑制肿瘤恶性潜能的作用。

（3）利多卡因：研究发现，静脉输注利多卡因镇痛对开腹手术和腹腔镜结直肠手术患者均有益。静脉输注利多卡因可减少结肠直肠术中阿片类药物的使用，降低术后恶心、呕吐的发生率及术后肠梗阻的发生率，缩短住院时间常用的剂量范围为 1.5～3 mg/（kg·h），血浆利多卡因浓度与硬膜外输注利多卡因时的血浆浓度相似（约 1 μM）。但应注意静脉输注利多卡因的毒性反应，如耳鸣、视力模糊、头晕、舌感觉异常和口周刺痛等。

疼痛是一种复杂的、主观的生物心理社会体验，对患者进行相关教育、建立合适的镇痛期望目标非常重要，应贯穿整个围手术期。

四、术后胃肠功能障碍的预防和治疗

结直肠术后胃肠功能恢复情况直接影响住院时间。术后胃肠功能损害既包括一过性的恶心、呕吐，又包括严重胃肠动力紊乱。POQI 根据既往文献和专家观点建立了 I-FEED 评分体系，即进食（intake）、恶心（feeling nauseated）、呕吐（emesis）、体检（exam）及症状持续时间（duration of symptoms）5 项内容，根据患者表现进行评分，总分为 10 分。根据评分高低，将术后患者分为 3 类：I-FEED 评分 0～2 分为正常，3～5 分为术后胃肠不耐受（POGI），≥6 分为术后胃肠功能障碍（POGD）。

POGI 的典型表现是恶心，存在少量不含胆汁的呕吐及腹胀，但患者可耐受液体摄入，无须放置鼻胃管，症状常在 1～2 d 内自行缓解，对临床结局和住院费用影响不大。而 POGD 是最严重的一类胃肠功能受损，患者常出现腹胀、恶心及大量含胆汁的呕吐，对止吐药无效且不耐受进食，需静脉输液以防脱水或鼻胃管减压以防误吸。

（一）预防

1. 减少使用阿片类药物

手术引起的内源性阿片肽释放及疼痛治疗时使用的外源性阿片类药物均能导致POGD，减少阿片类药物能促进肠道功能早期恢复。

2. 维持液体零平衡

ERAS首要原则之一是避免围手术期容量过负荷，因容量过多会引起肠黏膜水肿、延缓胃肠功能恢复；而容量不足可能导致肠黏膜缺血、加重胃肠损害。围手术期液体零平衡的维持即等容量状态可降低术后并发症及住院时间，有利于减轻肠道水肿、预防POGD发生。

3. 不预防性放置鼻胃管

传统常对腹部手术患者在术前放置鼻胃管以期减少吻合口漏发生率、加速肠道功能恢复并降低肺部并发症。而荟萃分析显示，对常规非复杂择期手术，术前预防性放置鼻胃管会减慢肠道恢复、增加肺部并发症；但在某些高危患者，如肠梗阻并发广泛肠粘连及急诊手术等，需仔细衡量是否预防性放置鼻胃管。

4. 尽量使用微创手术

手术创伤是手术患者最重要的应激因素，与开腹手术相比，腹部微创手术能促进胃肠功能恢复、减少住院时间。

5. 预防术后恶心、呕吐

术前充分评估危险因素，包括患者自身因素（性别、既往术后恶心/呕吐或晕动症史、吸烟及年龄）、麻醉相关危险因素（麻醉方式及麻醉药物）及手术相关危险因素（手术时间、手术类型及手术部位等），以识别中高危患者，并实施针对性预防。如尽可能使用局麻代替全麻、诱导和维持时使用丙泊酚、避免使用氧化亚氮和吸入性麻醉气体、减少阿片类药物使用、适当补液及预防性联合用药等。

对合并1~2个危险因素的患者应使用一线止吐进行双药联合预防。具有≥2危险因素的患者应使用2~3种止吐药。如果尽管进行了预防，但仍发生恶心和或呕吐，应使用与预防用药不同种类的止吐药。

6. 术后尽早进食、术前联用口服抗生素和等渗MBP

术后早期进食在不增加鼻胃管再插入、吻合口漏及手术部位感染等发生率的情况下，可促进术后肠道功能恢复、降低术后并发症。而术前联合使用口服抗生素和等渗MBP可通过降低腹腔感染及吻合口漏、减少继发性POGD发生。

7. 饮用咖啡和咀嚼口香糖

腹部大手术后每天饮用3次咖啡可加速术后胃肠功能恢复、提早术后进食时间并降低肠梗阻发生率。咀嚼口香糖作为一种假食方式，对术后胃肠蠕动有一定刺激作用。

10

（二）治疗

治疗原则：首先，早期识别POGD，对于难治性恶心、含胆汁的呕吐和鼓胀等情况，尤其发生在老年或虚弱患者时，需放置鼻胃管以立即缓解症状、降低误吸风险。此外，尽量减少阿片类药物使用，鼓励患者下床活动，合理补液以维持水、电解质平衡，还可咀嚼口香糖。如术后7 d仍存在POGD，应行肠外营养，同时考虑行实验室和影像学检查以排除继发性POGD如吻合口漏和腹腔感染可能。

（贾慧群　雍芳芳　赵伟）

参考文献

［1］ CAO W, CHEN HD, YU YW, et al. Changing profiles of cancer burden worldwide and in China: a secondary analysis of the global cancer statistics 2020［J］. Chin Med J(Engl), 2021, 134(7):783-791.

［2］ SAIF MW, MAKRILIA N, ZALONIS A, et al. Gastric cancer in the elderly: an overview［J］. Eur J Surg Oncol, 2010, 36(8):709-717.

［3］ HARA H, ISOZAKI H, NOMURA E, et al. Evaluation of treatment strategies for gastric cancer in the elderly according to the number of abnormal parameters on preoperative examination［J］. Surg Today, 1999, 29(9): 837-841.

［4］ LEPAGE C, SANT M, VERDECCHIA A, et al. Operative mortality after gastric cancer resection and long-term survival differences across Europe［J］. Br J Surg, 2010, 97(2): 235-239.

［5］ The WHO Classification of Tumors Editorial Board. WHO classification of tumours. digestive system tumors［M］. 5th ed. Lyon: WHO press:2019.

［6］ 李元方, 周志伟.进展期胃癌围手术期治疗的探索与思考［J］. 中华胃肠外科杂志, 2021, 24(2): 112-117.

［7］ BRADY M, KINN S, STUART P. Preoperative fasting for adults to prevent perioperative complications［J］. Cochrane Database Syst Rev, 2003, (4): CD004423.

［8］ BILKU DK, DENNISON AR, HALL TC, et al. Roleofpreoperativecarbohydrateloading: asystematicreview［J］. AnnR Coil Surg Engl, 2014, 96(1): 15-22.

［9］ MINNELLA EM, AWASTHI R, LOISELLE SE, et al. Effect of exercise and nutrition prehabilitation on functional capacity in esophagogastric cancer surgery: a randomized clinical trial［J］. JAMA Surg, 2018, 153(12):1081-1089.

［10］ MIGITA K, TAKAYAMA T, MATSUMOTO S, et al. Impact of being underweight on the long-term outcomes of patients with gastric cancer［J］. Gastric Cancer, 2016, 19(3):735-743.

［11］ WEIMANN A, BRAGA M, CARLI F, et al. ESPEN guideline: clinical nutrition in surgery［J］. Clin Nutr, 2017, 36(3): 623-650.

［12］ PINTO N, LUDEMAN SM, DOLAN ME. Drug Focus: Pharmacogenetic studies related to cyclophosphamide-based therapy［J］. Pharmacogenomics, 2009, 10(12): 1897-1903.

［13］ CHAI Y, ZHU K, LI C, et al. Dexmedetomidine alleviates cisplatin - induced acute kidney injury by attenuating endoplasmic reticulum stress - induced apoptosis via the α2AR/PI3K/AKT pathway[J]. Mol Med Rep, 2020, 21(3):1597-1605.

［14］李帅. 化疗脑发病机制及治疗的研究进展[J]. 肿瘤学杂志, 2019, 25(4):355-358.

［15］曹冬冬. 新辅助化疗对胃癌患者顺式阿曲库铵神经肌肉阻滞作用的影响[D]. 吉林大学, 2016.

［16］田鹏声, 马宏昌. 脑组织氧饱和度临床应用研究进展[J]. 中国临床医学, 2019, 26(2):292-296.

［17］GUO WJ, DING J, JIN XJ, et al. Effect of cerebral oxygen saturation on postoperative nausea and vomiting in female laparoscopic surgery patients[J]. Medicine(Baltimore), 2017, 96(41):e8275.

［18］庄芹, 李晓红, 张从利, 等. 脑氧饱和度监测下对老年患者腹腔镜手术术后认知功能障碍的影响[J]. 齐齐哈尔医学院学报, 2019, 40(23):2915-2918.

［19］万瑞莲, 张庆. 允许性高碳酸血症机械通气对腹腔镜手术老年轻度慢阻肺患者脑组织氧合及术后认知功能的影响[J]. 实用临床医药杂志, 2018, 22(9):26-29.

［20］中国研究型医院学会机器人与腹腔镜外科专业委员会. 胃癌胃切除手术加速康复外科专家共识(2016版)[J]. 中华消化外科杂志, 2017, 16(1):14-17.

［21］张维汉, 陈心足, 杨昆, 等. 胃癌术后肺部并发症相关危险因素分析[J]. 中国实用外科杂志, 2017, 37(4):432-436.

［22］FUTIER E, CONSTANTIN JM, PAUGAM-BURTZ C, et al. A trial of intraoperative low-tidal-volume ventilation in abdominal surgery[J]. N Engl J Med, 2013, 369(5):428-437.

［23］中华医学会麻醉学分会"围手术期肺保护性通气策略临床应用专家共识"工作小组. 围手术期肺保护性通气策略临床应用专家共识[J]. 中华麻醉学杂志, 2020, 40(5):513-519.

［24］SERPA NETO A, CARDOSO SO, MANETTA JA, et al. Association between use of lung protective ventilation with lower tidal volumes and clinical outcomes among patients without acute respiratory distress syndrome: a meta-analysis[J]. JAMA, 2012, 308(16):1651-1659.

［25］刘静, 孟志鹏, 颜伟, 等. 肺保护性通气策略对腹腔镜胃癌根治手术老年患者肺氧合功能及肺部并发症的影响[J]. 临床麻醉学, 2019, 35(4):344-347.

［26］中国研究型医院学会机器人与腹腔镜外科专业委员会. 胃癌胃切除手术加速康复外科专家共识(2016版)[J]. 中华消化外科杂志, 2017, 16(1):14-17.

［27］中华医学会麻醉学分会老年人麻醉与围手术期管理学组, 国家老年疾病临床医学研究中心, 国家老年麻醉联盟. 中国老年患者围手术期麻醉管理指导意见(2020版)(一)[J]. 中华医学杂志, 2020, 100(31):2404-2415.

［28］NAKANISHI K, KANDA M, KODERA Y. Long-lasting discussion: Adverse effects of intraoperative blood loss and allogeneic transfusion on prognosis of patients with gastric cancer[J]. World J Gastroenterol, 2019, 25(22):2743-2751.

［29］CARROLL C, YOUNG F. Intraoperative cell salvage[J]. BJA Educ, 2021, 21(3):95-101.

［30］MENG L, YU W, WANG T, et al. Blood pressure targets in perioperative care[J]. Hypertension, 2018, 72(4):806-817.

［31］张晓光, 郄文斌, 屠伟峰, 等. 围手术期目标导向全程镇痛管理中国专家共识(2021版)[J]. 中华疼痛学杂志, 2021, 17(2): 119-125.

［32］中国抗癌协会肿瘤麻醉与镇痛专业委员会. 中国肿瘤患者围手术期疼痛管理专家共识(2020版)[J]. 中国肿瘤临床, 2020, 47(14):703-710.

［33］CUMMINGS KC, ZIMMERMAN NM, MAHESHWARI K, et al. Epidural compared with non-epidural analgesia and cardiopulmonary complications after colectomy: A retrospective cohort study of 20, 880

10

patients using a national quality database[J]. J Clin Anesth, 2018, 47:12-17.

［34］ MURATSPAHIĆ E, TOMAŠEVIĆ N, KOEHBACH N, et al. Design of a stable cyclic peptide analgesic derived from sunflower seeds that targets the κ -opioid receptor for the treatment of chronic abdominal pain [J]. J Med Chem, 2021, 64(13):9042-9055.

［35］ MURATA M. Inflammation and cancer[J]. Environ Health Prev Med, 2018, 23(1):50.

［36］ 陈俊强, 史波. 胃切除加速康复外科围手术期营养相关问题探讨[J]. 肿瘤代谢与营养电子杂志, 2018, 5(1):14-18.

［37］ VATHER R, O'GRADY G, BISSETT IP, et al. Postoperative ileus: mechanisms and future directions for research[J]. Clin Exp Pharmacol Physiol, 2014, 41(5): 358-370.

［38］ ROSANIA R, CHIAPPONI C, MALFERTHEINER P, et al. Nutrition in patients with gastric cancer: an update[J]. Gastrointest Tumors, 2016, 2(4): 178-187.

［39］ MIGALY J, ANDREA C, BAFFORD, et al. The American Society of Colon and Rectal Surgeons'clinical practice guidelines for the use of bowel preparation in elective colon and rectal surgery(2019 edition)[J]. Dis Colon Rectum, 2019, 62(1):3-8.

［40］ 中华医学会外科学分会, 中华医学会麻醉学分会. 加速康复外科中国专家共识及路径管理指南(2018版)[J]. 中国实用外科杂志, 2018, 38(1):1-20.

［41］ GUSTAFSSON UO, SCOTT MJ, HUBNER M, et al. Guidelines for Perioperative Care in Elective Colorectal Surgery: Enhanced Recovery After Surgery (ERAS®) Society Recommendations: 2018 [J]. World J Surg, 2019, 43(3):659-695.

［42］ TESAURO M, GUIDA AM, SIRAGUSA L, et al. Preoperative immunonutrition vs. standard dietary advice in normo-nourished patients undergoing fast-track laparoscopic colorectal surgery[J]. Clin Med, 2021, 10 (3):413.

［43］ 中华医学会肠外肠内营养学分会, 中国医药教育协会加速康复外科专业委员会. 加速康复外科围手术期营养支持中国专家共识(2019版)[J]. 中华消化外科杂志, 2019, 18(10):897-902.

［44］ 周建伟, 王传光, 黄燕, 等. 最佳呼吸末正压肺保护通气策略对腹腔镜下结直肠癌根治术患者氧合功能的影响[J]. 临床麻醉学杂志, 2020, 36(6):548-551.

［45］ SAUGEL B, SESSLER DI. Perioperative blood pressure management[J]. Anesthesiology, 2021, 134(2): 250-261.

［46］ 上海市医学会麻醉科专科分会, 上海市医学会普通外科专科分会. 普通外科围手术期疼痛管理上海专家共识(2020版)[J]. 中国实用外科杂志, 2021, 41(1):31-37.

［47］ XU YJ, SUN X, JIANG H, et al. Randomized clinical trial of continuoustransversus abdominis plane block, epidural or patient-controlled analgesia for patients undergoing laparoscopic colorectal cancer surgery[J]. Br J Surg 2020 , 107(2):e133-e141.

［48］ KO CJ, LAN SW, LU YC, et al. Inhibition of cyclooxygenase-2-mediated matriptaseactivation contributes to the suppression of prostate cancer cell motility and metastasis[J]. Oncogene, 2017, 36(32):4597-4609.

［49］ 朱阿芳, 黄宇光. 加速胃肠功能康复的麻醉和围手术期策略[J]. 协和医学杂志, 2018, 9(6):496-500.

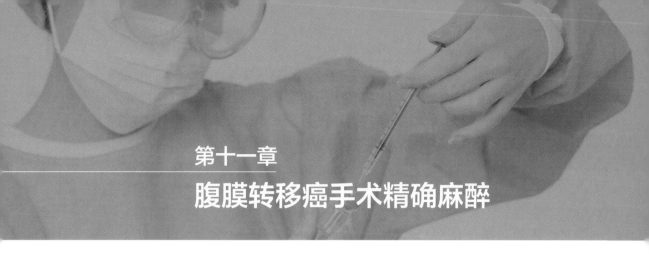

第十一章
腹膜转移癌手术精确麻醉

第一节　腹膜转移癌概述

一、腹膜转移癌的简介

腹膜转移癌（peritoneal carcinomatosis，PC）是腹膜表面恶性肿瘤最常见的类型（约占总数的 75%），被认为是恶性肿瘤进展到晚期或复发的重要表现。分为原发性癌（少部分）（原发性腹膜癌和腹膜恶性间皮瘤）；继发性癌（大部分）（各种肿瘤所形成的腹膜转移癌，如来自胃肠道肿瘤和妇科肿瘤的腹膜转移癌）。其原发癌主要位于腹腔和盆腔的器官，如消化系统恶性肿瘤（如胃癌、结直肠癌、阑尾癌、胰腺癌、小肠腺癌、肝细胞癌、胃肠间质瘤等）和妇科恶性肿瘤（如卵巢癌、子宫内膜癌等），其中最常见的是胃癌、结直肠癌和卵巢癌等。由于腹膜转移癌并非一个独立的肿瘤类型，很难对其发生率做出准确统计。

目前腹膜转移癌的治疗方法包括全身化疗、放疗、姑息性手术和肿瘤细胞减灭手术（cytoreductive surgery，CRS）＋腹腔热灌注化疗（hyperthermic intro-peritoneal chemotherapy，HIPEC）。

在传统的观点中，腹膜转移癌作为一类终末期疾病，多采取姑息性手术和全身化疗，但效果不佳，且长期全身化疗患者会出现不同程度的静脉炎、骨髓抑制和胃肠道毒性等。外科手术也仅作为姑息手段用于治疗梗阻等肿瘤相关并发症。

二、细胞减灭手术（cyto reductive surgery，CRS）

腹膜癌患者一旦出现广泛腹膜转移，是威胁患者生命最危险的肿瘤进展方式和临床阶段。单纯手术和（或）全身化疗这种传统的治疗方法不但不能使患者生存获益，中位生存期仅为

4~7个月，而且未能有效改善患者临床症状。不同于单纯的减瘤手术，肿瘤细胞减灭术要求尽可能切除所有可见的病灶，包括原发病灶切除、部分或全部腹膜（腹膜切除术）、大网膜和（或）小网膜，必要时联合多脏器切除如肝、脾、小肠、胃、胆囊、卵巢、子宫等切除，淋巴结清扫以及转移病灶清除等技术，可以将腹腔内肉眼可见病灶全部切除，达到"组织学根治"。

三、腹腔热灌注化疗

腹腔热灌注化疗（hyperthermic intro-peritoneal chemotherapy，HIPEC）是在全身麻醉开腹状态下进行，使用体腔热灌注治疗系统进行 HIPEC，温度维持在 43.0 ± 0.5 ℃，时间 $60 \sim 90\text{min}$。HIPEC 包括灌注时机、灌注溶液、化疗药物、灌注温度、灌注时间、灌注方式以及灌注次数等，国外腹膜转移癌中心大多于关腹前施行腹腔热灌注化疗，在开放的腹腔内通过搅动，可使灌注药液在腹腔内均匀分布，并且有利于保持灌注液整体温度的监测和控制，其治疗腹膜转移癌的优势包括以下几点。

（1）药代动力学优势：由于"腹膜血浆屏障"限制了腹膜对大分子化疗药物的吸收，这些药物在腹腔内浓度可高于外周血管；而静脉化疗需经过此屏障到达腹腔，药物浓度已明显降低。

（2）热疗可直接灭活肿瘤细胞。

（3）热效应与化疗药物有协同作用，该协同作用在 $42 \sim 43$ ℃ 时即明显增强。

（4）流体动力学优势：大容量腹腔持续灌注机械冲刷清除腹腔内残留的癌细胞。

四、肿瘤细胞减灭手术+腹腔热灌注化疗的适应证和禁忌证

对于腹、盆腔肿瘤来源的腹膜癌，包括胃癌、结直肠癌、阑尾癌、卵巢癌、原发性腹膜癌和腹膜间皮瘤等，若原发灶能行根治性切除或最大程度细胞减灭，且无远处广泛转移，下列情况可行 HIPEC：①年龄 $20 \sim 75$ 岁；②KPS 评分 > 70 分；③术中腹腔内游离癌细胞检测阳性；④腹膜转（PCI < 20）；⑤高危腹膜播散患者，如肿瘤穿孔、完全肠梗阻、肿瘤穿透浆膜层或侵及邻近器官者。禁忌证：①年龄 > 75 岁或 < 20 岁；②术前常规检查发现远处器官（肝脏、肺、脑或全身骨）多处转移或腹膜后淋巴结转移；③小肠系膜中-重度挛缩；④常规手术有明显禁忌证。

五、腹膜癌病情、手术和麻醉的特点

腹膜癌肿瘤本体和肿瘤带来的相关并发症众多，如肿瘤消耗状态、贫血、低蛋白血症、消瘦、营养不良、恶病质、多脏器功能生理机能的退化、大量腹水压迫周围脏器及组织、慢性失血、肠梗阻、大量水电解质的丢失、酸碱平衡和内环境的紊乱；CRS 手术特点是切口巨大，剑突至耻骨联合的长正中切口，创面巨大，手术和麻醉时间长且复杂，暴露时间长，蛋白等物质渗出，围手术期大量液体丢失，可能造成重要脏器灌注不足，内环境的波动，术中低体温，低

代谢状态的发生，腹水引流，肿瘤移除，肠管牵拉等操作，可引起腹内压的突然变化，往往出现内脏牵拉反射，引起血流动力学的急剧变化；加上体位的长期固定都会给麻醉和护理带来巨大的挑战。而 HIPEC 又会造成体温升高、细胞通透性增加、凝血功能下降、高血流动力学状态，大量腹腔灌洗液增加心脏负荷，使组织代谢增强，腹膜血管通透性增加，血管扩张，液体再分布，又出现液体管理的壁垒，且化疗药物本身会致心律失常，大剂量和高浓度化疗药物同时也会造成肺、肝肾等脏器的毒性作用。但是 CRS+HIPEC 在治疗腹膜转移癌的作用，已得到多数学者认同，大量的研究报告均提示该疗法能提高生存率。

（盛崴宣　李天佐）

11

第二节　术前访视

麻醉前根据患者的病理生理改变以及伴随疾病的不同，积极调整治疗，以改善全身情况，提高对手术和麻醉的耐受性。

一、术前访视的一般情况

（1）患者的现病史：此类患者可能经历过多次的手术、麻醉和放化疗，目前肿瘤所控制情况，营养状态，基础生命体征等。

（2）既往病史：包括心脑血管、内分泌等慢性系统性疾病史。

（3）其他病史：过敏史、用药史、麻醉和手术史、输血史、烟酒史等，并明确其严重程度及控制状况。

（4）辅助检查：包括实验室检查及影像学检查，常规检查如血、尿常规，血生化，凝血功能，心电图，X线，超声心动图，肺功能，腹部CT等，必要时可根据相关病情，请相关科室会诊或行专科检查。

（5）专科情况：肿瘤的形态、大小、病理，周围组织脏器的受累情况，具体的手术方式。

（6）向患者及家属交代麻醉预案及麻醉风险，征得同意后签署麻醉知情同意书。

二、术前访视的重点关注

（1）胃肠道每日分泌大量含有相当数量电解质的消化液，肠道蠕动异常或肠梗阻，消化液将在胃肠道内贮留；或因呕吐、腹泻、腹水引流等，必然导致大量体液丢失，导致细胞内、外液的水和电解质锐减，酸碱平衡紊乱，肾功能损害等。术前应完善地评估患者的肝肾功能、腹水引流史、术前出入量、血气结果等。

（2）肿瘤大小、位置与周围脏器情况，预计出血量，巨大肿瘤是否对呼吸、循环系统造成严重的影响，评价患者体位耐受情况、通气及插管条件等。

（3）营养不良导致机体蛋白质和某些维生素不足，可明显降低麻醉和手术耐受力。蛋白质不足常伴有低血容量或贫血，对失血和休克的耐受能力降低。维生素缺乏可致营养代谢异常，术中容易出现循环功能或凝血功能异常，术前应检查患者营养不良状态，低蛋白血症、贫血、肝脏合成功能等均需评估其严重程度。

三、术前准备

① 改善患者的营养状态，使其血红蛋白不低于 8.0 g/L，白蛋白不低于 30 g/L，血小板不低于 50×10^9/L，必要时输注血液制品，改善贫血，低蛋白血症及凝血功能。

② 合并高血压的患者术前血压控制在 180/100 mmHg 以内，并存糖尿病的患者空腹血糖在 8.0 mmol/L 和糖化血红蛋白应控制在 7% 或 8% 以下。

③ 稳定性冠脉综合征（7～30 天内发生的心肌梗死），不稳定的或严重的心绞痛，心绞痛未控制，心电图（ECG）示 ST 段下移（≥0.2 mV）或左室射血分数低下者（<0.4）。

④ 新近发生的阵发性心律失常（心房颤动、心房扑动、室上性心动过速、室性心动过速）、Ⅱ度 2 型或Ⅲ度房室传导阻滞。急性心力衰竭。急性脑血管病患者术前未进行 3～4 周的正规治疗。

⑤ 近 1 周内的呼吸系统急性感染、哮喘急性发作，暂缓手术，请专科会诊和治疗，稳定后再次评估手术风险。

⑥ 术前肝肾功能不全，肝功能 Child-Pugh 分级 2 级以上者暂缓手术，进行保肝治疗，后再次评估。

⑦ 肾功能检查：血钾＞6.0 mmol/L，或血肌酐＞442 μmol/L 者暂缓手术，由专科进行诊治，肾功能改善后再次评估。

对于肿瘤本身带来的并发症严重者、并发症控制欠佳或严重失代偿者、术中发生手术和麻醉意外者，术后应再次评估，谨慎拔管，送返 ICU；若存紧急的情况，如肿瘤导致的出血性休克、感染中毒性休克需紧急手术者，和家属充分交代病情后行麻醉和手术治疗，备好抢救药品、仪器和人员。

（盛崴宣　李天佐）

第三节 麻醉方式选择

一、全身麻醉

能够维持足够的麻醉深度，避免牵拉痛，同时提供满意的肌肉松弛效果，是腹部手术的首选。腹膜癌手术全身麻醉药物应用的要点：手术时间长，难以避免一种麻醉药物产生蓄积；对肝肾功能不全患者，减少经肝、肾代谢药物的应用；该类患者低蛋白血症，内环境紊乱均可以影响药物作用的强度和时间。

二、全身麻醉复合连续硬膜外阻滞

硬膜外阻滞可提供腹壁感觉神经和内脏的镇痛效果以及一定的肌肉松弛效果，减少全身麻醉药物的应用，联合应用在该类手术中具有显著的优势。但是术前需变换体位，操作时间较长，在术前有凝血功能障碍或者术中发生大出血导致凝血功能低下的患者中应避免连续硬膜外阻滞操作；同时连续硬膜外阻滞对于术中循环管理也可能成为巨大的挑战，尤其是对血流动力学欠平稳的患者。

三、全身麻醉复合神经阻滞

腹部手术神经阻滞包括：椎旁神经阻滞、竖脊肌平面阻滞、腹横筋膜平面阻滞、腹直肌鞘平面阻滞和腰方肌阻滞等。神经阻滞主要阻滞感觉神经，能够有效地缓解切口痛，减少围手术期阿片类药物的应用，在术前凝血功能障碍或者术中发生大出血导致凝血功能低下的患者中，应用全身麻醉复合神经阻滞更具有优势。本文后续的术中管理将以全身麻醉复合腰方肌阻滞进行说明。

（盛崴宣 李天佐）

第四节　术中管理

一、全身麻醉药物的选择

1. 诱导前用药

（1）激素：地塞米松 0.1 mg/kg 或甲泼尼龙 1 mg/kg。作用：术后恶心、呕吐的防治；抑制高气道反应；辅助镇痛治疗；预防过敏反应的治疗。

（2）超前镇痛用药：帕瑞昔布钠 40 mg 或氟比洛芬酯 100 mg；具有非甾体抗炎药（NSAID）禁忌者慎用，可改为其他类镇痛药物。

（3）α_2-肾上腺素受体激动剂：右美托咪定 0.6 ~ 0.8 μg/kg 泵注（10 ~ 15 min）。作用：一种高效、高选择性 α_2-肾上腺素受体激动剂，不仅具有镇静、镇痛、抑制交感神经、降低恶心/呕吐和预防寒战等作用，且血流动力学稳定，无呼吸抑制。

（4）止吐药：帕洛诺司琼 0.25 mg，一种高度选择性、长效的 5-羟色胺（5-HT3）受体拮抗剂。

2. 诱导用药

（1）镇痛药：舒芬太尼 0.3 ~ 0.5 μg/kg 或芬太尼 3 ~ 5 μg/kg。

（2）镇静药：依托咪酯 0.2 ~ 0.6 mg/kg 或丙泊酚 1.5 ~ 2.5 mg/kg；也可以两者联合使用。在给予丙泊酚之前可先给予利多卡因 1 ~ 1.5 mg/kg，减少丙泊酚的注射痛，同时抑制插管反射。

（3）非去极化肌松药：罗库溴铵 0.6 ~ 1.0 mg/kg；如患者肝肾功能异常，可选择顺式阿曲库铵 0.1 ~ 0.3 mg/kg。

3. 维持用药

（1）镇痛药：瑞芬太尼 0.1 ~ 0.5 μg/（kg·min）恒速输注；靶控输注瑞芬太尼血浆靶浓度在 3 ~ 6 ng/ml。

（2）镇静药：七氟烷 0.6 ~ 1.0 MAC。原因：CRS+HIPEC 手术的麻醉时间普遍在 8 ~ 12 h，加之七氟烷可控性好，体内代谢率极低，术中知晓发生率低，镇痛药物和肌松药用量比丙泊酚静脉麻醉用量减少，但吸入性麻醉药物也会增加术后恶心、呕吐的风险。

（3）非去极化肌松药：罗库溴铵 10 mg（30 ~ 40 min 追加），顺式阿曲库铵 2 mg（20 ~ 30 min 追加）。

（4）α_2-肾上腺素受体激动剂：右美托咪定 0.3 ~ 0.4 μg/（kg·h）泵注。

（5）血管活性药物：基于血流动力学指标指导的目标导向性液体管理和血管活性药物的使用，去甲肾上腺素 0.01 ~ 0.1 μg/（kg·min），多巴酚丁胺 1 ~ 20 μg/（kg·min），肾上腺素 0.01 ~ 0.1 μg/（kg·min），多巴胺 1 ~ 10 μg/（kg·min），阿托品静注 0.3 ~ 0.5 mg，麻黄碱静注 6 ~ 10 mg。

4. 术毕停药

（1）安放引流管和止血材料时（约术毕前 40 min）：停止泵注右美托咪定；给予非去极化肌松药罗库溴铵 10 mg 或顺式阿曲库铵 2 mg。

（2）关闭腹腔时（约术毕前 30 min）：七氟烷调至 0.6 MAC。

（3）缝合皮肤时（约术毕前 15 min）：关闭七氟烷挥发罐；给予舒芬太尼 0.1 ~ 0.15 μg/kg 单次静脉注射；瑞芬太尼调至 0.05 μg/(kg·min)恒速输注或靶控输注瑞芬太尼血浆靶浓度下调至在 1.5 ~ 2.5 ng/ml；给予昂丹司琼 4 ~ 8 mg；链接并开启 PCIA。

（4）术毕：增大新鲜气体流量，使之大于患者的分钟通气量，快速洗出七氟烷；等待腹带包扎完毕。

（5）新斯的明拮抗剂量 0.04 ~ 0.07 mg/kg，同时给予半量阿托品（根据心率调整）。

二、腰方肌神经阻滞

全麻诱导后，患者平卧，消毒、铺巾、套无菌探头保护套。采用高频线振探头或低频凸振探头。

（1）找到腹外、腹内、腹横肌群：探头横向置于髂棘上方腋中线，可见腹横平面的三层肌肉（腹外斜肌、腹内斜肌和腹横肌）。

（2）找到腰方肌，探头向后方滑动至出现腹横肌腱膜，在腹横肌群收尾处可见椭圆形、横突指向的肌肉即为腰方肌，此时探头的位置接近腋后线，如腰方肌结构显示欠佳，探头向头侧稍微倾斜。

（3）将局部麻醉药注入腹壁肌肉与腰方肌间的胸腰筋膜前层（Q1）。当穿刺针到达目标结构时，回抽无气、无血后，注入局部麻药（2 ~ 4 ml），以确保针尖位置，共推注 0.25% ~ 0.375% 的罗哌卡因 20 ~ 30 ml。

（4）超声确认药液扩散、渗透后，用同样方法行对侧腰方肌阻滞。

腰方肌阻滞对腹壁的阻滞范围更加广泛（T_7 ~ L_1），且由于腹膜癌手术切口从剑突到耻骨联合（T_6 ~ T_{12}），其阻滞基本可以覆盖腹壁的全部神经，并能对内脏痛起到一定的削弱作用，同时患者平卧位（和手术体位相同），无须变动体位，穿刺表浅，操作简便。其他神经阻滞方法在术后管理中术后镇痛再行叙述。

三、麻醉监测

1. 常规监测

（1）心电图（ECG），无创血压（NBP），血氧饱和度（SpO_2）。

（2）有创动脉压（ABP）：通常通过桡动脉内测定 ABP，能实时了解动脉血压变化，有助于了解心肌收缩力和外周血管阻力，动脉压力波形随呼吸的变化情况有助于判定血管内容量。

（3）呼气末二氧化碳（$PEtCO_2$）正常值为 35～45 mmHg，必要时测定动脉血二氧化碳分压（$PaCO_2$），比较 $PEtCO_2$ 的准确性，帮助判定无效腔量。

（4）麻醉深度（BIS）：其指数以 0～100 表示，BIS＞60 表明麻醉过浅，BIS＜40 表示麻醉过深。

（5）体温监测（T）：腹膜癌手术长时间体腔暴露，失血量或蒸发量较大，有大量快速输血输液的可能，并且热灌注治疗下也会影响体温，在全麻过程中通常选择监测鼻咽，正常中心体温 36.8～37.2℃，手术期间的中心温度不应低于 36℃。

（6）中心静脉压（CVP）正常范围为 4～12 cmH₂O，小于 4 cmH₂O 表示循环血容量不足，大于 15 cmH₂O 提示右心功能不全、容量超负荷、胸腹腔内压力增加或是特殊体位所致的压迫。

（7）尿量：可以一定程度上反映肾脏及内脏器官灌注（与有效血容量和微循环有关）情况，应维持在 0.5～1 ml/(kg·h)。

（8）肌松监测（TOF）：神经肌肉兴奋传递功能正常时，TOFR（T_4/T_1）接近 1，TOF≥0.9；"压舌板试验"良好，可认为基本无肌松残余，TOF 刺激有至少两次反应，且开始有自主呼吸时，可以使用非去极化肌松拮抗剂。

（9）血气分析：直接反映血红蛋白、肺换气功能、酸碱平衡、电解质、血糖和乳酸等状态。

2. 特殊监测

（1）循环监测设备 FloTrac/Vigileo 系统参数：

心排量（CO），参考范围 4.8～8 L/min。

心指数（CI），参考范围 2.5～4.0 L/(min·m²)。

每搏量（SV），参考范围 60～100 ml/beat。

每搏指数（SVI），参考范围 33～47 ml/(beat·m²)。

每搏量变异（SVV），参考范围＜13%。

全身血管阻力（SVR），参考范围 800～1 200 dynes-sec/cm⁵。

全身血管阻力指数（SVRI），参考范围 1 900～2 390 dn-s/cm⁵。

中心静脉血氧饱和度（$ScvO_2$），参考范围 60%～80%，$ScvO_2$＝氧供－氧耗，与 SvO_2 有很好的相关性，代表在组织水平上氧供和氧耗平衡的结果。

（2）循环监测设备脉搏指示连续心排监测仪（PiCCO）参数：

连续心排血量（PCCO）：

心排量（CO），参考范围 4.8～8 L/min。

心指数（CI），参考范围 2.5～4.0 L/(min·m²)。

每搏量（SV），参考范围 60～100 ml/beat。

每搏指数（SVI），参考范围 33～47 ml/(beat·m²)。

每搏量变异（SVV），参考范围＜13%。

脉压变异（PPV），参考范围＜13%。

全身血管阻力（SVR），参考范围 800～1 200 dynes-sec/cm⁵。

全身血管阻力指数（SVRI），参考范围 1 900 ~ 2 390 dn-s/cm⁵。

全心射血分数（GEF），参考范围 25% ~ 35%。

心脏功能指数（CFI），参考范围 4.5 ~ 6.5 L/min。

全心舒张末容积指数（GEDVI），参考范围 680 ~ 800 ml/m²。

胸内容积指数（ITBI），参考范围 850 ~ 1 000 ml/m²。

血管外肺水（EVLW），参考范围 3.0 ~ 7.0 ml/kg。

肺毛细血管通透性指数（PVPI），参考范围 1.0 ~ 3.0。

（3）凝血监测。

血栓弹力图（thromboela-stogram，TEG）参数：

凝血反应时间（R 值），主要反映凝血因子活性，R 值参考范围为 5 ~ 10 min。

凝固时间（K 时间），反映凝血块的形成速度，K 参考值为 1 ~ 3 min。

凝固角（ANGLE），代表血凝块形成的速率，参考值为 53° ~ 72°。

血栓最大幅度（MA），与血小板及纤维蛋白原有关，血栓最大幅度参考值为 50 ~ 70 mm。

凝血综合指数（CI），为 TEG 自动检测报告的参数之一，< -3 为低凝，> +3 为高凝。

四、体温管理

体温降低是围手术期最常见的热紊乱现象之一，50% ~ 80% 的患者发生术后低温。一般认为该现象是麻醉药物抑制体温调节中枢和患者暴露在相对寒冷的手术室环境共同作用的结果。

CRS+HIPEC 体温变化的原因：

（1）室温低：当室温低于 21℃时，皮肤及呼吸道散热明显增多。

（2）室内通风（手术室内的层流通气设备）：患者通过对流机制散热增加。

（3）术中输入大量低温液体（成人静脉输入 1 L 环境温度的液体或 1 个单位 4℃的血液，能使平均体温降低 0.25℃左右）。

（4）其他：术中切口过大，内脏暴露时间过长，用冷的冲洗液冲洗，全身麻醉的抑制作用。

在腹腔热灌注化疗期间，体温会升高 1 ~ 2℃。最高可达 38℃。因而患者术中需要进行连续体温监测。

1. 低温的危害

（1）麻醉药物及麻醉辅助用药作用时间明显延长：体温降低使得肝细胞代谢率降低，内脏血流减少，使得依赖肝脏代谢，排泄的药物半衰期延长。

（2）出血时间延长：低温能降低凝血酶的相关活性，同时使机体血小板功能降低（创伤患者的死亡三联征：低温，酸中毒，凝血障碍）。

（3）血液黏稠度增高，影响组织灌注，增加伤口感染的概率。

（4）氧解离曲线左移，不利于组织供氧。

低温可以抑制心肌收缩力，降低心排血量，导致心肌缺血和心律失常的发生，机体为保持恒温而发生应激反应，以交感神经兴奋为主，耗氧量剧增。

2. 低体温的防治措施

维持室温不低于21℃，维持于22~24℃，相对湿度保持在40%~50%，使用保温毯，输注液体及血液制品时均进行加温；术中采取主动加温的方法，冲洗液进行适当的加温，采用吸入麻醉和控制呼吸时，应采用紧闭或半紧闭麻醉循环回路（应用人工鼻将大量水分和热量保留在呼吸系统中），术后使用暖风机对患者进行保温并对暴露体表进行覆盖。

五、血液保护

（1）血液稀释的目的：相对减少术中出血；避免或减少异体输血；防止并发症，节约血源。

（2）血液稀释的目标：Hct 降至28%~30%；Hb 降至90~100 g/L；血小板 $> 60 \times 10^9$/L；血容量维持正常或偏高而心脏负担无加重。

（3）机体代偿：血黏度降低，流速增快，心排血量增加，末梢灌注增加。血液携氧能力增加：Hct 在25%~30%时最佳，2，3-DPG 增加，氧离曲线右移，利于氧向组织释放。组织获氧量增加。血浆蛋白代偿：血管外小分子蛋白直接经毛细血管回收；大分子蛋白经淋巴管回收入血；肝脏的蛋白合成和转运增加；蛋白分解减少。刺激红细胞生成：需 Hct $<30\%$，2~4周。由于腹膜癌患者多为肿瘤消耗状态，因此多采用扩容性血液稀释（hypervolemichemodilusion，HHD）：不抽取血，仅扩容性输入液体。浓缩红细胞用于需要提高带氧能力，但血容量基本正常的患者。血红蛋白 >100 g/L，可以不输血；血红蛋白 <70 g/L 时应考虑输血；血红蛋白在70~100 g/L 时，是否要输血根据病情决定。患者维持血红蛋白在70~80 g/L，存在心肌缺血、冠心病的患者维持血红蛋白在100 g/L（Hct30%）以上。临床工作可按下述公式大约测算浓缩红细胞补充量：浓缩红细胞补充量 =（Hct 预计值 - Hct 实测值）$\times 55 \times$ 体重/0.60。

（4）导致出血的三大因素：①血管损伤；②血小板减少或功能障碍；③凝血因子缺乏。一般两个以上因素同时存在时更易出血。肿瘤患者的消耗状态，术中由于手术和麻醉的原因会导致一系列病理生理变化，应激反应、免疫功能改变、血小板、凝血因子及纤维蛋白消耗性减少和功能抑制、纤溶系统活跃、水电解质及酸碱失衡等，可使术中凝血功能出现异常。

（5）术前监测体温和动脉血气，监测有无低温和酸中毒情况。若排除肝素影响，结果满足下列任意1条或以上时，结合病史和临床表现，即可诊断为凝血功能障碍：①APTT 为正常值的1.5倍；②PT 为正常值的1.5倍；③凝血因子活性 $<25\%$；④Fg >1 g/L。

（6）术前凝血功能的对症处理：维持正常凝血状态需要达到正常人的30%不稳定凝血因子浓度，其中因子Ⅴ、因子Ⅶ、因子Ⅷ只需达到正常范围的20%~25%即可。术前凝血功能检查异常结果超过正常值1.5倍和（或）INR >2 时，应及时输入新鲜冰冻血浆（FFP）5~6 ml/kg。术前应测定血小板数量和血小板功能，当血小板数量 $< 50 \times 10^9$/L，应输注血小板。血小板低于 20×10^9/L 有自发性出血可能，应及时对症处理。术前应维持纤维蛋白原高于1.5 g/L，可采用输入人工合成的纤维蛋白原或冷沉淀对症治疗。每单位（U）冷沉淀是从200 ml 新鲜冰冻血浆制备，主要含因子Ⅷ、vWF 和纤维蛋白原。一个单位冷沉淀约含250 mg 纤维蛋白原，并使

成人增加 2% ~ 3% 的凝血因子Ⅷ。

（7）术中凝血和纤溶状况的评估：应结合临床症状加以分析。血栓弹性描记仪和凝血功能分析仪均能对术中凝血和纤溶状况进行及时监测。同时应进行动脉血气分析以了解血液电解质、酸碱平衡状况、血红蛋白、血细胞比容及血糖变化。

（8）凝血因子缺乏的处理：凝血因子缺乏的有效处理方法是及时补充含丰富凝血成分的血制品和人工合成的凝血酶原复合物及纤维蛋白原。含凝血成分的血制品包括新鲜冰冻血浆、冷沉淀及浓缩血小板。手术中出现非手术原因的异常出血，而且 APTT 和 TEG 的 R 值明显延长时，就应输入 FFP。新鲜冰冻血浆（FFP）：10 ~ 15 ml/kg 的 FFP 可补充相当于正常人 30% 的不稳定凝血因子，使凝血功能维持在正常状态，一般为 5 ~ 10 ml/kg。凝血酶原复合物：若出现明显渗血和凝血时间延长，建议使用凝血酶原复合物 20 ~ 30 IU/kg。

（9）纤维蛋白原缺乏的处理：术前凝血功能正常的患者，在术中出血量达到全身总血容量的 40%，将会出现纤维蛋白原血浆浓度低于 1 g/L。要及时、对症处理，输入冷沉淀或人工合成的纤维蛋白原，并恢复到 > 1 g/L。冷沉淀：一个单位冷沉淀约含 150 mg 纤维蛋白原，使用 20 单位冷沉淀可恢复到必要的纤维蛋白原浓度。按每单位冷沉淀含纤维蛋白原 150 mg 估算，通常首次剂量 50 ~ 60 mg/kg，维持剂量为 10 ~ 20 mg/kg。纤维蛋白原：血浆纤维蛋白原水平降低或血栓弹力图提示功能性纤维蛋白原不足时，可使用纤维蛋白原。纤维蛋白原浓缩物初次输注的剂量为 25 ~ 50 mg/kg。

（10）输注血小板的适应证：是血小板缺少、血小板功能异常，以及手术区域出血倾向明显增加。当血小板血浆浓度低于 50×10^9/L 时，要考虑输注血小板。每单位血小板可使血小板计数升高（7.5 ~ 10）$\times 10^9$/L，血小板取回后要尽快输入体内。

若出现明显凝血功能障碍，且无有效监测，可即刻输入 1 U 复合凝血物质，包括 FFP 1 000 ml、冷沉淀 10 U 和 1 袋血小板（FFP 1 000 ml 达到正常人 30% 的不稳定凝血因子，冷沉淀 10 U 达到 20% ~ 30% 的凝血因子Ⅷ和大约 2.5 g 的纤维蛋白原，1 袋血小板可达到正常需要的血小板计数量 250×10^9/L）。

（11）促凝血和抗纤溶药物的应用。早期使用：促进凝血药物，用于麻醉后、手术开始前，如注射用血凝酶 2 ~ 4 kU。抗纤溶药物：用于手术开始后，如氨基己酸可抑制纤溶酶原激活因子，使纤溶酶原不能激活，从而抑制纤维蛋白的溶解，产生止血作用，用量为 4 ~ 8 g；氨甲环酸的作用原理与氨基己酸相似，每次 0.25 g，每日总量为 0.75 ~ 2 g，但是不主张术后使用，以避免血栓形成。此外，严重酸中毒（pH < 7.10）对凝血功能也会产生影响，同时低钙血症时应输入氯化钙或葡萄糖酸钙以维持血浆游离钙浓度在 1.1 ~ 1.2 mmol/L（当血浆游离钙浓度 < 0.9 mmol/L 时对凝血功能会产生影响）。

六、深静脉血栓防治

深静脉血栓形成（deep vein thrombosis，DVT）是围手术期常见的并发症，多见于大手术或严重创伤后、长期卧床、肢体制动、肿瘤患者等。临床中普通外科手术后的 DVT 发病率为

30%~40%，而肿瘤患者发生静脉血栓的风险比非肿瘤患者增加4~6倍。

腹膜肿瘤患者多伴有D-二聚体的升高，术前活动的减少、术中长时间麻醉下静止状态、麻醉手术创伤后凝血系统的激活以及术后卧床与制动都可以增加深静脉血栓形成的风险。

（1）物理预防：在没有机械性预防禁忌证（外周动脉疾病、开放性伤口、充血性心力衰竭、急性浅表静脉炎或DVT等）的情况下，可考虑采用间歇充气加压装置、足底静脉泵、梯度压力弹力袜等。

（2）药物预防：对所有诊断癌症活跃且没有治疗禁忌证的患者（若患者的活动量不足以减少静脉血栓发生的危险）预防性抗凝治疗，皮下注射低分子肝素（3 000 U，1次/日）或普通肝素（5 000 U，2次/日），直接Ⅹa因子抑制剂利伐沙班。轻、中度肾功能不全的患者可以正常使用。推荐用法：前3周15 mg，2次/日；维持剂量为20 mg，1次/日。

（3）下腔静脉滤器：对单纯抗凝治疗的深静脉血栓形成患者，不推荐常规应用下腔静脉滤器，对于抗凝治疗有禁忌证或有并发症，或在充分抗凝治疗的情况下仍发生血栓脱落可引起肺动脉栓塞者，建议置入下腔静脉滤器。对于下列情况可以考虑置入下腔静脉滤器：①髂、股静脉或下腔静脉内有漂浮血栓；②具有急性深静脉血栓形成患者，以及血栓脱落可引起肺动脉栓塞者高危因素的行腹部、盆腔手术的患者。

七、容量管理

CRS+HIPEC治疗：腹膜转移癌患者术前多存在营养不良、多次手术麻醉史、并发症、禁食禁水和肿瘤导致的胸或腹水等，以上原因都会导致液体及蛋白的丢失；而术中CRS伴高热治疗HIPEC在腹膜癌中的应用治疗也导致显著的血流动力学代谢和血液学改变，术中腹膜切除、多脏器切除、温度骤变等，都给在围手术期麻醉方面带来了巨大的挑战，考虑到长时间、大剂量的液体治疗，最低限度有创心排血量（CO）监测和动态参数容积变化（SVV）可能成为根据患者的需要单独调整液体疗法最佳选择。

血流动力学的目标导向液体治疗（goal-directed fluid therapy，GDFT）-FloTrac/Vigileo思维导图如**图11-4-1**所示。

（1）血压维持在基础血压的20%，复苏MAP＞65 mmHg。

（2）心指数CI：3.0~4.0 L/(min·m²)；低于2.5 L/(min·m²)时予以多巴酚丁胺2~20 μg/(kg·min)泵注。

（3）每搏量变异SVV＜13%；SVV＞13%时补液、补充血制品。

（4）全身血管阻力指数SVRI：1 900~2 390 dn·s/cm⁵；低于参考值下限时行去甲肾上腺素0.01~0.05 μg/(kg·min)泵注。

（5）Hb适宜（最低标准≥7g/L）；输注红细胞。

（6）尿量0.5~1 ml/(kg·h)。

（7）动脉血乳酸小于2 mmol/L。

（8）血糖维持可控制在7.8~10 mmol/L，不建议控制过严，以免出现低血糖。

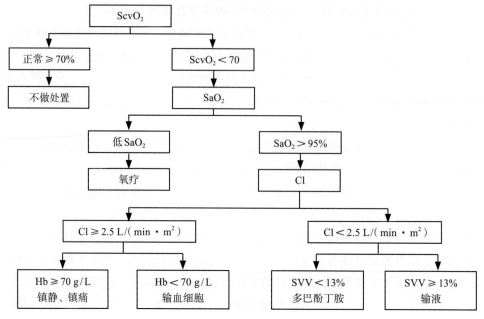

图 11-4-1　思维导图

八、术中常见危象和处理

（一）严重低血压

1. 原因分析

（1）患者因素：①低血容量；②静脉梗阻、肿瘤或手术操作压迫导致回流不畅；③中心静脉穿刺、手术处理膈肌等原因致胸内压升高；④过敏反应；⑤栓子脱落（血栓或癌栓）；⑥心脏泵功能衰竭/快速型心律失常；⑦全身脓毒败血症等。

（2）技术上原因：①监测有误；②麻醉过深；③医源性用药失误。

2. 紧急处理措施

包括：100% 氧气吸入；检查手术失血；检查通气；减浅麻醉；静脉补液；血管收缩药或正性肌力药。进一步检查：心电图、胸片、动脉血气、心肌酶谱等，以明确诊断。

3. 危险因素

（1）术前未治疗的高血压。

（2）术前液体量不足。

（3）纵隔/肝脏/肾脏手术（失血，腔静脉受压）。

（4）术前存在心脏疾病或心律失常。

（5）脓毒败血症。

4. 首要措施

检查外科医师手术台上的操作（是否有腔静脉受压或出血）；钳夹或直接压迫血管，防止进一步失血。提高吸入氧浓度，保证器官灌注和氧合。

肿瘤和精确麻醉

（1）"最佳前负荷"：根据目标导向的液体治疗原则补充血容量，使SVV小于13%。

（2）增加心肌收缩力：根据CI给予多巴酚丁胺2~20 μg/（kg·min）泵注，肾上腺素0.01~0.5 μg/（kg·min）泵注。

（3）收缩全身血管：根据SVRI给予去甲肾上腺素0.01~0.05 μg/（kg·min）泵注，去氧肾上腺素0.3~0.5 μg/（kg·min）泵注。

5. 次要措施

纠正酸中毒代谢性酸中毒（使动脉血pH < 7.1，BE < -10），则考虑使用补充的5%碳酸氢钠量（ml）= ΔBE × kg / 3。

（二）严重高血压

1. 原因分析

（1）可能原因：①麻醉或镇痛深度不够；②监测错误；③低氧或高碳酸血症；④用药失误。

（2）紧急处理措施：停止手术，直至血压已控制；确定读数；加深麻醉；充分镇痛；扩血管药；应用β受体阻滞剂、α受体阻滞剂等；进一步检查ECG、心肌酶谱等。

2. 危险因素

包括：①术前未治疗的高血压（不稳定性增加）；②药物，如单胺氧化酶抑制剂；③术前未发现的内分泌肿瘤病史。

3. 首要措施

如果高血压并不是对某个可纠正诱因的生理反应，那么控制症状的总目标就是防止高血压可能导致的心脑血管意外。除了加深麻醉、充分镇痛之外，药物治疗包括：

（1）扩血管药（可引起心动过速）：提高七氟烷的浓度同时增大新鲜气流量可更快达到此目的。硝酸甘油0.5~5 μg/（kg·min）或硝普钠0.5~1 μg/（kg·min）泵注。

（2）β受体阻滞剂（特别是在心率增快或心律失常时）：艾司洛尔0.3 mg/kg静推，之后按50~200 μg/（kg·min）泵注。

（3）α受体阻滞剂（特别是在心率正常或下降时）：必要时可用酚妥拉明1 mg静推。

扩血管药物和β受体阻滞剂可以联合使用，从而形成优势互补。

4. 次要措施

充分镇痛，加强镇痛可使用，如静推舒芬太尼0.1~0.15 μg/kg，提高瑞芬太尼的泵注剂量〔推荐剂量：恒速输注0.1~0.5 μg/（kg·min）；靶控输注血浆靶浓度在3~6 ng/ml〕，根据血压调整剂量。

（三）严重低氧

1. 原因分析

（1）混合气体中氧含量低：①流量计显示有误；②供氧故障；③麻醉机故障。

（2）通气失败：①气管导管位置有误；②呼吸回路断开；③气道、气管导管、过滤器、呼吸回路等梗阻；④气道阻力增加（喉痉挛、支气管痉挛、过敏反应）；⑤功能残气量减少（气胸、腹内压增高）。

（3）分流：①肺不张；②呼吸道分泌物多；③低氧性肺血管收缩反应减弱（扩血管药或 β_2 受体激动剂）；④肺水肿；⑤误吸；⑥循环系统疾病。

（4）氧供减少：①全身低灌注（低血容量）；②栓塞（血栓或癌栓）；③局部问题。

（5）氧耗增加：①感染；②恶性高热。

2. 紧急处理措施

包括：100% 纯氧吸入；检查吸入氧浓度；检查双侧通气情况；手控通气，开始 3～4 次大潮气量，以使肺泡复张；保证气道通畅；吸尽气管内分泌物；进一步检查：二氧化碳浓度监测、胸片、动脉血气分析、肺部超声、SVV、CI、EVLW、TTE 或 TEE。

3. 危险因素

（1）功能残气量减少（肠梗阻、腹水），导致氧储备减少。

（2）液体量过负荷，导致肺水肿。

（3）先天性心脏病史或可闻及的心脏杂音（左向右分流）。

（4）慢性肺部疾病。

（5）肿瘤并发症，如胸水、术中膈肌破裂、灌注液体进入胸腔等。

4. 措施

包括：暴露胸部、检查呼吸回路、吸痰。手控呼吸，给予 100% 纯氧，开始 3～4 次大潮气量有助于塌陷肺泡复张。

如果状况未见改善，可进一步采用以下措施：

（1）确定 FiO_2。

（2）查看气管内导管位置是否有误。

（3）查看是否存在通气故障，如有则改用气囊手控呼吸，不用循环回路。

（4）寻找漏气或梗阻处。

（5）如存在严重的右向左分流、SVR 降低时，血流经心脏上的先天性缺陷处反流，产生旁路肺循环，对此有双重措施：升高 SVR，抬高双腿，使用肾上腺素，静脉补液；或降低 PVR，停用 PEEP，防止胸内压过高，提高 FiO_2。

（6）如存在支气管痉挛：100% 氧气吸入；舒喘灵 250 μg 静推或吸入喷雾 2.5 mg；；氨茶碱 250 mg，缓慢静脉滴注；甲泼尼龙 80 mg 静推；硫酸镁 2.5 g 缓慢静推等。

（四）低血糖或高血糖危象

1. 低血糖

当血糖低于正常低限时，可引起相应的症状与体征。低血糖一般是指血糖低于 2.8 mmol/L，严重低血糖指血糖低于 1.7 mmol/L。

（1）原因：术前口服降糖药或胰岛素用量过大、应用中长效胰岛素不适当是围手术期低血糖的主要原因。

（2）临床表现：一般表现为交感神经兴奋，尚可表现为中枢神经系统抑制的症状，精神异常、循环和呼吸抑制等。如在全身麻醉下，可出现苏醒延迟。但全麻状态下很难被发现。

（3）治疗：低血糖对患者的危害较大，应高度警惕。围手术期应尽量维持患者血糖在正常或稍高水平，避免出现低血糖症状。如怀疑患者有低血糖症时，应及时测定血糖并根据测定结果迅速处理。其治疗的有效方法是给予葡萄糖，严重者可快速输注葡萄糖，先静注50%葡萄糖50~100 ml，必要时重复。然后继续输注5%~10%葡萄糖300~400 ml/h，直至血糖维持稳定。其他治疗还包括胰高血糖素、糖皮质激素等。

2. 酮症酸中毒

糖尿病酮症酸中毒是指糖尿患者在各种诱因的作用下，胰岛素不足明显加重，升糖激素不适当升高造成的一种症候群。感染、手术和等应激反应可能导致机体利用胰岛素障碍，机体不能充分利用糖，而脂肪及蛋白质代谢显著增加，肝脏产生大量酮体，引起酮症酸中毒，尤其以1型糖尿病更为常见。

（1）病理生理：酮症酸中毒可使心肌收缩力下降，外周阻力降低，引起血糖和渗透升高，细胞内脱水和渗透性利尿，甚至出现低血容量。其电解质紊乱包括高血糖（血糖通常在18~30 mmol/L）、高钾血症和低钠血症。此时机体总钾量降低，但是由于促使钾离子向细胞内转移的胰岛素不足，此时往往临床上表现为血钾升高，血浆钠离子浓度降低。

（2）治疗：①应给予胰岛素控制血糖，首次剂量为静脉注射10单位，随后5 U/h静脉泵注；②扩容，适当补钾、磷和镁离子；③纠正酸中毒；④应解除各种诱因。

3. 高渗性非酮症高血糖昏迷

高渗性非酮症高血糖昏迷又称为高渗性非酮症糖尿病昏迷、高血糖脱水综合征等。其临床特征为严重的高血糖、脱水、血浆渗透压升高而无明显的酮症酸中毒，患者常有意识障碍或昏迷。2型糖尿患者在遇有手术创伤、感染等诱因时常导致高渗性非酮症高血糖昏迷。

（1）病理生理：常见于感染或脱水的患者，也可见于2型糖尿病和非糖尿病患者。其特征包括：血糖＞33.3 mmol/L，渗透性利尿引起的低血容量、电解质紊乱、血液浓缩以及中枢神经系统功能异常。

（2）治疗：包括输注生理盐水和胰岛素，此外应注意纠正电解质的异常，纠正诱因。

（盛崴宣　李天佐）

11

第五节　术后管理

一、全麻苏醒延迟

患者一般在 60～90 min 时可获得清醒，对指令动作、定向能力和术前的记忆得以恢复。若超过此时限神志仍不十分清晰，可认为全麻后苏醒延迟。

对于腹膜癌患者的麻醉，其苏醒延迟原因如下：手术时间长，麻醉剂量过大，麻醉药的再分布；恶性肿瘤的患者普遍年龄偏大；营养不良导致血浆白蛋白低于正常值，药物-蛋白结合的降低，使麻醉消除、排出的延迟；腹腔热灌注化疗药物对于肝脏有急性损害，降低药物在肝脏代谢、药物相互作用和生物的转换；内环境的紊乱和低体温等。术中应尽可能使用在体内代谢快、蓄积少的药物，完善的镇静监测（BIS）、肌松监测（TOF），运用目标导向液体治疗来实现血流动力学的平稳和内环境的稳定，精准地把控每一个麻醉细节来达到快速苏醒和拔管的目的。

二、苏醒期呛咳

在全麻苏醒期，因气管导管异物的刺激常发生呛咳、躁动，致加剧应激状态的升级，可导致各种不良并发症的发生。

拔管时呛咳评分：0 分，无呛咳、屏气，自主或面罩通气畅通；1 分，轻咳、屏气持续时间少于 5 s，无明显头颈部活动，面罩通气顺畅，SpO_2 无变化；2 分，呛咳、屏气时间在 5～15 s，头颈部明显活动，面罩通气阻力，可基本维持通气，$SpO_2 < 92\%$；3 分，呛咳头颈部抬离床面或面罩加压通气尚不能维持有效通气，$SpO_2 < 92\%$。

预防方法

（1）舒芬太尼 0.1～0.15 μg/kg 单次静脉注射。

（2）瑞芬太尼 0.2 μg/kg 单次静脉注射；瑞芬太尼 0.05 μg/（kg·min）恒速输注；靶控输注瑞芬太尼血浆，靶浓度在 1.5～2.5 ng/ml。

（3）利多卡因 1～1.5 mg/kg 单次静脉注射。

（4）术前插管涂抹利多卡因乳膏。

（5）术前插管行气管表面麻醉。

（6）使用可行表面麻醉的气管导管，在术毕拔管前给予表面麻醉。

（7）气管套囊内注射碳酸利多卡因。

以上预防呛咳的方法建议多个联合使用，对于腹膜癌患者的手术，由于麻醉时间普遍在 8～12 h，方法（4）和（5）的表面麻醉效果已经超出时限，（6）需要特殊的气管导管，故多采

　　　　　　　　　　　　　　　　　　　　　　　　　　肿瘤和精确麻醉

用（1）或（2）联合（7）的方式抑制拔管时呛咳反射。

三、术后镇痛

采取多模式镇痛，联合应用不同镇痛技术或作用机制不同的镇痛药，作用于疼痛传导通路的不同靶点，发挥镇痛的相加或协同作用，可使每种药物的剂量减少、不良反应相应减轻。

（一）患者自控静脉镇痛（PCIA）

（1）PCIA 参数设置：总剂量 100～250 ml，设定负荷剂量（loading dose）、持续剂量（continuous dose）或背景剂量（background dose）、单次注射剂量（bolus dose，一般冲击剂量相当于日剂量的 1/10～1/15）和锁定时间（lockout time，一般设定为 5～10 min）。

（2）PCIA 的常用药物设置：舒芬太尼 100～150 μg，氟比洛芬酯 200～800 mg，右美托咪定 200～300 μg，盐酸帕洛诺司琼 0.25 mg，负荷剂量 1 ml，持续剂量 1 ml/h，单次注射剂量 1 ml/h 和锁定时间 10 min。

（二）超声引导下外周神经阻滞

1. 时间

手术开始前或术后，推荐术前实施。

2. 是否连续

条件允许下推荐实施连续外周神经阻滞，选取 0.2% 罗哌卡因 5～10 ml/h，优点是可以给予术中、术后持续的镇痛治疗，缺点是会增加相应的操作难度且增加术后访视麻醉医师或术后镇痛小组的工作量。

3. 神经阻滞的方式

（1）椎旁神经阻滞：定位 T_{10} 椎旁间隙，双侧 0.25%～0.375% 的罗哌卡因各 20～30 ml，特点是操作难度大、风险高，但镇痛效果确切。

（2）竖脊肌阻滞：定位 T_{10} 横突，双侧 0.25%～0.375% 的罗哌卡因各 20～30 ml，特点是操作简便，但作用机制尚不完全清楚，镇痛效果不确切。

（3）腹横肌平面阻滞：双侧侧方腹横肌平面阻滞联合肋下腹横肌平面阻滞，前者阻滞同侧的 T_{10}～T_{12} 前支，而后者阻滞 T_6～T_9 前支，各点 0.25%～0.375% 的罗哌卡因 15～20 ml，特点是操作简便、镇痛效果确切，但要完成 4 个点的注射，也可以实施双侧后方腹横肌平面阻滞代替侧方腹横肌平面阻滞，然后联合肋下腹横肌平面阻滞，双侧 0.25%～0.375% 的罗哌卡因各 20～30 ml，此方法阻滞更倾向 Q1 的腰方肌阻滞。

（4）腹直肌后鞘阻滞：双侧 0.25%～0.375% 的罗哌卡因各 20～30 ml，阻滞 T_7～T_{12} 前支，特点是操作简便，但仅对于腹膜癌手术切口镇痛有效，且由于穿刺点的不同阻滞的范围也不尽相同，镇痛范围无法覆盖侧腹壁，如对于术后造瘘口和引流管无镇痛效果。

（5）腰方肌阻滞：可以选择 Q1（腰方肌的前侧方和腹部肌肉之间）、Q2（腰方肌的后方和背阔肌之间）或者 Q3（腰方肌的前方和腰大肌之间）的腰方肌阻滞，双侧 0.25% ~ 0.375% 的罗哌卡因各 20 ~ 30 ml，特点是局麻药可以通过腰方肌层面达椎旁位置，阻滞范围广且确切，阻滞效果最接近硬膜外镇痛，不仅可以提供优质的腹部切口镇痛，同时也给予一定的内脏镇痛。

（三）患者自控硬膜外镇痛（Patient controlled epidural analgesia，PCEA）

1. PCEA 参数设置

可选择 T_{10} ~ T_{11} 或 T_{11} ~ T_{12} 作为置管间隙，向头侧置管，设定首次负荷剂量 6 ~ 10 ml，持续剂量或背景剂量 4 ~ 6 ml/h，单次注射剂量 4 ~ 6 ml，锁定时间 20 ~ 30 min 和最大剂量 12 ml/h。

2. PCEA 药物设置

0.1% ~ 0.2% 罗哌卡因复合舒芬太尼 0.3 μg/ml ~ 0.6 μg/ml。

3. PCEA 的实施

硬膜外阻滞推荐术前实施，可作为术中镇痛的有效补充，但由于肿瘤细胞减灭术＋腹腔热灌注化疗术时间长、出血量大，可能对凝血功能造成影响，增加了硬膜外并发症的潜在风险，加之术前实施硬膜外麻醉比较耗时，术后也增加了访视麻醉医师或术后镇痛小组的工作量，但其优点是不仅可以提供优质的腹部切口镇痛，同时也给予良好的内脏镇痛。

4. 疼痛评估

疼痛评估包括对疼痛强度的评估，对疼痛原因及可能并发的生命体征改变的评估，对治疗效果和不良反应的评估等。

（1）疼痛强度评分法采用数字等级评定量表（numerical rating scale，NRS）：用 0 ~ 10 数字的刻度标示出不同程度的疼痛强度等级，由患者指认，"0" 为无痛，4 以下为轻度痛（疼痛不影响睡眠），4 ~ 7 为中度痛，7 以上为重度痛。出现中重度疼痛应对于 PCA 做出相应的调整。

（2）应定期评价药物或治疗方法的疗效和不良反应，尤其应关注生命体征的改变和是否出现患者难以忍受的不良反应，并据此做相应调整。

（3）评估原则：①评估静息和运动时的疼痛强度，只有运动时疼痛减轻才能保证患者术后躯体功能的最大恢复。②在疼痛未稳定控制时，应反复评估每次药物和治疗方法干预后的效果。③记录治疗效果，包括不良反应。④对突发的剧烈疼痛，尤其是生命体征改变（如低血压、心动过速或发热）应立即评估。⑤疼痛治疗结束时应由患者对医护人员处理疼痛的满意度及对整体疼痛处理的满意度分别做出评估。可采用 NRS 或 VAS，"0" 为十分满意。"10" 为不满意。

（四）术后恶心、呕吐

1. PONV 的不良影响

（1）导致患者程度不等的不适，切口疝形成，误吸性肺炎，水电解质和酸碱平衡紊乱。

（2）PONV 导致的医疗费用增加，构成了 PACU 费用增加的重要部分。

（3）PONV 是患者手术满意度低的重要原因。

2. PONV 的高危因素

对于腹膜癌手术患者，PONV 的高危因素包括：① 女性；② 年轻；③ 不吸烟；④ 手术方式，如胃肠道手术；⑤ 既往 PONV 史或情感障碍史；⑥ 使用阿片类药物镇痛。

3. PONV 的预防措施

（1）尽量减少吸入麻醉剂特别是笑气的使用，并考虑使用区域阻滞技术和多模式镇痛方案以尽可能减少阿片药物用量。

（2）应在权衡风险和获益后从 8 类预防性药物和治疗中选择合适的预防措施：① 5-羟色胺受体拮抗剂；② 糖皮质激素（例如地塞米松）；③ 抗组胺药（例如苯海拉明）；④ 多巴胺受体拮抗剂（例如氟哌利多）；⑤ 丙泊酚诱导和维持麻醉；⑥ 神经激肽 1（NK1）受体拮抗剂（例如阿瑞匹坦）；⑦ 针刺或按摩穴位（内关、合谷或足三里）；⑧ 抗胆碱能药物（例如东莨菪碱皮贴）。

腹膜癌手术患者具有 2 个高危因素（手术方式：胃肠道手术和使用阿片类药物镇痛），建议采用上述 8 项措施中的 2 项，最常用的组合是 5-羟色胺受体拮抗剂（例如昂丹司琼在术前或手术结束前静脉输注 4~8 mg）和糖皮质激素（例如术前静脉使用地塞米松 5~10 mg）。对于有 3 个或以上高危因素的患者，指南建议采用上述 8 项措施中的 3~4 项。在已经出现 PONV 时，应采用不同于已选措施的止吐药物或治疗来进行补救治疗。其他辅助方法包括术中和术后镇痛使用右美托咪定，多模式镇痛，术中采用全身麻醉复合椎管内或全身麻醉复合区域神经阻滞，以及保证围手术期足够的容量等。

（五）术后寒战

寒战是围手术期常见并发症，虽不会引起致命危险，但会引起机体氧耗量增加，二氧化碳潴留，心率、血压升高，以及儿茶酚胺分泌量增多，会间接增加患者手术风险度。

1. 寒战分级

Wrench 评分：0 级，无寒战；1 级，竖毛和（或）外周血管收缩和（或）外周发绀，但无肌肉颤动；2 级，仅一组肌群肌颤；3 级，超过一组肌群肌颤；4 级，全身肌颤。若 3~4 级持续 3 min 仍不消失，可判定为寒战。

2. 寒战的预防和治疗

采用加温的 37℃ 腹腔冲洗液、输血输液使用加温输液器、保温毯、手术室温度保持在 22~24℃、术中体温监测、术前 10~15 min 泵注 0.6~0.8 μg/kg 右美托咪定，术中泵注 0.3~0.4 μg/kg/h，也可在结束前给予 0.5~1 mg/kg 的曲马多以减少寒战的发生率，但曲马多会使术后恶心/呕吐、头晕、躁动的发生率明显增加。

如上述方法实施后，患者拔管仍然出现寒战，除保温措施外，可 10~15 min 静脉泵注 0.5 μg/kg 右美托咪定，或经鼻滴注右美托咪定 1.0 μg/kg；也可以静脉或者经鼻滴注 0.5~1 mg/kg 的曲马多，注意给予曲马多之前应给予昂丹司琼 4 mg，以减少恶心、呕吐的发生。

（六）高血压

全身麻醉恢复期，随着麻醉药作用的消退、疼痛不适，以及吸痰、拔除气管内导管的刺激等原因，极易引起高血压的发生。

1. 原因

包括：①疼痛；②低氧血症与高碳酸血症；③术中补充液体超负荷和升压药使用不当；④吸痰和拔管刺激；⑤其他如术后寒战等。

2. 预防和处理

（1）了解高血压的原因，充分镇痛，纠正低氧血症，使用 Flotrac 或者 Picco 行血流动力学监测，指导补液。

（2）减少不必要的刺激。当患者呼吸功能恢复和血流动力学稳定时，应尽早拔除导管，以减少拔管时的刺激和心血管不良反应。

（3）药物治疗：若在拔管时给予压宁定 0.5 mg/kg，可有效预防高血压反应和维持循环功能的稳定；艾司洛尔为超短效 β 受体阻滞药，给予 0.3 mg/kg 对处理术后高血压和心动过速有效。对高龄、体弱或心脏功能差的患者，则可采用硝酸甘油泵注 0.5 ~ 5 μg/（kg·min）降压，但停药后血压恢复较缓，且较少发生反跳性血压升高。

（七）呼吸系统的并发症

（1）气道阻塞。原因是神志未完全恢复，舌后坠最为常见。解除其最有效的手法是在患者头后仰的同时，前提其下颌骨，让患者的下门齿反咬于上门齿；也可置入鼻咽或口咽气道。

（2）低氧血症。高龄；腹膜癌手术和麻醉时间普遍大于 4 h；腹部手术对呼吸的影响；麻醉用药；肌松药物的应用剂量、时效和肌松药物是否已完全反转，都是极其重要的诱因。

（3）通气不足。麻醉药对呼吸中枢都具有抑制的效应，尤其麻醉性镇痛药，会削弱中枢性呼吸驱动。其他原因还包括：腹膜癌手术切口从剑突到耻骨联合部位，加之疼痛，均影响到呼吸功能，肌松药物的残留效应，等等。

（4）急性肺不张。危险因素：呼吸道分泌物多，且引流或排出不畅；腹膜癌属于上腹部大手术；切口疼痛；镇痛药应用不当；应用具抑制中枢神经系统的药物。预防和处理：麻醉期间采用肺保护性通气策略；.术毕尽早使患者清醒，充分恢复自主呼吸；在拔气管导管前应反复吸引分泌物，避免纯氧吸入。术后采用多模式镇痛，减少阿片类药物的使用剂量。

（盛崴宣　李天佐）

参考文献

［1］ 李雁，周云峰，梁寒，等. 细胞减灭术加腹腔热灌注化疗治疗腹膜表面肿瘤的专家共识［J］. 中国肿瘤临床，2015，42(4):198-206.

［2］ 黄思滢，杨朝纲，姜军，等. 腹腔热灌注化疗治疗结直肠癌腹膜转移癌临床疗效的meta分析［J］. 实用肿瘤杂志，2018，33(6):43-47.

［3］ CHAMBERS LM, COSTALES AB, CREAN-TATE K, et al. A guide to establishing a hyperthermic intraperitoneal chemotherapy program in gynecologic oncology［J］. Gynecologic Oncology, 2020, 158 (3):794-802.

［4］ 郝泉水，孙思华，李先超，等. 超声引导腰方肌阻滞与腹横肌平面阻滞用于下腹部手术后镇痛效果的比较:meta分析［J］. 中华麻醉学杂志，2019，39(11):1326-1329.

［5］ KIM MH, YOO YC, SUN JB, et al. Physiologic and hemodynamic changes in patients undergoing open abdominal cytoreductive surgery with hyperthermic intraperitoneal chemotherapy［J］. J Int Med Res, 2021, 49(1):1-14.

［6］ BAHLMANN H. Goal-directed fluid therapy during major abdominal surgery［J］. Acta Anaesthesiol Scand, 2019, 63(8):1097.

［7］ HENDRIX RJ, DAMLE A, WILLIAMS C, et al. Restrictive intraoperative fluid therapy is associated with decreased morbidity and length of stay following hyperthermic intraperitoneal chemoperfusion［J］. Ann Surg Oncol, 2019, 26(2):490-496.

［8］ 秦卫辉，石翊飒. 瑞芬太尼预防全麻苏醒期呛咳的研究进展［J］. 临床麻醉学杂志，2018，34(2):197-199.

［9］ 董俊莉，金泉英，朱昌娥. 气管导管套囊内注射碱化利多卡因对患儿气管拔管反应的影响［J］. 中华麻醉学杂志，2018(4):399-402.

［10］ 中华医学会麻醉学分会. 成人手术后疼痛处理专家共识［J］. 临床麻醉学杂志，2017，33(9):911-917.

［11］ 中国抗癌协会肿瘤麻醉与镇痛专业委员会. 中国肿瘤患者围手术期疼痛管理专家共识(2020版)［J］. 中国肿瘤临床，2020，47(14):703-710.

［12］ WANG X, LI T. Postoperative pain pathophysiology and treatment strategies after CRS + HIPEC for peritoneal cancer［J］. World Journal of Surgical Oncology, 2020, 18(1):62.

［13］ BENVENUTO D, D'ALESSIO R. Safety and efficacy of non-steroidal anti-inflammatory drugs to reduce ileus after colorectal surgery［J］. British Journal of Surgery, 2019, 106(11):326.

［14］ 吴新民，罗爱伦，田玉科，等. 术后恶心呕吐防治专家意见［J］. 临床麻醉学杂志，2012，28(4):413-416.

［15］ 袁振武，郭小丽，肖迪，等. 右美托咪定鼻内滴注对妇科腹腔镜全麻患者拔管反应和术后寒战的影响［J］. 临床麻醉学杂志，2020，36(3):244-248.

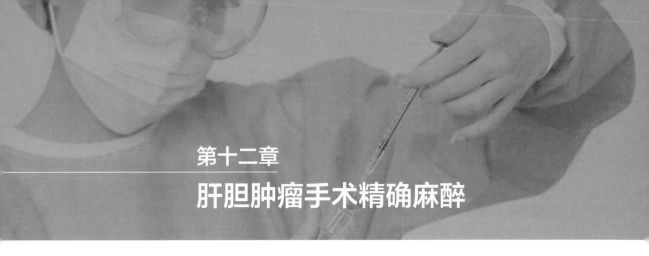

第十二章
肝胆肿瘤手术精确麻醉

第一节　肝胆肿瘤的精确麻醉

一、思维导图

肝脏肿瘤的精确麻醉思维导图见**图 12-1-1**。

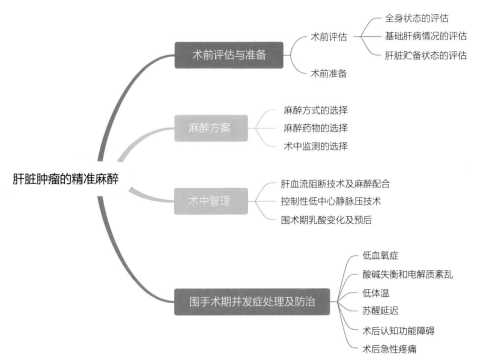

图 12-1-1　**肝脏肿瘤的精确麻醉思维导图**

12

二、术前评估和准备

（一）术前评估

肝脏肿瘤患者术前评估包括全身状态的评估、基础肝病状况的评估、肝脏储备功能的评估。术前准确的风险评估有助于预测患者麻醉手术的耐受力、降低围手术期病死率。

仔细地进行病史询问以及体格检查是围手术期重要的第一步。特别需要注意与肝脏功能异常相关的症状，包括黄疸、皮肤瘙痒、厌食、腹胀、短时间内消瘦及全身乏力。个人史中应着重询问吸烟史、酗酒史、输血史、家族性肝病史、既往用药情况。体格检查也应更注意肝脏疾病相关的体征，包括巩膜黄染、肝脾肿大、精神异常、扑翼样震颤、四肢水肿、蜘蛛痣、脐周海蛇征等。

1. 全身状态的评估

一般健康状态的一个重要评价指标是评价其活动状态（performance status，PS）。活动状态是从患者的体力角度来了解其一般健康状况和对治疗耐受能力的指标。美国东部肿瘤协作组（Eastern Cooperative Oncology Group，ECOG）制订了一个较简化的活动评分表（表12-1-1）。将患者的活动状态分为0～5，共6级。一般认为活动状态3～4分的患者应慎重考虑手术治疗。

表 12-1-1　体力状况 ECOG 评分标准 Zubrod–ECOG–WHO（ZPS，5分法）

体能评分	体力状态
0	活动能力完全正常，与起病前活动能力无任何差异
1	能自由走动及从事轻体力活动，包括一般家务或办公室工作，但不能从事较重的体力活动
2	能自由走动及生活自理，但已丧失功能工作能力，日间不少于一半时间可以起床活动
3	生活仅能部分自理，日间一半以上时间卧床或坐轮椅
4	卧床不起，生活不能自理
5	死亡

2. 基础肝病状况的评估

术前需评估患者基础肝病的状况。对于合并慢性乙型肝炎的患者，术前应常规评估 HBV 复制状态，包括血清 HBV 相关抗原抗体、血清 HBV-DNA 拷贝数测定。对于 HBeAg 阳性特别是 HBV-DNA 滴度高的患者，术前应予抗病毒治疗。因手术应激可激活 HBV，因此在围手术期应采用核苷类似物控制 HBV 的复制和再激活。对于合并严重肝硬化的患者，术前应评估肝硬化程度。根据世界卫生组织发布的《预防、关护和治疗慢性乙肝感染者指南》中推荐的天冬氨酸转氨酶与血小板比值指数（Aspartate aminotransferase-to-Platelet Ratio Index，APRI）评分进行无创性肝硬化诊断。APRI 评分计算公式为：APRI 评分 =（AST ÷ ULN × 100）/PLT［AST：

天冬氨酸氨基转移酶（IU/L）; ULN: AST 的正常值上限（40 IU/L）; PLT: 血小板（10^9/L）]。APRI 评分＞2，预示着已经进入肝硬化阶段。目前研究显示，APRI 可以预测术后并发症的发生风险。

3. 肝脏储备状态的评估

术前需评估患者肝脏的储备状态。肝脏血清生化试验主要指标为谷丙转氨酶（ALT）、冬氨酸氨基转移酶（AST）、碱性磷酸酶（ALP）及胆红素。肝细胞损伤时，ALT、AST 升高，反映肝细胞损害程度。胆汁淤积或肝内占位时，ALP 升高，反映胆汁淤积的程度。临床上最常见的评估肝脏储备能力的半量化指标为 Child-Pugh 肝功能改良分级（表 12-1-2）。Child-Pugh 肝功能改良分级分为三级，A 级 5～6 分; B 级 7～9 分; C 级 10～15 分。级别越高，肝脏储备的能力越差。目前认为 A 级可耐受手术，B 级经保肝治疗评分恢复 A 级或接近 A 级且肝切除范围较小时可以考虑手术治疗，C 级为肝切除手术禁忌证。

表 12-1-2　Child-Pugh 肝功能改良分级

临床生化指标	疾病严重程度		
	1分	2分	3分
肝性脑病（级）	缺乏	1～2级	3～4级
腹水	无	可控性腹水	难治性腹水
白蛋白（g/L）	＞35	28～35	＜28
凝血酶原时间延长（s）	＜4	4～6	＞6
总胆红素（μmol/L）	＜34	34～51	＞51

以上肝脏储备能力的评估均为筛选性、定性或半定量的，一般只能预测肝脏有无疾病，但并不能定量地反映肝细胞损害程度。肝脏功能定量实验临床中应用最广的是吲哚青绿（ICG）排泄试验。ICG 试验是一种灵敏的功能性试验，可间接推测出有效肝细胞总数，反映有功能的肝细胞数。除了定性和定量的肝脏储备能力评估，还需要结合影像学手段，利用 B 超、CT、MRI 等影像学方法进行综合分析，评估剩余肝体积。这些评估对患者术后转归有一定价值。

（二）术前准备

尽快地纠正术前异常的指标，积极进行以保肝为主的术前准备：加强营养，给予高蛋白、高碳水化合物、低脂肪饮食，口服多种维生素，必要时可经静脉途径补充; 纠正水电解质紊乱; 重视低蛋白血症，若总蛋白低于 45 g/L，白蛋白低于 25 g/L，白蛋白、球蛋白比例倒置，均应输注适量血浆或白蛋白; 改善凝血功能; 纠正贫血，争取血红蛋白高于 120 g/L，使红细胞高于 $3×10^{12}$/L; 改善肝肾功能障碍。大量腹水会严重影响患者的呼吸和循环，术前应治疗腹水，需待腹水消退后稳定两周再行手术治疗，必要时术前 1～2 日可行腹腔穿刺放出适量腹水，原则上一般一次放腹水不要超过 3 000 ml。术前 1～2 日，予广谱抗生素治疗，以抑制肠道细菌，减少术后感染的发生。

对于急性肝损伤的患者，首先要针对病因治疗，包括抗病毒治疗、抗感染治疗，针对梗阻性黄疸引流处理；其次要给予保肝药物进行保肝治疗，1 周后复查，ALT 显著下降且 < 10 ULN 时可行手术治疗，否则应暂缓手术治疗。

三、手术麻醉的实施

（一）麻醉方案

1. 麻醉方式的选择

常见肝脏肿瘤患者的麻醉方式包括全身麻醉、全身麻醉复合椎管内麻醉。针对麻醉方法和药物的选择均应结合患者的自身情况、手术类型以及肝功能状况综合考虑，以避免加重肝脏损害为前提。

全身麻醉复合椎管内麻醉能有效减轻手术应激，但需关注患者凝血功能。凝血功能异常的患者应用椎管内麻醉可能会出现硬膜外出血或硬膜外血肿形成，因此对于肝脏肿瘤的患者，选择椎管内麻醉时应更加慎重。

2. 麻醉药物的选择

对于肝切除手术，麻醉药物的选择要慎重。麻醉药物不同程度经过肝脏转化和代谢，并且麻醉药的直接毒性作用可加重肝功能障碍，使得药物作用时间延长。全身麻醉时，尽可能选择简单、对肝功能及循环影响小的药物。

吸入麻醉药物中，氟烷会加剧肝损害，安氟烷慎用于活动性肝炎患者，恩氟烷、地氟烷均降低肝血流及氧供。因此，常选用异氟烷、七氟烷作为吸入麻醉药。异氟烷可干预肝脏热休克蛋白 HSP 70 及 HO-1 的表达，明显减轻肝细胞损伤，保护肝细胞的能量平衡。研究表明，应用吸入性麻醉药后，肝细胞酶指标明显下降，肝组织病理学损害明显减轻，可减少肝细胞对 ATP 的需求，对肝脏缺血再灌注损伤有保护作用。

静脉麻醉药物中，氯丙嗪、氯胺酮会直接造成肝损害。咪达唑仑降低肝氧耗，增加肝脏对缺氧的耐受性。丙泊酚是外源性的抗氧化剂，对缺血再灌注损伤有一定保护作用，且对改善肝门阻断后缺血损伤的作用强于异氟烷。

吗啡完全经肝脏代谢，会引起 Oddi 氏括约肌痉挛，增高胆内压应避免使用。舒芬太尼相较芬太尼有更好的血流动力学稳定性，但均通过肝脏代谢，对肝功能障碍的患者需减少用量。瑞芬太尼经组织中酯酶分解，不受肝功能障碍影响，可持续输注。研究表明，瑞芬太尼可以减轻肝脏的缺血-再灌注损伤。

去极化肌松药物由血浆胆碱酯酶水解，肝功能障碍的患者胆碱酯酶合成减少，分解代谢减慢，作用时间延长，因此应减少用量。非去极化肌松药中，阿曲库铵及顺式阿曲库铵不经肝脏代谢，因此建议肝功能障碍的患者选用。维库溴铵、罗库溴铵经肝脏代谢或原形排出，因肝硬化的患者血浆清除率下降，消除半衰期和作用时间延长，同时肝硬化患者细胞外液量增多，分布容积增大，首次给药往往出现药效不足，需增加首次剂量、减少追加量、延长间隔时间。

肿瘤和精确麻醉

局部麻醉药物中，酰胺类药物在肝微粒体内氧化代谢，因此在肝硬化患者中分解减慢，特别是低蛋白血症的患者，局麻药解离增加，易引起中毒。

3. 术中监测的选择

术中监测的选择取决于患者的一般情况及预计的手术规划。常规监测包括心电图、无创血压、指氧饱和度、尿量、呼气末二氧化碳监测。肝切除术出血风险高，建议采取有创动脉压监测，便于发现血流动力学的改变以及采集血气监控乳酸、pH、血糖、电解质变化以及凝血弹性描记图（TEG）指导纠正凝血功能障碍；同时建议监测体温，提供必要的保温措施。对于需控制中心静脉压及考虑出血量较大的患者，均应监测中心静脉压，一方面评估容量水平，另一方面便于快速补液。同时可以使用一些更优的无创监测技术，包括 FloTrac 导管的 Vigileo 监测或食管超声多普勒技术，更精确地评估容量，进一步优化指导液体输注。

（二）术中麻醉管理

肝脏肿瘤切除术中麻醉医师的管理至关重要，更好地与手术医师配合、减少出血，与患者预后直接相关。麻醉管理要点包括快速复苏、保温、维持脏器灌注、避免酸中毒、保护肝脏功能。

1. 肝血流阻断技术及麻醉配合

通过阻断肝血流减少入肝血量，减少术中出血，使术野清晰便于手术操作，是肝脏肿瘤切除手术过程中常规采用的技术。肝血流阻断方法根据阻断位置和阻断时间不同，分为持续性肝门阻断、间歇性肝门阻断、半肝血流阻断、全肝血流阻断、保留腔静脉通畅的全肝血流阻断。肝血流阻断时常需要麻醉医师控制性降低中心静脉压力，并维持循环稳定；然而，不同的阻断方式因生理改变不同，需要麻醉医师采取的措施也不同。

（1）持续性肝门阻断（continuous pringle maneuver，CPM）：指持续阻断，一次性完成切除。CPM 可有效减少肝切除出血，但不能控制肝静脉反流性出血，易造成内脏瘀血，肝脏缺血再灌注损伤严重。术中，需要麻醉医师配合手术医师降低中心静脉压、减少肝静脉出血。肿瘤靠近或侵及肝静脉、合并右心力衰竭、肺动脉高压、卵圆孔未闭的患者应避免采用 CPM，警惕空气栓塞的发生。

（2）间歇性肝门阻断（intermittent pringle maneuver，IPM）：指肝门每阻断 10～15 min 后开放 5min，阻断和开放时间根据肿瘤位置、切除时间由手术医师进行调整。该方法减轻了肝脏缺血再灌注损伤及内脏淤血时间，但同样不能控制肝静脉反流性出血，需要麻醉医师配合手术医师降低中心静脉压、减少肝静脉出血。门静脉阻断后，血液淤积在肠系膜血管，静脉回心血量减少，使得心脏指数下降。肝动脉的阻断反射性引起体循环阻力增加，平均动脉压升高。反复地阻断及开放肝门，血流动力学波动大，需要麻醉医师密切关注手术操作，及时调整液体输注，必要时予血管活性药物，维持循环平稳。

（3）半肝血流阻断（hemihepatic vascular clamping，HVC）：指选择性阻断要切除病变侧肝脏（左半肝或右半肝）的血流，同时阻断同侧肝静脉。该方法可避免残肝发生缺血，防止肠系膜血管淤血，因此，肝切除时血流动力学较稳定。该方法对于肝硬化的患者可以延长缺血时间，但残肝易发生出血，需要麻醉医师配合手术医师降低中心静脉压。

（4）全肝血流阻断（total hepatic vascular exclusion，THVE）：指对入肝及出肝的血流进行阻断，主要应用于处理紧贴肝静脉或下腔静脉的复杂肝癌，最大限度地减少了出血及空气栓塞的风险，但其显著影响循环。术前需综合评估患者能否耐受，术中严密监测循环变化，麻醉医师需积极维持循环稳定。该方法增加了术后脑、肾、胰腺等多脏器并发症发生的可能性。

（5）保留腔静脉通畅的选择性肝血流阻断（selective hepatic vascular exclusion，SHVE）：指阻断肝十二指肠韧带的同时阻断肝静脉，不阻断下腔静脉及腹主动脉。该方法对血流动力学变化影响小，术后相关脏器并发症发生率低，但手术操作相对复杂。该方法常用于肝硬化、肝纤维化等肝实质异常及肾功能障碍的患者。因该操作事先结扎肝静脉，有效减少了肝静脉反流性出血，因此对术中中心静脉压没有要求。

2. 控制性低中心静脉压技术（controlled low central venous pressure，CLCVP）

当肝动脉和门静脉血流阻断后，静脉血反流致肝窦压力增加，肝静脉压力增高。根据泊肃叶层流定律，肝脏静脉血管损伤引起的出血量与血管壁的压力差和血管半径的四次方成正比（$Q=\Delta P \cdot r^4$），因此，如果压力差升高，会导致创面渗血增多，加重出血。由于肝静脉没有预防血液倒流的静脉瓣，肝静脉压力理论上等同于下腔静脉压力，即等同于中心静脉压。因此，通过降低中心静脉压从而降低肝静脉和肝窦内压力，有利于减少术中创面出血和渗血，保持术野清晰。控制性降低中心静脉压技术是肝脏肿物切除手术中常见的麻醉管理方法。研究表明，肝切除术中，当中心静脉压低于 5 cmH$_2$O 时，术中出血明显减少。但需要注意术中操作时肝断面静脉细小分支的开放，在中心静脉压低的情况下，需警惕空气栓塞的发生，密切监测患者呼气末 CO$_2$ 的突然变化。

控制性降低中心静脉压技术包括麻醉药物与降压药物联合应用、容量控制，可通过减少有效循环血量和扩张外周血管来实现。

目前常规选用静吸复合麻醉。静脉药物多选用丙泊酚联合瑞芬太尼，均为超短效的静脉麻醉药物，建议采用靶控输注的方法，起效迅速、作用时间短、恢复迅速、体内无蓄积，并且丙泊酚具有脂质抗氧化作用，降压的同时很少引起心肌缺血。吸入麻醉药物多选用异氟烷或七氟烷，其舒张血管的同时对心肌抑制作用较小，使得在较低 CVP 的同时能维持 MAP 在正常范围。必要时可以联合血管扩张药物降低中心静脉压，如静脉微量泵入硝酸甘油。若循环波动明显，为维持循环稳定、保证器官灌注，可以辅助静脉持续微量泵入多巴胺、多巴酚丁胺、去甲肾上腺素等升压药物。

容量控制是控制性降低中心静脉压技术的关键措施。其包括两个阶段：第一阶段为麻醉诱导后到肝脏病灶切除并止血完成。在此阶段，只需要维持静脉灌注的最小液体量。以晶体液为主，液体输注速度控制在 1～3 ml/(kg·h)，CVP<5 cmH$_2$O，MAP≥60 mmHg。若该阶段SBP<90 mmHg 或尿量低于 25 ml/h，以 200～300 ml 晶体液冲击输注。若出血量大于血容量25% 时，可输注相应的血液制品。第二阶段为止血完成到手术结束。在确保没有其他部位出血的前提下进行容量复苏。输注晶体液和胶体液补充机体的液体丢失，维持血流动力学稳定，根据血红蛋白浓度决定是否输注红细胞。

3. 围手术期乳酸变化及预后

肝脏是乳酸代谢的重要器官。肝脏手术时，肝组织氧合不足、灌注不足，乳酸合成增加，同时肝细胞受损，其摄取转化乳酸的能力下降。因此肝切除手术中常伴随乳酸增高，逐渐发展成代谢性酸中毒。既往研究显示，血乳酸反映了细胞水平的能量代谢，与各脏器功能状态相关，是评估创伤及手术患者预后的一项重要指标。

肝血流阻断技术阻断了入肝血流，使得血乳酸值增高。研究表明，实施肝血流阻断的患者乳酸最高值出现在肝门开放后 10 min，并且乳酸值随肝血流阻断时间的延长而升高，考虑有以下原因：① 与肝脏缺血/再灌注损伤有关；② 肝门阻断时肝细胞出现无氧代谢，并且在阻断期间不能正常利用乳酸；③ 术中挤压肝脏影响了乳酸的产生和利用。

研究表明，实施控制性降低中心静脉压技术时，严密监测尿量并积极处理低血压的前提下，患者乳酸值的变化与肝切除期间 CVP 值、限制液体输注、出血量、血压无相关性。

乳酸升高的主要危险是酸中毒。在出现酸中毒时，提供充足的氧供、血容量可以积极改善酸中毒的情况。研究表明，在肝脏病灶切除后积极的液体输注，可维持乳酸清除率为正值。及时、积极的干预，可使术后 48～72 h 内血乳酸水平、PH 均恢复正常。因此，术中动态监测乳酸水平，必要时积极处理干预，可以显著改善乳酸增高的情况。

四、围手术期并发症处理及防治

（一）低氧血症

肝脏主要位于右侧横膈下方，分为膈面和脏面，术中为充分暴露术野常需游离肝周韧带，分离时刺激右侧胸腔会产生胸膜反应，继而产生炎性反应甚至急性肺损伤。若发生淋巴引流障碍、低蛋白血症、膈下积液感染，均会导致低氧血症的发生。

一旦发生低氧血症应积极处理：① 积极给予氧疗，增加氧流量或氧浓度，从而尽快改善患者缺氧状态。② 积极抗炎治疗，减轻胸膜反应，减少炎性渗出。③ 在循环稳定的情况下，采取利尿治疗减少肺水含量，改善肺部弥散功能。对于存在大量胸水的患者，必要时行超声定位下胸水穿刺引流术。

（二）酸碱失衡和电解质紊乱

肝脏肿瘤切除术中最常见的酸碱失衡为乳酸堆积引起的酸中毒，考虑与肝血流阻断技术的应用、限制性液体输注有关。术中应动态监测血气 pH 值变化，必要时加快液体输注以及进行纠酸治疗。

肝脏肿瘤手术出血风险高，大出血时需积极补液、输血治疗，大量输入库存血可导致低钙血症。肝血流阻断技术可导致乳酸增高，再次开放时乳酸等代谢产物入血，引发再灌注损伤，可导致血钾升高。术中应监测血气，动态观察电解质变化，必要时采取补钙、降钾治疗。

（三）低体温

肝脏是重要的产热器官，肝脏肿瘤切除手术直接损伤产热器官。因此，手术切除范围大、术野暴露时间长、术中大量补液、麻醉药物的扩血管作用均会导致低体温的发生。研究表明，

12

低体温使肝血流减少，加重肝功能损伤，术后体温低于 35℃会影响患者预后。

应加强术中及术后复苏期的体温监测，及早发现低体温情况，积极采取复温措施。注意手术室的室温避免过冷，术中液体输注使用加温设备，使用加温毯等设备减少热量丢失，必要时暖风机加温。

（四）苏醒延迟

肝脏肿瘤手术创伤大、手术时间长，术中不可避免地引发肝功能损伤，使肝酶活性下降，并且临床中大多数麻醉药物需经肝脏代谢，使得药物代谢缓慢，因此，该类手术术后发生苏醒延迟的风险高于其他类手术。

为避免苏醒延迟的发生，应尽量选用不经肝脏代谢的药物，根据手术进展情况及麻醉深度的监测合理调整麻醉药物用量。避免内环境紊乱、低体温、低血糖的发生。在恢复期间行血气分析、保温及血糖监测，积极合理使用静脉麻醉药物的拮抗药物，可预防和降低术后苏醒延迟的发生。

（五）术后认知功能障碍（postoperative cognitive dysfunction，POCD）

术后认知功能障碍是肝脏肿瘤切除术术后常见的中枢神经系统并发症，表现为患者术后焦虑、精神错乱、人格改变和记忆受损，同时伴有社会活动能力的减退。目前发生机制并不明确，研究认为与高龄、大量饮酒、高血压、肝功能 Child-Pugh 分级、术中低血压时间相关。

避免发生 POCD 需要从术前、术中、术后多个环节采取措施。术前心理疏导减轻患者焦虑、紧张等负面情绪。对合并有高血压、糖尿病、高血脂的患者，做好血压、血糖、血脂的控制。术中监测麻醉深度，避免麻醉过深。维持良好的脑血流灌注，进行脑氧饱和度的监测，避免术中脑氧饱和度过低。研究表明，右美托咪定有抗炎作用，可减轻中枢炎症，并且右美托咪定对血流动力学影响小，有利于早期认知功能的恢复，建议术中联合应用。术后有效的多模式镇痛可以减少 POCD 发生。

（六）术后急性疼痛

肝脏肿瘤手术术后镇痛至关重要，腹痛会限制患者通气及活动，增加术后呼吸系统并发症及影响机体恢复。因此，肝脏肿瘤术后均需提供充分有效的术后镇痛。

术中出血、肝实质的切除、术后凝血功能异常、血小板减少均是影响术后镇痛的重要因素。肝脏肿瘤切除术后的患者常选用的术后镇痛方式包括硬膜外连续镇痛及静脉患者自控镇痛。硬膜外连续镇痛可以减轻炎性损伤并提供良好的镇痛效果，但对于凝血功能障碍的患者，硬膜外穿刺置管拔管存在硬膜外血肿的风险。目前静脉患者自控镇痛是临床中最广泛的镇痛方法。

五、典型病例

患者，男性，70 岁。因体检发现左肝占位 1 个月余入院。患者近 3 个月体重下降 5 kg，否认黄疸、腹痛、恶心等不适。术前诊断：肝占位。拟行开腹肝部分切除术。

患者既往乙型肝炎 20 年，规律服用恩替卡韦抗病毒治疗。长期大量饮酒史。否认过敏史、手术史、输血史。入院检查 T 36.5℃，P 68 次/min，RR 14 次/min，BP 128/68 mmHg。身高 170 cm，体重 48 kg。神清，步入诊室。查体巩膜及全身无黄染，腹软，腹水（＋），心肺（－）。血常规：Hb 110 g/L。生化：K^+ 3.1 mmol/L，白蛋白 28 g/L。检查：ECG（－），胸片（－），心脏超声（－）。腹部 CT：左肝占位，类圆形稍低密度影 9.8 cm×6 cm，增强扫描动脉期轻度硬化，静脉期明显强化。

（1）患者还需完善的检查：血气分析、HBV DNA 检测、凝血功能、腹水超声。

（2）术前准备：纠正电解质紊乱及低蛋白血症，明确腹水量是否需要干预。

（3）麻醉计划：

①静吸复合全身麻醉。术前予阿托品、咪达唑仑。

②ECG、NBP、SpO_2、IABP、$EtCO_2$、BIS、CVP、Flotrac 监测、鼻温、尿量、间断血气分析。温毯，加温输液设备。

③诱导：丙泊酚、舒芬太尼、顺式阿曲库铵，气管插管呼吸机辅助通气。

④维持：七氟醚复合丙泊酚、瑞芬太尼维持 BIS 40～60。乳酸钠林格液维持，密切关注尿量。控制输液量，必要时应用硝酸甘油控制 CVP 低于 5 cmH_2O。维持循环稳定，心率血压控制在基础水平 ±20%，必要时予去氧肾上腺素升压、艾司洛尔控制心率。动态监测血气，关注 pH、血糖、血红蛋白、乳酸变化。肿瘤切除后，根据 CVP、SVV 等监测指标的动态变化指导补液，首选胶体液，必要时输注血制品、白蛋白。

（4）镇痛方案：PCIA。

（魏晋　谭宏宇）

第二节　腹腔镜下肝脏肿瘤切除的精确麻醉

一、思维导图

腹腔镜下肝脏肿瘤切除的精确麻醉思维导图见**图 12-2-1**。

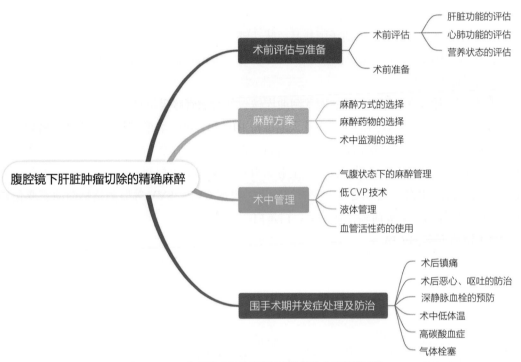

图 12-2-1　腹腔镜下肝脏肿瘤切除的精确麻醉思维导图

二、概述

肝细胞癌（以下简称肝癌）是全世界第六大常见癌症，位居肿瘤死亡原因的第三位。我国是肝病大国，全世界 50% 以上的肝癌发病及病死病例分布在中国。肝癌是严重危害国人生命健康的常见重大疾病。

手术切除仍然是目前肝癌最有效的治愈性措施。自 1995 年首次报道腹腔镜下肝脏切除术（laparoscopic hepatectomy，LH）之后，随着腹腔镜技术的不断进步和新技术的发展，越来越多的医疗中心将腹腔镜下肝脏肿瘤切除术作为一种治疗良性和恶性肝肿瘤的策略。我国的腹腔镜肝脏外科技术发展迅速，在巨块型肝癌、特殊部位肝癌、门静脉高压症合并肝癌的腹腔镜切除等方面更是独具创新，已成为全世界腹腔镜肝脏外科领域的领跑者之一。

与开放式技术相比，LH 除了具有微创腹部手术的所有传统优势（减少术后镇痛的使用，减少开始口服饮食的时间，更快地恢复胃肠功能，以及更短的住院时间）外，还使临床情况特殊的患者特别收益，尤其是肝硬化患者。这是由于 LH 使用的腹部小切口可以保持腹壁的完整性，通过腹壁侧支的血流可以继续分流，有助于避免门脉高压症恶化。

然而，腹腔镜下肝脏恶性肿瘤切除术仍存在一些争议。与传统的开腹手术相比，腹腔镜手术对肿瘤的位置、大小都有限制；另外，腹腔镜手术难度更高、手术时间更长、对外科医师的操作要求更高。除此之外，腹腔镜所特有的气腹状态也为麻醉医师带来新的围手术期管理挑战。

三、术前评估与准备

（一）术前评估

随着医疗技术的不断发展，LH 手术的复杂程度大相径庭。除此之外，接受 LH 的患者可能从低风险年轻的健康患者至高风险肝硬化或合并其他疾病的患者。为了成功实施麻醉，最重要的是要考虑患者的基础疾病、一般状态以及麻醉技术/策略的使用，以获得最佳的手术条件和手术效果（表 12-2-1）。

表 12-2-1　腹腔镜肝切除术的术前危险因素及处理

风险	处理
剩余肝功能不全	术前活检评估肝硬化评分系统 Child Turcotte-Pugh 评分 终末期肝病评分模型
心血管疾病	心脏功能 　能否耐受气腹的影响 　有创和无创检查
凝血功能障碍	术前凝血功能矫正 根据术中情况进行矫正

1. 肝脏功能

选择合理的治疗方法、掌握合适的肝切除术范围，对于降低术后肝功能衰竭的发生率具有重要意义。采用肝实质病变范围、肝功能 Child-Pugh 分级、ICGR 15 min 内吲哚菁绿保留率（indocyanine green retention rate within 15 min，ICGR15）分级评价患者的肝保留功能。从而确定能维持人体生理代偿的最小功能性肝脏大小，其中必要功能性肝脏体积（essential functional liver volume，EFLV）是定量评价肝脏保留功能的重要内容。

2. 心肺功能

在 LH 期间，气腹对前负荷的影响可增加心血管系统的压力。临床评估可以将患者分为低、高危两类，基于 2014 ACC/AHA（美国心脏病学会/美国心脏协会）非心脏手术患者心脏评估和管理指南来对患者进行进一步的超声心动图或侵入性血管造影筛查。LH 手术会造成静脉回流受阻和气腹，从而增加心血管系统负担，应在术前加以考虑，评估心血管系统是否适合手术。气腹还会引起血流动力学的改变，如平均动脉压和中心静脉压（CVP）的增加。

呼吸系统的影响主要包括峰值吸气压力增加、功能残气量降低。尽管在大的肝脏切除手术中，与开腹手术相比，LH 可以减少肺并发症，但术前根据患者的病情进行标准的肺功能评估是必不可少的。

3. 营养状态

《营养风险筛查（NRS）2002》（NRS2002）用于筛查所有患者的营养风险。有营养风险的患者将进一步接受特定的营养状况评估，以了解患者的营养状况。NRS 2002 在 3 分以上的患者说明存在营养障碍，需要术前进行营养支持治疗；3 分以下者不存在这种风险，但需要在病情发生变化或术后 1 周重新评估。对于轻、中度营养不良的患者，可在营养教育和治疗过程中进行计划手术。对于严重营养不良的患者（6 个月内体重下降＞10%；摄入能量低于 60% 并超过 10 天，无肝肾功能障碍情况下血浆白蛋白＜30 g/L），可在营养师指导下进行 7~14 天的营养支持，待营养恢复后再进行手术。

（二）术前准备

1. 术前禁食、禁水

术前长期禁食对患者有害，尤其是对于伴有基础肝病的患者。对于无胃肠功能障碍的患者，术前午夜摄入少量碳水化合物有助于改善肝硬化患者的蛋白质代谢。此外，在麻醉诱导前 2 h 摄取高碳水化合物可缓解患者的焦虑和饥饿感，减少术后胰岛素抵抗和氮及蛋白的丢失。因此，建议无胃肠道运动障碍的患者，术前 6 h 禁止食用固体食物，术前 2~3 h 适量饮用清饮料。

2. 术前用药

术前应用抗焦虑药物的主要目的是控制压力、缓解焦虑。肝切除术前是否适合使用短效抗焦虑药物存在争议，然而，术前常规应用长效镇静药并无临床疗效，因此不推荐术前使用长效抗焦虑药物。

四、手术麻醉的实施

（一）麻醉方案

随着快速康复理念的提出，腹腔镜手术对麻醉技术的要求也发生了变化，更加强调更快速和更有利的技术。理想的腹腔镜手术麻醉技术应保持稳定的心血管和呼吸功能，提供快速的术后恢复，术后恶心和呕吐（PONV）发生率尽可能低，并提供良好的术后镇痛以及满足早期活动的要求。

1. 麻醉方式的选择

由于担心气腹会影响呼吸变化，腹腔镜手术传统上是在全麻下进行的。近年来的研究提示，在无凝血功能障碍的患者中，采用气管插管全身麻醉或全身麻醉联合硬膜外麻醉是腹腔镜肝切除术的理想麻醉选择。全麻联合硬膜外麻醉除了可以提供更有效的术后镇痛外，还可以降低术后恶心和呕吐发生率，帮助患者更早恢复和下床；有利于保护肺功能，减轻心血管负荷，减少术后麻痹性肠梗阻和应激反应，缩短住院时间。但是要注意，如由于 Trendelenburg 体位和腹腔内压力的增加，会使得接受硬膜外麻醉的患者低血压的发生率增加（20.5%）。通过减少头低位的倾斜角度、降低腹内压力和大量使用血管活性药物，可以有效预防低血压的发生，建议根据患者病情及肝功能选择全麻或全麻联合硬膜外麻醉。

2. 麻醉药物的选择

异丙酚和依托咪酯等起效迅速、持续时间较短的静脉注射药物以及七氟醚、地氟醚等吸入药物的使用，使全麻下进行 LH 手术变得安全、方便。超短效阿片类镇痛药瑞芬太尼的使用也有利于全麻在 LH 手术快速康复中的应用。在腹腔镜手术中使用氧化亚氮（N_2O）一直存在争议。最近的文献提示，除了降低术中知晓的发生率，全麻过程中使用笑气（N_2O）对于预后并没有任何好处。在腹腔镜手术中，短效非去极化肌松药的使用已经取代了去极化肌松药，从而降低了术后肌肉酸痛。此外，除了传统上使用的阿片类药物外，一些新型药物（如 α-2 激动剂）的使用可以有效抑制插管时的应激反应。

在手术过程中，注意避免使用直接抑制心脏的药物，并准备好抗胆碱能药物，以防腹腔镜检查时迷走神经张力突然激增。

3. 术中监测的选择

规监测项目应包括：5-导联 ECG、SpO_2、ABP 监测、呼气末二氧化碳（$ETCO_2$）、中心静脉压（CVP）、氧浓度及吸入麻醉药浓度监测、体温、尿量、血气分析、镇静深度监测（如 BIS、Narcotrend）等。还可根据患者自身身体状况以及手术的情况选择以下监测项目：肌松监测、凝血功能监测（快速凝血四项或血栓弹力图监测）、经食管超声心动图监测（TEE）、血流动力学监测［Swan-Ganz 导管或脉搏指示连续心排血量监测（PiCCO）］等。

（二）术中管理

LH 的基本麻醉原则和技术与开放性手术相似，包括低 CVP 以限制手术失血量。然而，腹腔镜对生理产生的一定影响必须要在麻醉管理中加以考虑。对于低 CVP 的患者，手术切除前阶段有更多机会出现与建立气腹相关的麻醉相关问题。手术切除阶段，LH 与开放手术的出血量接近。

1. 气腹状态下的麻醉管理

气腹的形成是任何腹腔镜手术的一个组成部分，通常是通过注入二氧化碳来实现腹腔脏器的正确可视化及其操作。CO_2 是腹腔镜手术中应用最广泛的气体，进入体内后会迅速由呼吸道从体内排出，大多数在术后 4 h 即可被排出体外。从外科角度上讲，气腹的建立可减少肝静脉回出血，减少肝血流，减少手术失血。而对于麻醉医师来说，与其他腹腔镜手术相同，气腹状态会对循环、呼吸和神经系统均产生不利影响。

（1）气腹状态会对心血管系统产生影响。当气腹压低于 15 mmHg 时，由于内脏血管排空，静脉回流增加，此时血压、脉搏、心排血量以及 CVP 都将会有所增加；当气腹压力达到 20～30 mmHg 时，由于腹腔内压力作用于下腔静脉，可造成回心血量减少，表现为血压、脉搏、心排血量以及 CVP 降低。在置入 trocar、腹膜牵拉等迷走神经刺激操作或发生二氧化碳栓

12

塞时，可能导致房室传导阻滞、心搏骤停等慢速心律失常，需要麻醉医师密切监护即使发现并即使予以对症处理。

（2）气腹状态会对呼吸系统产生影响。腹内压力升高会造成膈肌上抬，胸内压升高，肺顺应性下降，潮气量和肺泡通气量减少，造成胸腔内压力、吸气峰压以及平台压力升高。多数患者能够耐受这些改变，但 Trendelenburg 体位可加重这些变化造成的影响，尤其对于肥胖以及合并心肺疾病的患者。此时选择适当的肺保护性通气策略如低潮气量结合中等水平 PEEP（8 cmH$_2$O）可显著改善患者的呼吸力学和肺的动态顺应性，促进良好的气体交换，降低肺内通气无效腔比（VD/VT）且不导致肺内分流增加。除此之外，还需要关注气管插管位置，避免因气腹压力升高可能造成气管插管发生偏移，导致患者缺氧。

（3）气腹状态会对神经系统产生影响。气腹的建立会增加头面部静脉压力，脑血液回流减少，特别是合并 Trendelenburg 体位时；同时气腹压力使腰静脉丛回流减少，导致颅内压升高并随之脑灌注压降低，进而降低脑氧饱和度。术中应注意避免气腹压力过高，适当控制 Trendelenburg 体位时头低角度，出现颜面部或球结膜水肿时应适当使用激素、脱水等脑保护治疗措施。

2. 低CVP技术

目前的研究表明，CVP 并不能反映中心血容量，因此，低 CVP 技术应当指的是采取措施来减少下腔静脉扩张和张力，低 CVP 与低腔静脉静水压同义。低 CVP 有利于减少出血的生理基础，这点可以从伯努利方程中看出：血管损伤后的出血量与穿过血管壁的压力梯度成正比。

通过中心静脉通路直接测量 CVP 还是使用其他微创替代方法取决于麻醉团队的经验、肝脏切除的规模以及其他因素。在肝切除术期间，为了减少肝静脉血液回流、总失血量和输血需求，最重要的麻醉策略之一是保持低 CVP，通常低于 5 mmHg。低 CVP 不仅降低了压力分量，而且通过减少血管膨胀使流量的径向分量最小化。

通过体位改变、液体限制、利尿剂、血管扩张剂和麻醉剂（如产生血管扩张的异氟醚）的联合应用，可以维持低 CVP。最初的步骤是在诱导开始时限制液体给药到维持适当的血流动力学所需的最低限度，并贯穿整个手术过程，直到肝实质横断完成和止血完成。如果仅限液不足以降低 CVP，可以考虑静脉输注硝酸甘油进一步降低 CVP。

3. 液体管理

与开放手术相似，肝切除术后早期患者存在水和电解质失衡，肝功能障碍进一步影响水和电解质平衡。因此，围手术期液体治疗直接关系到肝切除术患者术中安全及术后恢复。过度输液会增加循环容量和心负荷，导致肠道水肿、肺间质体液量增加，也是术后胸腔积液和腹腔积液的危险因素。如果没有血容量不足的证据，术中麻醉和术后硬膜外镇痛引起的低血压应建议采用血管活性药对症处理。围手术期仅需维持有效循环血容量，保证微循环灌注和组织供氧，避免输液过多。

肝脏对各种有机阴离子的代谢能力起着至关重要的作用，特别是氢离子的消耗和细胞外碳酸氢盐缓冲液的再生。较大范围的肝切除可对肝脏代谢产生损伤，造成缓冲液溶液中存在的有机阴离子无法被充分代谢生成碳酸氢盐。因此，从理论上讲，在主要肝切除术中使用醋酸晶体液比乳酸晶体液更有优势——基于乳酸的晶体溶液会导致高乳酸血症，因为乳酸阴离子不能被肝脏有效代谢，特别是在合成功能受损的情况下。输注乳酸晶体液会造成反映肝功能严重程度的血浆乳酸指标变得不可靠，另外，高乳酸血症也被证明是肝切除术、休克状态和危重疾病后的重要预后标志，与并发症和死亡风险的增加密切相关。醋酸根离子在肌肉和其他器官中代谢，并不完全依赖于肝脏的代谢；与乳酸盐相比，醋酸盐的代谢更快、更容易碱化，这对接受肝大部切除术的患者是有利的。

另外，醋酸盐的代谢并不影响葡萄糖或胰岛素的稳态，而使用乳酸林格氏液则会因为乳酸通过糖异生转化为葡萄糖，进而导致高血糖。既往有合并血糖代谢障碍的患者接受乳酸林格氏液输注后术中血糖水平翻倍的报道，注意在这类患者中谨慎使用含乳酸的晶体液。

关于胶体液的使用，目前尚缺乏大规模的有效性和安全性研究。已有的研究提示接受羟乙基淀粉（hetastarch，HES）输注会增加术后发生急性肾损伤（AKI）的风险。白蛋白是一种常见的胶体溶液，通过实质上保护内皮细胞的糖萼改善内皮完整性，具有维持胶体渗透压、保留肾功能、对内皮完整性的多效性等生理益处，对于接受肝大部切除术的患者有一定的优势，可促进患者在低蛋白血症状态下维持体液负平衡，以及通过血流动力学维持肾小球滤过。如果患者有必要接受胶体液的输注，白蛋白可能是对患者预后有帮助的选择。

4. 血管活性药的使用

如前所述，在肝脏手术中使用通过诱导低血容量、硝酸甘油诱导血管扩张作为辅助来达到低 CVP 的目标。这些措施都可能会对动脉灌注造成影响。在这种情况下，使用血管活性药物比使用额外的液体可以更有效地支持动脉灌注，特别是对于存在系统性血管阻力降低的肝硬化患者。需要注意的是，由于升压药物提高心排血量的代价是牺牲微循环血流量，使用时应谨慎。既往在使用猪作为研究模型的研究中，去甲肾上腺素输注增加了全身血流量，但减少了肝脏表面的微循环血流量。

抗利尿激素是一种潜在的替代去甲肾上腺素增加动脉灌注的药物。抗利尿激素通常用于胃肠道出血时减少内脏血流量，在败血性休克时表明可以调节内脏血流量。需要注意的是，合并肝硬化的患者对去甲肾上腺素和抗利尿激素的反应都较为迟钝。

五、围手术期常见并发症的处理

（一）术后镇痛

术后疼痛会严重影响患者术后的康复。术后镇痛原则上应采用预防性镇痛和多模式镇痛。预防性镇痛主要通过术前、术中及术后疼痛管理来预防中枢和外周致敏，从而降低术后疼痛的严重程度和阿片类药物的使用剂量。多模式镇痛可以将所使用的各药物用量减少、不良反应相应减少，达到了镇痛效果与不良反应的最大比例。多模式镇痛方法包括联合不同镇痛药物及使用多种镇痛方法。

弱阿片类药物用于轻中度急性疼痛治疗，强阿片类药物用于中重度急性疼痛治疗。应用阿片类药物进行术后镇痛会抑制术后肠道功能，不良反应较多，影响患者术后恢复；联合应用有一定镇痛效果的非甾体抗炎药（NSAIDs）可减少阿片类药物的使用剂量。NSAIDs 可分为非选择性 NSAIDs 和选择性环氧化酶 2（COX-2）抑制剂，传统非选择性非甾体抗炎药不推荐用于术后镇痛，因为它们可能增加出血的风险和应激性溃疡的发生率。在排除禁忌证情况下，选择性 COX-2 抑制剂和 NSAIDS 可用于术前预防性镇痛、减少阿片类药物使用、治疗镇痛泵停止后的残余痛、预防术后慢性疼痛。

虽然硬膜外镇痛已被推荐为结肠直肠手术快速康复的基本策略，但鉴于肝切除术后可能出现凝血功能障碍，目前国际上对其术后应用仍存在争议。与开放性肝切除手术相比，接受 LH 的患者静脉麻醉镇痛药物的总用量、需要镇痛药物的患者百分比或需要静脉麻醉镇痛药物的天数都较少，大多数患者在 LH 后不需要使用硬膜外镇痛对疼痛进行控制。可以考虑实施腹直肌后鞘及（或）腹横肌平面阻滞（transverse abdominis plane block，TAP）或切口局部浸润镇痛。既往研究提示，术前实施腹直肌后鞘及（或）TAP 可有效减少术中及术后阿片类药物用量。罗哌卡因对中枢神经和心肌的毒性较低、浓度适度时可产生感觉神经和运动神经阻滞分离，是首选的局麻药，常用浓度为 0.25% ~ 0.5%。

（二）术后恶心、呕吐（PONV）的防治

PONV 影响术后早期进食，是延迟出院的原因之一。预防 PONV 是术后快速康复的重要组成部分。腹腔镜下手术室发生 PONV 的危险因素还包括女性、晕动病史、不吸烟者、术后阿片类药物应用、应用吸入麻醉药、年龄低于 50 岁等。建议对存在危险因素且接受 LH 的患者行预防性止吐治疗。预防性治疗需联合使用不同作用机制的药物，如 5-HT 3 受体拮抗剂、糖皮质激素、氟哌利多，必要时加用其他药物。

需要注意的是，除了合并胃排空障碍的患者，不建议 LH 术后常规使用鼻胃管。既往研究提示，胃肠减压并不能减少肺部并发症在内的其他并发症发生，还会因为刺激咽喉壁对患者造成恶心等不适，增加术后恶心、呕吐的发生。

（三）深静脉血栓的预防

接受肝切除术患者常合并慢性肝病、阻塞性黄疸等，除凝血因子缺乏外，偶有血小板减少、血小板功能缺损。术前常出现凝血功能障碍，术后可能出现凝血功能异常，虽然与开放手术相比，LH 手术创伤小、出血少，但存在手术麻醉时间长、反复肝血流阻塞等引起的血流动力学改变的危险因素。

术后早期活动是预防深静脉血栓形成的基本预防方法，除此之外，早期活动还可促进胃肠功能恢复，减少肺部并发症的发生，在充分镇痛的前提下鼓励患者术后早期下床活动。抗血栓治疗措施分为机械预防和药物预防。机械预防包括弹力袜、间歇性充气压缩泵（intermittent inflatable compression pump，IPC），药物预防包括普通肝素、低分子肝素、阿司匹林等。接受 LH 手术的患者如合并有凝血功能障碍、伴有肝功能不全、出血风险大，首选机械预防措施（如弹力袜或 IPC）；如患者合并其他危险因素，建议在使用药物抗血栓前综合评估患者出血风险。

（四）术中低体温

腹腔镜手术术中低体温（＜36℃）的发生与全身麻醉药物抑制体温调节、术中热量散失有

关。术中低体温不仅会引起凝血功能异常，还会增加心血管事件风险和术后感染概率。尽管与开腹手术相比，LH 手术创伤小，热量散失较低，但仍建议使用综合保温措施预防术中低体温的发生。可选的保温措施有术前预热保温手术床垫、在非手术区覆盖充气保温毯、加热腹腔洗涤液、使用输液器加热输液等。术中尽可能保持患者维持正常的体温有助于减少术后并发症的发生，增强患者的术后康复。

（五）高碳酸血症

腹腔镜手术一般采用二氧化碳（CO_2）充气，因此常并发高碳酸血症，对机体器官组织有不同程度的影响。气腹开始建立时，血液和呼气末二氧化碳分压（PCO_2）水平快速增加，多在气腹建立 15 ~ 35 min 后处于平台水平，且呼气末 PCO_2 增加的速率减低，表明 CO_2 储存在逐渐增加，多余的 CO_2 会进入脂肪、骨骼肌等灌注较慢的组织储存。当血液的缓冲能力过饱和时，则会出现高碳酸血症和呼吸性酸中毒。

高碳酸血症对全身各系统器官均可产生不同程度的影响，一般为可逆性，若持续时间过长，其所带来的酸中毒、交感肾上腺兴奋性增加、高血压、心动过速、颅内压增高等变化可造成机体严重生理紊乱，特别是对于合并危重既往疾病患者。在使用肾上腺素或吸入氟烷后，高碳酸血症可引起心律失常，注意尽量避免上述药物的使用；注意保持氧流量充足，避免发生缺氧。

（六）气体栓塞

气体栓塞是腹腔镜手术的特殊并发症，特别是大范围和高难度部位的肝切除术。早期 LH 以边缘性局部切除为主，很少需要处理大血管，较少发生气体栓塞。而随着适应证的不断拓展，大范围肝切除、特殊部位肝切除、肝段切除以及活体供肝切取逐步开展，发生气体栓塞的概率也有所升高。当气腹压力大于 CVP 时，气体栓塞的风险增加。少而慢的 CO_2 进入血管大多可被机体吸收，导致意外的血流动力学不稳定发生率很低，然而，当 CO_2 短时间快速、大量入血时，可引起低氧血症、高碳酸血症及酸中毒等。严重时气体可充满右侧心腔，并通过右心室进入肺脏，导致肺动脉栓塞，进而产生急性心力衰竭，导致患者心脏停跳甚至死亡。

严重气体栓塞的发生重在预防，可以采取的外科措施包括避免使用氩气刀解剖血管、精细解剖肝静脉系统减少损伤、及时处理静脉破口隔绝血液系统与气腹的直接接触，必要时可以行第二肝门的暂时性阻断。麻醉医师在术中通过患者心电图、血压、PCO_2 结合血气分析即可对术中气体栓塞的发生进行判断，如高度怀疑发生了气体栓塞，可行术中经食管超声检查明确诊断。对于轻微气体栓塞患者仅发生 CO_2 酸中毒，不合并呼吸循环明显改变者，通过调节液体和呼吸进行对症处理，可以继续手术；对于氧饱和度下降、PCO_2 变化明显而循环尚稳定的患者，应与外科医师及时沟通尽快找出静脉破口并予以处理，通过床位调节头低位、降低气腹压力、升高中心静脉压、调节呼吸等方法尽可能排出血液中的气体；对于呼吸循环不稳的患者，应立刻压迫静脉破口暂停手术操作，必要时行心肺复苏，纠正呼吸循环后，必要时转为开腹手术再行下一步处理。

（韩 琦 谭宏宇）

第三节　胆道肿瘤的精确麻醉

一、思维导图

胆道肿瘤的精确麻醉详见**图 12-3-1**。

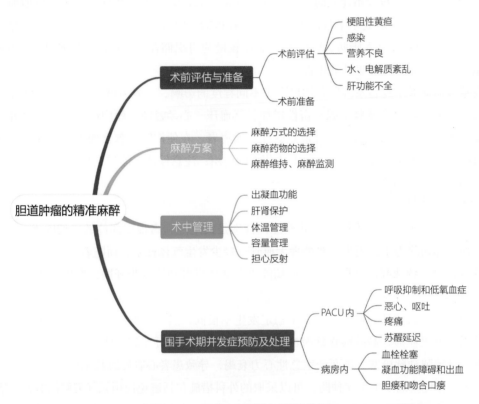

图 12-3-1　胆道肿瘤的精确麻醉思维导图

二、胆道肿瘤概述

胆道系统常见的肿瘤有胆囊癌与胆管癌，约占所有消化道肿瘤的 3%，其中大部分为腺癌，侵袭性较强，预后非常差。虽然胆道肿瘤在世界范围内并不算常见，但是近几年，胆道恶性肿瘤发病率逐年上升，而手术切除是唯一可能治愈早期胆道肿瘤疾病的方法，故近几年胆道肿瘤手术的麻醉亦引起较多的关注。

胆道系统肿瘤解剖位置复杂，手术方式复杂多样，且难度较高，对外科医师来说是极具有挑战性的手术之一。

肿瘤和精确麻醉

关于胆道系统常见的手术方式，胆囊癌常见术式为胆囊癌扩大根治术，主要针对癌肿侵润、转移的不同部位而采用，包括：右肝切除、胰十二指肠切除、门静脉重建等联合手术。而胆管癌手术根据肿瘤的部位不同，选择的手术方式也不同，具体情况如下。

（1）肝内胆管癌：指位于二级胆管以上的肝内小胆管癌。与原发性肝细胞癌者手术相似，常见的根治性手术包括左半肝切除、右半肝切除、左三叶切除、右三叶切除、尾状叶切除、肝叶楔形切除、肝段切除、淋巴结清扫等。

（2）肝门上段胆管癌：又称肝门部胆管癌，指位于左右肝管至胆囊管开口以上部位的胆管癌。约占胆管癌总数的 50%，在手术中常要把对应的胆管以及部分的肝脏，特别是尾状叶切除、肝外胆管切除、肝门淋巴结清扫，以及合并累及门静脉、肝动脉血管切除，重建，多个胆管开口的胆肠内引流术，特别是血管和胆管的重建难度和技巧较大。

（3）中段胆管癌：指位于胆囊管开口以下至十二指肠上缘的胆管癌，很多时候可以做肿瘤局部切除。

（4）下段胆管癌：指十二指肠上缘至进入十二指肠乳头的胆管癌，此类患者往往要做胰十二指肠切除，即大家熟知的普外科最大的手术之一——Whipple 术。

胆道系统手术的特点是急症手术较多，且患者常伴有高热、黄疸甚至感染中毒性休克的状态，即使是进行择期手术的患者，也多伴有长期反复发作的梗阻性黄疸，全身营养状况较差，甚至伴有肝肾功能的损害，这些都对麻醉提出了较高的要求。

三、术前评估和麻醉前准备

胆道是机体输送胆汁的唯一路径，主要负责收集、浓缩胆汁并将其输送到肠道的重要工作，胆道某部位一旦发生肿瘤，可导致胆汁引流不畅和梗阻性黄疸。胆道系统的肿瘤疾病常常伴有感染、营养不良、梗阻性黄疸和肝损害等，凝血功能也异常，全身状况不佳，所以围手术期处理变得非常复杂。因此术前需要将患者调整到最佳状态再行手术治疗。围手术期的处理得当，才能更好地实施治疗，这就需要麻醉医师加强术前访视时的麻醉评估与准备。

（一）梗阻性黄疸相关的术前评估与准备

胆道肿瘤患者的梗阻性黄疸是因肿瘤慢慢堵塞胆管，胆汁进入肠道受阻，胆道压力增高，胆汁由毛细胆管逆流入血窦，胆汁酸的肠肝循环受阻，而使血清中胆红素水平升高，致机体发生一系列病理生理改变的综合征。因胆红素在体内积聚，梗阻性黄疸患者常出现巩膜和（或）黏膜皮肤黄染、皮肤瘙痒、小便深红及白陶土样大便的症状，这也是胆道肿瘤患者早期的临床表现之一。

梗阻性黄疸会对患者的机体产生一系列的影响，包括：

（1）肝硬化。胆管梗阻后胆道内压力增加，胆管细胞明显增生，肝胶原蛋白含量显著增加。梗阻后胆汁酸盐的淤积促使肝细胞凋亡，肝萎缩变小。持续黄疸又使肝血流量减少，进一步发展成肝硬化和门静脉高压。

（2）内毒素血症。肝受损后致单核-巨噬细胞系统（尤其是 Kupffer 细胞）功能受损，清除血中内毒素的能力降低。另外，黄疸时肠管内因缺乏胆盐而致菌群失调，且肠黏膜屏障功能遭到破坏，更易发生内毒素血症。

（3）肾功能损害。高结合胆红素血症可增加肾对缺氧损害的敏感性，胆汁酸的升高可损伤肾动脉内皮细胞诱发血管内凝血，引起肾缺血。此外，内毒素血症可促发血管内凝血，恶性梗阻性黄疸时的高胆红素血症和内毒素血症，可削弱肝脏的代偿与储备功能，降低机体免疫力和手术耐受力。此外，梗阻性黄疸会引起皮肤的瘙痒，影响患者的休息和睡眠，进而影响机体多个系统，最终导致多器官功能障碍。因此，对梗阻性黄疸的治疗至关重要。

对于梗阻性黄疸的患者，治疗的关键在于解除梗阻，让胆道恢复通畅或将淤积的胆汁引流出体外。治疗方法主要有保守治疗和手术治疗两种。对于自身状态差或合并其他脏器严重病变或出凝血异常等不适宜手术的患者，可采用药物保守治疗，如护肝利胆药物（注射用丁二磺酸腺苷蛋氨酸、多烯磷脂酰胆碱注射液、注射用肝水解肽、熊去氧胆酸片、还原型谷胱甘肽、胆宁片等）、糖皮质激素、抗生素、非甾体抗炎药物等对症支持治疗。同时，术前注意补充维生素 K、白蛋白，改善凝血机制和营养状态等，也可促进黄疸消退和肝功能的恢复。对于保守治疗无效的患者，一般采用手术治疗，其方法主要包括外引流和内引流。外引流主要包括经皮肝穿刺胆道置管引流术（percuteneous transhepatic cholangio drainage，PTCD）、B 超引导下胆囊穿刺引流术、腹腔镜下胆总管切开取石＋胆道镜探查＋T 管引流术等，将体内的胆汁引流到体外。内引流术主要有内镜逆行性胰胆管造影及支架植入术、胆肠吻合术和根治性手术。对于术前伴有严重的梗阻性黄疸，患者肝脏功能和全身情况较差，术前 PTCD 是目前常用且有效的介入治疗方法，既避免了不能耐受外科手术的情况，又能够迅速降低黄疸、改善肝功能。减黄引流后，密切观察黄疸消退情况及实验室检查结果。一般待血胆红素降至 171 μmol/L 以下、全身状况好转时，伺机进行根治性手术。

（二）感染相关的术前评估与准备

随着胆管肿瘤患者病情的进展，有的肿瘤会慢慢堵塞胆管，使产生的胆汁不能排到肠道内，引发胆道感染。胆道感染易导致患者出现发烧、疼痛等症状，会消耗人体的能量，甚至少数患者因反复发作感染而发生化脓性胆管炎，严重者会发生感染性休克。对于梗阻严重的患者，细菌在淤积的胆汁里大量繁殖，并随胆道压力增高，细菌随着胆汁进入血液，而引起败血症，严重的会引起感染性休克，甚至引起患者死亡。故对胆道肿瘤的患者，术前应注意监测体温、白细胞等感染相关的指标，对于存在感染的患者，术前应积极进行抗感染甚至抗休克治疗，但多数患者如果胆道梗阻不解除，休克亦难以纠正，因此，需要与外科医师共同寻找手术时机，尽早手术。

（三）营养不良相关的术前评估与准备

胆道肿瘤患者由于胆汁缺乏影响消化吸收能力，营养代谢受到较大影响，多伴有术前营养不良。术前营养不良可导致伤口裂开、吻合口瘘、感染、谵妄、病死率和住院时间增加等不良后果。故胆道肿瘤患者术前应注意饮食，尽量食用高糖、低脂、优质蛋白质、丰富维生素的易消化饮食，以改善患者营养状况，并对患者进行全面积极的营养风险筛查。微型营养评估量表（mini nutritional assessment，MNA）是术前营养状态评估敏感性和特异性最强的工具。对营养风险高危患者应在择期手术前请营养师指导实施围手术期营养补充计划，必要时行肠内（经口、管饲）或肠外（静脉）营养支持治疗，其中首选肠内营养支持治疗。一般术前血清总蛋白应达到 65 g/L，清蛋白达到 35 g/L。

（四）水、电解质紊乱相关的术前评估与准备

胆道肿瘤患者消化吸收功能低下，各种营养成分及维生素 D 吸收不良，易伴有低钾、钠、钙等电解质紊乱的情况。对于胆道肿瘤患者，应加强术前监测，积极纠正术前水、电解质的紊乱，以提高患者对手术的耐受能力。同时，为防止肠道微循环紊乱，术前长时间禁饮与灌肠处理并不推荐，目前的加速康复外科（ERAS）理念认为，术前 2 h 口服不超过 400 ml 的碳水化合物饮料是受到推荐的。

（五）肝功能不全相关的术前评估与准备

当出现梗阻性黄疸时，胆汁淤积，胆道压力增高，胆道扩张，胆道感染，首先引起肝脏功能受损，包括肝脏的合成代谢和肝脏的解毒功能，当影响肝脏的合成代谢之后，它会引起凝血功能的障碍、低蛋白血症等，会对外科手术造成很大的影响。术前应对胆道肿瘤患者，尤其是合并有肝功能不全或肝脏疾病的患者，进行常规的肝功能评估和分析。目前认为较为安全的术前肝功能指标为：血浆白蛋白 ≥ 35g/L，凝血酶原活动度 ≥ 60%，血清胆红素 < 170 μmol/L，无腹水或少量腹水。术前尽可能地纠正肝功能损伤引起的病理生理改变，如低蛋白血症、凝血功能障碍、贫血、电解质紊乱等。对于肝功能较差、行较大范围肝切除或严重梗阻性黄疸的患者，应尽快改善肝功能，促进营养物质代谢吸收。对于肝功能中或重度异常的患者，择期手术应适当延期。

（六）术前用药

胆道肿瘤患者术前肝功能受损较常见，梗阻性黄疸亦可导致胆盐胆固醇代谢异常，维生素 K 吸收障碍，维生素 K 参与合成的凝血因子减少，故常伴有凝血机制障碍。此类患者术前需要反复检查凝血酶时间，必要时可术前静脉注射维生素 K 或者输注新鲜冰冻血浆，以改善凝血机制。以 INR 为代表的肝脏合成功能的检测有助于帮助评估凝血功能损伤程度和用来指导治疗。对严重梗阻性黄疸患者，其迷走神经高度兴奋，术中胆道部位的手术操作可能刺激腹腔神经从而引起胆-心-迷走神经反射，出现心率减慢、血压下降的临床症状，严重者可诱发心搏骤停。为预防胆-心-迷走神经反射的发生，可给予适量阿托品作为术前用药。同时，胆道肿瘤术前预防性抗感染也很重要，可术前常规给予抗生素。对于术前紧张焦虑的患者，术前可运用药物改善患者情绪，如苯二氮䓬类药物、右美托咪定等。

四、麻醉方案

（一）麻醉方式

由于胆道手术解剖位置复杂，手术方式复杂多样，麻醉方式通常以气管插管全身麻醉为

主。全身麻醉又包括全凭静脉麻醉和静吸复合麻醉等，对于无凝血功能异常患者，亦可复合硬膜外麻醉或区域阻滞麻醉（如腹横筋膜阻滞 TAP、腹直肌鞘阻滞等）。近几年，随着全麻技术的发展，已经很少有人使用单纯硬膜外麻醉进行胆道肿瘤手术。而全麻复合硬膜外麻醉有更好的肌肉松弛效果，减少了术中阿片类药物、丙泊酚以及肌松药的用量，并可提供更好的术中和术后镇痛，达到使患者更加安全和满意的麻醉效果，缺点是硬膜外穿刺是有创操作，风险较高，术中对循环影响较大，并且胆道肿瘤患者常伴凝血功能障碍，联合硬膜外需要全面评估后谨慎选择。

胆道肿瘤患者急诊手术多，很多择期患者消化吸收功能亦低下，胃肠排空延迟，存在"饱胃"的顾虑，术前可考虑应用抑酸剂（如奥美拉唑等），对术前判断可能存在饱胃的患者还可采用清醒气管内插管、诱导时按压环状软骨行快速序贯诱导、完全苏醒后再拔管等方法来防止反流误吸，并在麻醉诱导和苏醒期准备好吸引设备，随时做好清理呼吸道的准备。

（二）麻醉药物

鉴于胆道肿瘤患者常伴有肝肾功能障碍，而麻醉药物又多经肝肾代谢，此类患者在麻醉药物的选择上需非常谨慎。

研究发现，所有吸入类的麻醉药物均可降低肝脏血流，其中氟烷和恩氟烷影响较大，容易导致术后肝功能障碍，应避免使用。其他如七氟烷和地氟烷对肝血流影响较小，但亦有一过性肝损害的报道，肝功能障碍患者需谨慎使用。相比之下，静脉麻醉药物对肝血流影响轻微，且未发现对术后肝功能有明显损害。即便如此，对肝肾功能障碍的患者，随着患者肝肾功能受损程度的加重，肝肾对药物的降解能力下降，患者对麻醉药物的耐受性随之降低，麻醉药物的作用时间较正常人有所延长，容易发生麻醉药物过量甚至中毒反应，故麻醉时应选用对肝肾影响小的麻醉药，且注意适当减小剂量为宜。除此之外，还需要考虑麻醉药物对胆道的影响。如梗阻性黄疸患者应限制围手术期阿片类药物的用量，因为一些阿片类药物（如吗啡、芬太尼等）可增高胆道内压，大剂量时可导致 Oddi 括约肌痉挛，麻醉前应禁用。

（三）麻醉维持

胆道肿瘤麻醉维持可选择短效、非肝内代谢或对肝功能无明显影响的药物，例如丙泊酚、瑞芬太尼、顺式阿曲库铵（Hofmann 代谢）等。其中，镇静药物方面，丙泊酚由于起效时间短、苏醒迅速且完全，持续给药情况下药效较少蓄积且在肝脏缺血-再灌注损伤中具有保护作用，是当前最常用的静脉麻醉药物之一。肌松药方面，胆道手术过程中牵拉腹腔内脏容易产生腹肌紧张、鼓肠、膈肌剧动等反应，应注意预防及处理，术中维持良好的肌松是麻醉维持的关键问题。但在胆汁淤积和梗阻性黄疸时，多种经肝肾代谢的肌松药（如罗库溴铵、泮库溴铵、维库溴铵、琥珀酰胆碱等）作用时间有延长，而不依赖肝肾代谢的阿曲库铵和顺式阿曲库铵，在使用时可无须调整剂量，故在胆道手术的肌松药物选择中更受青睐。罗库溴铵因其起效快而可用于麻醉诱导，而阿曲库铵和顺式阿曲库铵可优先选择用于术中肌松维持。术中采用经皮电刺激法监测肌松，有助于指导术中肌松药的使用。阿片类药物方面，舒芬太尼除镇痛效果强于

肿瘤和精确麻醉

芬太尼外，而且还具有更好的血流动力学稳定性，但二者代谢均依赖于肝功能，大剂量使用芬太尼将对肝功能产生损害。瑞芬太尼起效快，作用时间短，消除不依赖肝脏，还可减轻肝脏的缺血-再灌注损伤，在近几年得到了广泛的应用。

（四）麻醉监测

胆道肿瘤术中常规监测项目应包括：5-导联ECG、SpO$_2$、ABP监测、呼气末二氧化碳（ETCO$_2$）、氧浓度及吸入麻醉药浓度监测、体温、尿量、血气分析、镇静深度监测（如BIS、Narcotrend）等。

除此之外，还可根据患者自身身体状况以及手术的情况选择以下监测项目：中心静脉压（CVP）、肌松监测、凝血功能监测（快速凝血四项或血栓弹力图监测）、经食管超声心动图监测（TEE）、血流动力学监测［Swan-Ganz导管或脉搏指示连续心排血量监测（PiCCO）］等。

五、术中管理

1. 出凝血功能

手术可能加重凝血功能障碍，因此，对胆道肿瘤患者尤其是伴有凝血功能障碍者，术中应密切监测出凝血变化并维持体温在正常范围内，如遇异常渗血，应及时检查纤维蛋白原、血小板，根据凝血功能监测的结果和术野的凝血状况，及时给予足量新鲜冰冻血浆、冷沉淀、纤维蛋白原、血小板或重组Ⅶ因子等进行针对性的处理，同时应避免盲目、大量使用血制品。

2. 肝肾保护

肝脏方面，有的胆道肿瘤患者术前就存在肝功能不全，且部分患者需要行肝脏部分切除术。此类患者术中一旦发生肝缺血，可能导致术后肝衰竭等非常严重的后果。肾脏方面，梗阻性黄疸严重者由于高胆红素血症，有发生急性肾功能衰竭的危险，如肝肾综合征。因此，对术前肝肾功能受损的患者，麻醉医师术中应关注意肝肾保护，如加强术中监测，包括有创循环监测，迅速判断和处理低血容量，术中应避免长时间低血压，尽量避免使用导致肝肾损伤相关的药物，可通过尿量判断肾灌注情况，保持每小时尿量>0.5 ml/(kg·h)，否则应给予利尿治疗等积极措施保证肝肾的灌注。除此之外，还可通过中心静脉导管、肺动脉导管、经食管超声心动图等进行更有效的心排血量和有效血容量监测，必要时可通过增加心排血量来增加肾脏的灌注。有研究发现，术中持续输注特利加压素对肾功能有潜在保护作用。

3. 体温管理

由于全麻药物的体温调节抑制作用，加上胆道肿瘤手术复杂且时间较长，尤其是开腹手术，术中散热较多，胆道肿瘤患者术中易于出现低体温（<36℃）。术中预防低体温可降低切口感染、心脏并发症、出血等的发生率。此外，术中低体温会影响药理及药代动力学，影响麻醉苏醒。因此建议术中常规进行体温监测，术中注意保温，积极避免低体温发生，尽量保持体温≥36℃。

4. 容量管理

对于胆道肿瘤患者，既应避免因低血容量导致的组织灌注不足和器官功能损伤，也应注意容量负荷过多所致的组织水肿和心脏负荷增加。麻醉医师术中应注意监测和分析 ABP、心排血量（CO）、每搏量（SV）、全身血管外周阻力（SVR）以及每搏量变异度（SVV）、PPV 等结果，做出针对性的补液处理，合理使用血管活性药物，尽量维持合适的循环容量和组织氧供。关于人工胶体，有肾毒性和致稀释性凝血功能障碍的相关报道，术中补液应全面评估后谨慎使用。个性化目标导向性补液治疗（GDFT）针对不同患者，比传统补液方式更有效，可较为精准地对术中液体进行管理，同时利于减少术后机械通气时间，降低并发症发生率和病死率。

5. 迷走神经反射（胆心反射）

梗阻性黄疸的患者自主神经功能紊乱，迷走神经张力增加，加上胆囊、胆道部位迷走神经分布较为密集，且有膈神经分支参与，在游离胆囊床、胆囊颈和探查胆总管以及术中牵拉胆道和肠系膜时，很容易引起迷走神经反射，又叫胆心反射（biliary cardiac reflex），不仅出现牵拉痛、心率下降，而且可反射性地引起冠状动脉痉挛、心肌缺血，还可导致心律失常、血压下降甚至心脏停搏等现象，是胆道肿瘤术中常见且非常危险的情况之一。

为预防胆-心反射的发生，应对胆道肿瘤患者做好充足的术前评估与准备，尤其是对老年人、合并有心脏基础疾病的患者，应进行充分的术前评估，排除原发性心脏病或有明确严重胆心综合征的患者，及时纠正术前贫血、电解质紊乱、窦缓等易于诱发胆心反射的因素。梗阻性黄疸的患者除了术前常规应用足量的胆碱能受体阻滞剂（如阿托品）提高心率外，对阿托品实验阳性的患者，还建议请心内科医师会诊，必要时安装临时起搏器，以备在手术过程中的不时之需。

除了术前预防性的评估和准备，预防胆心反射最重要的是术中密切观察和处理。麻醉过程中注意避免使用直接抑制心脏的药物，并准备好抗胆碱能药物，以防手术操作过程中迷走神经张力突然增高。由于胆心反射在休克和低血压状态时更易发生，因此在手术过程中首先应当维持循环呼吸稳定，尽量提醒外科医师仔细操作，尽量避免大量出血。同时麻醉医师注意合理应用晶体液、胶体液，必要时还可以应用血制品等维持循环稳定。

一旦出现迷走神经反射，麻醉医师应该立即进行有效的处理和干预。除主动与外科医师沟通、尽量轻柔操作、必要时需暂停手术以外，对于轻度的窦性心动过缓，可密切观察，暂不进行特殊处理，若出现明显心动过缓和血压下降，可予以麻黄碱、阿托品适当扩容，同时可采取局部神经封闭。经过上述处理，大部分患者可在 5～10 min 内恢复血压心率平稳，使手术得以顺利进行。当然，胆心反射在临床上总有发展为心搏骤停的报道，一旦发生此情况，首要措施是迅速给予心肺复苏和脑保护，如人工呼吸、胸外心脏按压、血管活性药物（肾上腺素、阿托品、麻黄碱等），必要时进行开胸心脏按压和电除颤。

六、术后并发症的预防及处理

（一）麻醉后恢复室（PACU）内常见并发症的预防及处理

1. 呼吸抑制和低氧血症

胆道肿瘤术中伴有膈肌破损、肺不张以及麻醉药物的残留等均可导致呼吸道梗阻，慢性肝病的患者甚至伴有肝肺综合征，这些都是患者术后低氧血症的常见原因。其他原因还包括舌后坠、喉痉挛、反流误吸等。研究发现，术后低氧血症与术后病死率增加相关。全身麻醉后患者一旦出现呼吸抑制和低氧血症，应迅速诊断和进行快速、有效的干预，低氧血症的预防和处理措施包括：严格掌握气管拔管指征，降低再插管风险；评估和消除持续低氧血症的病因，保持气道通畅（如托下颌或插入口咽或鼻咽通气道）；氧疗；拮抗阿片类药物导致的呼吸抑制和肌松药残留作用；呼吸和循环功能的支持治疗等。

2. 恶心、呕吐

恶心、呕吐为胆道术后常见的不良反应之一。近期研究结果显示，早期活动、术后尽早拔除胃管能够减少术后恶心、呕吐的发生，同时联合应用不同作用机制的止吐药行多模式治疗，包括5-HT3受体拮抗剂、糖皮质激素如地塞米松、多巴胺受体拮抗剂如氟哌啶醇等药物。

3. 疼痛

胆道肿瘤手术复杂，切口大，术后疼痛程度相对剧烈，疼痛的来源包括手术切口疼痛、内脏痛、腹腔镜手术术中头高位导致的膈下积气等。术后疼痛可引起伤口愈合延迟、术后感染风险增加、住院时间延长、静脉血栓栓塞风险增加等，降低了患者生活质量，减慢了机体机能恢复。为预防术后疼痛，可在手术结束前给予适当镇痛药物（如舒芬太尼）以防止爆发性疼痛的发生。在PACU中应对每位患者进行疼痛程度的评估并进行个体化的疼痛治疗。胆道肿瘤患者的术后镇痛首选多模式镇痛，采用硬膜外镇痛、患者自控镇痛泵（PCA）和切口自控镇痛泵、腹直肌后鞘和（或）腹横筋膜平面（transversus abdominis plane，TAP）阻滞、局部浸润阻滞等方法，并复合使用阿片类镇痛药、非甾体抗炎药（NSAIDs）或对乙酰氨基酚等药物。对镇痛不足的患者（如NRS静息疼痛评分＞3分）应及时采取补救镇痛措施。

4. 苏醒延迟

苏醒延迟指患者麻醉结束后超过30 min患者意识仍未恢复。胆道系统手术时间较长，麻醉时间也相应延长，加上部分患者术前肝肾功能障碍，麻醉药物半衰期延长，增加了药物蓄积的风险等因素都容易导致术后苏醒延迟。

对于苏醒延迟的患者，首先，应注意加强术后监测，密切监测患者生命体征，保持呼吸道通畅及血流动力学稳定，常规补充吸氧，存在通气量不足时使用无创或有创通气辅助通气，可进行血气分析以排除低通气、过度通气以及代谢性酸中毒；其次需排除患者电解质紊乱、低体温等对术后苏醒的干扰，同时对循环状态、液体出入量、肌松药代谢情况等进行评估和判断，必要时行CT扫描并请神经内/外科医师会诊协助排除神经系统的损伤。最后，针对不同病因采取相应的措施对症处理，如保持呼吸道通畅及血流动力学稳定、保温、纠正葡萄糖电解质及酸碱紊乱、给予药物拮抗麻醉药物残留等。

（二）病房内常见并发症的预防和处理

1. 血栓栓塞

胆道系统肿瘤的大手术居多，增加了深静脉血栓形成和肺动脉栓塞的风险。预防性抗凝是降低这一严重并发症的有效手段。预防血栓形成的措施包括：早期活动；间歇性空气加压

12

（intermittent pneumatic compression，IPC）；应用普通肝素、低分子肝素（low molecular weight heparin，LMWH）、阿司匹林等药物预防。其中，LMWH 与普通肝素相比较，前者患者依从性更高，出血风险更低，能够有效降低血栓形成，比 IPC 机械抗凝等的效果更佳。相关指南建议，在排除出血风险的情况下，推荐使用 LMWH 至术后下地活动为止。

2. 术后凝血功能障碍和出血

胆道肿瘤患者的术后出血多与手术原因、凝血功能障碍有关，尤其多见于胆道肿瘤伴严重肝损伤、门静脉高压症的患者。患者返回病房后，还应严密观察患者面色、意识、生命体征、出凝血变化及腹腔引流情况，维持有效的静脉通道。对于出血缓慢、少量出血或轻度异常渗血者，若生命体征稳定（心率＜100 次/min，收缩压在 90 mmHg 以上），可在严密监测下暂行保守治疗。根据血常规和凝血功能结果，针对性应用止血药、血小板、凝血因子（如凝血酶原复合物、纤维蛋白原等）等积极对症处理。若术后大出血，或伴有患者生命体征不平稳，可考虑立即进行二次手术探查止血，麻醉医师也要做好处理此类患者的心理准备。

3. 胆瘘及吻合口瘘

胆瘘及胆肠吻合口瘘是胆管癌术后一种较为常见而严重的外科相关并发症。患者表现为局限性或弥漫性腹膜炎。经外科医师保守治疗（腹腔抗菌药物冲洗、营养支持）后，仍有治疗效果不佳需要再次手术的情况，作为麻醉医师，亦应当掌握此类患者的麻醉管理。

七、病例分析

患者，女性，61 岁。因"上腹部间断不适 2 个月，发现皮肤黄染 3 d"入院。术前诊断：胆管癌。拟择期行胆管癌根治术。

患者既往高血压 5 年，最高血压 165/95 mmHg，规律服用非洛地平 5 mg 每日两次，自诉血压控制可。否认手术、输血、过敏史及其他病史。入院检查：T 37.1℃、P 65 次/min、RR 14 次/min、BP 135/82 mmHg，身高 155 cm、体重 62 kg，可见巩膜及全身黄染，右上腹触及包块，边界不清、质地硬、伴轻度触痛，脾不大，腹水（－），心肺听诊（－）。化验：白细胞 12×10^9/L，癌胚抗原（CEA）11.5 μg/L，CA19-9 100.1 kU/L，总胆红素 119.2 μmol/L，直接胆红素 71.1 μmol/L，白蛋白 27 g/L，K（血清钾）3.3 mmol/L。检查：ECG（－），胸片（－）。

（1）患者还需完善的检查：血气分析、凝血功能、腹部 CT。

（2）术前准备：纠正电解质紊乱及低蛋白血症，纠正肝功能异常指标。术前可给予抑酸剂，警惕饱胃的发生。

（3）术中特殊关注点：警惕术中胆心反射的发生，阿托品备用。间断监测血色素情况，警惕凝血功能异常的发生，必要时输注凝血因子、血制品纠正。

（张艳　谭宏宇）

第四节　肝移植手术的精确麻醉

一、思维导图

肝移植手术的精确麻醉详见**图 12-4-1**。

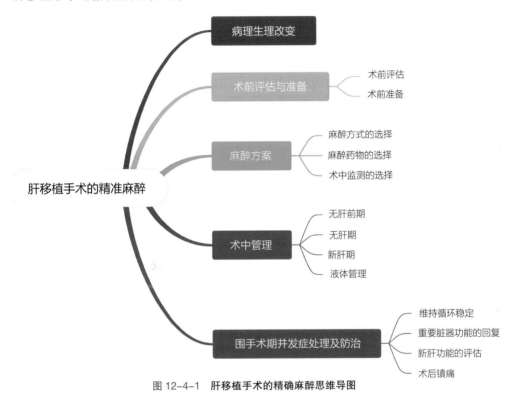

图 12-4-1　**肝移植手术的精确麻醉思维导图**

二、概述

自 1963 年 Starzl 教授完成世界首例肝脏移植手术以来，肝移植术（liver transplantation，LT）已经发展了将近 60 年，对于许多肝病患者来说，肝移植术或许是其对抗肝脏疾病的最终治疗手段。肝移植术也已成为目前治疗终末期肝病唯一确切的方法。

在解剖学上，肝脏是人体最大的内脏器官，接受心排血量的 20%/30%，拥有肝动脉和门静脉的双重血液供应，因此对血供如此丰富的器官进行移植手术，其对血流动力学的冲击无疑是巨大的，这将是对术中麻醉管理的巨大挑战。

而在生理学上，肝脏又有着无可替代的重要作用。它参与三大营养物质的代谢，葡萄糖以肝糖原的形式储存于肝细胞中，蛋白质经肝脏转化成氨和尿素再经由尿液排出，胆汁由肝细胞产生参与脂质的消化吸收。不仅如此,肝脏还产生白蛋白、免疫球蛋白、合成绝大多数凝血因子。在药物代谢方面,肝脏的细胞色素 P 450 同工酶又起着至关重要的作用。同时,肝脏还参与激素、维生素、电解质等的代谢。因此对于一个终末期肝病的患者来说,其肝脏功能的进行性衰竭将直接影响上述的正常生理代谢,破坏上述各种成分的生理稳态,患者可能会出现诸多的病理生理改变,如肝性脑病、肝肺综合征、肝肾综合征、凝血功能紊乱、水电解质酸碱失衡等,这诸多生理稳态的失衡无疑又对术中麻醉管理提出了新的挑战。再加之肝移植手术操作复杂,手术时间长,手术创伤大,其围手术期的精细化管理与手术中的精确麻醉则显得尤为重要。

三、病理生理改变

(一)中枢神经系统

慢性肝病患者常常伴有不同程度的肝性脑病(hepatic encephalopathy,HE),其主要临床表现是意识障碍、行为失常和昏迷。肝性脑病是一组以神经精神紊乱和运动异常为主要表现的临床综合征,其发病机制尚不清楚,目前的主流学说为氨中毒学说,患者肝功能衰竭,肝脏将氨合成尿素的能力减退,进而引起血氨增加,氨在中枢神经系统中代谢为谷氨酰胺,谷氨酰胺会增加细胞内渗透压,并导致脑水肿。爆发性肝衰竭的患者可出现深度昏迷、严重的脑水肿和颅内高压,而这些在慢性肝衰竭的患者中相对少见。肝性脑病患者应慎用苯二氮䓬类药物,因为它们可能会加重脑病并导致肝昏迷。肝性脑病的进展可分为 5 期:0 期,即潜伏期,患者无性格、行为改变,只有心理测试、神经生理检测的轻微异常;1 期,即前驱期,患者有轻微的性格改变和精神异常,如焦虑、欣快激动、淡漠、睡眠倒错、健忘等;2 期,即昏迷前期,患者有明显的性格改变和行为异常,如嗜睡、意识障碍、书写障碍、定向力障碍,腱反射亢进,肌张力增加,可引出巴氏征等病理征,可有扑翼样震颤;3 期,即昏睡期,患者昏睡但可唤醒,常有神志不清或幻觉,各种神经体征持续或加重,可有扑翼样震颤;4 期,即昏迷期,患者昏迷不能唤醒,无扑翼样震颤,浅昏迷时腱反射和肌张力仍亢进,深昏迷时各种反射消失,肌张力降低(表 12-4-1)。

表 12-4-1　肝性脑病的分期

肝性脑病的分期	
0期　潜伏期	• 无临床症状或体征 • 心理测试或神经生理检测结果轻度异常
1期　前驱期	• 轻微的性格改变和行为异常 • 睡眠障碍 • 心理测试或神经生理检测结果异常
2期　昏迷前期	• 明显的性格、行为改变 • 明显的定向障碍 • 病理征阳性,扑翼样震颤明显
3期　昏睡期	• 神志不清,昏睡但可唤醒 • 明显的时间与空间定向障碍 • 可有扑翼样震颤
4期　昏迷期	• 昏迷

（二）心血管系统

终末期肝病患者常伴有心血管系统的损害。其典型的循环系统表现为高心排血量、低外周血管阻力、低动脉压，即常说的"高排低阻"。患者外周血管扩张，反射性激活 RAAS 系统和交感神经系统，以增加心排血量，维持平均动脉压和重要脏器的灌注。

肝移植患者中约有 5%/26% 合并有冠心病（coronary artery disease，CAD）。冠心病可显著影响肝移植术预后，合并冠心病患者的病死率约比普通患者增加 50%/80%。而移植前充分治疗 CAD 的患者，预后与不患 CAD 的患者相当。对于可疑的高心血管事件发生风险的患者，应该充分评估冠脉阻塞情况以及心功能，可行冠脉造影以及多巴酚丁胺激发试验，以判断患者心功能是否能耐受手术。

肝硬化患者中可能存在一定程度的心肌病，表现为心脏的收缩、舒张功能障碍，心脏结构异常，心电生理异常，对 β 受体激动剂的反应性下降等。

（三）呼吸系统

已知有两种不同的肺血管疾病会在慢性肝病中发生——肝肺综合征（hepatopulmonary syndrome，HPS）和门静脉-肺动脉高压（porto-pulmonary hypertension，POPH）。其确切的病理生理机制尚不完全清楚，但两者都以肺微循环不同部位的血管重塑为特征。

（1）肝肺综合征（HPS）：慢性肝病患者对 NO 等扩血管因子的代谢能力减弱，进而导致扩血管因子的蓄积，使肺血管扩张，通气血流比失调，最终表现为低氧血症。已有报道的 HPS 的几种病理生理异常，包括毛细血管前或毛细血管后肺血管的弥漫性或局部性扩张、肺内动静脉分流增加。HPS 的发展似乎与肝损伤程度并不均匀相关，但 15% 的慢性肝病患者会伴有劳力性呼吸困难、发绀和肺内动静脉分流增加等临床特征，这可能对围手术期维持足够的肝灌注和氧供产生不利影响。我们根据吸空气时的动脉血氧分压的水平，将 HPS 分为轻中重度：PaO_2 60/80 mmHg 为轻度，PaO_2 50/60 mmHg 为中度，$PaO_2 < 50$ mmHg 为重度。重度 HPS 若无积极治疗，围手术期病死率将明显增高。

（2）门静脉-肺动脉高压（POPH）：肺动脉高压是指静息状态下平均肺动脉压（mean pulmonary arterial pressure，mPAP）> 25 mmHg，肺动脉楔压（Pulmonary artery wedge pressure，PAWP）< 15 mmHg，肺血管阻力 > 240 dynes/s/cm^5，其诊断主要基于通过右心漂浮导管获得的上述肺血流动力学数据。根据 mPAP 的大小，将肺动脉高压分为轻、中、重度：mPAP 25/35 mmHg 为轻度，mPAP 35/45 mmHg 为中度，mPAP > 45 mmHg 为重度。同时伴有门静脉高压时被称作门静脉-肺动脉高压（portopulmonary hypertension，POPH），POPH 的发生率大约是 HPS 的十分之一，进展的 POPH 临床表现为劳力性呼吸困难、胸痛和晕厥，中重度 POPH 可显著增加肝移植手术的风险，在肺动脉压为 35/45 mmHg 和肺血管阻力 > 250 dynes/s/cm^5 时，围手术期病死率将增加至 $> 50\%$。

（四）泌尿系统

肝肾综合征（hepatorenalsyndrome，HRS）：晚期肝硬化或爆发性肝衰竭的患者常常伴有肾功能损害，出现少尿、无尿、氮质血症、低血钠、低尿钠等临床症状，是一种可逆的功能性肾衰竭，肾脏本身没有器质性病理改变，其肾功能可随着移植术后肝功能的恢复而恢复。HRS 的发生与很多因素相关，因肝功能的失代偿，外周血管扩张，外周血管阻力降低，使有效循环血量不足，加之交感系统和 RASS 系统反射性的活性增加，导致肾血管收缩，进一步降低肾脏血供，使肾小球滤过率降低，肾功能受损。手术当中剧烈的循环波动，腔静脉、门静脉的阻断与开放，大量血管活性药物的使用，术后免疫抑制剂的应用等，均会加剧这种损害。

（五）血液系统

肝衰竭患者常常伴有血液系统的紊乱，主要表现为凝血和纤溶系统的紊乱，血小板的降低，以及贫血。我们知道，绝大多数凝血因子在肝脏合成，当肝功能衰竭时，所有肝源性凝血因子（如 V、Ⅶ、Ⅸ、X 和XI因子，纤维蛋白原，凝血酶等）的生成将减少，而肝外合成的凝血因子会代偿性增加，同时抗凝因子（如抗凝血酶、蛋白 S 和蛋白 C）也会减少，这就使原有的凝血系统稳态失衡，转而进入一个凝血功能和抗凝功能均降低的新的微妙平衡，这样的平衡是不稳定的，没有足够的缓冲能力，既可出现凝血障碍伴出血，又可出现高凝状态伴血栓形成。肝功能衰竭时，由于促血小板生成素的减少，以及门脉高压时脾脏对血小板的破坏，均会使血液中血小板减少。而肝肾功能受损时，红细胞生成素也将减少，这是导致贫血的重要原因。

（六）水、电解质、酸碱平衡及糖代谢紊乱

酸中毒是终末期肝病患者常见的酸碱失衡。尤其是伴有脑病或脑水肿的患者，其意识水平的改变会影响通气，导致 CO_2 蓄积，从而引起呼吸性酸中毒，此时应进行机械通气，纠正酸中毒，避免脑水肿的进一步加重。终末期肝病的患者又往往伴有肾损害和肺通气血流比的失衡，这会加重细胞的缺血缺氧，从而导致乳酸堆积，引起代谢性酸中毒。

低钾血症、低钠血症、低钙血症是终末期肝病患者常见的电解质紊乱。因 RASS 系统激活，醛固酮分泌增加，而肝功能衰竭使醛固酮灭活下降，进而使钾排出增加，形成低钾血症。但若是因为肾功能不全而大量使用保钾利尿剂，则可能出现高钾血症。另外，代谢性酸中毒也会导致血钾升高。在手术过程中，新肝开放的瞬间，会有大量钾离子入血，极易导致血钾过高，过高的血钾可能带来严重的不良后果，发生心搏骤停，此时应勤查血气，严密监测钾离子变化，根据术中情况及血气结果，判断是否需要降血钾治疗，可适当应用氯化钙、碳酸氢钠、胰岛素及葡萄糖，并维持好尿量，必要时可予血液透析。

低血糖是肝移植术前常见的糖代谢紊乱，其与胰岛素水平升高以及糖原异生能力差有关。而在手术过程中可出现血糖升高，其与输注库存血以及新肝的糖异生作用相关。

四、术前评估与准备

（一）肝病严重程度的评估

肝衰竭患者有着诸多的病理生理改变，如肝性脑病，肝肾综合征，肝肺综合征，水、电解

质、酸碱平衡紊乱等，这对围手术期管理提出了巨大挑战。要保障手术中的安全，改善患者的预后，不仅要有外科医师精湛的手术技巧，还要有麻醉医师术前的精细评估以及术中的精准管理。对于肝衰竭患者肝功能的评估，主要有两个模型，即 Child-Turcotte-Pugh（CTP）评分和终末期肝病模型（model for end stage liver disease，MELD）。

（1）Child-Turcotte-Pugh（CTP）评分：根据患者腹水程度、血清胆红素和白蛋白浓度、凝血酶原时间和脑病程度，对肝脏疾病严重程度进行改良 Child-Pugh 分级。Child-Turcotte-Pugh 总分为15分，5/6分被视为 Child-Pugh A 级（代偿良好），7/9分被视为 B 级（功能显著受损），10/15分被视为 C 级（失代偿）（表 12-4-2）。

表 12-4-2　CTP 评分

分值	1分	2分	3分
腹水	无	轻度	中度
胆红素（mg/dL）	<2	2~3	>3
白蛋白（g/dL）	>3.5	2.8~3.5	<2.8
凝血酶原时间延长秒数（s）	<4	4~6	>6
INR	<1.7	1.7~2.3	>2.3
肝性脑病	无	1~2期	3~4期

（2）MELD：原始 MELD 评分是一种前瞻性建立并验证的慢性肝病严重程度评分系统，其利用患者血清胆红素、血清肌酐和凝血酶原时间、国际标准化比值的实验室数据来预测患者的3个月生存率。MELD 模型能较好地预测严重肝病患者短期内的病死率，对短期或长期的生存率有较好的预测价值。对于 <12 岁的患儿，可采用儿童终末期肝病（Pediatric End-stage Liver Disease，PELD）评分（表 12-4-3）。

表 12-4-3　MELD 和 PELD 评分系统

$$MELD = 10 \times [0.957 \times LN（肌酐 mg/dL）$$
$$+ 0.378 \times LN（总胆红素 mg/dL）$$
$$+ 1.12 \times LN（INR）$$
$$+ 0.643 \times（病因学：胆汁淤积型或酒精性肝硬化 =0，其他原因 =1）]$$
$$PELD = 0.436 \times 年龄（<1岁 =1，其他 =0）$$
$$- 0.687 \times LN（白蛋白 g/dL）$$
$$+ 0.480 \times LN（总胆红素 mg/dL）$$
$$+ 1.857 \times LN（INR）$$
$$+ 0.667 \times（生长障碍：<正常标准差2倍 =1，其他原因 =0）$$

（二）术前检查

血常规、生化、病毒学、胸片、心电图等常规术前检查自不必说，对于肝衰竭患者，需要特别注意其血气、凝血功能、肝功能、肾功能、电解质的检查。需要完善血型筛查，备好足量的血液制品。心肺功能的评估也是必不可少的，需完善超声心动图、肺功能的检查。怀疑有冠心病的患者，还应完善冠脉造影，必要时可行介入治疗。对于肝癌可疑有远处转移者，还需完善骨扫描或 PET-CT。对于肝性脑病、脑水肿患者，还应完善颅脑 CT/MR，评估是否存在脑疝、有无脑出血及脑水肿的程度。

（三）术前用药

对于术前紧张、焦虑者，可酌情给予镇静、抗焦虑药物，若患者一般情况较好，可酌情口服苯二氮䓬类药物，但若患者存在脑病症状，则不推荐使用苯二氮䓬类药物，可选用右美托咪定。因肝移植手术时间长，创面大，且需使用免疫抑制剂，故抗感染显得尤为重要，可于术前1h 联合输注抗生素与抗真菌药物。因移植手术的特殊性，一旦等到肝源，需及时进行手术，故可能存在术前禁食水时间不够的顾虑，此时可酌情给予抑酸药和止吐药。

五、麻醉前准备

（一）监测、药物、血制品等的准备

麻醉前需做好充分的准备以做到术中的精细化管理以及应对术中可能出现的突发状况。需要准备好温毯仪、暖风机等保暖装置；备好加温加压输血装置，以应对术中大量出血的情况；使血栓弹力图仪、血气分析仪处于可及范围内，以实时监测患者的血凝及血气状态；备好三导有创压监测，以监测动脉压、中心静脉压、肺动脉压，准备 PiCCO 或 FloTrac 以监测连续心排量；静脉−静脉转流泵处于备用状态，除颤仪等抢救设备处于备用状态。准备好去甲肾上腺素、去氧肾上腺素、肾上腺素、多巴胺、硝酸甘油、亚宁定、尼卡地平等血管活性药物以应对可能出现的剧烈循环波动，准备好甘露醇、胰岛素、呋塞米、碳酸氢钠、氯化钙等药物以应对可能存在的颅内高压、水、电解质、酸碱、糖代谢紊乱。准备好足量的压积红细胞、新鲜冰冻血浆、血小板、纤维蛋白原和凝血酶原复合物，以应对术中大量出血和凝血功能紊乱。

（二）麻醉方式的选择

气管内插管静吸复合全麻，是肝移植的最佳麻醉方式，若患者无凝血功能障碍，也可以联合区域神经阻滞。患者因肝衰竭其凝血功能会紊乱，故联合椎管内麻醉时须审慎选择。因肝移植手术的特殊性，均应视为急诊手术，患者术前禁食/水时间不够，且可能存在腹水，故应按饱胃状态处理，诱导前充分预充氧，增加患者氧储备，诱导选择快速序贯诱导，若患者腹水严重，胃内压高，可酌情选择表面麻醉后清醒下气管插管，使用 Sellick 手法压迫环状软骨，并备好吸引器。

（三）麻醉药物的选择

肝移植患者存在诸多病理生理改变，其外周血管扩张，反射性激活 RAAS 系统和交感神经系统以增加心排血量，来维持平均动脉压和重要脏器灌注，而诱导期间交感神经兴奋会减弱，

因此可能发生严重低血压，要实时关注患者的循环状态，必要时予血管活性药物以维持血流动力学稳定。终末期肝病患者常常伴有白蛋白降低，许多诱导药物在相同剂量下，游离状态的药物浓度增加，故剂量应适当减小。麻醉药物可以选择咪达唑仑、依托咪酯、丙泊酚、七氟醚、地氟醚、异氟醚、舒芬太尼、芬太尼、瑞芬太尼、罗库溴铵、阿曲库铵、顺式阿曲库铵等，诱导与维持均应尽量选择对血流动力学、肝肾功能影响较小的药物。对于存在脑病的患者，慎用咪达唑仑。依托咪酯的血流动力学较为稳定，可诱导时使用。丙泊酚起效时间短，长时间使用也不易蓄积，且在肝脏的缺血再灌注损伤中具有保护作用，适合于维持。七氟醚也具有器官保护作用，可复合使用。舒芬太尼和芬太尼均需经肝脏代谢，故需避免大剂量使用，以防肝功能损害进一步加重，舒芬太尼较芬太尼有更好的血流动力学稳定性。瑞芬太尼的代谢不依赖肝脏，且有减轻肝脏缺血再灌注损伤的作用，是肝移植术中维持较为理想的短效镇痛药。罗库溴铵起效快，而阿曲库铵和顺式阿曲库铵的消除不受肝功能影响，故前者可用于诱导，后者可用于维持。手术开始时，还可使用环磷腺苷或泵入硝酸甘油，扩张冠脉增加心肌氧供，以达到心肌保护的目的。

（四）术中监测

肝移植手术操作复杂，手术时间长，对患者的生理稳态打击大，术中全面而严密的监测是保证手术安全的必要前提。常规监测包括心电图、脉搏氧饱和度、袖带压。气道监测包括：潮气量、呼吸频率、气道压、PEEP、$EtCO_2$ 数值与波形。术中需做好体温保护，故需监测血温或鼻温或肛温。循环的监测包括：有创动脉压、中心静脉压、肺动脉压、心排出量、经食管超声心动 TEE、连续心排血量 CCO、混合静脉血氧饱和度 SvO_2。凝血功能监测：血栓弹力图、快速凝血四项。其他必要的监测包括：BIS、血气分析、尿量、出入量。

（五）液体管理

（1）晶体液：乳酸钠林格注射液是常规手术中最为常用的平衡盐溶液，但对于终末期肝病患者来说，常存在电解质酸碱平衡的紊乱，以代谢性酸中毒为主，如若大量使用乳酸钠林格液，将会加剧乳酸蓄积，进一步加重酸中毒。并且乳酸钠林格液中含有钙离子，不宜与含有枸橼酸盐的血制品混合使用。我们通常也会避免使用 0.9% 生理盐水，因为可能引起高氯性酸中毒。故肝移植术中，乳酸钠林格注射液和生理盐水都不宜大量使用，我们可以用醋酸林格液代替。醋酸林格液的 pH 为 7.4，与人体血浆相同，其 Cl^- 浓度相对较低，大量使用不会引起高氯性酸中毒，且醋酸林格液中不含钙离子，可予含枸橼酸盐的血制品共同输注。

（2）胶体液：与晶体液相比，胶体液具有更长的扩容时效。胶体液以 5% 的白蛋白溶液为主，白蛋白是机体生理状态下即存在的蛋白，且其具有轻微的肾脏保护作用，可能改善肝肾综合征，是肝移植手术中较为理想的胶体液。其他可选用血浆代用品，如右旋糖酐、羟乙基淀粉、明胶等。

患者的补液量应根据 CVP、PAWP、CO、尿量等指标进行综合评估。

六、麻醉管理

肝移植根据其手术进程可分为三期，分别是无肝前期、无肝期、新肝期。每个时期患者的病理生理状态各不相同，相对应的麻醉关注点也不尽相同（**表12-4-4**）。

表12-4-4 肝移植各时期的麻醉关注点

无肝前期
— 诱导
— 有创监测（动脉置管、肺动脉导管）或 PiCCO/FloTrac
— 暖风机与加温输液
— 切皮前静脉输注抗生素，各种化验检查的基础值（包括 TEG）
— 限制性静脉输液，CVP 降至 5 cmH$_2$O
— 去甲肾上腺素（或加压素）维持平均动脉压 $>$ 60 mmHg
— 多巴胺（或肾上腺素）维持 C.O. $>$ 5 L/min
— 维持 Hgb $>$ 7 g/dL，PLT $>$ 40×10^9/L，MA（TEG）$>$ 45，Fib $>$ 100 mg/dL
— 阻断前给予甘露醇 0.5 g/kg iv，输注时间 1h 以上
— 即将阻断时
• TEG 正常或高凝者，给予肝素 3 000 ~ 5 000 U iv
• 加快静脉输液使 CVP 增加至 10 cmH$_2$O
• 严重低白蛋白血症者，给予 25% 白蛋白输注

无肝期
— 调节静脉输液使 CVP 维持在 5 cmH$_2$O 左右
— 维持 Hb $>$ 70 g/L
— 使用去甲肾上腺素和（或）加压素以维持 MBP $>$ 60 mmHg 和 C.O. $>$ 5 L/min
— 碳酸氢盐输注以纠正碱不足
— 静脉输注氯化钙以维持血钙正常

新肝期
— 再灌注
— 当外周血管阻力下降时，静脉推注加压素 1 ~ 5 U 以维持 MBP $>$ 60 mmHg
— 如果心率低于 60 次/min，注射肾上腺素 20 ~ 100 μg
— 维持血容量使 CVP 5 ~ 10 cmH$_2$O
— 多巴胺（或肾上腺素）以维持 C.O. $>$ 5 L/min
— 去甲肾上腺素和（或）加压素以维持 MBP $>$ 60 mmHg
— 如果需要进行详细的血流动力学评估，经食管超声心动图检查（TEE）
— 维持 Hgb $>$ 7 g/dL，PLT $>$ 40×10^9/L，Fib $>$ 100 mg/dL
— 血栓弹力图（TEG）：
• 如果 R 值达肝素酶 – R 值的两倍以上，使用鱼精蛋白 30 mg iv
• 输注血小板以维持 MA $>$ 45 mm
• 如果 Ly30 $>$ 8%，使用 EACA 5 g IV，输注时间 15min 以上
— 考虑术后机械通气的指征
— 转往 PACU（如在手术室内拔管）或转往 ICU（如需机械通气）

（一）无肝前期

无肝前期（Preanhepatic phase）指从手术开始到阻断上、下腔静脉的时期。该时期最主要的关注点是术中大量失血以及体液的再分布导致的血流动力学不稳。终末期肝病患者多存在凝血功能紊乱，这使得手术操作过程中更加容易失血，而肝脏游离的过程中，病肝与周围组织的粘连、门脉高压、血小板的减少，也均是加重出血的因素。因此密切关注术中的出血情况，监测相关血流动力学指标，就显得尤为重要。

可以留置外周动脉置管、肺动脉导管或者使用 FloTrac 监测有创动脉压、肺动脉压、中心静脉压、心排量等指标，有针对性地行预防与处理。尤其是对于存在严重腹水的患者，在开皮后大量腹水的丢失将导致腹内压骤降，使腹腔内脏血流再分布，引起循环的剧烈波动，患者会快速地进入低血容量休克状态，此时血管活性药物的应用就显得尤为重要，可以使用去甲肾上腺素或加压素以维持平均动脉压 ＞60 mmHg，可以使用多巴胺或者肾上腺素以维持心排量（CO）＞5 L/min。与手术医师密切沟通，减缓放腹水的速度，也有利于维持血流动力学的稳定。另外，低中心静脉压技术也可减少术中出血，可以通过限制输液或者在足以维持 MBP 和 CO 的前提下适当使用血管扩张剂，以尽量使 CVP 降至 5 mmHg 以下。纠正凝血障碍，监测 TEG，使 PLT ＞40×10^9/L，MA（TEG）＞45，Fib ＞100 mg/dL，并根据需要输注红细胞和其他血液制品，使 Hgb ＞7 g/dL，也都是维持循环稳定的重要措施。

重视患者的体温保护。由于病肝的产热缺失，以及后期冰冷的新肝置入，将会导致患者严重的体温丢失，患者的中心体温可下降 2～3℃，因此需提前进行预防体温下降。可使用温毯、暖风机、加温输液等措施，切实地维持住患者的体温。

重视抗感染治疗。因肝移植手术时间长，创面大，且患者需使用免疫抑制剂以降低排异反应，因此感染的风险大大增加，可于术前 1h 联合输注抗生素与抗真菌药物。

在阻断上下腔静脉前，可予甘露醇 0.5 g/kg iv，输注时间 1 h 以上。对于 TEG 正常或高凝者，可给予肝素 3 000～5 000 U iv。加快静脉输液使 CVP 增加至 10 cmH₂O，以应对阻断上下腔静脉后的回心血量不足。对于严重低白蛋白血症者，可给予 25% 白蛋白输注。

（二）无肝期

无肝期（Anhepatic phase）指从阻断上下腔静脉、门静脉、肝动脉切除病肝开始，到移植肝与受体上下腔静脉、门静脉吻合开放血流为止。该时期的最主要特点是因下腔静脉的阻断，使回心血量骤降而导致的低血压，同时伴有肠道及下肢静脉的淤血。此外还常常伴有代谢性酸中毒、凝血功能紊乱、低钙血症、低体温、肾功能异常等。

下腔静脉的阻断可使回心血量降低 50%～60%，此时 CI、MAP、PCWP 及 CVP 均会明显下降，若此阶段术野无明显出血，则应以血管活性药物为主、输液为辅的策略来维持 MAP ＞60 mmHg，同时维持 CVP 在 5 cmH₂O 左右。

此阶段肝功能缺失，乳酸代谢障碍，常常因乳酸堆积而导致代谢性酸中毒。其酸中毒程度与无肝期时长显著相关。此时期应勤查血气，严密监测酸碱指标，若酸中毒明显，可以予碳酸氢钠纠正。

凝血功能紊乱是贯穿整个围手术期的事件，是整个手术过程中均应时刻关注的问题。应监测凝血四项和血栓弹力图，适时进行血浆、血小板、纤维蛋白原、凝血酶原复合物等的输注。而大量出血以及大量血制品的输注，很可能会导致电解质紊乱，其中低钙血症较为常见，可根据血气结果，予以钙剂滴注补充。

此时期因动脉血压的下降以及肠道的淤血，使患者的肾灌注下降、GFR下降，常表现为无尿。此时不宜贸然使用利尿剂，而应该予以血管活性药物及适当扩容以维持MBP > 60 mmHg和CO > 5 L/min，从而保障肾脏的灌注。

（三）新肝期

新肝期（neohepatic phase）指开放下腔静脉及门静脉使移植肝供血至手术结束。该时期麻醉管理的最主要关注点是再灌注综合征（post reperfusion syndrome，PRS）。对于水电解质酸碱的调控、凝血功能的调控、肾功能的保护、新肝功能的保护和促进新肝功能的恢复，也是该时期需要密切关注的问题。

再灌注综合征是指新肝再灌注后由多种因素引起的血压降低、肺动脉压及中心静脉压增高、心率减慢、心律失常，甚至心搏骤停等血流动力学剧烈波动的一系列症候群。PRS目前尚无一个统一的量化标准，有学者提出：在新肝开始灌注后的第一个5 min内，平均动脉压较基础值下降30%并持续1 min，即可认为发生了PRS。引起PRS的因素很多，包括冷灌注液（低温）、电解质紊乱（高钾）、酸中毒、炎性介质、血容量增加、内毒素释放等，其中冷灌注液被认为是最重要的因素。既往的传统理论认为，新肝灌注期间会排出大量的钾离子，继而引起高钾血症，而严重的高血钾会使循环发生剧烈波动，甚至出现心跳骤停，然而很多严重的PRS未发现高血钾的存在，且复流前外科医师会使用白蛋白或血浆冲洗供肝，也大大减少了复流后高钾血症的发生。

PRS引起循环抑制，此时应密切关注各项血流动力学指标，如有需要可行经食管超声心动图检查（TEE），进行详细的血流动力学评估，及时调整输液速度及相关血管活性药物的用量，维持MBP > 60 mmHg、CVP 5 ~ 10 cmH$_2$O、C.O. > 5 L/min，若心率低于60次/min，可给予肾上腺素20 ~ 100 μg。若出现心跳骤停，应及时进行心肺复苏。

凝血功能紊乱是贯穿整个围手术期的事件，新肝期也不例外，应根据血气、凝血、TEG等检查结果，适时进行红细胞、血浆、血小板、纤维蛋白原、凝血酶原复合物等的输注，维持Hgb > 7 g/dL、PLT > 40 × 10^9/L、MA > 45 mm、Fib > 100 mg/dL。如果R值达肝素酶-R值的两倍以上，使用鱼精蛋白30 mg iv以纠正。如果Ly30 > 8%，可使用EACA 5 g iv，输注时间15 min以上。

七、术后管理

术毕通常转往ICU监护治疗，全套化验检查依情况每6 ~ 24 h送检一次，维持循环稳定，注意心、脑、肾等重要脏器功能的恢复情况，以及对新肝功能的评估。移植肝的功能评估可从分泌、代谢、合成等方面进行判断。高质量的胆汁分泌是肝功能恢复的重要指标，一般情况下，我们认为胆汁量＞100 ml/d，褐色或金黄色，质黏稠，预示着肝脏分泌功能恢复良好。若患者术后能快速苏醒，则预示着新肝的代谢功能良好，但多种因素均会导致苏醒延迟，因此即便没有快速的苏醒，也不意味着肝脏代谢功能差。肝脏代谢功能的恢复还体现在乳酸等代谢酸性物质的清除，以及电解质紊乱的纠正等。凝血功能的恢复、白蛋白水平的升高，则预示着肝脏合成功能的恢复。对于术前合并肝肾综合征的患者，肝功能的恢复几乎是肾功能恢复的唯一希望，因此若是术后肾功能恢复良好，则也预示着肝功能恢复良好。

随着ERAS理念的推广，对于情况较好的患者可以尝试早期拔管，同时做好术后镇痛，减轻患者疼痛，改善患者预后。

八、病例分析

患者，52岁，男性，身高176 cm，体重60 kg，因"体检发现肝占位3个月"入院。入院诊断肝硬化、肝癌、门脉性肺动脉高压，拟行原位肝移植术。

既往2个月前因呼吸困难、胸痛、疲乏就诊于外院，予强心、利尿等对症治疗后好转，目前心功能NYHA分级II级。查体一般情况可，慢性病容，颈静脉充盈。

患者入室后常规监测心电图、袖带压、脉搏氧饱和度，于局麻下行桡动脉穿刺置管，使用flotrac系统监测CO和SVV，快速续贯诱导后气管插管，后行颈内静脉穿刺，置入SwanGanz漂浮导管，过程顺利，术前PAP＝60/32 mmHg，MPAP＝47 mmHg，CVP＝5 cmH$_2$O。手术开始后，生命体征平稳，开放下腔静脉和门静脉时，循环剧烈波动见表12-4-5。

表12-4-5　患者生命体征

时间	HR	BP	PAP	MPAP	CVP	CO	SVV
下腔静脉、门静脉开放前	124次/min	76/42 mmHg	35/28 mmHg	31 mmHg	4 cmH$_2$O	5.1 L/min	8%
下腔静脉、门静脉开放时	109次/min	32/23 mmHg	36/30 mmHg	32 mmHg	12 cmH$_2$O	9.1 L/min	2%

此时患者发生了什么？原因为何？如何处理？

答案：

考虑患者发生了术中急性右心功能衰竭、心源性休克。患者2个月前发生呼吸困难、胸痛、疲乏，这是POPH的典型表现，慢性肝病患者常常伴有POPH，而中重度POPH可显著增加肝移植手术的风险，在肺动脉压为35～45 mmHg和肺血管阻力＞250 dynes/s/cm^{5}时，围手术期病死率将增加至＞50%。患者术前mPAP＝47 mmHg，考虑为重度POPH，该类患者行肝移植术发生右心力衰竭和肺水肿的风险极高，围手术期病死率极高。在开放腔静脉和门静脉时，回心血量骤增，右心负荷急剧加重，心功能失代偿，从而导致急性右心功能衰竭、心源性休克。此时应使用肾上腺素、多巴胺、多巴酚丁胺等血管活性药物增强心肌收缩力，积极利尿、泵注硝酸甘油以降低右心负荷，纠正休克，维持循环稳定，若难以维持正常的循环和心功能，应尽快建立术体外膜肺氧合（ECMO）支持，保证患者生命安全。

对于术前已伴有POPH的患者，应评估患者POPH程度和心功能后再决定是否手术。轻度POPH且心功能良好者可行肝移植术；中度POPH者，若对症治疗有效，mPAP可降低至35 mmHg以下，或虽mPAP不能降低但心功能良好，亦可进行手术；重度POPH者则必须经内科治疗，确实地降低肺动脉压后重新评估，再决定能否手术以及手术时机。

（杨磊　董长江）

参考文献

[1] ALOIA T, PAWLIK TM, TAOULI B, et al.Intrahepatic Bile Ducts.In: Amin MB. AJCC Cancer Staging Manual［M］.8th ed. New York: Springer, 2017:295-302.

[2] 中华医学会外科学分会胆道外科学组，白求恩公益基金会肝胆专业委员会，中华外科杂志编辑部.加速康复理念在梗阻性黄疸规范治疗中应用的专家共识［J］.中华外科杂志，2021，59(4):241-248.

[3] 中华医学会麻醉学分会器官移植学组.成人肝脏移植围手术期麻醉管理专家共识［J］.临床麻醉学杂志，2020，36(5):499-506.

[4] 韩山山，赵君会，叶军，等.NRS-2002与MNA-SF营养评估对恶性梗阻性黄疸患者术后生存期的预测价值［J］.临床肝胆病杂志，2019，35(8):1755-1759.

[5] 李成学，杨凯，张虹.梗阻性黄疸介入治疗中胆心反射的防治［J］.中国介入影像与治疗学，2017，14(5):N283-286.

[6] JIA W, LIU W, QIAO X. Chinese expert consensus on enhanced recovery after hepatectomy (Version 2017)［J］. Asian J Surg, 2019, 42(1):11-18.

[7] LAI HC, LEE MS, LIN KT, et al. Propofol-based total intravenous anesthesia is associated with better survival than desflurane anesthesia in intrahepatic cholangiocarcinoma surgery［J］. Medicine, 2019, 98 (51):e18472.

[8] RAZUMILAVA N, GORES GJ. Classification, diagnosis, and management of cholangiocarcinoma［J］. Clin Gastroenterol Hepatol, 2013, 11(1):13-21.e1; quiz e3-4.

[9] BUCKHOLZ AP, BROWN RS JR. Cholangiocarcinoma: Diagnosis and Management［J］. Clin Liver Dis. 2020, 24(3):421-436.

[10] LIU LQ, MEHIGAN S. A systematic review of interventions used to enhance implementation of and compliance with the world health organization surgical safety checklist in adult surgery［J］. AORN J, 2021, 114(2):159-170.

[11] ZHANG J, LIU T, ZHOU H, et al. The Safety and Efficacy of Ultrasound-Guided Bilateral Dual Transversus

Abdominis Plane (BD-TAP) Block in ERAS Program of Laparoscopic Hepatectomy: A Prospective, Randomized, Controlled, Blinded, Clinical Study[J]. Drug Des Devel Ther, 2020, 14:2889-2898.

［12］ HOU W, ZHONG J, PAN B, et al. Paradoxical carbon dioxide embolism during laparoscopic surgery without intracardiac right-to-left shunt: two case reports and a brief review of the literature[J]. J Int Med Res, 2020, 48(8):300060520933816.

［13］ NOTA CL, MOLENAAR IQ, BORELRINKES IH, et al. Robotic liver resection of segment 7: A step-by-step description of the technique[J]. Surg Oncol, 2020, 34:206-207.

［14］ AGARWAL V, DIVATIA JV. Enhanced recovery after surgery in liver resection: current concepts and controversies[J]. Korean J Anesthesiol, 2019, 72(2): 119-129.

［15］ 李嘉,邓靖单,李舒凡,等.腹腔镜肝切除术中CO2气体栓塞发生危险因素及临床处理[J].中华肝脏外科手术学电子杂志,2021,10(2): 197-200.

［16］ 中国研究型医院学会肝胆胰外科专业委员会.腹腔镜肝切除术治疗肝细胞癌中国专家共识(2020版) [J].中华消化外科杂志,2020,19(11):1119-1134.

［17］ 吴志正,赵玉成,李腾,等.腹腔镜肝切除术中应用低中心静脉压与肝血流阻断的回顾分析研究[J].腹腔镜外科杂志,2020,25(8):628-633.

［18］ 汤龙信,丁璐,王金保.允许性高碳酸血症临床研究进展[J].临床误诊误治,2019,32(5):101-108.

［19］ LIN ZH, XIN YN, DONG QJ, et al. Performance of aspartate aminotransferase-to-platelet ratio index for the staging of hepatitis C-related fibrosis: an updated meta-analysis[J]. Hepatology, 2011, 53(3): 726-736.

［20］ HAO W, ZHAO ZH, MENG QT, et al. Propofol protects against hepatic ischemia/reperfusion injury via miR-133a-5p regulating the expression of MAPK6[J]. Cell Biology International, 2017, 41(5):495-504.

［21］ RYCKX A, CHRISRIAENS C, CLARYSSE M, et al. Central venous pressure drop after hypovolemic phlebotomy is a strong independent predictor of intraoperative blood loss during liver resection[J]. Ann Surg Oncol, 2017, 24(5):1367-1375.

［22］ BARON-STEFANIAK J, GÖTZ V, ALLHUTTER A, et al. Patients undergoing orthotopic liver transplantation require lower concentrations of the volatile anesthetic sevoflurane[J]. Anesth Analg, 2017, 125(3): 783-789.

［23］ PIETSCH UC, HERRMANN ML, UHLMANN D, et al. Blood lactate and pyruvate levels in the perioperative period of liver resection with Pringle maneuver[J].Clin Hemorheol Microcirc, 2010, 44 (4):269-281.

［24］ WIGGANS MG, STARKIE T, SHAHTAHMASSEBI G, et al. Serum arterial lactate concentration predicts mortality and organ dysfunction following liver resection[J].Perioper Med(Lond), 2013, 2(1):21.

［25］ KARAMANILIĆ M, MADŽARAC G, KOGLER J, et al. Intraoperative volume restriction in esophageal cancer surgery: an exploratory randomized clinical trial[J].Croat Med J, 2015, 56(3):290-296.

［26］ 中华医学会器官移植学分会围手术期管理学组.成人肝移植围手术期麻醉管理专家共识(2021版)[J]. 中华器官移植杂志,2021,42(6):329-335.

［27］ BREZEANU LN, BREZEANU RC, DICULESCU M, et al. Anaesthesia for Liver Transplantation: An Update[J]. J Crit Care Med(TarguMures), 2020, 6(2):91-100.

［28］ MANNING MW, KUMAR PA, MAHESHWARI K, et al. Post-Reperfusion Syndrome in Liver Transplantation-An Overview[J]. J Cardiothorac Vasc Anesth, 2020, 34(2):501-511.

［29］ VANNEMAN MW, DALIA AA, CROWLEY JC, et al. A focused transesophageal echocardiography protocol for intraoperative management during orthotopic liver transplantation[J]. J Cardiothorac Vasc Anesth, 2020,(7):1824-1832.

［30］杨璐,姚永兴. 成人肝脏移植围手术期麻醉管理专家共识[J]. 临床麻醉学杂志, 2020, 36(5), 499-500.

［31］FUKAZAWA K, QUINLAN CA, PRETTO EA JR, et al. Chronic moderate aortic regurgitation in liver transplantation: prevalence, perioperative management, and short-term outcomes[J]. J Cardiothorac Vasc Anesth, 2019, 33(2):584-587.

［32］翁亦齐,李红霞,元绍婷,等. 器官移植患者的麻醉风险评估[J]. 实用器官移植电子杂志, 2019, 7(6): 433-436.

［33］BEZINOVER D, DIRKMANN D, FINDLAY J, et al. Perioperative coagulation management in liver transplant recipients[J]. Transplantation, 2018, 102(4):578-592.

［34］FORKIN KT, COLQUHOUN DA, NEMERGUT EC, et al. The coagulation profile of end-stage liver disease and considerations for intraoperative management[J]. Anesth Analg, 2018, 126(1): 46-61.

［35］FISHER C, PATEL VC, STOY SH, et al. Balanced haemostasis with both hypo- and hyper- coagulable features in critically ill patients with acute-on-chronic-liver failure[J]. J Crit Care, 2018, 43:54-60.

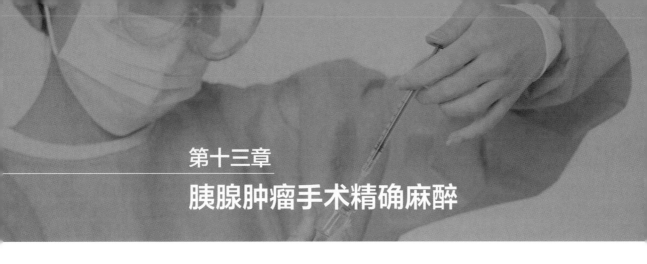

第十三章
胰腺肿瘤手术精确麻醉

第一节　胰腺癌手术的精确麻醉

一、胰腺癌相关概述

胰腺癌（pancreatic cancer）是最致命的、预后极差的消化系统恶性肿瘤之一。在医学与技术不断进步的今天，全球范围内胰腺癌的发病率仍呈明显上升趋势，严重威胁人类的健康，是值得重视的。该类型的手术由于肿瘤本身引起患者的病理生理改变、胰腺癌手术的复杂性和患者的机体状态（老年及伴有多种系统并发症），手术切除后患者的病死率居高不下。为促进胰腺癌手术的安全进行，降低术后相关并发症所致的病死率，成立由外科、放射科、介入治疗科、内分泌科、营养科和麻醉科共同组成多学科综合治疗协作组（MDT），通过多学科合作来解决胰腺癌患者在围手术期治疗中的难题，制定最合理的治疗方案，是十分必要的。其中，麻醉医师在术前评估、围手术期管理和镇痛中发挥着至关重要的作用，并能显著影响患者的转归。由于胰腺癌手术时间长，创伤大，体液转移多，麻醉医师在此类患者的围手术期管理中面临众多的挑战，需要对胰腺癌患者进行个体化评估，制订详细的麻醉计划，完善围手术期管理细节，实施精确麻醉管理，才能保障患者平稳度过围手术期，并改善其预后。

1. 流行病学

我国胰腺癌的发病率为 8.55 / 10 万，在所有肿瘤发病率中位居第七位，病死率为 7.56 / 10 万，在所有肿瘤相关死因中位居第六位。在国外，胰腺癌是美国第四位癌症相关死亡原因，是欧洲第六位癌症相关死亡原因，在全世界实体癌中存活率最低。导致胰腺癌预后极差的主要原因是这类肿瘤中只有不到 15% 的确诊患者可行手术切除。目前，胰腺癌主要的治疗方法仍是手术切除，然而即使是可切除的肿瘤，治愈率也很低（5 年生存率仅为 15% ~ 20%）。

13

2. 发病因素

胰腺癌是一种较常见的上腹部消化系统恶性肿瘤，好发于 40 岁以上中老年人群，男性多于女性［男女发病率之比为（1.5~2）∶1］。有研究发现，胰腺癌发生的危险因素包括吸烟、慢性胰腺炎家族史、老年患者、糖尿病、肥胖症、非 O 血型、非裔美国人血统、长期高脂高蛋白饮食等。虽然胰腺癌的病因复杂且因素众多，但目前比较明确的原因为吸烟和家族史。大约 20% 的胰腺肿瘤是与吸烟相关，烟草燃烧的烟雾中含有的亚硝胺可诱发胰腺癌的发生。胰腺癌家族史是发病的重要危险因素，有 7%~10% 的患者有家族史。一项针对患有胰腺癌家庭发病情况的前瞻性分析表明，家族性胰腺癌患者的一级亲属患胰腺癌的风险是普通人群的 9 倍。在有 3 个及以上胰腺癌患者的家族中，其一级亲属患胰腺癌的风险增加 32 倍。此外，散发性胰腺癌患者一级亲属患胰腺癌的风险也略有增加。与散发性胰腺肿瘤患者相比，家族性胰腺癌患者更易发生癌前病变，并增加胰腺之外癌症的发生风险。

3. 临床表现

胰腺癌临床症状隐匿且不典型，是诊断和治疗都很困难的消化道恶性肿瘤，早期胰腺癌在临床上通常是无症状的，只有在肿瘤侵犯周围组织或转移到远处器官后，才出现明显的临床症状。大多数患者出现临床症状时已经是疾病晚期。有部分胰腺癌患者是由于其他原因进行腹部 CT 检查后得以诊断的。临床上主要表现为梗阻性黄疸（胰头癌的重要症状）、腹痛（胰腺癌的主要症状）、消瘦乏力、消化道症状等。

4. 诊断

40 岁以上、无诱因腹痛、饱胀不适、食欲不振、消瘦、乏力、腹泻、腰背部酸痛、反复发作性胰腺炎或无家族遗传史的突发糖尿病，应视为胰腺癌的高危人群，就诊时应警惕胰腺癌的可能性。辅以腹部 B 超、CT、MRI、ERCP、PTCD、血管造影、腹腔镜检查、肿瘤标志物测定（CA199、CEA）、癌基因分析等，对胰腺癌确诊和判断能否手术切除有指导性意义。

5. 手术类型及方式

胰腺位置深在、隐匿，周围毗邻大血管、胃、十二指肠等重要脏器，而且在发病早期便常常会出现淋巴结浸润和血管、神经侵犯，诸多原因造成胰腺癌手术治疗成为最具挑战的高难度手术之一。胰腺癌的手术类型和方式的选择，应依据发生部位与累及周围器官血管情况而定。临床上根据术前的影像学检查和三维血管重建，可以较准确地评估肿瘤的位置和周围组织与重要血管受压或侵犯情况。目前胰腺癌手术方式主要有传统的胰十二指肠切除术、全胰腺切除及胰体尾 + 脾切除。目前胰腺癌的外科治疗主要有传统的开腹手术、腹腔镜手术和机器人手术三种治疗方式。手术类型和手术方式均有其适应证与特殊性，应该在患者的病情基础上做出最合理的选择，麻醉医师亦可针对性地制定个体化的精确麻醉方案，关注麻醉管理要点。

二、胰腺癌手术精确麻醉管理

（一）麻醉前评估与准备

充分的麻醉前准备是保证胰腺癌手术顺利进行的前提。麻醉的风险与手术的大小并非完全一致，但复杂的手术可使麻醉的风险增加。胰腺癌导致机体发生复杂的病理生理改变，可引起多器官功能受损，为保障胰腺癌手术患者围手术期安全，增强患者对手术和麻醉的耐受能力，减低围手术期不良事件发生，应认真做好病情评估和麻醉前准备工作。

1. 麻醉前准备

胰腺癌手术患者围手术期风险的特点是手术切除范围广，操作难度大，手术时间长，胰腺位置深在易致邻近脏器、血管损伤，引起围手术期大出血，呼吸循环系统不稳定，导致严重围手术期并发症，增加患者术后病死率。同时，胰腺癌本身所引起患者的病理生理改变与先前存在的内科合并症控制情况都是围手术期需要关注的要点。术前应获得患者相关病史与实验室检查资料，在病情允许的条件下，充分完善术前准备。

（1）全身准备：由于胰腺癌患者在临床上多表现为腹部疼痛与消化不良、食欲缺乏等消化道症状，营养状态差。在接受胰腺手术的患者中，营养不良的患病率达65%。营养不良可致机体免疫力下降，引起术后并发症的发生。营养不良的患者在手术时发生并发症风险增加3倍，死亡风险增加5倍。令我们欣慰的是，营养不良状态在适当的治疗下是可逆的。因此，需要及时加强营养，给予高蛋白、高碳水化合物、低脂饮食，补充维生素，提升机体免疫功能，是胰腺手术患者最简单、最安全、最具成本效益的干预措施。因胰腺癌对机体消耗性破坏严重，很多患者术前表现为贫血，对于择期胰腺癌手术患者，术前贫血应纠正血红蛋白至≥80 g/L，并完善围手术期用血、备血计划。有低蛋白血症表现的患者，尤其对于血浆总蛋白低于45 g/L、白蛋白低于25 g/L的患者，应予以重视，必要时可以输注白蛋白或者血浆予以纠正，使得术前血浆总蛋白≥60 g/L、白蛋白≥30 g/L。吸烟患者，应嘱戒烟6～8周，减少气道分泌物，进行肺功能锻炼，减少术后肺部并发症。对于胰腺癌手术患者，我们应视作饱胃患者来处理，术前常规置入鼻胃管，麻醉诱导前应尽可能吸除胃内容物，以减少围手术期呕吐、反流误吸的发生。

（2）内环境准备：胰腺癌患者常有食欲不振，恶心、呕吐，易出现脱水、低钾血症、酸碱失衡。术前应积极纠正水、电解质、酸碱平衡紊乱，给手术创造良好的内环境稳态。

（3）精神状态准备：由于胰腺癌中老年患者居多，随着年龄增长与疾病的影响，导致胰腺癌患者多呈衰弱状态（frailty），导致机体易损性增加，抗应激能力减退，发生术后并发症和病死率风险增加，应当采取多模式预康复策略优化患者衰弱状态，提升患者手术与麻醉耐受性。同时，由于胰腺疾病引起的疼痛与肿瘤的消耗，胰腺癌手术患者精神上常存在术前焦虑与抑郁状态，这与患者术后转归密切相关，需要麻醉医师高度关注，并评估与筛查其精神心理状态，及时合理干预、缓解患者心理焦虑，从而改善患者预后。

2. 梗阻性黄疸风险评估

由于肿瘤的压迫和侵犯，可使胰腺癌患者胆汁和胰液排出受阻，患者容易出现消化吸收不良，胃肠功能紊乱，导致体重下降。胰头癌患者最突出的表现是梗阻性黄疸。梗阻性黄疸是胰腺肿瘤对胆道侵犯压迫所致，胆汁由胆管排入肠道的过程受到阻碍，导致胆汁淤滞、酯型胆红素反流入血引起的病理性黄疸。梗阻性黄疸呈持续性进行性加重，严重患者可出现不同程度的皮肤黄染、瘙痒症、腹水等表现。由于梗阻性黄疸可致药物经胆道排泄减少，可导致麻醉药物作用时间显著延长。因此，对于进行性加重的梗阻性黄疸患者，应全面了解评估梗阻性黄疸的程度。胰腺癌所致的梗阻性黄疸并不需要常规减黄手术。对于黄疸出现时间较短、全身状况较好、凝血功能及肝肾功能在正常范围者，可直接行择期手术。对于术前胆红素水平（TB＞342 μmol/L）的重度黄疸、合并肝肾功能不全的患者，术前经外科医师评估是否需要行胆囊造瘘、内镜下胆肠引流或 PTCD 介入手术，解除压迫梗阻，缓解胆道内压，减轻黄疸，提高患者麻醉与手术耐受性，降低围手术期不良事件的发生率和病死率，提高手术治疗效果。

3. 优化合并症

胰腺癌患者中老年居多，越来越多的老年患者从胰腺外科手术中获益。年龄是手术患者术后病死率和术后并发症的独立危险因素，主要与年龄增长可导致机体在应激状态下维持生理内稳态的生物储备逐渐减弱有关。此外，越来越多的老年患者易出现一种或多种与年龄相关的慢性合并症，这进一步降低了机体对创伤应激的反应能力。因此，胰腺手术患者除需要评估胰腺癌对机体的影响之外，患者心肺重要脏器合并症的优化是术前准备的重要环节。优化控制患者的慢性合并症，对重要器官疾病采取相应的治疗和治疗方案的调整，可提高患者手术和麻醉的安全，促进患者快速康复，有效降低患者的围手术期并发症的发生。心脏和肺部疾病是最常见的合并症，麻醉医师与外科医师在这类复杂的手术患者中进行术前合并症的病情优化，是提高患者术后快速康复的关键环节。

心血管系统方面，合并有高血压的胰腺癌手术患者，围手术期的风险取决于重要脏器继发性损害程度。为降低麻醉手术的风险，高血压患者术前应使用降压药，使血压控制在160/100 mmHg 以下，降压药服用至手术日晨。使用肾上腺素能神经阻断性抗高血压患者应至少术前一周进行降压药物调整，避免围手术期出现顽固性低血压的风险。术前存在房颤的患者，应当在心内科的协助下调整治疗方案，控制心室率慢于 100 次/min，心脏超声评估心功能与附壁血栓情况，同时进行围手术期抗凝策略的调整。有心肌梗死病史的患者，术后发生再次心肌梗死的风险明显增高，心肌梗死 6 个月内不宜行择期手术。合并完全性房室传导阻滞或双束支传导阻滞伴有心动过缓、对药物调整反应差的患者，术前应安装心脏起搏器，并在术前心脏内科咨询好术中电刀使用对于起搏器功能的影响。

呼吸系统方面，吸烟是胰腺癌患者明确的发病危险因素，同时手术患者以老年男性居多，呼吸功能储备下降，如闭合容积增加和呼气流速降低，可使手术患者围手术期呼吸系统并发症风险增高，发病率高达 2.0%~5.6%，在手术后常见并发症中占第二位，应引起麻醉医师的注意。长期吸烟患者，择期手术前应戒烟 4 周以上。对于老年患者，应常规进行肺功能筛查，术前呼吸功能锻炼，进行深呼吸和咳嗽排痰训练，预防呼吸道感染。同时提高识别与预测患者发生术后肺部并发症的能力，为高危患者提供更精确的风险评估，可以帮助麻醉医师设计个体化的围手术期呼吸管理，从而促进合理的临床决策，改善患者术后转归。

术前血糖控制：胰腺癌患者糖尿病的发生率较普通人群高。高血糖与围手术期并发症发生率和患者病死率的增加呈直接相关。一些研究已表明，住院期间的高血糖对医院内感染发生率、患者住院时间和病死率有负面影响。在最近的一项试验中，使用胰岛素将危重病患者血糖维持在 ≤6.2 mmol/L，可将术后病死率从 8.0% 降低到 4.6%。在胰腺癌这类长时间复杂的手术过程中，整个围手术期血糖调控应该是一种标准处理，将术前血糖调控正常范围，减低围手术期并发症的发生。定时和精确的血糖监测必须成为胰腺癌患者在手术期间和术后管理的一个目标（表13-1-1）。

表13-1-1　术日胰岛素的使用

	长效	中效	短效
胰岛素类型	甘精胰岛素或地特胰岛素	中性鱼精蛋白锌胰岛素或70/30胰岛素（优泌林）	赖脯胰岛素，门冬胰岛素，赖谷胰岛素，常规胰岛素
术日胰岛素用法	80%常用剂量	如果血糖＞120 mg/dL，50%常用剂量；如果血糖＜120 mg/dL，停用	暂停

4. 风险评估与转归预测

由于受到许多患者因素和手术范围等因素的影响，目前尚无针对胰腺癌手术风险的预测标准。近年来，临床上开发了多种评分系统用以预测患者的围手术期风险。其中有 Copeland 等建立的预测手术后并发症发生和病死率的（POSSUM 评分）预测模型被认为是普外科最有效的围手术期风险评分方法。该模型使用 12 个（年龄、心脏征象、呼吸系统、血压、心率、Glasgow昏迷评分、血红蛋白值、白细胞计数、血清尿素、血清钠浓度、血清钾浓度和心电图）生理变量和 6 个（手术范围、30 天内手术次数、出血量、腹腔污染、恶性肿瘤和手术类别）手术相关变量进行评分，用于预测术后 30 天病死率和并发症发病率。尽管 POSSUM 评分预测模型在胰腺癌手术中应用有一定局限性，但并不能改变 POSSUM 评分预测模型仍然是一个有价值的手术风险预测工具。

心血管并发症是老年患者最常见和最重要的术后问题之一。美国心脏病学会和美国心脏协会已经提出了非心脏手术围手术期心血管评估的实用指南。应采用考虑临床预测因素、拟手术风险和功能能力的方法对患者进行综合评估。胰腺癌手术患者，老年患者居多，麻醉医师和外科医师必须在胰腺癌这类复杂的腹部大手术前，依据患者既往病史以及完整、详细的用药史、体格检查和日常生活心功能储备进行充分评估围手术期心血管风险尤为重要。

血栓危险评估与预防：静脉血栓栓塞（VTE）的风险因患者和手术因素而异。胰腺癌是与血栓形成相关的最常见恶性肿瘤之一，50% 的手术患者中发生了血栓形成。术后静脉血栓栓塞的预防措施应根据患者的风险水平进行调整。（卡普里尼评分）预测模型是通过各种 VTE 风险因素评分来估计围手术期 VTE 发生风险。药物预防可使普通外科患者的肺栓塞风险降低 75%，内科患者的肺栓塞风险降低 57%。存在 VTE 风险因素的患者中使用低分子肝素（LMWH）预防血栓事件是临床上一种常见且有充分研究结果证实的预防手段。目前的建议中强烈推荐对所有被定义为 VTE 中高危且拟择期行胰腺手术的住院患者必须采取有效的预防策略。研究发现，有效的预防血栓策略是术前 12 h 给予第一剂低分子量肝素，这一策略可在有效预防血栓的同时，并不增加围手术期出血风险。我们建议所有计划进行胰腺癌手术的患者在手术前一天开始应用 LMWH。对于正在接受抗凝剂或抗血小板治疗拟行择期手术的患者，需要进行双抗桥接治疗围手术期调整策略。

5. 麻醉方式选择

胰腺癌手术属于上腹部重大手术，胰腺位于腹膜后，横卧于第 1～2 腰椎的前方，手术部位比较深，与周围脏器及重要血管毗邻，手术操作复杂，对手术医师团队技术与配合提出了极大的考验。一般而言，开放性胰腺癌根治性手术特别是胰十二指肠切除（Whipple）术，中老年患者居多，手术时间可达数小时，出血风险高。就麻醉医师围手术期管理而言，需要面临维护患者围手术期生命安全、为手术创造良好的条件、完善术后镇痛、加速患者术后康复、提高手术后生存率诸多方面的挑战。

最佳麻醉方案应在提供完善的镇痛、尽可能地减少并发症、缩短住院时间，以及减少肺癌复发这几个方面进行综合考量。全身麻醉（GA）与胸段硬膜外（TEA）麻醉相结合已成为当今许多国家与地区开展大型腹部手术的首选麻醉方案。胰腺受胸段交感神经和副交感神经双重支配，交感神经是胰腺疼痛的主要通路。通过胸段硬膜外麻醉能够降低交感神经活性，从而影响重要脏器的围手术期功能。多项研究已经证实，胸段硬膜外麻醉可广泛用于提供良好的镇痛效果、降低腹部手术患者的分解代谢反应、减少围手术期肺部并发症的发生、降低心脏代谢需求、降低血栓栓塞事件的发生风险，促进术后肠道功能的恢复，较少发生运动阻滞。此外，硬膜外麻醉和轻度高碳酸血症可增加皮下组织氧合。选择全身麻醉复合胸段硬膜外麻醉不但可以更好地控制手术应激与减轻炎症反应，保护机体细胞免疫功能，还可以为胰腺手术患者提供比较满意的围手术期镇痛，同时能够减少大量阿片类药物的使用，减少患者术后谵妄的发生，改善胰腺癌患者手术的远期预后。一般胸段硬膜外的穿刺点选择 T_8～T_9 间隙进行穿刺。但需要临床麻醉医师注意的是，随着胸段硬膜外阻滞的平面越高，围手术期低血压、心动过缓的发生风险越高。这主要可能与交感神经阻滞引起血管扩张、外周血管阻力降低、T_4 以上阻滞平面可引起心交感纤维阻滞、局麻药吸收入血引起心肌负性肌力作用、压力反射活性增强有关。

当患者有硬膜外穿刺禁忌时，通常选用单纯全身麻醉。全身麻醉方案适用于所有的接受胰腺癌手术的患者。随着外科技术的发展，微创手术技术的进步，越来越多的患者接受微创手术切除。单纯全身麻醉可选用吸入麻醉与静脉麻醉组合方案，多模式镇痛方案，减少术中麻醉药物总量，避免药物蓄积，减少苏醒延迟与术后谵妄的发生。

（二）管理要点

1. 围手术期监测和控制目标

胰腺癌手术术中监测十分重要，因为麻醉医师需要根据各种监测结果及时调控患者的生理功能状态，维持内环境的稳定。患者入手术室后，首先要实现基础生命体征监测，包括心电图（ECG）、无创血压（BP）和脉搏血氧饱和度（SpO_2）。鉴于胰腺癌手术的特点，开放大口径中心静脉，必要时监测中心静脉压（CVP），同时进行桡动脉穿刺置管实施有创动脉连续测压（ABP）监测和动脉血气分析，通过血气分析结果调整电解质和酸碱平衡，维持患者内环境稳态。在此基础上，通过监测术中呼末二氧化碳（$PetCO_2$）监测、体温监测、尿量、血糖等数据采集，维持正常的血压（MAP＞65 mmHg），正常心率（60～80 次/min），正常的 $PetCO_2$（35～40 mmHg），正常的体温（36～37 ℃），正常的血糖，如通过监测血糖的变化及时调整胰岛素的使用（表13-1-2），控制血糖目标在110～140 mg/dL；有条件的医院还可以开展肌松（TOF）监测、麻醉深度（BIS）监测（控制在50～60）、经动脉脉搏轮廓动脉压波形分析（PICCO）、经动脉压力波形分析（FloTrac）连接Vigileo监测心排血量（CO）、每搏指数（SVI）、全身血管阻力（SVR）、每搏量变异（SVV）等参数，进行血流动力学和容量管理方面更全面、客观的监测，实现以心排血量（CO）和其他血流动力学参数为依据，以达到液体、血管活性药物的使用和剂量最优化为目的的、精确的围手术期目标导向血流动力学治疗（GDHT）指导治疗策略，让患者更稳定安全地度过围手术期。研究表明，GDHT策略能够有效预防术中器官灌注不足和容量超负荷，同时指导术中补液的正确时机，在保证内脏血供的情况下，降低手术操作导致的全身炎症反应，从而降低术后并发症的发生率，缩短患者住院时间（表13-1-2）。

表13-1-2　Emory大学的方案

计算起始胰岛素输注速率：血糖/100＝U/h
目标血糖浓度：110～140 mg/dL

血糖水平(mg/dL)	继续增加血糖	血糖下降＜30 g/dL	血糖下降＞30 g/dL
＞241	增加3 U/h	增加3 U/h	不变
211～240	增加2 U/h	增加2 U/h	不变
181～210	增加1 U/h	增加1 U/h	不变
141～180	增加0.5 U/h	增加0.5 U/h	不变
110～140	不变	不变	速率下降50%
91～109	速率下降50%	速率下降50%	停止输注胰岛素
71～90	停止输注胰岛素，每30 min测定血糖		

2. 术中通气策略

上腹部大手术后增加了患者肺部并发症发病率、病死率、住院时间和医疗开销。减少肺部感染是降低术后肺部并发症的主要机制之一。腹部手术患者仰卧位、全身麻醉和腹部切口等因素显著降低了功能残气量，降低了肺顺应性，增加了气道阻力。同时，麻醉诱导期间应用的大多数全身麻醉药物会进一步降低功能残气量。这些作用的叠加效应使手术患者易发生肺不张，并有发生低氧血症和肺部感染的风险。此外，术后疼痛和镇痛药的应用引起咳嗽和深呼吸障碍，而导致潮气量减低和分泌物清除障碍。全身麻醉的患者机械通气期间，高潮气量可致气压伤，并使非损伤肺出现过度干燥。在非通气性肺不张区域易引起肺泡反复塌陷和再扩张，导致肺泡弥漫性机械损伤。在外科手术过程中，创伤应激易引发局部炎症反应。多项回顾性和前瞻性研究已经证实，术中采用保护性肺通气策略可以减少呼吸机相关肺损伤和术后呼吸系统并发症。低潮气量和呼气末正压（PEEP）的应用可以防止肺泡塌陷和肺不张的形成，在术中机械通气期间，间断手法肺复张操作可以提高PEEP的保护性疗效。胰腺手术麻醉管理方案中应包括术中

13

保护性肺通气策略的应用（即：低潮气量＜8 mL/kg，PEEP＝6～12 mmHg，间断手法肺复张操作策略），对于术前存在肺萎陷的患者（吸空气情况，氧饱和度SpO₂≤96%），予以预防性CPAP，可以改善腹部手术后的呼吸功能，并减少术后肺部感染的发生，使胰腺癌手术患者实现快速康复。

3. 围手术期液体管理

胰腺癌根治性手术是上腹部最大类型的手术，麻醉医师围手术期通常根据出入液量，通过静脉输液来补充禁食所致的生理缺失量、术野蒸发量和术中失血，以维持足够的心排血量、血压和尿量。术中限制性液体管理方案会增加低血压的风险，并且降低肾脏及其他重要器官灌注，增加器官缺血性损伤的风险，如急性肾损伤（AKI）等；但是过度的液体输注策略又可能增加组织间隙水肿，增加肺部并发症、脓毒血症和伤口愈合不良的风险。因此，该类患者的静脉液体管理显得尤为重要。由于存在液体管理理念上的差异，包括输注液体的类型（晶体液 vs 胶体液），多少（开放 vs 限制），以及时机，目前麻醉医师的术中液体管理策略差异很大，并且多种多样的实践模式在不同类型的手术中也普遍存在，孰优孰劣仍有待临床研究检验。因此，尽管最佳的围手术期液体管理方案仍没有统一的结论，但目标导向液体管理（GDFT）在大手术中的应用越来越受到关注。

目前术后加速康复计划（ERAS）理念下的一个重要要素就是限制过量的静脉输液和维持适当的血容量。个体化的目标导向液体疗法，特别是经食管超声心动图（TEE）引导液体管理优化，已被证明能加快恢复胃肠道功能，改善患者预后，缩短住院时间。运用更加客观、全面的容量监测指标SVV、PPV、超声心动图代替传统的CVP和PCWP指标。尽管胶体液在血管内有累积效应和持久性，加上最近关于使用胶体液后出血和急性肾损伤风险可能增加的报道，胶体液羟乙基淀粉的应用似乎与术后急性肾损伤（AKI）增加有关。然而，近年来的研究发现，在接受腹部大手术的患者中，没有证据表明羟乙基淀粉和平衡晶体溶液作为术中目标导向液体治疗的一部分在长期肾功能方面有统计学意义的差异，同时发现，胶体液组的术后生存率明显高于晶体液组。目前更多证据表明，除了液体成分外，输注液体的时间和容量可能是影响患者围手术期预后的另外两个因素。对于轻度至中度容量不足的患者，晶体液仍然是首选。在严重容量衰竭的情况下，我们建议用胶体液开始液体复苏，以迅速扭转容量不足并确保氧合，然后在患者接近正常血容量时切换到晶体液。以目标为导向的液体管理方案能够更精确地优化合理使用液体、血管活性药物，并改善预后。在胰腺癌手术液体管理中，麻醉药物的血管扩张作用不容忽视，在血容量正常的患者中，用晶体或胶体治疗血管扩张可能是一个错误，而在手术过程中输注血管升压药有助于避免液体过负荷。胰腺癌手术围手术期个体化目标导向液体管理的目标就是维持液体平衡，在正确的时间选择合适的液体治疗，维持患者重要器官灌注与功能正常。

4. 血制品输注策略

由于胰腺癌手术的难度与解剖特点，术中损伤邻近脏器血管的概率较大，因此胰腺癌手术中出现大出血和输血的情况时有发生。但为了尽量避免不必要的输血，确定输血的安全阈值势在必行。依据外科血液管理指南，当Hb＞100 g/L时，输注血制品没有益处；当血红蛋白浓度＜70 g/L 时，输血会带来益处。已有研究表明，血制品的输注会增加术后感染风险。有一项研究发现，当血红蛋白浓度＜70 g/L 时，心血管疾病患者的术后病死率显著增加。因此，对于患有或不患有心血管疾病者，输血触发因素应该有所不同。虽然多个研究评估了输血阈值对患者结局的影响，但目前仍无法确定大量失血的外科患者的输血触发阈值。根据最近的研究结果，外科患者的输血管理不应基于单一的实验室检查结果，而需依据患者的临床表现综合决定。欧洲麻醉学学会最近关于围手术期出血管理指南中，建议将目标血红蛋白浓度设定为 70～90 g/L，并根据血清乳酸水平、碱剩余（BE）和中心静脉血氧饱和度（$SCVO_2$）综合指导输血。

术中发生大出血时，应进行实时的血红蛋白浓度监测。新的凝血管理指南中推荐输注红细胞与新鲜冰冻血浆和血小板的比例为 1∶1∶1，还应在条件允许时及时进行凝血功能监测，如血栓弹力图等，在维持基本全身氧供需平衡的前提下，尽量降低过度异体血的输注。

5. 体温监测与管理

胰腺癌手术患者通常出现不同程度的围手术期低体温。围手术期低体温常常引起住院时间延长、术中出血增加和输血需求增加，心脏不良事件发生率增加。同时，术中低体温会增加术后寒战和手术部位感染的发生率。术中低体温还会影响麻醉药物的药代动力学，从而影响麻醉的苏醒。在胰腺癌手术特别是开放性胰十二指肠切除（Whipple）术中，手术切口大，手术时间长，易造成水分丢失和体温下降，同时体液转移量大，使得热量丢失更为严重。因此，在此类手术中监测患者核心体温（利用食管温度探头、鼻咽温度探头等）和采用主动法积极维持正常体温是十分必要的。麻醉第一个小时的热损失通常是由麻醉诱导引起的血管收缩减少，胸段硬膜外阻滞引起的交感阻滞导致核心到周围温度梯度重新分布的结果。全身麻醉、腹腔脏器的暴露、大量输液和手术时间长等也是术中体温过低的重要因素。我们建议：在患者进入手术室之前，预先在手术床上铺好加温毯积极预热，在术中使用加温毯和（或）输液加温系统是保证患者核心体温在 36℃ 以上的重要措施，特别是在大出血后进行大输血的情况下更需如此。

（三）术后管理要点

1. 术后镇痛管理

ERAS 技术的目标是获得良好的围手术期镇痛，使患者能够术后早期下床活动、深呼吸锻炼、咳嗽排痰和早期营养。目前流行的镇痛方案就是多模式镇痛，原则上是保留阿片类药物的镇痛优势，通过多模式的镇痛方案避免阿片相关不良反应，达到患者术后加速恢复的目标。在大型的腹部手术中，使用低浓度的局麻药进行持续胸段硬膜外镇痛已被证明是获得最佳最有效的镇痛技术，同时可以实现早期下床活动，减少术后肠梗阻和肺部并发症。因此，胸段硬膜外镇痛是多模式镇痛方案的重要组成部分。手术开始前激活的中胸段硬膜外阻滞也可阻止手术创伤应激反应，并减轻术后胰岛素抵抗。在胰腺癌根治手术患者的围手术期快速康复临床路径中，明确建议术前在 $T_8 \sim T_9$ 水平放置硬膜外导管，以实现镇痛和交感神经阻滞。小剂量硬膜外阿片类药物的应用已被证明与硬膜外局麻药有协同作用，可提供镇痛和交感神经阻滞镇痛。对于暴发性疼痛，应在硬膜外镇痛的基础上服用非甾体抗炎药和硬膜外追加单次的负荷量局麻药。非

13

甾体抗炎药应在移除硬膜外镇痛前开始服用,并维持使用至患者出院。尽管尚未统一术后持续中胸段硬膜外镇痛的最佳持续时间,但是我们目前认为术后维持 2～3 天可能是胰腺癌患者术后镇痛的理想时期。与硬膜外麻醉技术相比,使用静脉阿片类药物的患者自控镇痛不能提供同样有效的镇痛,只有当有实施硬膜外镇痛的禁忌证时,才考虑选择静脉阿片类自控镇痛。目前在一些创伤相对较小的腔镜手术中,也可以考虑腹部区域神经阻滞如腹横筋膜阻滞、腹直肌鞘阻滞等方法。

2. 术后恶心、呕吐的预防与处理

胰腺癌手术是上腹部消化恶性肿瘤切除手术,患者发生术后恶心、呕吐(PONV)是常见的不良反应。有研究证实,鼓励患者早期下床活动、术后使用甲氧普胺、早期拔除胃管可减少术后恶心、呕吐的发生。根据 Apfel 评分,如果患者具备女性、不吸烟、腹腔镜手术、全身麻醉、晕动症病史中的 2 个及多个因素,需要采用多模式止吐,如在围手术期尽量应用全凭静脉麻醉,手术开始时应用地塞米松,手术结束前应用 5-HT3 受体拮抗剂如托烷司琼和氟哌利多联合预防方案。同时,减少围手术期阿片类药物的用量和术后应用硬膜外麻醉也有助于降低 PONV 的发生率。

3. 术后防血栓抗凝策略

在代表腹部大手术的 ERAS 计划标准化临床路径中,早期下床活动是一个重要基础。早期下床活动在术后功能恢复中起主要作用,它可以促进胃肠功能的恢复,减少肺部并发症发生,并可以降低下肢深静脉血栓形成和肺栓塞的风险。VTE 的风险在该类群体中发生率特别高,必须从术前开始进行预防管理,并一直持续到术后,这是早期下床活动和适当地预防性抗凝预防血栓的共同结果。

预防性抗血栓是降低深静脉血栓和肺栓塞的有效措施。预防措施主要包括早期下床活动,术中下肢间歇性空气加压装置应用和药物预防。药物预防有阿司匹林、低分子肝素(LMWH)和普通肝素等。LMWH 与普通肝素相比,前者出血风险低,患者依从性高,可有效降低血栓形成风险。对于胰腺癌这类大手术患者,建议术后使用 4 周。对于留置胸段硬膜外导管的患者,为减少硬膜外血肿发生风险,硬膜外导管留置时间和拔除时间应和 LMWH 错开 12 h 以上。

总而言之,近几十年来,尽管患者总体预后只有轻微改观,但胰腺癌的诊断方法和外科手术治疗还是取得了显著进展。胰腺癌患者的麻醉管理非常复杂,需要许多领域的专业知识,需要多学科团队来优化和改善患者的整体管理。由于接受手术的患者以中老年居多,外科医师和麻醉医师在风险评估方面的协作是十分必要的,胰腺癌患者术前应进行多学科评估,选取最合理的方案,以期让患者获得最有利的结果。因此,外科医师和麻醉医师之间的密切合作对于确保胰腺癌根治手术的安全进行、实施精确麻醉、改善患者预后至关重要。

(杨礼　丁娟　张军)

第二节　胰腺神经内分泌肿瘤的精确麻醉

胰腺神经内分泌肿瘤（pancreatic neuroendocrine neoplasm，pNEN）是一类起源于胰腺神经内分泌细胞的肿瘤，起病隐匿，生物学行为呈高度异质性。不同于其他肿瘤的精确麻醉，pNEN的精确麻醉具有一定的特殊性，需要对其分类、临床特点以及病理、生理精确了解。功能性pNEN因肿瘤细胞异常分泌某种激素，实施麻醉前，必须仔细评估其类型以及所分泌激素种类，防止手术期间压迫肿瘤引起激素大量释放，危及患者生命安全。围手术期对可能发生的低血糖、高血糖等实施精确处理。

一、胰腺神经内分泌肿瘤概述

1. 流行病学

pNEN的发病率近年来呈上升趋势，SEER（Surveillance Epidemiology and End Results）数据库的统计显示，近10年来上升了近5倍。pNEN在美国的年发病率约为0.8/10万人，在日本约为1.27/10万人。pNEN在亚洲人群中的发病率为（0.13～2.3）/10万，其中无功能pNEN约占全部pNEN的50%以上。我国相关研究结果显示，pNEN在消化道神经内分泌肿瘤中的比例最高，其高发年龄为40～70岁；我国pNEN患者以散发性（90.3%）和无功能性肿瘤（约65.6%）为主，功能性pNEN（约34.4%）则以胰岛素瘤为主。

2. 分类

pNEN是源于神经内分泌系统多能干细胞的一类异质性肿瘤，具有高度的异质性，依据不同的分类标准，pNEN可分为以下几类：①依据是否存在激素过量引起的特异性临床症状，临床上可分为功能性pNEN和非功能性pNEN两类；②依据肿瘤分化程度，可分为高分化神经内分泌瘤（neuroendocrine tumor，NET）和低分化神经内分泌癌（neuroendocrine carcinoma，NEC）及混合性神经内分泌-非神经内分泌肿瘤（mixed neuroendocrine-non-neuroendocrine neoplasm，MiNEC）；③依据患者的肿瘤家族史及肿瘤遗传学特点，可将pNEN分为散发性和遗传相关性肿瘤。

3. 临床表现

pNEN发生于胰腺的神经内分泌细胞，而胰腺神经内分泌细胞包括多种类型及分泌多种激素，如A细胞分泌胰高血糖素、B细胞分泌胰岛素、D细胞分泌生长抑素、PP细胞分泌胰多肽等。因此，肿瘤是否分泌过多的特异性激素导致pNEN的临床表现纷繁复杂（表13-2-1）。

功能性pNEN因肿瘤细胞异常分泌某种激素，可导致特异性的症状。胰岛素瘤是最常见的功能性pNEN，胃泌素瘤次之。其他功能性pNEN常被统称为罕见功能性胰腺神经内分泌肿瘤（rare functional pancreatic neuroendocrine tumor，RFT），主要包括生长抑素瘤、胰高血糖素瘤、血管活性肠肽瘤、产生 5-羟色胺的神经内分泌瘤、产生 ACTH 的神经内分泌瘤、产生促肾上腺皮质激素释放激素（corticotropin releasing hormone，CRH）的神经内分泌瘤等。功能性 pNEN 患者常出现相关激素过量分泌的症状，如低血糖、高血糖、皮肤坏死游走性红斑、多发性消化性溃疡、腹泻、低钾血症等，故临床上通常较早被发现。部分功能性 pNEN 小可同时或先后分泌多种激素，从而导致更加复杂的临床表现。

无功能性 pNEN 起病隐匿，部分肿瘤亦可有激素分泌功能，但尚未达到引起相关临床症状的水平。患者初诊时可表现为肿瘤压迫胰胆管，甚至侵犯胰周器官导致非特异症状，如腹胀、腹痛、消化道梗阻、消化道出血等。胰头部 pNEN 可引起胆道梗阻，继而导致黄疸等症状，胰尾部 pNEN 可引起区域性门静脉高压，少部分患者甚至首先表现为肿瘤远处转移所导致的相关症状。无功能性 pNEN 患者初诊时合并症状与否，亦常提示其肿瘤生物学行为的特点。近年来，随着检查技术的进步和健康体检的普及，越来越多的无功能性 pNEN 得以在早期被发现和确诊。

pNEN 亦可作为遗传性肿瘤综合征的重要表现形式，故通常将此类 pNEN 称为遗传相关性 pNEN。肿瘤特点上，遗传相关性 pNEN 患者常较年轻（20～40 岁），肿瘤常为多发、无功能性。常见伴发 pNEN 的遗传性肿瘤综合征包括多发性内分泌肿瘤综合征 1 型（multiple endocrine neoplasia type 1，MEN1）（50%～80% 合并 pNEN）、VHL 综合征（10%～17% 合并 pNEN）、神经纤维瘤病 1 型（neurofibromatosis type 1，NF1）（＜10% 合并 pNEN）、结节性硬化症（较少合并 pNEN）等。其中 MEN1 是最常见的遗传性肿瘤综合征，人群患病率为（1～10）/10 万，患者以合并甲状旁腺（约98%）、胰腺、垂体（约35%）肿瘤为特征，部分患者还可合并肾上腺、胸腺等部位的肿瘤。

表 13-2-1　胰腺神经内分泌肿瘤（pNEN）的临床分类与特征

类型	年发病率(/10^6)	分泌激素	常见部位	恶性比例(%)	主要症状
胰岛素瘤	1～32	胰岛素	胰腺	5～10	低血糖
胃泌素瘤	0.5～21.5	胃泌素	十二指肠、胰腺	50～60	腹泻、腹痛、反酸
胰高血糖素瘤	0.01～0.1	胰高血糖素	胰腺	50～80	坏死游走性红斑、贫血、葡萄糖不耐受、体重下降
生长抑素瘤	少见	生长抑素	胰腺、十二指肠、空肠	50～60	糖尿病、胆石症、腹泻
产生 ACTH 的神经内分泌瘤	少见	促肾上腺皮质激素	胰腺	＞90	库欣综合征
VIP 瘤	0.05～0.2	血管活性肠肽	胰腺	40～80	水样泻、低钾血症
无功能性 pNEN	/	可有激素水平的升高但未引起相关临床症状	胰腺	60～90	无特异度症状，常为肿瘤压迫、侵袭、转移引起的相关症状，如消化道梗阻、出血、腹痛、黄疸等

注：ACTH，促肾上腺皮质激素，VIP，血管活性肠肽。

肿瘤和精确麻醉

4. 诊断

pNEN 的诊断方法主要有影像及功能影像检查、血生化检验和病理诊断。其中病理诊断为金标准。pNEN 的诊断内容主要包括：

（1）肿瘤的功能特点与遗传相关性。

（2）肿瘤的分期。

（3）肿瘤的病理学分类与分级。

对功能性 pNEN，可结合患者的激素过量症状或体征，选择相应的生化指标和激素水平检查。对遗传相关性 pNEN，可结合患者的肿瘤家族史、其他器官合并肿瘤的情况及基因检测结果综合进行诊断。血清（血浆）嗜铬粒蛋白 A（chromogranin A，CgA）、神经元特异性烯醇化酶（neuron specific enolase，NSE）等生物标志物通常用于协助诊断，并主要用于疗效监测和预后判断。影像学检查的重点在于评估肿瘤的位置、大小、数量及远处转移情况，具体检查方法和技术需根据肿瘤的特征进行选择。通常推荐首先进行 CT 或 MRI 检查，可结合灌注 CT 检查提高胰岛素瘤的检出率。对多发或较难定位的肿瘤，可通过超声内镜（endoscopicultrasound，EUS）检查胰腺和十二指肠。核医学检查结果常受肿瘤相关受体表达丰度及肿瘤细胞增殖活跃程度的影响，生长抑素受体显像（somatostatin receptor imaging，SRI）和 ^{68}Ga 标记新一代生长抑素类似物（somatostatinanalogue，SSA）的 PET-CT 通常适用于中低级别的 pNET，并可指导肽受体放射性核素治疗（peptide receptor radionuclide therapy，PRRT）等治疗方案的选择；18F-FDG PET-CT 通常适用于高级别 pNET 及 pNEC。病理学检查应包括肿瘤的分化、分级及细胞增殖水平［核分裂象和（或）Ki-67 指数］，并至少进行 CgA 和突触素（synaptophysin，Syn）的免疫组化检测。

5. 治疗

手术是 pNEN 综合治疗中最重要的环节，手术策略的制定需充分考虑肿瘤的功能特点、大小、位置、可切除性、分期、病理学分类与分级等，并综合考量手术的风险及获益。术前应严格控制功能性 pNEN 引起的激素症状、充分评估器官受累情况、警惕围手术期发生类癌危象的风险。对于症状难以控制的功能性 pNEN，建议积极行手术治疗；对于中低级别无功能性pNET，若肿瘤最大径较小（通常＜2 cm），可进行密切随访，否则仍推荐行手术治疗；对于pNEC，推荐采用胰腺癌的相关标准进行手术。

目前尚无统一的 pNEN 术后辅助治疗标准或方案。对于肿瘤分化较差、分期较晚、肿瘤负荷较高的患者，原则上仍推荐行术后辅助治疗；对于肿瘤分化较好的患者，术后辅助治疗的必要性仍有待进一步研究。

局部不可切除和转移性 pNEN 患者的治疗目标包括控制肿瘤激素分泌的治疗和抗肿瘤生长治疗两方面。具体方案需在全面考虑患者的一般情况、器官功能状态、疾病进展速度、是否存在功能性症状、肿瘤负荷、肿瘤分级与分级、肿瘤标志物水平、影像学检查特点（如 SRI 等）、转移灶治疗可及性等问题后，由多学科共同参与制订。

进展期 pNEN 患者的综合治疗手段多样，在选择时应充分评估患者的一般情况和肿瘤特点。生长抑素类似物（SSA）能够较好地控制多数功能性 pNEN 的激素分泌功能，常被作为症

13

状控制治疗的一线方案；在抗肿瘤增殖方面，SSA 适用于分化较好、进展缓慢、肿瘤负荷较低、SRI 阳性的患者，且因其具有较好的耐受性，故可优先使用。

系统化疗适用于肿瘤进展较快的 pNEN 患者，通常选择以替莫唑胺或铂类为基础的联合化疗方案，前者主要用于 G2、G3 级 pNET 的治疗，后者多用于 pNEC 的治疗。

靶向治疗常用于分化较好的进展期 pNET 患者，其在抑制肿瘤生长、延长患者无进展生存期方面具有较确切的效果，但在使用中应注意剂量调整，以避免严重不良反应的发生。

肽受体放射性核素治疗（PRRT）适用于中低级别且 SRI 阳性的进展期神经内分泌瘤患者，其在 pNET 中的疗效尚缺乏前瞻性研究验证，但多数回顾性研究均肯定了其有效性。

针对肝转移瘤的局部治疗是手术及药物治疗的重要补充手段，推荐对合并肝转移的中低级别或功能性 pNEN 积极进行转移瘤的局部治疗，但不推荐将肝移植作为常规治疗方法。

总体而言，进展期 pNEN 综合治疗手段的先后顺序尚无统一标准，不同治疗手段间的优劣性亦缺乏对比研究，临床选择时应结合患者一般情况、治疗耐受性、肿瘤的分期及病理学特点等因素进行整体考量。

二、常见类型的胰腺神经内分泌肿瘤的精确麻醉

（一）胰岛素瘤的精确麻醉

胰岛素瘤是最常见的功能性 pNEN，以分泌大量胰岛素，进而引起发作性低血糖综合征为特征，具体包括一系列自主神经症状和中枢神经症状。自主神经症状包括肾上腺素能症状（如心悸、震颤等）和胆碱能症状（如出汗、饥饿、感觉异常等）；中枢神经症状主要表现为意识模糊、焦虑、反应迟钝、视物模糊、癫痫发作、短暂意识丧失及低血糖昏迷等。胰岛素瘤较为典型的临床表现是"Whipple 三联征"。手术切除是治疗的根本措施。围手术期如何维持血糖水平稳定，如何保证麻醉过程平稳、满足手术需求则是精确麻醉的重点和难点。胰岛素瘤摘除术在探查、挤压和切除肿瘤时，常可发生短暂、严重的低血糖反应；肿瘤切除后，一方面因残留的胰岛细胞过去受肿瘤细胞分泌大量胰岛素的影响而功能减退，另一方面由于脑垂体-肾上腺系统等抗胰岛素的激素分泌增多，可能发生肿瘤切除后暂时性高血糖。精确麻醉的处理重点在于防治肿瘤切除前血糖过低和肿瘤切除后血糖过高对机体的危害。

1. 麻醉前准备

pNEN 患者的精确麻醉术前评估需关注以下几方面：

（1）患者的一般情况，如年龄、体能状态、合并症等，对合并类癌综合征的患者，应在术前评估其心脏及瓣膜功能。

（2）肿瘤是否具有内分泌功能，对功能性 pNEN 需积极控制其激素症状，评估围手术期应用生长抑素类似物的必要性。

（3）需评估肿瘤的位置、大小、数目、与周围器官的关系等，并除外胰腺外原发灶；对呈侵袭性生长的 pNEN，需重点评估肿瘤与周围血管的关系。

胰岛细胞瘤患者，低血糖长期反复发作，发作时血糖值常小于 3.0 mmol/L，对于手术患者

来说，术前禁食、禁饮，应考虑到低血糖发作的可能，因长时间禁食可使患者储备的葡萄糖耗竭，导致严重低血糖，为防止手术期间发生持续性低血糖症，有人主张麻醉前即需准备好糖类肾上腺皮质激素。但必须重视激素治疗可加重手术后正常高血糖反应和影响组织对葡萄糖的利用。术前滴注葡萄糖亦可防止低血糖的发生，一般在麻醉前 2～9 h 输注葡萄糖，提高糖储备，但可能会影响观察切除肿瘤后血糖迅速升高而明确肿瘤已被切除的现象。

2. 麻醉方式的选择

因胰腺位于上腹部较深部位，瘤体较小，故对术中肌松要求较高，麻醉方式宜选用气管插管全身麻醉，可充分保证患者术中的生命安全及维持术中所需肌松；还可有效地进行呼吸管理，保持良好的通气功能，维持正常的 $PaCO_2$，避免 $PaCO_2$ 过低造成脑血流下降而减少血糖供应。单纯硬膜外阻滞麻醉可保持患者术中清醒，易于识别低血糖发生，但难以满足手术要求，阻滞不全后疼痛刺激引起血压升高，或因手术刺激引起反射性血压下降、恶心、呕吐，均可引起血糖剧烈变化；另外，胰岛素瘤患者常多进饮食，应防止低血糖发作，故多偏肥胖，心肺储备功能有限，若硬膜外阻滞范围过广，可致呼吸抑制、血压下降，造成麻醉管理困难。开腹胰腺肿瘤切除的患者首选气管插管全身麻醉联合硬膜外麻醉，该麻醉方式有以下优点。

（1）气管内全麻可有效保证足够的通气量，防止缺氧和二氧化碳蓄积，有效维持循环功能。

（2）胰岛素瘤瘤体小，位置较深，对于开放手术要求腹肌松弛良好，术野暴露充分，应用肌松剂后肌肉完全松弛，能达到手术要求。

（3）浅麻醉气管内插管并用肌松药能够预防因椎管内麻醉阻滞不全或麻醉平面不够的缺点，患者减少应激反应。

3. 术中麻醉管理

胰岛素瘤手术切除过程中的重要问题是防止术中低血糖和切除肿瘤后的反跳性高血糖。故术中麻醉管理的重点是实施精确的血糖管理，麻醉诱导前、诱导后、探查中、肿瘤摘除后对血糖要及时监控及调节。肿瘤切除后检测血糖，有助于判断肿瘤是否切除干净，故术中尽量不输糖，只输盐水或胶体液。有学者认为，血糖上升达基础值的 1 倍或升至正常水平（3.3 mmol/L），为肿瘤切除干净的血糖指标。由于肿瘤被切除后，去除了多余的胰岛素来源，机体血糖会逐渐升高，若血糖过高或升高过快，可出现渗透性利尿，并引起水电解质紊乱和酸碱平衡失调，甚至发生高渗性昏迷，故需定时监测血糖和电解质变化。为了防止低血糖，宜采用微泵持续输注 10% 葡萄糖，使肿瘤切除前血糖维持在接近正常生理水平。一般认为，肿瘤切除后 10～30 min 血糖继续升高，第 2 个 30 min 加速升高，6～8 h 可达高峰。

术中选用何种麻醉药物仍有争议，原则上应选用对血糖影响较小者。脑组织几乎无葡萄糖储备，因其不能利用其他代谢物质，故脑是首先受低血糖损害的脏器，合理的麻醉能降低脑代谢，减少脑对葡萄糖的需要，且可降低脑组织耗氧量。氯胺酮可升高脑耗氧量，不宜选用。安氟醚降低脑耗氧量作用强。关于术中维持麻醉药物的选择，有作者认为丙泊酚能降低脑氧代谢率，且对胰岛素及葡萄糖的释放调节没有影响，推荐使用此类药物。还有研究指出，氟烷可增加胰岛素瘤患者对胰岛素的敏感性，而七氟醚则未发现有此作用。临床实践中，常用全麻药对血糖的影响为：乙醚 ＞ 环丙烷 ＞ 氟烷 ＞ 安氟烷 ＞ 平衡麻醉 ＞ 笑气。

13

术中监测血糖变化是一简便预测手术成功率的方法，对探查和切除肿瘤的彻底性有指导作用。有文献推荐术中维持适度的低血糖，并以肿瘤切除后血糖浓度升高作为肿瘤是否成功切除的指示。但该方法可能导致术中严重低血糖，且凭肿物切除后血糖反跳性升高来判断肿瘤是否完全切除也并不可靠，有研究报道可出现假阳性和假阴性。随着诊断及定位技术提高，术中超声及术中仔细扪诊可成功使小胰岛素瘤的定位率达到 83% ~ 90%。

有报道显示，高血糖与不良预后有明显关系，其可增加分解代谢激素的分泌，增加肝糖原的形成，抵抗外周胰岛素的作用。高血糖引起机体危害的机制尚不明确，可能会引起外周循环血量及渗透压的改变，增加细胞内酸中毒，增加过氧化物的产生，导致内皮细胞、免疫及凝血功能的改变有关。因此，行胰岛素瘤手术血糖检测亦可以发现高血糖的存在，可指导手术及麻醉医师及时调整含糖液体的补充。关于外科手术中血糖应该维持在什么样的水平目前国际上尚未形成统一标准。有研究指出，术中血糖维持在正常水平会增加患者的病死率。美国糖尿病协会和胸外科协会指出，外科手术中血糖维持在 7.8 ~ 10.0 mmol/L 最佳。

4. 术后管理

胰岛素瘤患者的血糖异常多可于手术切除肿瘤后很快就可以恢复正常水平。但仍有部分患者需要数小时到数天时间，血糖方可达到正常水平，在此期间，需要输注葡萄糖，同时严格监测。在此过程中，血糖可能升高至 10 ~ 12.8 mmol/L，仍需要给予小剂量胰岛素。推荐在住院期间严密监测血糖，出院后 2 周内每天监测一次。

综上，围手术期血糖水平的密切监测是实施胰岛素瘤手术的重要措施，同时采用包括麻醉深度、容量监测，水、电解质、酸碱平衡维护等全面监测手段，才能取得令人满意的麻醉效果，有效保证了患者的围手术期安全，为加速患者术后康复提供有力保障。

（二）胃泌素瘤的精确麻醉

胃泌素瘤是第二常见的功能性 pNEN。胃泌素瘤以肿瘤大量分泌胃泌素，进而刺激胃酸过度分泌而导致相应的临床症状，其临床综合征又称为"卓-艾综合征"。胃泌素瘤的常见表现包括反酸、烧心、恶心、呕吐、体重下降、难治性消化溃疡及其导致的反复腹痛，以及大量胃酸刺激下的腹泻等胃酸相关症状。腹泻是胃泌素瘤的特征性表现之一，约见于 70% 的胃泌素瘤患者，且多表现为水样泻；其可伴随消化性溃疡一起出现，亦可为胃泌素瘤的唯一临床表现。患者的症状多在服用质子泵抑制剂（proton pump inhibitors，PPI）等制酸药物后明显改善，但停药后症状反复。对于有严重并发症的消化性溃疡素质的患者，实施精确麻醉前宜应用药物治疗一段时间，待全身情况稳定，择期手术比急症手术的效果好。一般认为控制胃液 pH5.5 以上最为理想。麻醉药物宜选择无组胺释放作用的药物。吗啡、筒箭毒碱以及肾上腺素类药物宜慎用。如出现类癌综合征，宜使用奥曲肽对症处理。

（三）胰高血糖素瘤的精确麻醉

胰高血糖素瘤是由胰岛 A 细胞瘤变分泌过多胰高血糖素引起的皮肤表现、舌炎、糖尿病、贫血等特殊临床综合征，1942 年，Beker 等首先描述本病。该瘤细胞分化良好，多数为恶性，多为中年发病，一般 40～70 岁发病。最常见胰尾部单个肿瘤，占 50%～80%。胰高血糖素瘤早期缺乏特异的症状，临床主要诊断要点为：

（1）坏死溶解性游走性红斑，是最具特异性的表现，初为红斑鳞屑，逐渐隆起，中央形成水疱、溃破、结痂，皮疹周期 7～14 天，反复，好发于会阴、大腿内侧及下腹部，皮疹原因可能与胰高血糖素血症、低氨基酸血症、缺锌及脂肪酸缺乏等有关。

（2）疼痛性口炎/唇炎。

（3）糖尿病，多为中度糖尿病，口服降糖药或胰岛素可控制血糖，糖异生是血糖升高的主要原因，胰高血糖素还可刺激肾上腺髓质释放儿茶酚胺，使胰岛素相对缺乏、肝糖输出增加。

（4）贫血，为正细胞正色素性贫血。

（5）其他表现，如体重下降、乏力、指甲脱离、裂甲、腹泻、低血钾、低锌、低胆固醇、精神抑郁、腹痛、呕吐等，约半数病例有肝和（或）淋巴结转移。

（6）血浆 GG 显著升高，大于 1 000 ng/L，需要排除其他升高胰高血糖素的疾病如肢端肥大症、肝肾功能不全、严重应激、长期饥饿等，但胰高血糖素水平一般不超过 500 ng/L。通过 B 超、CT、MRI 检查定位。

确定诊断有赖于肿瘤组织的电镜、组织化学、免疫荧光病理检查。生长抑素奥曲肽、补锌、补充氨基酸及必需脂肪酸也可改善本病皮损。由于半数以上患者在明确诊断时已有转移，辅以化疗是必要的，药物是氟尿嘧啶、链脲霉素、氮烯咪胺等。

据报道，约有 25% 的胰高血糖素瘤患者有深静脉血栓形成，因此术前应行双下肢静脉彩超检查，对确有血栓形成者，术前应行下腔静脉过滤器放置。同时，还应考虑到胰高血糖素瘤可能是多发性内分泌瘤综合征的一部分，应积极测定血清钙、甲状旁腺素、生长激素等的水平，筛查是否合并垂体瘤与甲状旁腺肿瘤，以排除多发性内分泌肿瘤的可能。

全身麻醉复合硬膜外阻滞的麻醉方法，与单纯全身麻醉相比，硬膜外阻滞麻醉在神经根水平阻滞了迷走神经、交感神经、躯体神经的传入，较有效地抑制了应激反应，保护了正常的糖代谢，因而达到内分泌的稳定，一定程度上防止了血糖的增高和循环的剧烈波动。此外，术后对该患者进行了完善的硬膜外镇痛，有效阻断了手术区域伤害性刺激引起的应激反应，为促进患者术后康复和维持血糖稳态起到了重要作用。

对于该类患者的手术麻醉，术中应时刻监测患者血糖的变化情况。临床上，药理剂量的胰高血糖素不但可升高血糖，还可使心肌细胞内环磷酸腺苷（cyclic adenosine monophosphate, cAMP）含量增加，使心肌收缩增强。术中剥离肿块时，特别是在血管结扎前，可能在血中出现胰高血糖素的分泌高峰，胰高血糖素可以促进葡萄糖异生、糖原分解、酮体生成和脂肪分解，抑制胃、胰腺外分泌，松弛胃和小肠平滑肌，从而可能对血糖稳态及心肌收缩力产生不良影响。

有研究显示，该类患者血糖下降最明显的时期可能出现在肿瘤切除后 1～3 h，该段时间需 15～30 min 测一次血糖，并积极输注葡萄糖液，以防止低血糖性昏迷的发生。

（四）ACTH 瘤的精确麻醉

ACTH 综合征患者全身状况差，病情复杂，常涉及多器官功能，麻醉管理要重视术前补钾、降糖，改善全身状况，麻醉用药少量多次，术中监测血气和 ACTH、皮质醇，术中、术后应用氢化可的松预防皮质醇危象，是协助患者安全度过手术的关键。

ACTH 瘤可分泌大量 ACTH 或 ACTH 类似物，刺激肾上腺皮质增生，引起高皮质醇血症。由于代谢和电解质紊乱，以及肿瘤恶病质，故而患者耐受麻醉的能力减弱。术前需补钾、降糖、降压，纠正贫血、低蛋白血症。必要时大静脉导管置入便于行静脉营养治疗和术中采血监测激素、血糖和电解质水平。

为避免术中、术后皮质醇危象，可预防性静滴氢化可的松 100 mg，一旦发现原因不明的心动过速、低血压，除采用升压药、补液外，应立刻静滴氢化可的松 200～400 mg。术后在 ACTH 正常分泌节律低谷点补充皮质激素可以预防危象发生。

高皮质醇血症会促使蛋白质分解亢进，使蛋白质代谢负平衡，引起肌肉萎缩和低蛋白血症，还可引发糖尿病、继发性甲状腺功能减退。低蛋白血症使血浆游离药物浓度升高，易引起麻药过量。甲状腺功能减退、肌肉萎缩以及低钾肌无力均对麻醉药尤其是肌松剂需求减少。麻醉诱导可试验性少量多次给药以求最佳效果，麻醉维持应选用短效药物，慎重追加肌松剂。皮质醇增多症易致骨质疏松、病理性骨折，麻醉后搬动患者时要小心发生骨折，术中应固定好患者肢体。

高皮质醇血症淋巴细胞减少，抗体形成抑制，易发生各种感染，尤其是肺感染，全麻插管后也易诱发肺部感染。因此术后宜雾化吸入支气管扩张剂，鼓励患者做深呼吸、咳嗽、咳痰，协助其翻身叩背，以促进患者肺功能恢复和预防肺部感染。

（五）VIP 瘤的精确麻醉

VIP 瘤即血管活性肠肽瘤，是一种罕见的功能性胰腺神经内分泌肿瘤，文献报道其发病率仅为千万分之一，其所引起的腹泻是一种非感染性的分泌性腹泻，肿瘤释出的 VIP 能激活肠黏膜的腺苷酸环化酶，刺激小肠分泌，故而出现霍乱样的严重水泻，常伴有严重低血钾和无胃酸（或低胃酸），亦称为胰性霍乱。目前认为，本病一经确诊应立即手术治疗，而这类手术的麻醉技术复杂、难度大、风险较高。

VIP 瘤临床表现特征为周期性水样腹泻、低血钾、低胃酸。VIP 瘤的临床表现是由胰岛 D1 细胞产生或分泌大量 VIP 而引起。血管活性肠肽具有广泛的生理作用，它能扩张血管，激活肠黏膜环磷酸腺苷的产生，对肠液的分泌具有很强的促进作用，特别是促进水、钾、钠、氯、碳酸氢盐等电解质的分泌，出现大量水样便，致大量钾、碳酸氢盐丢失，常伴代谢性酸中毒。VIP 瘤还可促进肝糖原分解，使部分患者出现血糖升高或糖耐量异常。

奥曲肽能降低血管活性肽，减轻腹泻，纠正水电解质及酸碱紊乱，保护脏器功能，降低麻醉的危险性。生长抑素能抑制胰腺内分泌肿瘤的激素释放，减轻肽类物质的不良反应。使用上述 2 种药物利于患者平稳度过围手术期。实施精确麻醉前，必须对患者的水电解质紊乱（尤其是低血钾）、营养失调、代谢性酸中毒、血糖增高、高血钙、低血镁、感染等进行纠正，并做好心、肝、脑、肺、肾等重要脏器功能的保护。

VIP 瘤手术中触碰刺激肿瘤将导致 VIP 肽释放，引起水电解质紊乱及休克的风险极高。麻

肿瘤和精确麻醉

醉前须配好相关血管活性药物备用。宜进行有创动脉压及中心静脉压监测，术中按时检测血糖、血气，据检测结果及时予以对症处理。

总之，胰腺神经内分泌肿瘤种类多，需依据不同的类型实施不同的精确麻醉。对于胰岛素瘤患者，需密切监测血糖，可静脉滴注葡萄糖以改善切瘤前的低血糖，同时需注意切瘤后的反跳性高血糖；对于胃泌素瘤患者，建议使用 PPI 或生长抑素类似物控制腹泻、消化性溃疡等症状；对于血管活性肠肽瘤患者，建议使用生长抑素类似物控制腹泻症状并纠正水电解质紊乱；对于胰高血糖素瘤患者，可采用低分子肝素预防血栓，以及使用生长抑素类似物控制皮肤坏死游走性红斑；对于合并类癌综合征的患者，应在围手术期使用生长抑素类似物，防止出现类癌危象。

（杨礼　丁娟　张军）

参考文献

［1］ ÁLAMO JM, MARÍN LM, SUAREZ G, et al. Improving outcomes in pancreatic cancer: Key points in perioperative management［J］. World J Gastroenterol, 2014, 20(39):14237-14245.

［2］ PULEO F, MARÉCHAL E, DEMETTER P, et al. New challenges in perioperative management of pancreatic cancer［J］. World J Gastroenterol, 2015, 21(8):2281-2293.

［3］ MCGUIGAN A, KELLY P, TURKINGTON RC, et al. Pancreatic cancer: A review of clinical diagnosis, epidemiology, treatment and outcomes［J］. World J Gastroenterol, 2018, 24(43):4846-4861.

［4］ GRIFFN JF, PORUK KE, WOLFGANG CL, et al. Pancreatic cancer surgery: past, present, and future［J］. Chin J Cancer Res, 2015, 27(4):332-348.

［5］ MCVEY MJ, KUEBLER WM, KAPUR R, et al. Transfusion-related Acute Lung Injury in the perioperative Patient［J］. Anesthesiology, 2019, 131:693–715

［6］ PEREZ EM, DOMÍNGUEZ-MUÑOZ JE, BOTELLA-ROMERO F, et al. Multidisciplinary consensus statement on the clinical management of patients with pancreatic cancer［J］. Clin Transl Oncol, 2020, 22(11): 1963-1975.

［7］ DUBOWITZA J, Hiller J, BERNHARD RIEDEL B. Anesthetic technique and cancer surgery outcomes［J］. Curr Opin Anaesthesiol, 2021, 34(3): 317-325.

［8］ CALL TR, PACE NL, THORUP DB, et al. Factors Associated with Improved Survival after Resection of Pancreatic Adenocarcinoma［J］. Anesthesiology, 2015, 122:317-324.

［9］ KHALILI M, MORANO WF, MARCONCINI L, et al. Multidisciplinary strategies in bloodless medicine and surgery for patients undergoing pancreatectomy［J］. J Surg Res, 2018, 229: 208-215.

［10］ JOHN R A RIGG, JAMROZIK K, MYLES PS, et al. Epidemiology of pancreatic cancer［J］. World J Gastroenterol, 2016, 22(44):9694-9705.

［11］ DE PIETRIL, MONTALTI R, BEGLIOMINI B. Anaesthetic perioperative management of patients with pancreatic cancer［J］. World J Gastroenterol, 2014, 20(9): 2304-2320.

［12］ BLISS LA, WITKOWSKI ER, YANG CJ. Outcomes in Operative Management of Pancreatic Cancer［J］. J Surg Oncol, 2014, 110:592-598.

［13］ BOS EME, HOLLMANN MW, LIRK P. Safety and efficacy of epidural analgesia［J］. Curr Opin Anaesthesiol, 2017, 30(6): 736-742.

［14］ SIEGEL RL, MILLER KD, JEMAL A. Cancer statistics, 2019［J］. CA Cancer J Clin, 2019, 69:7-34.

［15］ National Comprehensive Cancer Network. NCCN clinical practice guidelines in oncology. Pancreatic Adenocarcinoma, 2019.

［16］ 俞卫峰.肝胆麻醉和围手术期处理［M］.上海:世界图书出版公司, 2016.

［17］ 中国研究型医院学会肝胆胰外科专业委员会.肝胆胰外科术后加速康复专家共识(2015版)［J］.临床肝胆病杂志, 2016, 32(6): 1040-1045.

［18］ 米勒.米勒麻醉学［M］.8版.邓小明, 曾因明, 黄宇光, 主译.北京:北京大学医学出版社, 2016.

［19］ 熊利泽, 邓小明.中国麻醉学指南与专家共识(2017版)［M］.北京:人民卫生出版社.

［20］ 俞卫峰, 缪长虹, 董海龙, 等.麻醉与围手术期医学［M］.上海:新界图书出版社, 2018.

［21］ KATAOKA K, ISHIKAWA T, OHNO E, et al. Differentiation between pancreatic metastases from renal cell carcinoma and pancreatic neuroendocrine neoplasm using endoscopic ultrasound［J］. Pancreatology, 2021, 21(7):1364-1370.

［22］ PAIK WH, LEE HS, LEE KJ, et al. Malignant potential of small pancreatic neuroendocrine neoplasm and its risk factors: A multicenter nationwide study［J］. Pancreatology, 2021, 21(1):208-214.

［23］ MIURA T, OHTSUKA H, AOKI T, et al. Increased neutrophil-lymphocyte ratio predicts recurrence in patients with well-differentiated pancreatic neuroendocrine neoplasm based on the 2017 World Health Organization classification［J］. BMC Surg, 2021, 21(1):176.

［24］ PETIGNOT S, DALY A F, CASTERMANS E, et al. Pancreatic Neuroendocrine Neoplasm Associated with a Familial MAX Deletion［J］. HormMetab Res, 2020, 52(11):784-787.

［25］ SONODA A, YAMASHITA Y I, KONDO T, et al. Clinicopathological features and menin expression of pancreatic neuroendocrine neoplasm associated with multiple endocrine neoplasia type 1［J］. J Hepatobiliary Pancreat Sci, 2020, 27(12):984-991.

［26］ PARTELLI S, CIROCCHI R, RANCOITA P, et al. A Systematic review and meta-analysis on the role of palliative primary resection for pancreatic neuroendocrine neoplasm with liver metastases［J］. HPB (Oxford), 2018, 20(3):197-203.

［27］ HORIGUCHI S, KATO H, SHIRAHA H, et al. Dynamic computed tomography is useful for prediction of pathological grade in pancreatic neuroendocrine neoplasm［J］. J Gastroenterol Hepatol, 2017, 32(4):925-931.

［28］ KALTSAS G, CAPLIN M, DAVIES P, et al. ENETS Consensus Guidelines for the Standards of Care in Neuroendocrine Tumors: Pre- and Perioperative Therapy in Patients with Neuroendocrine Tumors［J］. Neuroendocrinology, 2017, 105(3):245-254.

［29］ 吴文铭, 陈洁, 白春梅, 等. 中国胰腺神经内分泌肿瘤诊疗指南(2020)［J］. 中国实用外科杂志, 2021, 41(6):601-617.

［30］ SADA A, YAMASHITA TS, GLASGOW AE, et al. Comparison of benign and malignant insulinoma［J］. Am J Surg, 2021, 221(2):437-447.

［31］ TOLLIVER S, GRAHAM J, KAFFENBERGER BH. A review of cutaneous manifestations within glucagonoma syndrome: necrolytic migratory erythema［J］. Int J Dermatol, 2018, 57(6):642-645.

肿瘤和精确麻醉

名词索引

肿瘤和精确麻醉

H

I

J

K